Checklisten der aktuellen Medizin

Grauer Teil: Erstversorgung, diagnostische und therapeutische Grundlagen

- **1** Grundlagen und präklinische Versorgung — 1
- **2** Klinische Erstmaßnahmen bei nicht bedrohlichen Verletzungen — 6
- **3** Klinische Erstversorgung von Schwerverletzten und Polytraumatisierten — 10
- **4** Injektions- und Punktionstechniken — 25
- **5** Labordiagnostik, bildgebende Verfahren — 33
- **6** Sonden und Drainagen — 39
- **7** Verbandtechniken, Reposition — 47
- **8** Schienungstechniken, Extension — 51
- **9** Anästhesietechniken in der Traumatologie — 56
- **10** Scoring-Systeme, Qualitätssicherung — 63
- **11** Versicherungsrechtliche Grundlagen — 66
- **12** Therapieprinzipien — 68

Grüner Teil: Management spezieller Probleme

- **13** Management spezieller Probleme — 90

Blauer Teil: Traumatologische Krankheitsbilder

- **14** Weichteilverletzungen — 108
- **15** Verletzungen peripherer Gefäße — 114
- **16** Schädel-Hirn-Trauma (SHT) — 122
- **17** Wirbelsäulenverletzungen — 149
- **18** Läsionen des Rückenmarks — 163
- **19** Thoraxtrauma – Leitsymptome — 171
- **20** Thoraxtrauma – Krankheitsbilder — 176
- **21** Abdominaltrauma — 200
- **22** Verletzungen des Urogenitaltrakts — 220
- **23** Beckenverletzungen — 231
- **24** Hüftgelenkverletzung — 245
- **25** Oberschenkelverletzungen — 257
- **26** Kniegelenkverletzungen — 274
- **27** Unterschenkelverletzungen — 294
- **28** Verletzungen von Sprunggelenk — 308
- **29** Schultergürtel und Oberarm — 333
- **30** Verletzungen des Ellbogens — 365
- **31** Unterarmverletzungen — 376
- **32** Handverletzungen — 385
- **33** Frakturen bei Kindern — 437
- **34** Sportverletzungen — 444
- **35** Amputationsverletzungen — 450
- **36** Thermische Verletzungen — 456
- **37** Spezielle Probleme — 469

Roter Teil: Allgemeine Operationstechniken und Frakturbehandlung

- **38** Allgemeine Operationstechniken und Frakturbehandlung — 517

Anhang: Messverfahren, Adressen, Laborwerte, ASIA-Schema

- **39** Anhang I – Messverfahren — 575
- **40** Anhang II – Zentrale Adressen — 583
- **41** Anhang III – Laborwert-Normbereiche — 588
- **42** Anhang IV – ASIA-Schema — 592

Checklisten der aktuellen Medizin

Der Grundgedanke

- Anfänger und Profis benötigen handlungsrelevante Informationen – alles kann man nicht im Kopf haben.
- Der Zugriff zu den Informationen soll einfach und schnell möglich sein.
- Die Fakten müssen dabei umfassend und konkret dargestellt werden.

Das Konzept

- Ein Stichwort wird *einmal ausführlich* behandelt.
- Die Checklisten sind trotz der Faktenfülle handlich, kompakt und übersichtlich.
- Das ausführliche Sachverzeichnis mit Erklärung der verwendeten Abkürzungen ermöglicht einen raschen Informationszugriff.
- Die Informationen lassen sich direkt in die Praxis umsetzen.
- Die Untergliederung in Farbteile erleichtert die Orientierung.

In der Checkliste Traumatologie finden Sie

im grauen Teil:
- Alltagstauglich alle notwendigen Informationen zur **Erstversorgung von Leicht- und Schwerverletzten**.
- Detaillierte Darstellung aller relevanten **diagnostischen und therapeutischen Techniken/Methoden**, z. B. Punktionen, Thoraxdrainage, Anästhesietechniken.
- Weitere wichtige Aspekte für den traumatologischen Alltag, z. B. Scoring, versicherungsrechtliche Grundlagen.

im grünen Teil finden Sie:
- Wesentliche **Leitsymptome/-syndrome**, z. B. Schock, bakterielle Infektionen.
- **Kardiopulmonale Reanimation**.
- Management potenzieller Organspender.

im blauen Teil finden Sie:
- **Alle traumatologisch relevanten Krankheitsbilder:** Einheitlich strukturiert, maximal fundiert, alle therapeutischen Optionen auf einen Blick ohne großes Blättern.

im roten Teil finden Sie:
- Alle wesentlichen **operativen Grundlagen**.
- Details zu **allgemeinen chirurgischen Techniken** in der Traumatologie, z. B. Lappenplastiken, Band- und Sehnennaht.

im Anhang finden Sie:
- Eine ausführliche Darstellung der **Neutral-Null-Methode** sowie von **Umfangs- und Längenmessungen**.
- **Wichtige Adressen** von Verbrennungs-, Querschnitts-, Strahlenschutzzentren sowie von Zentren mit der Möglichkeit zur hyperbaren Oxigenierung (Druckkammern).
- Alle im klinischen Alltag notwendigen **Laborwerte**.

Checkliste
Traumatologie

Checklisten
der aktuellen Medizin

Begründet von F. Largiadèr, A. Sturm, O. Wicki

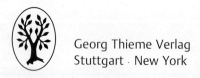

Georg Thieme Verlag
Stuttgart · New York

Checkliste
Traumatologie

O. Trentz, V. Bühren

unter Mitarbeit von
R. Beickert, R. Beisse, T. van Bömmel, O. Gonschorek,
J. M. Hahn, G. Hofmann, M. Hofmeister, T. Kossmann,
C. Lang, M. Potulski, Ph. Stahel, A. Woltmann, R. Zellweger

5. überarbeitete und erweiterte Auflage

286 Abbildungen in 608 Einzeldarstellungen
62 Tabellen

2001
Georg Thieme Verlag
Stuttgart · New York

Zeichnungen: Christiane von Solodkoff, Neckargemünd

Umschlaggestaltung: Marie-Luise Kürschner

Die Deutsche Bibliothek – CIP-Einheitsaufnahme
Ein Titeldatensatz für diese Publikation ist bei der Deutschen Bibliothek erhältlich.

1. Auflage 1981	1. japanische Auflage 1984
2. Auflage 1984	1. italienische Auflage 1985
3. Auflage 1989	1. spanische Auflage 1988
4. Auflage 1995	1. französische Auflage 1993
	1. polnische Auflage 1995

Bis 3. Auflage unter dem Titel: Heim/Baltensweiler, Checkliste Traumatologie

Wichtiger Hinweis:

Wie jede Wissenschaft ist die Medizin ständigen Entwicklungen unterworfen. Forschung und klinische Erfahrung erweitern unsere Erkenntnisse, insbesondere was Behandlung und medikamentöse Therapie anbelangt. Soweit in diesem Werk eine Dosierung oder eine Applikation erwähnt wird, darf der Leser zwar darauf vertrauen, dass Autoren, Herausgeber und Verlag große Sorgfalt darauf verwandt haben, dass diese Angabe dem **Wissensstand bei Fertigstellung des Werkes** entspricht.

Für Angaben über Dosierungsanweisungen und Applikationsformen kann vom Verlag jedoch keine Gewähr übernommen werden. **Jeder Benutzer ist angehalten,** durch sorgfältige Prüfung der Beipackzettel der verwendeten Präparate und gegebenenfalls nach Konsultation eines Spezialisten festzustellen, ob die dort gegebene Empfehlung für Dosierungen oder die Beachtung von Kontraindikationen gegenüber der Angabe in diesem Buch abweicht. Eine solche Prüfung ist besonders wichtig bei selten verwendeten Präparaten oder solchen, die neu auf den Markt gebracht worden sind. **Jede Dosierung oder Applikation erfolgt auf eigene Gefahr des Benutzers.** Autoren und Verlag appellieren an jeden Benutzer, ihm etwa auffallende Ungenauigkeiten dem Verlag mitzuteilen.

Geschützte Warennamen (Warenzeichen) werden **nicht** besonders kenntlich gemacht. Aus dem Fehlen eines solchen Hinweises kann also nicht geschlossen werden, dass es sich um einen freien Warennamen handele.

Das Werk, einschließlich aller seiner Teile, ist urheberrechtlich geschützt. Jede Verwertung außerhalb der engen Grenzen des Urheberrechtsgesetzes ist ohne Zustimmung des Verlages unzulässig und strafbar. Das gilt insbesondere für Vervielfältigungen, Übersetzungen, Mikroverfilmungen und die Einspeicherung und Verarbeitung in elektronischen Systemen.

© 1981, 2001 Georg Thieme Verlag, Rüdigerstraße 14, D-70469 Stuttgart
Printed in Germany

Unsere Homepage: http://www.thieme.de

Satz: Hagedorn Kommunikation, D-68519 Viernheim (Gesetzt mit 3B2)
Druck: Wilhelm Röck, Graphische Betriebe, D-74189 Weinsberg

ISBN 3-13-598105-3   1 2 3 4 5 6

Vorwort

Die 5. Auflage der Checkliste Traumatologie stellt sich 5 Jahre nach Erscheinen der letzten Überarbeitung in neuer Struktur und Aufmachung vor. Sie spricht als Zielgruppe vor allem chirurgische Assistenten in Weiterbildung an und bietet ihnen bei der Versorgung von Unfallpatienten einen aktuellen und zuverlässigen Ratgeber. Die Verfasser stehen für eine integrierte, prioritätenorientierte und ganzheitliche Traumaversorgung mit gezieltem Einsatz von Organspezialisten. Die dargestellten Behandlungskonzepte basieren auf den in Zentraleuropa etablierten Strukturen von Rettungswesen und klinischer Versorgung sowie der im deutschsprachigen Raum gewachsenen unfallchirurgischen Spezialisierung. Zum Erhalt einer „Unité de doctrine" sind an dieser Auflage ausschließlich Mitarbeiter der beiden Verfasser beteiligt, denen wir für ihre Beiträge herzlich danken. Der Verlag ermöglichte die Übernahme von Abbildungen aus „Mutschler/Haas – Praxis der Unfallchirurgie" sowie aus „Rüedi/Murphy – AO Principles of Fracture Management", wofür wir ebenfalls dankbar sind. Schließlich möchten wir den Mitarbeitern des Georg Thieme Verlages, vor allem Herrn Dr. Neuberger, Dank und Anerkennung aussprechen für Geduld, Einsatz und Sorgfalt, womit sie diese Checkliste in neuem Gewand realisiert haben.

Zürich / Murnau, im Oktober 2000

Otmar Trentz
Volker Bühren

Anschriften

Dr. med. Ruprecht Beickert
Berufsgenossenschaftliche
Unfallklinik Murnau
Professor-Küntscher-Straße 8
D-82418 Murnau

Dr. med. Rudolf Beisse
Berufsgenossenschaftliche
Unfallklinik Murnau
Professor-Küntscher-Straße 8
D-82418 Murnau

Dr. med. Thomas van Bömmel
Berufsgenossenschaftliche
Unfallklinik Murnau
Professor-Küntscher-Straße 8
D-82418 Murnau

Prof. Dr. med. Volker Bühren
Ärztlicher Direktor der
Berufsgenossenschaftlichen
Unfallklinik Murnau
Professor-Küntscher-Straße 8
D-82418 Murnau

Dr. med. Oliver Gonschorek
Berufsgenossenschaftliche
Unfallklinik Murnau
Professor-Küntscher-Straße 8
D-82418 Murnau

Dr. med. Johannes-Martin Hahn
Kreisklinik Hechingen
Weilheimer Straße 31
72379 Hechingen

Prof. Dr. rer. nat.
Dr. med. Gunter Hofmann
Berufsgenossenschaftliche
Unfallklinik Murnau
Professor-Küntscher-Straße 8
D-82418 Murnau

Dr. med. Martin Hofmeister
Berufsgenossenschaftliche
Unfallklinik Murnau
Professor-Küntscher-Straße 8
D-82418 Murnau

Priv.-Doz. Dr. med. Thomas Kossmann
Klinik für Unfallchirurgie
Universitätsspital Zürich
Rämistraße 100
CH-8091 Zürich

Frau Dr. med. Eva Lang
Berufsgenossenschaftliche
Unfallklinik Murnau
Professor-Küntscher-Straße 8
D-82418 Murnau

Dr. med. Michael Potulski
Berufsgenossenschaftliche
Unfallklinik Murnau
Professor-Küntscher-Straße 8
D-82418 Murnau

Dr. med. Ph. Stahel
Klinik für Unfallchirurgie
Universitätsspital Zürich
Rämistraße 100
CH-8091 Zürich

Prof. Dr. med. Otmar Trentz
Direktor der
Klinik für Unfallchirurgie
Universitätsspital Zürich
Rämistraße 100
CH-8091 Zürich

Priv.-Doz. Dr. med. A. Woltmann
Klinik für Unfallchirurgie
Universitätsspital Zürich
Rämistraße 100
CH-8091 Zürich

Dr. med. R. Zellweger
Klinik für Unfallchirurgie
Universitätsspital Zürich
Rämistraße 100
CH-8091 Zürich

Inhaltsverzeichnis

Grauer Teil: Erstversorgung, diagnostische und therapeutische Grundlagen

1 Grundlagen und präklinische Versorgung 1
1.1 Grundlagen 1
1.2 Konzept der präklinischen Versorgung 3

2 Klinische Erstmaßnahmen bei nicht bedrohlichen Verletzungen ... 6

3 Klinische Erstversorgung von Schwerverletzten und Polytraumatisierten 10
3.1 Allgemeiner Versorgungsalgorithmus 10
3.2 Dringliche Erstmaßnahmen 11
3.3 „Secondary survey" 19
3.4 Operationsphasen 21
3.5 Verlegung zur definitiven Behandlung 24

4 Injektions- und Punktionstechniken 25
4.1 Periphere und zentralvenöse Gefäßpunktion 25
4.2 Arterielle Kanülierung 29
4.3 Gelenkpunktion und intraartikuläre Injektion 31

5 Labordiagnostik, bildgebende Verfahren 33
5.1 Labordiagnostik – Laborstatus 33
5.2 Labordiagnostik – mikrobiologische Untersuchungen 34
5.3 Bildgebende Verfahren 36

6 Sonden und Drainagen 39
6.1 Harnblasenkatheterisierung 39
6.2 Magensonde 41
6.3 Thoraxdrainage 42
6.4 Perikardpunktion 44
6.5 Diagnostische Peritoneallavage 45

7 Verbandtechniken, Reposition 47
7.1 Verbandtechniken 47
7.2 Reposition 49

8 Schienungstechniken, Extension 51
8.1 Schienungstechniken 51
8.2 Extension 53

9 Anästhesietechniken in der Traumatologie 56

10 Scoring-Systeme, Qualitätssicherung 63
10.1 Traumatologische Scoring-Systeme 63
10.2 Qualitätssicherung in der Unfallchirurgie 65

11 Versicherungsrechtliche Grundlagen 66

Inhaltsverzeichnis

12	**Therapieprinzipien**	68
12.1	Infusionstherapie und parenterale Ernährung	68
12.2	Tetanusprophylaxe im Verletzungsfall	70
12.3	Schmerztherapie	71
12.4	Thromboembolieprophylaxe	74
12.5	Prinzipien der Nachbehandlung	78
12.6	Physiotherapie und Rehabilitation	80
12.7	Transfusionstherapie	86

Grüner Teil: Management spezieller Probleme

13	**Management spezieller Probleme**	90
13.1	Schock	90
13.2	Kardiopulmonale Reanimation	94
13.3	Bakterielle Infektionen	102
13.4	Potenzielle Organspender	105

Blauer Teil: Traumatologische Krankheitsbilder

14	**Weichteilverletzungen**	108
14.1	Grundlagen, Klassifikation	108
14.2	Verletzung peripherer Nerven	110

15	**Verletzungen peripherer Gefäße**	114

16	**Schädel-Hirn-Trauma (SHT)**	122
16.1	SHT – Grundlagen	122
16.2	SHT – Spezielle Manifestationsformen	124
16.3	SHT – Allgemeine Diagnostik und Prognose	128
16.4	Leichte Schädel-Hirn-Verletzung	130
16.5	Mittelschwere Schädel-Hirn-Verletzung	131
16.6	Schwere Schädel-Hirn-Verletzung	132
16.7	Intrakranielle Hämatome	134
16.8	Chronisches Subduralhämatom	143
16.9	Frontobasaltrauma	145
16.10	Intrakranielles Druckmonitoring	147

17	**Wirbelsäulenverletzungen**	149
17.1	Halswirbelsäulenverletzungen	149
17.2	Brust- und Lendenwirbelsäulenverletzung	157

18	**Läsionen des Rückenmarks**	163
18.1	Allgemeine Diagnostik	163
18.2	Spezielle Manifestationen	166
18.3	Therapie und Prognose	169

Inhaltsverzeichnis

19 Thoraxtrauma – Leitsymptome 171
19.1 Offene Thoraxverletzung 171
19.2 Blutung aus Thoraxdrainage 172
19.3 Obere Einflussstauung (Spannungspneu) 173
19.4 Obere Einflussstauung (Herzbeuteltamponade) 174
19.5 Breites Mediastinum 175

20 Thoraxtrauma – Krankheitsbilder 176
20.1 Solitäre Rippenfraktur 176
20.2 Rippenserienfrakturen 177
20.3 Hämato-(Pneumo-)Thorax 180
20.4 Chylothorax 183
20.5 Lungenverletzung 184
20.6 Tracheobronchialverletzung 187
20.7 Myokardverletzung 189
20.8 Herzbeuteltamponade 192
20.9 Verletzung großer intrathorakaler Gefäße 193
20.10 Ösophagusverletzung 196
20.11 Zwerchfellruptur 198

21 Abdominaltrauma 200
21.1 Stumpfes Bauchtrauma 200
21.2 Penetrierendes Bauchtrauma 204
21.3 Magenverletzung 206
21.4 Verletzung von Pankreas und Duodenum 207
21.5 Dünndarmverletzung 210
21.6 Dickdarmverletzung 212
21.7 Rektumverletzung 213
21.8 Verletzung von Leber, Gallenblase, Gallengängen 214
21.9 Milzverletzung 216
21.10 Verletzung abdomineller Gefäße 218

22 Verletzungen des Urogenitaltrakts 220
22.1 Nierenverletzungen 220
22.2 Verletzungen der Ureteren 223
22.3 Verletzungen der Harnblase 225
22.4 Verletzungen der Urethra 227
22.5 Verletzungen von Genitale und Perineum 230

23 Beckenverletzungen 231
23.1 Beckenringverletzung 231
23.2 Azetabulumfraktur 238
23.3 Innere Beckenverletzungen 243

24 Hüftgelenkverletzung 245
24.1 Hüftgelenkluxation 245
24.2 Femurkopffraktur 250
24.3 Schenkelhalsfraktur 253

Inhaltsverzeichnis

25	**Oberschenkelverletzungen**	257
25.1	Pertrochantäre Fraktur	257
25.2	Femurschaftfraktur	262
25.3	Distale Femurfraktur	269
26	**Kniegelenkverletzungen**	274
26.1	Patellafraktur	274
26.2	Verletzungen des Kniestreckapparates	279
26.3	Verletzungen des Kniebandapparates	282
26.4	Meniskusläsion	290
27	**Unterschenkelverletzungen**	294
27.1	Tibiakopffraktur	294
27.2	Unterschenkelschaftfraktur	298
27.3	Distale intraartikuläre Tibiafraktur (Pilonfraktur)	303
28	**Verletzungen von Sprunggelenk und Fuß**	308
28.1	Achillessehnenriss	308
28.2	Malleolarfraktur	311
28.3	Bänderriss am oberen Sprunggelenk	316
28.4	Talusfrakturen	320
28.5	Fersenbeinfraktur	323
28.6	Verletzungen in der Chopart-/Lisfranc-Gelenklinie	327
28.7	Metatarsalfrakturen	330
28.8	Zehenfrakturen	332
29	**Schultergürtel und Oberarm**	333
29.1	Klavikulafraktur	333
29.2	Akromioklavikularluxation	337
29.3	Sternoklavikularluxation	340
29.4	Schulterluxation	342
29.5	Rotatorenmanschettenruptur	348
29.6	Skapulafraktur	353
29.7	Bizepssehnenabriss	355
29.8	Oberarmkopf-Frakturen	357
29.9	Humerusschaftfraktur	360
30	**Verletzungen des Ellbogens**	365
30.1	Distale Humerusfraktur	365
30.2	Ellbogenluxation	369
30.3	Olekranonfraktur	372
30.4	Radiusköpfchenfraktur	374
31	**Unterarmverletzungen**	376
31.1	Unterarmschaftfraktur	376
31.2	Distale Radiusfraktur	380

Inhaltsverzeichnis

32 Handverletzungen 385
32.1 Akutmanagement schwerer Handverletzungen 385
32.2 Nagelverletzung 388
32.3 Fingerkuppendefekte, traumatische Fingeramputation 392
32.4 Schnitt-, Quetsch-, Säge- und Explosionsverletzungen 400
32.5 Hochdruckinjektionsverletzungen 401
32.6 Infektionen im Bereich der Hand 402
32.7 Lunatumluxation und perilunäre Luxationsfraktur 408
32.8 Kahnbeinfraktur (Fraktur des Os scaphoideum) 411
32.9 Bänderrisse und Luxation an der Hand 415
32.10 Mittelhandfrakturen 419
32.11 Fingerfrakturen 423
32.12 Strecksehnen-Verletzungen 426
32.13 Beugesehnen-Verletzungen 431

33 Frakturen bei Kindern 437
33.1 Allgemeine Aspekte 437
33.2 Spezielle Aspekte 440

34 Sportverletzungen 444
34.1 Distorsion 444
34.2 Muskelteilrupturen 445
34.3 Überlastungssyndrome, Insertionstendopathien 446
34.4 Ermüdungsfrakturen 448
34.5 Abrissfrakturen 449

35 Amputationsverletzungen 450

36 Thermische Verletzungen 456
36.1 Erfrierung 456
36.2 Verbrennung 457
36.3 Elektrounfall 463
36.4 Blitztrauma, Verletzung durch Blitzschlag 465
36.5 Strahlenunfall 467

37 Spezielle Probleme 469
37.1 Offene Frakturen 469
37.2 Kompartmentsyndrom 472
37.3 Biss- und Stichverletzungen 478
37.4 Schussverletzungen 482
37.5 Ingestion ätzender Substanzen 488
37.6 Dekompressionssyndrom (Tauchunfall, Barotrauma) 491
37.7 Komplexes regionales Schmerzsyndrom (CRPS) 495
37.8 HIV-Kontamination – Hepatitis 499
37.9 Trauma und Schwangerschaft 502
37.10 Weichteilinfektionen 503
37.11 Akute Osteitis 510
37.12 Chronische Osteitis 512
37.13 Gelenkinfektion (infektiöse Arthritis) 513
37.14 Sepsis 515

Inhaltsverzeichnis

Roter Teil: Allgemeine Operationstechniken und Frakturbehandlung

38	**Allgemeine Operationstechniken und Frakturbehandlung**	517
38.1	Nahttechnik	517
38.2	Vorbereitung der Wundversorgung	521
38.3	Primäre Wundversorgung	522
38.4	Sekundäre Wundversorgung	524
38.5	Allgemeine handchirurgische Techniken	525
38.6	Spalthauttransplantation	532
38.7	Vollhauttransplantation	535
38.8	Z-Plastik	536
38.9	Transpositionslappen	537
38.10	Sehnennaht	539
38.11	Bandnaht	541
38.12	Nerventransplantatentnahme	544
38.13	Knochentransplantatentnahme	546
38.14	Grundlagen und Prinzipien der Frakturbehandlung	548
38.15	Spickdrahtfixation und Zuggurtung	554
38.16	Schrauben-Osteosynthese	555
38.17	Platten-Osteosynthese	556
38.18	Marknagel-Osteosynthese	557
38.19	Technik der externen Fixation	559
38.20	Technik der Metallentfernung	561
38.21	Arthroskopische Eingriffe – Allgemeines	563
38.22	Arthroskopische Eingriffe – Spezielles	566
38.23	Thorakoskopische Eingriffe	569
38.24	Kallusdistraktion	570
38.25	Allgemeine OP-Techniken am Magen-Darm-Trakt	573

Anhang: Messverfahren, Adressen, Laborwerte, ASIA-Schema

39	**Anhang I – Messverfahren**	581
39.1	Goniometrie (nach der Neutral-Null-Methode)	581
39.2	Umfangmessungen	587
39.3	Längenmessungen	588
40	**Anhang II – Zentrale Adressen**	589
41	**Anhang III – Laborwert-Normbereiche**	594
42	**Anhang IV – ASIA-Schema**	598
Sachverzeichnis		599
Bildnachweis		612

1.1 Grundlagen

Grundlagen, Definitionen

- **Trauma:** Ein durch äußere Einwirkung (mechanisch, thermisch, chemisch, aktinisch) akut entstandener körperlicher Schaden mit Gewebezerstörung und entsprechender Funktionsstörung.
- **Schweres Trauma:**
  - Gewebezerstörung lebenswichtiger Organe.
  - Zu erwartende gravierende Defektheilung mit schwerer Funktionsstörung.
  - Erhöhte posttraumatische Systembelastung mit Schädigung von primär nicht traumatisierten Organ- oder Funktionssystemen.
- **Polytrauma:**
  - Syndrom von mehrfachen Verletzungen von definiertem Schweregrad (ISS ≥ 17; vgl. S. 64) mit konsekutiven systemischen Reaktionen, welche zu Dysfunktion oder Versagen von entfernten, primär nicht verletzten Organen oder Organsystemen mit vitaler Bedrohung führen können.
  - Beim Polytrauma werden chirurgisch sonst gut beherrschbare Verletzungskomponenten durch ihre kumulative Systembelastung lebensgefährlich. Die direkten und indirekten Traumafolgen („trauma load", „antigenic load") überfordern dabei die körpereigenen Defensivsysteme. Die physiologische „host defense response" schlägt um in eine autodestruktive „host defense failure disease", was zum Zusammenbruch der Immunabwehr mit nachfolgender Sepsis und progressivem, sequentiellem Multiorganversagen führt.
- **Schock** (vgl. S. 15 und S. 90):
  - Inadäquate Organperfusion und gestörte Gewebsoxygenierung infolge eines kompromittierten Kreislaufsystems.
  - Ursachen:
    - Hämorrhagisch: Hypovolämisch (häufigste Ursache eines Schocks beim Trauma-Patienten).
    - Nicht-hämorrhagisch: Kardiogen, neurogen, septisch.
- **Triage:**
  - Bei der sog. Triage erfolgt die Einteilung von Patienten nach dem individuellen Behandlungsbedarf und den zur Verfügung stehenden Ressourcen.
  - Der Behandlungsbedarf bzw. die Behandlungsdringlichkeit wird anhand der ABC-Prioritäten bestimmt (ATLS®-Protokoll s. S. 11).
  - Triage ist ein fortwährender dynamischer Prozess mit dem Ziel der Rettung und Wiederherstellung möglichst vieler Patienten durch optimalen Einsatz der verfügbaren Mittel.
- **„Golden hour" nach Trauma:** Unfallbedingte Todesfälle ereignen sich in einer zeitlich trimodalen Verteilung:
  - *Erster Peak:*
    - Zeitpunkt: Sekunden bis zu wenigen Minuten nach dem Unfall.
    - Todesursachen: Zentrale Gefäßläsionen (z. B. Aortenruptur mit freier Blutung), Lazerationen von Myokard, Gehirn, Hirnstamm und zervikalem Rückenmark.
    - Prognose: Diese Patienten können in der Regel nicht gerettet werden.
  - *Zweiter Peak:*
    - Zeitpunkt: Minuten bis Stunden nach dem Unfall.
    - Todesursachen: Thoraxverletzungen (Hämato-/Spannungspneumothorax), intrakranielle Hämatome (Epi-/Subduralhämatome), intraabdominelle Verletzungen der parenchymatösen Organe (Milzruptur, Leber-

1.1 Grundlagen

Lazeration), schwere Beckenverletzungen, mehrfache Verletzungen mit ausgedehntem Blutverlust.
- Prognose: Die Inzidenz der Todesfälle in dieser Gruppe kann durch eine rasche, adäquate initiale Beurteilung und Primärversorgung drastisch gesenkt werden. Ein systematisches Versorgungskonzept (z. B. nach den Richtlinien des *Advanced Trauma Life Support (ATLS®)*-Protokolls des „Committee on Trauma of the American College of Surgeons" (s. u.) ist deshalb von entscheidender Bedeutung zur Senkung der Mortalitätsrate in der *„ersten"* oder *„goldenen Stunde"* nach Trauma.

– *Dritter Peak:*
- Zeitpunkt: Mehrere Tage bis Wochen nach Unfall.
- Ursachen: In der Regel als Folge von Trauma-induzierten Sekundärschäden, v.a. Sepsis und Organversagen.
- Prognose: Die Inzidenz der verzögerten Todesfälle in dieser Gruppe wird maßgeblich durch die Qualität der chirurgischen und intensivmedizinischen Therapie in den vorausgehenden Versorgungsphasen beeinflusst.

1.2 Konzept der präklinischen Versorgung

Maßnahmen zur Versorgung des Unfallverletzten

1. Situationserfassung und Triage:
- *Erfassung des Unfallmechanismus,* um auf häufige Verletzungsmuster schließen zu können: Tab. 1.
- *Abhängig davon Triage* bezüglich der Wahl der Zielklinik: Tab. 1. (*Merke:* „the patient should not be transferred to the closest hospital, but rather to the closest appropriate hospital!").

Tabelle 1 Suggestive Verletzungsmuster abhängig vom Unfallmechanismus

Unfallmechanismus	Verletzungsmuster
PKW-Frontalkollision: – deformiertes Lenkrad – Impression des Armaturenbretts (→ „dashboard injury") – zerschlagene Windschutzscheibe	– HWS Verletzung – Thoraxkontusion, Rippenfrakturen, Pneumo-/Hämatothorax, Myokardkontusion – Aortenruptur – stumpfes Abdominaltrauma mit Milz-/Leberruptur – Kettenverletzung der unteren Extremität: Frakturen und Luxationen von Mittelfuß (Lisfranc), Talus, OSG, Kniegelenk, Femurschaft, proximales Femur, Acetabulum
PKW, seitlicher Aufprall	– HWS-Verletzung – laterale Thoraxkontusion, Rippenfrakturen, Pneumo-/Hämatothorax – Aortenruptur – Zwerchfellruptur – Milz-/Leberruptur, Nierenkontusion/-ruptur (abhängig von der Seite des Aufpralles) – laterale Kompressionsfraktur des Beckens
PKW, Auffahrkollision von hinten	– HWS Verletzung („cervical whiplash")
Ejektion (Wegschleudern) aus PKW	– erhöhtes Risiko einer schwergradigen Verletzung! – erhöhte Mortalität!
PKW gegen Fußgänger	Verletzungsmuster in 3 Phasen: – *direkter Anprall gegen Unterschenkel/Becken:* Tibiaschaftfrakturen, Knieverletzungen, Beckenverletzungen. (*Kinder:* Thorax-/Abdominaltrauma) – *Schlag gegen Motorhaube und Frontscheibe:* Abdominal-/Thoraxtrauma, Schädel-Hirn-Trauma – *Sturz über Motorhaube auf den Boden:* Verletzungen der oberen Extremität (distaler Radius, Ellbogen), Schädel-Hirn-Trauma, Wirbelsäulenverletzungen

2. Beurteilung der Vitalfunktionen und lebensrettende Sofortmaßnahmen:
- *Erstbeurteilung* nach „ABCDE-Schema": Tab. 3 (vgl. S. 11).
- *Atemwegsmanagement.* Indikationen zur Intubation s. S. 13.
- *Initiale Schockbehandlung:* „Autotransfusion" durch Hochlagern der Beine, Volumenzufuhr (initial 2000ml Ringerlaktat über zwei großlumige periphere Zugänge), Druckverband bei äußeren Blutungen, Schienung von Frakturen, Schmerztherapie.

3. Erfassen der bedrohlichen und relevanten Verletzungen aller Körperregionen.

1.2 Konzept der präklinischen Versorgung

4. **Herstellen der Transportfähigkeit.**
5. **Permanente Überwachung und Re-Evaluation** (ABCDE) während des Transports.
6. **Vor-Alarmierung der Zielklinik.**

○ *Hinweis:*
 - Die Prognose des Unfallverletzten ist direkt abhängig von der Zeitspanne zwischen Unfall und der definitiven Versorgung in einer adäquaten Zielklinik.
 - Ein Verletzter ohne messbare Herz-Kreislauffunktion am Unfallort hat eine infauste Prognose und darf nur behandelt werden, wenn Patienten mit besserer Prognose nicht vernachlässigt werden!
 - *„3-R"-Regel:* „get the **r**ight patient to the **r**ight hospital at the **r**ight time!" (American College of Surgeons Committee on Trauma).

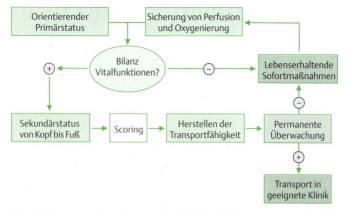

Abb. 1 Versorgungsalgorithmus an der Unfallstelle: Vernetzung von Diagnostik, Beurteilung und Behandlungsmaßnahmen

Technische Maßnahmen am Unfallort

► Sicherung der Unfallstelle (Feuerwehr, Polizei).
► Ausreichende personelle und technische Ressourcen? → ggf. zusätzliche Rettungsmittel anfordern.
► Bergung von Patienten in Koordination mit den Einsatzleitern von Polizei/Feuerwehr.

1.2 Konzept der präklinischen Versorgung

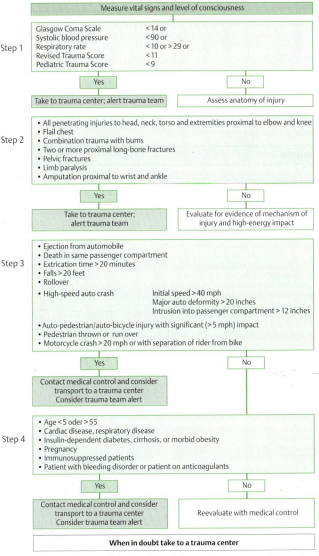

Abb. 2 Präklinische Entscheidungsabläufe bei Sichtung traumatisierter Patienten (Triage Decision Scheme) nach den Empfehlungen des American College of Surgeons' Committee on Trauma

2.1 Klinische Erstmaßnahmen

Anamnese

- **Objektive Anamnese:** Aussagen von Drittpersonen (Unfallzeugen, Begleitpersonen, Rettungsdienst). Beurteilung der Angaben als: ☐ sicher richtig / ☐ wahrscheinlich / ☐ unsicher / ☐ völlig unklar.
- **Subjektive Anamnese:** Aussagen des Patienten (→ mit der objektiven Anamnese vergleichen!). Sie dient sowohl der Analyse des Unfallgeschehens als auch der Beurteilung der Bewusstseinslage des Patienten → Amnesie, Orientierung (örtlich, zeitlich, zur Person, zur Situation)?
- **AMPLE-History (nach ATLS®):** Tab. 2.

Tabelle 2 AMPLE-History (nach ATLS®)

A Allergien
– Asthma, Medikamente (v.a. Penicillin!), Narkosemittel (frühere Operationen), Lokalanästhetika, Kontrastmittel
M Medikamente (inkl. Alkohol, Drogen)
– *Antihypertonika* (v.a. β-Blocker und Ca^{2+}-Antagonisten): Möglicherweise Verschleierung der physiologischen Antwort auf eine Blutung; eine normale Herzfrequenz darf nicht falsch als Normovolämie interpretiert werden! – *Antidiabetika:* Die Möglichkeit einer Insulin-überdosierung muss bei Diabetikern in Betracht gezogen werden; cave eine Hypoglykämie könnte ursächlich das Unfallgeschehen mitbeeinflusst haben – *chronische Diuretika-Therapie:* Mögliche Ursache einer Hypokaliämie – *nichtsteroidale Antirheumatika* (NSAR, v.a. Azetylsalizylsäure): Erhöhte Blutungstendenz durch Hemmung der Thrombozytenfunktion – *orale Antikoagulanzien* (Kumarine): Erhöhung des Risikos einer massiven Blutung, insbesondere auch nach Bagatelltraumata (S. 134 intrakranielle Blutung) – *Alkohol- und Drogen* erschweren die neurologische Beurteilung von SHT-Patienten → *großzügige Indikation zum Schädel-CT!* (vgl. S. 122)
P persönliche Anamnese
– *aktuell bestehende Krankheiten* – *Vorerkrankungen, Operationen* – *bestehende Schwangerschaft* → veränderte Herz-Kreislauf-Parameter wegen physiologischer Hypervolämie: cardiac output = Herzzeitvolumen ↑ (ca. 1–1,5l/min), Herzfrequenz ↑ (ca. 10–15/min), systemischer Blutdruck ↓ (ca. 5–15mmHg) ⊙ **Wichtige Hinweise:** – Eklampsie als DD zum hämorrhagischen Schock – möglicherweise starker Blutverlust *ohne* klinische Schockzeichen durch physiologisch erhöhtes intravaskuläres Volumen (Hypervolämie)! Die Plazenta-Perfusion kann jedoch bereits kompromittiert sein und der Fötus dadurch schockgefährdet! – keine Verabreichung von Vasopressiva bei Schwangeren (Plazenta!)! – die uterine Kompression der V. cava inferior kann das Herzzeitvolumen akut verringern und einen Schockzustand verschlechtern. Therapie: Linksseitenlage (rechte Hüfte um 10–15cm anheben, Uterus manuell nach links verlagern) – bei *allen* Schockraum-Patientinnen im gestationsfähigen Alter (10–50Jahre) β-HCG im Urin bestimmen – Röntgen-Aufnahmen des Beckens nur bei kritischer Indikation!

2.1 Klinische Erstmaßnahmen

Tabelle 2 (Fortsetzung):

L letzte Mahlzeit (Zeitpunkt)

- vorgegebene zeitliche Nahrungskarenz (flüssig und fest) für Elektiveingriffe: 6h
- bei Notfalleingriffen entfällt diese Vorgabe! (jeder Notfallpatient gilt als „operabel")
  → „*rapid sequence intubation*" s. S. 13

E Ereignisse in Bezug auf das Unfallgeschehen

- *Zeitpunkt des Unfalles?*
- *Situation am Unfallort:* Bewusstlosigkeit, Atemwege, (Be-)Atmung, Hämodynamik?
- *bisherige Therapie:* Intubation, Volumensubstitution, Vasopressoren, Therapieerfolg? (s. S. 15 Schock)
- *Unfallart:*
  - Verkehrsunfall: PKW (☐ Fahrer; Beifahrer: ☐ vorne / ☐ hinten; Sicherheitsgurt: ☐ ja / ☐ nein / ☐ unbekannt); LKW, Motorrad (Helm: ☐ ja / ☐ nein / ☐ unbekannt), Fahrrad, Mofa, Bus, Tram, Bahn, Fußgänger
  - Arbeitsunfall
  - Sport/Freizeit
  - Haushalt
  - Suizidversuch
  - Überfall, Gewalttat
  - Anderes: _____
- *Unfallmechanismus – **stumpfes** Trauma:*
  - horizontales Dezelerationstrauma (z. B. Fahrzeugkollision)
  - vertikales Dezelerationstrauma: Sturz
  - Sturzhöhe: ☐ < 2m / ☐ < 5m / ☐ < 10m / ☐ > 10m
  - Direkter Anprall (z. B. PKW gegen Fußgänger)
  - Motorradunfall
  - Einklemmung, Kompression
  - Schlag (z. B. bei intentioneller Verletzung durch Gewalttat)
  - Verbrennung
- **Cave:** Erhöhtes Risiko einer schwergradigen Verletzung bei *1)* anamnestisch am Unfallort verstorbener Person im selben Fahrzeug, oder bei *2)* Ejektion aus dem Fahrzeug. Wichtige Informationen betreffend Unfallmechanismus (Fremdanamnese) können auf spezifische Verletzungsmuster hinweisen (Tab. 1)
- *Unfallmechanismus – **penetrierendes** Trauma:*
  - niedrige Energie: Messerstichverletzung
  - mittlere Energie: Handfeuerwaffen (S. 482)
  - hohe Energie: Jagd-/Sturmgewehr (S. 482)
  - weitere Ursachen: Schrotschussverletzungen, Pfählungsverletzungen nach Sturz, penetrierende Verletzungen bei Explosionen (S. 487)

2.1 Klinische Erstmaßnahmen

Allgemeines zur Untersuchung von Verletzten

- Die Untersuchung und Beurteilung erfasst den ganzen Menschen und seine Verletzungen einschließlich eventueller Vorschäden und Vorerkrankungen. Bei Leichtverletzten beschränkt sich die Untersuchung auf das für Diagnosestellung und Therapie notwendige Maß (Lokalbefund).
- Auch bei lokalisierten Verletzungen muss unter Umständen mit Systembelastungen gerechnet werden.
- **Schutz-/Hygienemaßnahmen:** Bei Kontakt mit Körperflüssigkeiten und Blut müssen zur Untersuchung Handschuhe getragen werden. Evtl. sind weitere Schutzmaßnahmen zu ergreifen.
- **Dokumentation:** Die durchgeführten Untersuchungsmaßnahmen und die pathologischen Befunde müssen schriftlich, gegebenenfalls auch photographisch und radiologisch dokumentiert werden.
- **Systematisches Vorgehen bei der Untersuchung:**
  - Zur orientierenden Prüfung Bewusstseinslage, Kreislauf, Atmung, neurologischer Status, Thorax, Abdomen, Becken, Wirbelsäule, Extremitäten.
  - Der Lokalbefund muss im Detail erhoben werden, bei Verletzungen der Extremitäten müssen insbesondere Motorik, Sensibilität und Durchblutung peripher der Schädigung überprüft werden.
- **Induktives Vorgehen:** Zunächst Anamnese und klinische Untersuchung, dann erst ergänzende apparative Untersuchung (zur Bestätigung oder zum Ausschluss einer vermuteten Verletzung).
- **Spezielle Aspekte:**
  - *Unangenehme und schmerzhafte Untersuchungsabschnitte* sollten am Schluss der Untersuchung durchgeführt werden.
  - *Präklinisch angelegte sterile Schutzverbände* verbleiben auf den Wunden, ebenso werden suffizient angelegte Schienen an Frakturen belassen. Schnürende Verbände, Kleidungsreste und Schmuck werden entfernt, ebenso Brillen, Kontaktlinsen und Zahnprothesen.
  - *Offene Wunden* werden nach Inspektion steril verbunden, bei starker Blutung mit einem Druckverband. Stark dislozierte Frakturen werden unter Zug und Gegenzug wenigstens so weit reponiert, dass die Weichteile entlastet sind. Anschließend wird die Extremität geschient.

Untersuchungstechnik

- **Inspektion:**
  - Bewusstseinslage, Hautkolorit, Dyspnoe, Blutungen aus Körperöffnungen.
  - Wunden: Lokalisation, Größe, Form, Wundränder, Verschmutzung.
  - Am Rumpf auch Rücken, Damm und Flanken kontrollieren.
  - An den Extremitäten auf Verkürzungen, Achsenknickungen, Deformität und Instabilität achten. Periphere Funktionskontrollen an Händen und Füßen.
- **Auskultation:** Herz, Lunge, Abdomen, Gefäße.
- **Perkussion:** Thorax und Abdomen.
- **Palpation:**
  - Hauttemperatur, subkutanes Emphysem, Stabilität von Thorax und Becken.
  - Bimanuelle Tastuntersuchung des Abdomens, einschließlich rektaler Tastuntersuchung.

2.1 Klinische Erstmaßnahmen

- Stabilität von Gelenken und langen Röhrenknochen, aktive Bewegungen der peripheren Gelenke gegen Widerstand prüfen (Innervation, Sehnenverletzungen, Frakturen).
- Druck auf Muskellogen.
► **Messen:** Puls, Blutdruck, Atemfrequenz, Länge/Umfang von Extremitäten, Bewegunsumfang von Gelenken.
► **Ergänzende apparative Untersuchungen:**
  - *Röntgen:*
    • Bei Frakturverdacht Aufnahme der suspekten Region in 2 zueinander senkrechten Ebenen. Abbildung benachbarter Gelenke. Evtl. kontralaterale Vergleichsaufnahme in identischer Projektion.
    • Stressaufnahmen zum Nachweis von Kapselband-Instabilitäten.
  - *EKG und Pulsoximetrie.*
  - *Sonographie:* Abdomen, Thorax, Hämatome.
  - *Dopplersonographie:* Periphere Gefäße.
  - *Kompartmentdruckmessung:* Bei Verdacht auf Kompartmentsyndrom.
  - *CT, MRT, Angiographie:* Zur gezielten weiterführenden Diagnostik bei spezieller Indikation.

Begleitende Maßnahmen

► Hochlagern und Kühlen
► Blutentnahme für diagnostische und präoperative Laboruntersuchungen.
► Tetanus-Prophylaxe (abhängig vom bekannten Impfstatus).
► Schmerzbekämpfung.

3.1 Allgemeiner Versorgungsalgorithmus

Allgemeiner Versorgungsalgorithmus (Abb. 3)

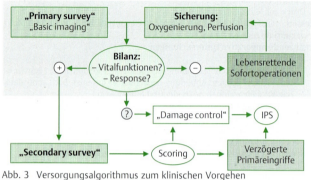

Abb. 3 Versorgungsalgorithmus zum klinischen Vorgehen

3.2 Dringliche Erstmaßnahmen

Grundlagen

- **Zeitrahmen:** 20–30 Minuten → Stoppuhr im Schockraum!
- **Ziele der dringlichen Erstmaßnahmen:**
  - Stabile Hämodynamik.
  - Keine Hypoxämie, keine Hyperkapnie.
  - Keine vasoaktive oder inotrope Stimulation.
  - Laktat im Serum < 2mmol/l.
  - Normale Gerinnung.
  - Normothermie.
  - Ausscheidung > 1ml/kgKG/h.

1. „Primary survey" (Erstbeurteilung) und Sicherung der Vitalfunktionen

- **Rasche Beurteilung der Vitalfunktionen** nach definiertem Algorithmus, entsprechend dem ATLS®-Protokoll: Tab. 3.
- *Hinweis:* Bei hierdurch erfassten lebensbedrohlichen Verletzungen muss *unverzüglich eine simultane Behandlung* zur Sicherstellung der gefährdeten Vitalfunktion durchgeführt werden (Tab. 3), gebenenfalls durch sog. lebensrettende Sofortoperationen (vgl. S. 21).

Tabelle 3 „Primary survey" zur Beurteilung und Sicherung der Vitalfunktionen (entsprechend ATLS®-Protokoll)

klinische Beurteilung	Therapie/Noteingriff	Merke
A –Airway maintenance with cervical spine protection		
- *Inspektion der oberen Atemwege:* Fremdkörper, Gesichtsfrakturen, Verletzung von Larynx, Trachea? - *verbale Antwort des Patienten:* Eupnoe und adäquate Antwort → obere Atemwege frei - *Zeichen der Obstruktion:* Stridor, Heiserkeit, Dyspnoe, Tachypnoe; bei Larynx-Fraktur: subkutanes Emphysem, Palpation der Fraktur	- *Entfernung von Fremdkörpern* - *„chin lift"- oder „jaw thrust"-Manöver* - *oro-/nasopharyngealer Tubus* - *„definitiver Atemweg":* Endotracheale Intubation oder Not-Koniotomie	- alle Manipulationen zur Sicherung der Atemwege müssen unter *Protektion der HWS* erfolgen! - dringender V.a. HWS-Verletzung bei allen mehrfachverletzten Patienten, bei GCS ≤ 8, peripheren neurologischen Ausfällen, und bei stumpfem Trauma kranial der Klavikula

3.2 Dringliche Erstmaßnahmen

Tabelle 3 (Fortsetzung):

B – Breathing and ventilation

- *Inspektion:* Tachypnoe? Zyanose? Paradoxe Atmung? → instabile Thoraxwand bei Rippenserienfraktur. Gestaute Halsvenen? → Spannungspneumothorax
- *Auskultation:* Unilateral abgeschwächtes/fehlendes Atemgeräusch? → Pneumothorax
- *Perkussion:* Hyposonorer Klopfschall → Hämato-/Pneumothorax)
- *Palpation:* Hautemphysem (Spannungspneumothorax), Kompressionsschmerz (Rippenfraktur)
- *Pulsoxymeter*

- *ATLS®:* „every trauma patient gets supplemental oxygen!" → O$_2$ Maske, 4–10 l/min
- *bei Spannungspneumothorax* (S. 180):
  - Sofortmaßnahme: Punktion des 2. ICR medioklavikulär mit großkalibriger Braunüle zur akuten Druckentlastung
  - definitive Versorgung: Bülau-Drainage (S. 42)
- *bei offenem Pneumothorax* (S. 180): 1. Abdichtung mit steriler Kompresse, an drei Seiten fixiert (Luft entweicht in Exspiration, abgedichtet in Inspiration). 2. Bülaudrainage
- *bei Hämatothorax* (S. 180): Bülaudrainage
- *bei instabilem Thorax/Lungenkontusionen* (S. 184): Endotracheale Intubation

- Spannungspneumothorax = klinische Diagnose!
- DD Spannungspneumothorax: Verlegte Atemwege (Tachypnoe/Dyspnoe), Herztamponade (zentralvenöse Stauung, kardiogener Schock), andere Schockursachen (hämorrhagischer Schock)
- Rippenserienfraktur/instabile Thoraxwand: Indiz für massive Gewalteinwirkung → Lungenkontusion: Schwergradige Verletzung!
- *Kinder:* Eine Lungenkontusion ist auch ohne begleitende Rippenfrakturen möglich

C – Circulation with hemorrhage control

- *Schock:* Klinische Zeichen der inadäquaten Organperfusion! Verwirrtheit, Somnolenz. Haut blass und kaltschweissig. Reduzierte Ausscheidung bis zur Anurie. Puls: Oberflächlich, tachykard (> 100/min). Blutdruckabfall erst bei schwerem Schock (Blutverlust > 30–40 %). Labor: Metabolische Azidose
- *Inspektion:* Externe Blutungen
- *Innere Blutungen:* Untersuchung von Thorax (s. o.), Abdomen (klinisch, Sonographie) und Becken (klinisch: Stabilität, Kompressionsschmerz? Röntgen: Beckenübersicht!)

- *ATLS®:* Zwei großlumige periphere Zugänge und initiale Volumensubstitution mit 2000ml Ringerlaktat (aufgewärmt!)
- *Volumensubstitution:* „3 ÷ 1-Regel" (d. h. 300ml Volumen pro 100ml Blutverlust)
- *bei äusserer Blutung* Direkte Kompression, Druckverband (cave keine Tourniquets!)
- *bei innerer Blutung* s. S. 200
- *bei Beckenverletzung* s. S. 231
- *bei Perikardtamponade* s. S. 192
- *bei Aortenruptur* s. S. 193

- Schock = klinische Diagnose!
- ⊙ *Cave:* Beckenfraktur → Blutverlust von mehreren Litern (intra-/retroperitoneal)!
- bei β-Blocker-Therapie inadäquater Anstieg der Herzfrequenz bei Blutung
- Dauerkatheter erst nach Ausschluss einer Beckenfraktur (klinisch, radiologisch) anlegen – cave Gefahr der assoziierten Urethraruptur

3.2 Dringliche Erstmaßnahmen

Tabelle 3 (Fortsetzung):

D – Disability: neurologic status

– grobe neurologische Beurteilung (S. 15):
  • GCS (oder AVPU), Pupillen
  • kursorisch: Periphere Motorik und Sensibilität
	– bei GCS ≤ 8 endotracheale Intubation	an eine eventuelle Bewusstseinstrübung durch Alkohol und Drogen denken!

E – Exposure/environmental control

– komplettes Entkleiden des Patienten unter Kontrolle der Hypothermie: Kursorische Orientierung über Zusatzverletzungen, Stichwunden, Weichteilverletzungen, etc. – Inspektion des Rückens durch Drehen „en bloc" (4 Personen!)	– Vermeidung von Hypothermie: Wärmematte, warme Tücher, aufgewärmte Infusionslösungen (39°C)	die Inspektion des Rückens wird häufig vernachlässigt!

2. Basis-Monitoring

- Kontinuierliches Monitoring von Hämodynamik und Oxigenierung.
- 3-Kanal-EKG.
- Pulsoximeter.
- Manuelle Blutdruckmessung.
- Kapnometrie (bei beatmeten Patienten).
- Blasenkatheter zur Kontrolle der Ausscheidung.

3. Maßnahmen zur Sicherung der oberen Atemwege

- *Cave:* A priori immer von einer HWS-Verletzung ausgehen!
  - → Manipulationen an der HWS vermeiden!
  - → Schanz-Kragen bis zum Ausschluss einer Fraktur (radiologisch; bei wachen Patienten auch klinisch) belassen!
- **Fremdkörper entfernen.**
- **Erbrochenes absaugen.**
- **„Chin-lift"- oder „jaw-thrust"- Manöver:** Das Kinn wird nach ventral geführt und gleichzeitig angehoben. Anschließend können die oberen Atemwege durch Platzieren eines oro- oder nasopharyngealen Tubus freigehalten werden.
- **Definitiver Atemwegszugang** (Tubus in der Trachea mit aufgeblähtem Cuff):
  - Indikationen:
    - Sicherung der oberen Atemwege: Bewusstlosigkeit, Gesichtsfrakturen, Gefahr der Atemwegsobstruktion oder Aspiration.
    - Notwendigkeit der mechanischen Ventilation: Apnoe, insuffiziente Atmung (Tachypnoe, Hypoxämie, Hyperkapnie, Zyanose), kontrollierte Beatmung beim schweren Schädel-Hirn-Trauma.

3.2 Dringliche Erstmaßnahmen

- *Technische Möglichkeiten:* Orotracheal, nasotracheal, chirurgisch (Koniotomie [notfallmäßig] oder Tracheotomie [elektiv]).
- Die notfallmäßige endotracheale Intubation erfolgt in der Regel als *rapid sequence intubation:*
  - Digitaler Druck auf das Krikoid zur Vermeidung einer Aspiration nach Relaxation mit Succinylcholin (1–2mg/kg KG i.v.).
  - Intubation unter *HWS-Protektion!* → 2-Personen-Manöver: Intubation durch Anästhesisten und Immobilisation der HWS unter vorsichtigem axialem Zug durch Helfer. Nach Intubation wieder Fixation im Schanz-Kragen.
- *Überprüfen der korrekten Lage des endotrachealen Tubus* (sowohl bei Eintritt im Schockraum [bei bereits intubierten Patienten] als auch im Verlauf nach jedem Umlagern):
  - Auskultation der oberen Lungenfelder bds. (Atemgeräusch?) und des Epigastriums (bei Fehllage im Ösophagus „Blubbern").
  - Endtidal-Kapnometrie: Exspiratorisch gemessenes CO_2 schließt ösophageale Intubation aus!
  - Röntgen-Thorax: überprüfung der Tiefe des Tubus; die ösophageale Intubation kann im a.p.-Bild nicht ausgeschlossen werden.
- *Cave:* Die mechanische Ventilation nach endotrachealer Intubation kann einen zuvor nicht diagnostizierten einfachen Pneumothorax in kurzer Zeit in einen Spannungspneumothorax verwandeln (S. 180)! → *Maßnahmen:*
  - Kontinuierliche Re-Evaluation!
  - Ggf. prophylaktische Bülau-Drainage bei intubierten Patienten mit Rippenfrakturen.

4. Bildgebende Verfahren in der Basisdiagnostik („basic imaging")

- *Hinweis:* Bildgebende Verfahren dienen im Rahmen des „primary survey" der Unterstützung der Primärdiagnostik. Sie müssen gezielt eingesetzt werden und dürfen die klinische Beurteilung und Sicherstellung der Vitalfunktionen zeitlich *nicht* behindern oder verzögern. Ebenso darf die bildgebende Diagnostik die Verlegung des Unfallverletzten in eine Spezialklinik *nicht* verzögern!
- **Konventionelles Röntgen:**
  - *Screening-Aufnahmen* bei Mehrfachverletzten und Patienten mit Bewusstseinstrübung (z. B. nach SHT):
    1. Thorax a.p.
    2. Beckenübersicht.
    3. HWS seitlich.
  - *Merke:* Typische radiologische Zeichen einer *Aortenruptur:* Verbreitertes Mediastinum (davon haben aber nur 3% eine Aortenruptur → Angiographie anschließen), hohe Rippenfrakturen (I und II), Obliteration des Aortenbogens, Trachealdeviation nach rechts, Deviation des rechten Hauptbronchus und des Ösophagus (Magensonde) nach rechts, „pleurale Kappe", verschmälerter Abstand zwischen Pulmonalarterie und Aorta.
  - *Weitere Aufnahmen* gezielt im Rahmen des „secondary survey" (s. u.) entsprechend der erhobenen klinischen Befunde, z. B. thorakolumbaler Übergang und LWS, Schädel, Extremitäten.

3.2 Dringliche Erstmaßnahmen

- **Sonographie des Abdomens:**
  - *Screeningverfahren* zum Nachweis von intraperitonealer freier Flüssigkeit.
  - *Wichtige Untersuchungsregionen:*
    1. Leber/rechte Niere (Recessus hepatorenalis = Morrison pouch).
    2. Milz/linke Niere.
    3. Harnblase/Douglas.
  - *Vorteile:* Nicht invasiv, zeitsparend, hohe Sensitivität bei intraperitonealer Blutung und Läsion der parenchymatösen Organe.
  - *Nachteile:* Niedrige Sensitivität für retroperitoneale Verletzungen (z. B. Pankreas) und Hohlorganläsionen (z. B. Dünndarmruptur); Zuverlässigkeit abhängig vom Untersucher.
  - *Alternativen zur Abdomen-Sonographie:*
    - Diagnostische Peritoneallavage (DPL): Hohe Sensitivität Blutungen und Hohlorganverletzungen. *Nachteile:* Invasiv; retroperitoneale Verletzungen werden übersehen!
    - CT-Abdomen: Sensitiv für retroperitoneale Verletzungen. Hohe Spezifität! *Nachteile:* Teuer und zeitraubend.

5. Orientierende neurologische Untersuchung

- **Bewusstsein:**
  - GCS: Tab. 15 S. 123.
  - Oder AVPU („vereinfachter" GCS): Tab. 4.
- **Merke:** Bei einem GCS ≤ 8 besteht die Indikation zur endotrachealen Intubation!

Tabelle 4 AVPU

A	Aufmerksam, wach (**a**lert)
V	Reaktion auf **v**erbale Stimuli (Ansprechen)
P	Reaktion auf Schmerz-(**p**ainful)-Reize
U	keine Reaktion/Koma (**u**nresponsive)

- **Pupillen:** Größe, Form, Symmetrie, Lichtreaktion.
- **Motorik und Sensibilität** (vgl. S. 163):
  - Sensibilität und Motorik von oberen und unteren Extremitäten (spontane Bewegungen, Reaktion auf Schmerzreize, Reflexdifferenzen, Pyramidenbahnzeichen?).
  - Perianale Sensibilität, Sphinktertonus (ebenfalls Beurteilung der Lage der Prostata [s. Beckenfraktur S. 231]).

6. Schockbehandlung

- **Definition** (Schock): Siehe S. 90.
- **O_2-Bedarf:**
  - Normal im Ruhezustand ca. 250ml/min.
  - Nach Trauma ca. 1000ml/min.
  - Zur Abschätzung des Bedarfs siehe Tab. 5.

3.2 Dringliche Erstmaßnahmen

Tabelle 5 Nunn-Freeman-Formel

$O_2av = CO \times S_aO_2 \times Hb\ (g/dl) \times 1{,}34$

av = availability, CO = cardiac output, S_aO_2 = arterielle O_2-Sättigung, Hb = Hämoglobin-Konzentration, 1,34= Konstante
Beispiele:
- unter physiologischen Bedingungen (O_2-Bedarf gedeckt): z. B. 5,250 × 0,95 × 0,15 × 1,34 = 1000ml/min
- im hämorrhagischen Schock (deutliche Reduktion des O_2av): z. B. 3,500 × 0,64 × 0,10 × 1,34 = 300ml/min

- *Vorgehen:*
    - „Every trauma patient gets supplemental oxygen": O_2-Maske, 4–10l O_2/min.
    - Ggf. Intubation und Beatmung (s. o.).
- **Abschätzung eines Blutverlustes** (intravasales Volumen normal bei Erwachsenen ca. 7% vom KG oder 70ml/kg KG [z. B. bei 70kg ca. 5l], bei Kindern 8–9% vom KG):
    - *Klinische Abschätzung* (Schweregrade + Therapieoptionen):
        - *Grad I* (< 15% bzw. < 750ml): In der Regel nicht klinisch fassbar.
        - *Grad II* (15–30% bzw. 750–1500ml): Tachykardie (> 100/min), Tachypnoe, erregter Patient → Kristalloide.
        - *Grad III* (30–40% bzw. 1500–2000ml): Tachykardie > 120/min, Blutdruckabfall! Patient verwirrt, verminderte Ausscheidung. → Kristalloide und Erythrozyten-Konzentrate!
        - *Grad IV* (> 40% bzw. > 2000ml): Patient lethargisch, anurisch, Tachykardie > 140/min, massive Hypotonie! ***lebensgefährlicher Schockzustand!*** → Kristalloide + nicht ausgetestete Erythrozyten-Konzentrate (0 Rh –) + chirurgische Blutstillung.
    - *Blutungsausmaß bei Frakturen* (abhängig von Fraktur-Typ und Zeitabstand seit Unfall):
        - Tibia- oder Humerusschaft: ca. 750ml.
        - Femurschaft: ca. 1500ml.
        - Beckenfraktur: Mehrere Liter (intra- oder retroperitoneal)!
    - *Abklärung möglicher innerer Blutungen:*
        - *Thorax:* Klinische Untersuchung, Röntgen. Bei V.a. Aortenruptur transösophageale Echokardiographie.
        - ◉ ***Aortenruptur loco classico*** (Aortenbogen, Lig. arteriosum): Die meisten Patienten versterben bereits am Unfallort (sudden death)! Im Schockraum dringender Verdacht bei *1)* anamnestisch Dezelerationstrauma (Tab. 1), *2)* typischen radiologischen Zeichen im Thorax-Bild (S. 194). *Abklärungsalgorithmus:* Abb. 59 S. 175. *Vorgehen: 1)* kontrollierte Hypotonie, *2)* Ausschluss SHT/intrakranielle Blutung (CCT → wegen postoperativer Heparinisierung), *3)* herzchirurgische Versorgung.
        - *Schädel:* Klinik (GCS, S. 123), CCT.
        - *Abdomen:*
        → Bei wachen Patienten (peritonitische Zeichen): Sonographie.
        → Bei Bewusstseinsstörung (SHT, Intoxikation): Sonographie (S. 200), diagnostische Peritoneallavage (S. 45), CT (S. 201).

3.2 Dringliche Erstmaßnahmen

> ◉ *Merke:* Bei *allen* Schockraumpatienten Abdomen-Sonographie als „Screening" durchführen!

- **Therapie – *Volumenersatz*** (nach ATLS®):
  - Zwei großlumige periphere Zugänge und initiale Volumensubstitution mit 2000ml Ringerlaktat (aufgewärmt!). Bei *Kindern* 20ml/kg KG i.v.
  - 3 ÷ 1-Regel (= 300ml Volumen pro 100ml Blutverlust).
- **Therapie – *chirurgische Blutstillung:***
  - *Äußere Blutung:* Direkte Kompression, Druckverband (*cave* keine Tourniquets!). Chirurgische Versorgung.
  - *Innere Blutung:*
    - Thorax: Bülau-Drainage (S. 42).
    - Schädel: Hämatom-Evakuation (S. 136).
    - Abdomen: Laparotomie (S. 202).
    - Becken: Sofortmaßnahmen bei massivem Beckentrauma (z. B. „open-book" Verletzung): Grobreposition und Volumenreduktion durch Innenrotation der Hüften; Beckenzwinge, Laparotomie (S. 234).

◉ **Hinweise:**
- In der Schwangerschaft besteht eine physiologische Hypervolämie (Tab. 2).
- Junge Patienten/Sportler verfügen über ausgezeichnete kardiovaskuläre Kompensationsmechanismen → Dekompensation erst bei kritischem Blutverlust!
- β-Blocker maskieren eine Hypovolämie (fehlender Anstieg der Herzfrequenz)!
- Immer Dauerkatheter zur Kontrolle der Ausscheidung und Volumen-Bilanzierung, aber erst nach Ausschluss einer Urethraruptur (*klinische Hinweise:* Beckenfraktur [klinisch, radiologisch]; Blut am Meatus urethrae, Skrotalhämatom, perineale Ekchymose; hoch-reitende oder nicht-palpable Prostata). *Diagnosesicherung:* Urethro-/Zystographie (S. 20).

7. Laborstatus

- **Testblut** (zur evtl. Erythrozyten-Substitution; siehe Schockbehandlung).
  ◉ *Cave:* Eine vollständige Kreuzprobe dauert ca. 1h. Alternativen bei schwerem Schockzustand sind *1)* unausgetestete Erythrozyten-Konzentrate (AB0 und Rh-kompatibel): t = 10min oder – falls nicht verfügbar – *2)* Konzentrate der Blutgruppe 0, Rh negativ (Universalspender).
- **Hämatologie:** Hb, Hkt, Leukozyten, Thrombozyten; bei Hb-Erniedrigung nach Volumensubstitution mit Kristalloiden/Kolloidlösungen an Verdünnungseffekt denken! → Verlaufskontrolle! Klinische Parameter, Ansprechen auf Volumensubstitution?
- **Gerinnungsparameter:** Prothrombinzeit (Quick), aPTT, D-Dimere, Fibrinogen; ein initial tiefer Quick-Wert beim Polytrauma ist ein Prädiktor für ein schlechtes Outcome!
- **Elektrolyte:** Na^+, K^+, Ca^{2+}, Mg^{2+}, Cl^-.
- **Nierenfunktion:** Harnstoff, Kreatinin, Kalium.
- **Leberfunktion:** Prothrombinzeit (Quick), Transaminasen (GOT, GPT); bei Erhöhung V.a. Leberkontusion → CT zum Ausschluss einer Leberlazeration!
- **Cholestase-Parameter:** Bilirubin, γ-GT, alkalische Phosphatase.
- **Herzenzyme:**
  - Myoglobin, CK: Bei Erhöhung Gefahr der Crush-Niere → forcierte Diurese.

3.2 Dringliche Erstmaßnahmen

- Troponin I, CKMB: Bei Erhöhung V.a. Myokardkontusion → EKG, Monitoring, Verlaufskontrolle!
- **Toxikologisches Screening** (insbesondere Ethanol).
- **Arterielle Blutgasanalyse:**
  - pO_2, pCO_2, pH, Basenüberschuss, O_2-Sättigung.
  - Laktat (arteriell!).
- **Urinstatus:**
  - Mikrohämaturie (als Hinweis auf Nierenkontusion, Verletzung der ableitenden Harnwege)?
  - Drogenscreening (Nachfragen: Opiate im Rahmen der präklinischen Versorgung?).
  - Frauen im gestationsfähigen Alter (10–50 Jahre): β-HCG im Urin!

3.3 „Secondary survey"

◉ **Hinweis:** In folgenden Fällen muss zunächst auf einen „Secondary survey" verzichtet werden:
- Persistierende Instabilität der vitalen Systeme → unverzüglich lebensrettende Sofortoperationen einleiten (s. Abb. 3 S. 10).
- Schwerverletzte Patienten, die sich auch nach der initialen Versorgung („primary survey" und lebensrettende Sofortoperationen) noch in einem labilen Zustand befinden → hier zunächst *Damage control* (S. 21) und *frühzeitige Verlegung auf die Intensivstation* zur Stabilisierung der vitalen Systeme (Zielgrößen: Stabile Hämodynamik, keine Hypoxämie, keine Hyperkapnie, keine vasoaktive/inotrope Stimulation, Laktat i.S. < 2mmol/l, normale Gerinnung, Normothermie, Ausscheidung > 1ml/kgKG/h).

1. Klinische Untersuchung

▸ **Prinzip:** Untersuchung des Patienten von „Kopf bis Fuß", um alle Zusatzverletzungen zu erfassen. Zusätzlich kontinuierliche Re-Evaluation der Vitalfunktionen!
▸ **Zeitpunkt:** Nach Sicherstellung der Vitalfunktionen und Durchführung des kompletten Check-ups im Rahmen des „primary survey".
▸ **Maßnahmen:**
  - *Erweiterte Anamnese:* AMPLE-Schema S. 11.
  - *Evaluation der verschiedenen Körperregionen und Organsysteme* („tubes and fingers in every orifice!"):
    - Kopf und Gesicht (vgl. S. 122).
    - Hals und HWS (vgl. S. 149).
    - Thorax (vgl. S. 176).
    - Abdomen (vgl. S. 200).
    - Perineum, Rektum, Vagina (vgl. S. 213).
    - Bewegungsapparat, inkl. Wirbelsäule.
    - Neurologischer Status (vgl. S. 163).

2. Erweiterte Diagnostik

◉ **Hinweis:** Erst nach Normalisierung der Vitalfunktionen!
▸ **CT-Schädel:**
  - *Weichteilfenster* zum Nachweis intrakranieller Verletzungen: Traumatische Blutung (EDH, SDH, SAB, intrazerebrale Blutung), zerebrale Kontusionen, Pneumokranium (bei offenem SHT).
  - *Knochenfenster:* Frakturen von Kalotte und Schädelbasis.
▸ **CT-Thorax** (s. Abklärungsalgorithmus Aortenruptur S. 175) Weitere Indikationen: Massiver Hämatothorax (Blutungsquelle?), instabile Thoraxwand (Lungenkontusionen?).
▸ **CT-Abdomen.**
▸ **CT-Wirbelsäule/Becken:** Bei konventionell-radiologischem Nachweis einer Fraktur zur exakten Bilanzierung. „Scout Topogramm" als Screening bei Indikation zum CT anderer Lokalisation (z.B. Schädel-CT).
▸ **Transösophageale Echokardiographie (TEE):** Methode erster Wahl bei V.a. traumatische Aortenruptur (Abb. 59 S. 175). Alternativen: CT, Aortographie. Weitere Indikationen für TEE: Herzkontusion mit V.a. Perikardtamponade oder Abriss von Herzklappen oder Papillarmuskeln.

3.3 „Secondary survey"

- **Angiographie:**
  - *Indikationen:* V.a. Aortenruptur (s.o.), „proximity injury" (Durchspießung in der Nähe von Hauptstammgefäßen), „mangled extremity" (schweres Quetschtrauma oder Kettenfrakturen mit kritischen Weichteilen), pulslose Extremität, selektive Gefäß-Embolisation (z.B. bei Beckenfraktur).
  - *Problem:* Zeitaufwendig! Nur bei hämodynamisch stabilen Patienten!
- **Urethrographie/Zystographie:**
  - *Indikation:* Beckenverletzungen, klinischer V.a. Urethraruptur (Blut am Meatus, Skrotalhämatom, perineale Ekchymose, hoch-reitende oder nicht-palpable Prostata).
  - *Technik der Urethrographie:* Vorsichtiges Einführen eines Blasenkatheters (12Ch.) in den Meatus urethrae, Blockieren des Ballons (3ml), langsames Einspritzen von unverdünntem Kontrastmittel (unter Bildwandler oder anschließend Röntgen-Untersuchung).
  - *Technik der Zystographie:* Wie oben; vorsichtiges Einspritzen von 250–300ml wasserlöslichem Kontrastmittel; anschließend Röntgen-Becken a.p., schräg und *nach* Drainage (Ausschluss einer hinteren Ruptur!).

3. Scoring

- Siehe S. 63.

3.4 Operationsphasen

Übersicht über die Operationsphasen

Physiologischer Status	Operative Eingriffe	Timing
Response: ⊝ → Lebensrettende Soforteingriffe ⊙ → "Damage control" ⊕ → Verzögerte Primäreingriffe		Tag 1
Hyperinflammation	Nur "Second looks"!	Tag 2 – 4
"Window of opportunity"	Geplante Folgeeingriffe	Tag 5 – 12
Immunsuppression	keine Operationen!	
Erholung	Sekundäre rekonstruktive Eingriffe	ab Woche 3

Abb. 4 Operationsphasen

1. Lebensrettende Sofortoperationen

➤ **Zeitpunkt:** Die lebensrettenden Sofortoperationen müssen ohne Verzögerung dann begonnen werden, wenn mit konservativen Mitteln die Vitalfunktionen nicht zu stabilisieren sind.
➤ **Maßnahmen:**
 - *Sicherung der Atemwege:* Falls konservativ nicht möglich chirurgischer Zugang zu den Atemwegen.
 - *Entlastung pathologischer intrathorakaler Druckverhältnisse:* Pleuradrainage zur Druckentlastung z. B. eines Spannungspneumothorax, Hämatothorax.
 - *Perikardtamponade:* Perikardpunktion/-drainage (S. 44).
 - *Entlastung pathologischer intrakranieller Druckverhältnisse,* z. B. Trepanation oder Kraniotomie bei perakutem Epiduralhämatom (S. 136).
 - *Kontrolle von Massenblutungen:*
   - *Innere Blutungen:* Leber-/Milzruptur, große thorakale/abdominelle Gefäße.
   - *Äußere Blutungen:* Offene Beckenverletzungen, offene Verletzungen großer Stammgefäße, offene Sinusblutungen.

2. Damage control (Schadensbegrenzung)

➤ **Zeitpunkt, Prinzip:** Lassen sich die Vitalfunktionen nicht dauerhaft stabilisieren („undulierende" Response) oder ergibt das „Scoring" eine hohe traumatische Systembelastung (ISS > 40), werden chirurgische Eingriffe zur Blutungskontrolle, Kontaminationskontrolle und zur Ermöglichung einer effizienten Intensivpflege akut durchgeführt.
➤ **Indikationen** (vgl. oben):
 - Patienten, die hämodynamisch und/oder respiratorisch nicht definitiv stabilisierbar sind.
 - Scoring ergibt starke systemische Traumabelastung mit ensprechendem Risiko.
➤ **Maßnahmen:**
 - Chirurgische Blutstillung.
 - Schmerzausschaltung.

3.4 Operationsphasen

- Débridement von nekrotischem Gewebe und offenen Verletzungen.
- Dekompression von unter Druck stehenden Kompartimenten.
- Eingriffe, welche zum Organ-, Extremitäten- und Funktionserhalt wichtig sind, und den Patienten „intensivpflegefähig" machen.
- Fixation „zentraler" Frakturen (insbesondere Femur und Becken) und instabiler großer Gelenke.
- *Cave:* Hierbei muss im Sinne einer „Damage control" auf zeitraubende, gewebetraumatisierende und mit erheblichen Blutverlusten verbundene Eingriffe verzichtet werden, welche die körpereigenen Abwehrsysteme der Patienten zusätzlich belasten würden.

3. Verzögerte Primäroperationen

- **Definition:** Verzögert = nach Sicherung der Vitalfunktionen und definitiver hämodynamischer und respiratorischer Stabilisierung.
- **Indikationen:**
  - Operationspflichtige thorakale/abdominelle Blutungen und Hohlorganläsionen (Tab. 6).

Tabelle 6 Indikationen zur Laparotomie und Thorakotomie

Indikationen zur Laparotomie (vgl. stumpfes Bauchtrauma S. 202)	– stumpfes Abdominaltrauma mit positiver Sonographie oder diagnostischer Peritoneallavage (DPL; vgl. S. 45): *1)* > 100000 Erythrozyten/ml, *2)* > 500 Leukozyten/ml, *3)* positive Gramfärbung – stumpfes Abdominaltrauma mit instabiler Hämodynamik trotz adäquater Schockbekämpfung – stumpfes Abdominaltrauma mit Nachweis einer Hohlorganverletzung: *1)* Thorax-Röntgen/-CT mit freier Luft, *2)* positive DPL mit Fasern, positivert Gramfärbung – Peritonitis (bei wachen Patienten) – penetrierende Abdominalverletzungen (Schuss-/Pfählungsverletzung) – abdominale Messerstichverletzungen bei hämodynamisch stabilen Patienten, ohne Nachweis von freier Flüssigkeit in der Sonographie: Laparoskopische Exploration → bei Nachweis einer Durchspießung des Peritoneums Laparotomie! – Eviszeration – Blutung aus Magen, Rektum, oder Urogenitaltrakt bei penetrierenden Verletzungen
Indikationen zur Thorakotomie	– massiver Hämatothorax s. Algorithmus S. 174 – mediastinal penetrierende Wunden (z. B. Schussverletzung) – offene Herzmassage: Indiziert bei pulsloser elektrischer Aktivität (PEA) nach *penetrierender* Thoraxverletzung → linksseitige anteriore Thorakotomie (*cave* ineffizient bei PEA nach *stumpfem* Thoraxtrauma!)

- Evakuation intrakranieller Hämatome, Implantation von Hirndrucksonden (S. 136).
- Wirbelsäulenverletzungen: Manifeste und progrediente Kompression des Myelons mit neurologischen Defiziten.
- Verletzungen großer Stammgefäße.

3.4 Operationsphasen

- Offene Frakturen, offene Gelenke, Wunden mit freiliegenden Sehnen, Nerven und Gefäßen.
- Kompartmentsyndrom.
- Grobe Skelett-Instabilitäten: Frakturen der langen Röhrenknochen (insbesondere Femurschaft- und Unterschenkelfrakturen), Luxationsfrakturen, instabile Beckenringverletzungen, instabile Wirbelsäulenverletzungen.
- Stark blutende Wunden (z. B. Gesichtsschädel).
- Verletzungen, die primär unversorgt zu gravierenden Funktionsausfällen führen.

◘ *Hinweis:* Lebensrettende Sofortoperationen, Damage control und verzögerte Primäroperationen werden innerhalb des ersten Tages durchgeführt (**Day-1-surgery**).

4. Geplante Folgeeingriffe

◘ *Merke:* Der Zeitraum zwischen dem *2.–4. Tag nach Trauma* stellt eine sehr vulnerable und labile Erholungsphase für die körpereigenen Defensivsysteme dar (Phase der „Hyperinflammation"). Ausgedehnte Operationen während dieser Zeit können sich als *„second-hit"-Phänomen* deletär auswirken!

▶ Folgende Interventionen sind während dieser Phase tolerabel:
- „second look".
- Epigard-Wechsel.
- Tamponadenwechsel (z. B. Abdomen, Becken).
- Verbandwechsel.

▶ Der **5.–12. Tag nach Trauma** stellt für geplante Folgeeingriffe bei Mehrfachverletzten ein *„window of opportunity"* dar, zumal die anschließende Phase der systemischen Immunsuppression für Operationen riskant ist (drohende Gefahr von Sepsis und Organversagen!). Während der sogenannten *„dritten Operationsphase"* (5.–12. Tag) werden folgende Eingriffe durchgeführt:
- Verzögerter Wundverschluss (sog. Sekundärnaht).
- Plastische Deckungen (z. B. Mesh grafts).
- Frühe operative Verfahrenswechsel (z. B. Fixateur externe → Marknagel/Plattenosteosynthese).
- Gelenkrekonstruktionen.
- Periphere Osteosynthesen (z. B. Malleolarfrakturen).
- Versorgung von Gesichtsschädelfrakturen.

3.5 Verlegung zur definitiven Behandlung

Grundlagen
- Während der initialen Beurteilungsphase („primary survey", s. S. 11) stehen dem behandelnden Arzt in der Regel genügend Informationen zur Verfügung, um über eine Verlegung des Unfallverletzten in ein höher spezialisiertes Traumazentrum zu entscheiden.

Vorgehen nach Entscheidung zur Verlegung
- Zielklinik informieren und deren Aufnahmekapazität erfragen.
- „Primary survey" und lebensrettende Sofortmaßnahmen entsprechend den zur Verfügung stehenden Mitteln weiterführen.
- Auf keinen Fall dürfen erweiterte diagnostische oder therapeutische Maßnahmen die Verlegung des Patienten verzögern! → *„Do not further harm!"*
- Eine zusätzlich durchgeführte Diagnostik ist sinnlos, wenn sie ohne therapeutische Konsequenz bleibt (z. B. Zeitverlust durch CT-Abklärung bei fehlenden Ressourcen zur benötigten chirurgischen Therapie).
- Der Weitertransport darf nicht durch das Schreiben ausführlicher Verlegungsberichte verzögert werden! → zunächst telefonisch die entscheidenden Informationen für die aufnehmende Klinik weiterleiten und erst später den Verlegungsbericht faxen.

Hinweis: Re-Evaluation (ABCDE-Schema; S. 11) und Fortführen der lebensrettenden Maßnahmen auch während des Transports!

4.1 Periphere und zentralvenöse Gefäßpunktion

Grundlagen

- **Punktionsstellen:**
  - *Peripherer Venenkatheter:* Handrücken, Unterarm- und Ellenbeuge, Fußrücken (in Ausnahmefällen).
  - *Zentraler Venenkatheter:*
    - V. jugularis: Komplikationsarm; schwieriger bei Hypovolämie.
    - V. subclavia: Punktionsort der Wahl bei Hypovolämie (wegen bindegewebiger Fixierung kein Gefäßkollaps!); jedoch hohes Pneumothoraxrisiko!
    - V. basilica: Komplikationsarm; jedoch relativ schwierige Katheteranlage (häufige Dislokationen).
    - In Ausnahmefällen V. femoralis.
- **Indikationen:**
  - *Peripherer Venenkatheter:*
    - Blutentnahme, Infusion und Injektion.
    - Volumensubstitution durch Anlage mehrerer Verweilkanülen 14G (Erstversorgung).
  - *Zentraler Venenkatheter (zusätzlich):*
    - Ausgleich größerer Volumen-und Blutverluste (Klinik).
    - Messung des zentralvenösen Drucks (ZVD) und Pulmonalarteriendrucks.
    - Parenterale Ernährung.
- **Kontraindikationen:**
  - *Peripherer Venenkatheter:*
    - Lokale Zeichen der Infektion oder Thrombophlebitis.
    - Lymphabflussstörung (z. B. nach Lymphknotendissektion).
    - Bestehender oder geplanter AV-Shunt (terminale Niereninsuffizienz).
  - *Zentraler Venenkatheter:*
    - Erhöhte Blutungsneigung (Thrombozytopenie, Quick < 40%).
    - Schädelhirntrauma, Karotisstenose (bei V. jugularis interna).
    - Kontralaterales Thoraxtrauma bei Punktion der V. subclavia.

Peripherer Venenkatheter – Vorgehen

- Venöse Stauung anlegen (Staubinde, Blutdruckmanschette). Der angelegte Druck sollte dabei knapp unterhalb des diastolischen Blutdrucks liegen. Bei Kleinkindern genügt die zirkulär am Oberarm anliegende und komprimierende Hand eines Helfers.
- Desinfektion der Haut (*cave* bei Blutentnahme im Rahmen des Drogen- und Alkoholscreenings alkoholfreie Tupfer verwenden!).

Zentraler Venenkatheter – Vorgehen

- Direkte Punktion: Wegen der Luftembolie-Gefahr nur unter Verwendung einer Sicherheitsschleuse punktieren!
- **Material:** Punktionsset; sterile Abdecktücher, Handschuhe, Mundschutz; 10ml-Spritze mit NaCl 0,9%, 5–10ml Lokalanästhesie (z. B. Lidocain 1%).
- **Seldinger-Technik:** *Methode der Wahl* für die Anlage zentralvenöser Verweilkatheter in der Klinik, aufgrund des Zeitaufwands und der hohen Anforderungen an die Sterilität jedoch ungeeignet für die Notfallversorgung am Unfallort, s. Abb. 5.

4.1 Periphere und zentralvenöse Gefäßpunktion

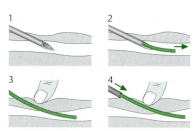

Abb. 5 Seldinger-Technik.
1 Gefäßpunktion mit Punktionskanüle.
2 Führungsdraht über die liegende Punktionskanüle in das Gefäß einführen.
3 Entfernen der Punktionskanüle, Belassen des Führungsdrahtes.
4 Gefäßkatheter über den liegenden Führungsdraht in das Gefäß einführen, vorherige Erweiterung der Einstichstelle mit dem Skalpell und Drehbewegungen des Katheters erleichtern die Passage. Dann Führungsdraht entfernen, dabei den Gefäßkatheter fixieren

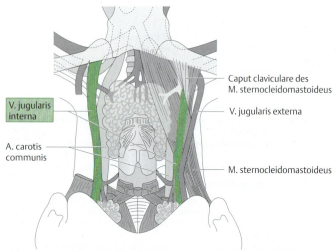

Abb. 6 Punktion der V. jugularis interna

4.1 Periphere und zentralvenöse Gefäßpunktion

➤ **Lagekontrolle:** Röntgen-Thorax nach Katheteranlage – die Katheterspitze sollte unmittelbar vor der Einmündung der V. cava sup. in den rechten Vorhof liegen.

A. Vena jugularis interna (posteriorer Zugang):
- Drehung des Kopfes zur Gegenseite, Kopftieflage (*cave* Luftembolie).
- Tasten der A. carotis.
- Einstich an der Kreuzungsstelle von V. jugularis externa und Hinterrand des M. sternocleidomastoideus.
- Vorschieben der Punktionsnadel im flachen Winkel unter Aspiration hinter den M. sternocleidomastoideus in Richtung auf den Ansatz des Muskels an der Klavikula.

B. Vena subclavia (inferiorer Zugang):
- Drehung des Kopfes zur Gegenseite, Kopftieflage (*cave* Luftembolie).
- Identifikation wichtiger Landmarken: Clavicula, erste Rippe, Sternoklavikulargelenk.
- Einstich unmittelbar unterhalb der Clavicula in der Medioklavikularlinie.
- Infiltration des Periosts mit z. B. 1–2 ml Lidocain 1 %.
- Vorschieben der Punktionsnadel unter Aspiration und ständigem Kontakt mit der Clavicula in Richtung des Oberrandes des Sternoklavikulargelenks.
- Die Vene wird in etwa 4–6 cm Tiefe erreicht. Weiter siehe Seldinger-Technik S. 26.
- Lagekontrolle und Ausschluss eines Hämato-/Infusothorax durch Röntgen-Thorax.

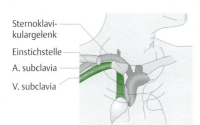

Abb. 7 Punktion der V. subclavia

Sternoklavikulargelenk
Einstichstelle
A. subclavia
V. subclavia

C. Vena basilica/cephalica:
- Arm leicht abduzieren, Ellenbogen strecken.
- Staumanschette so fest anlegen, dass die peripheren Pulse gerade noch tastbar sind. Venenfüllung abwarten.
- Punktion der V. basilica.
- Stauung lösen (!), Stahlkanüle zurückziehen, Kunststoffkanüle belassen.
- Katheteransatzstück aufsetzen und den Katheter vorschieben. Bei Widerstand leicht zurückziehen und erneut versuchen mit weiter abduziertem Arm oder leichtem Zug am Arm (Hilfsperson!).
- Katheter vorschieben, bis sich das Ende etwa in Handgelenk-Höhe befindet.
- Röntgenkontrolle – Schutzhülle und Mandrin erst danach entfernen.

4.1 Periphere und zentralvenöse Gefäßpunktion

Komplikationen

- **Punktion der benachbarten Arterie** → Punktionsnadel zurückziehen unter gleichzeitiger Kompression des Gefäßes für ca. 10 Minuten. Blutdruck- und Pulskontrolle (*cave* Druck auf den Karotissinus). Bei anhaltender Blutung oder zunehmender Schwellung (Atemnot) ist eine operative Revision erforderlich. Bei versehentlicher Punktion der A. subclavia Röntgenaufnahme des Thorax zum Ausschluss eines Hämato- oder Pneumothorax (→ in diesem Fall Anlage einer Thoraxdrainage; S. 42).
- **Luftembolie** → Sofortige Einleitung einer Beatmung mit PEEP, wenn möglich Sauerstoffüberdrucktherapie (s. S. 492).
- **Plexusschädigung oder Herzrhythmusstörungen** → Entfernung des Katheters bzw. Korrektur der Katheterfehllage.
- **Pneumo-/Chylothorax:** Bei sichelartig ausgeprägtem Mantel-Pneumothorax kann die Resorption der Luftsichel abgewartet werden, sonst Anlage einer Thoraxdrainage (s. S. 42).
- **Infektion:** Katheter entfernen, die Katheterspitze zur bakteriologischen Untersuchung in die Mikrobiologie schicken, systemische Antibiose mit Cephalosporin der 3. Generation (z. B. Ceftriaxon) bei Sepsiszeichen.
- **Thrombose der V. subclavia:**
  - Katheter entfernen unter laufender Vollheparinisierung.
  - Bakteriologische Untersuchung der Katheterspitze.
  - Bettruhe, Arm hochlagern und elastisch wickeln.
  - Bei Fieber Antibiose mit Cephalosporin der 3. Generation.

4.2 Arterielle Kanülierung

Grundlagen

- ► **Punktionsstellen:** Arteria radialis, Arteria femoralis, ggf. Arteria brachialis (wenn die Punktion der oben genannten Gefäße nicht möglich ist).
- ► **Indikationen:**
  - Invasive Blutdruckmessung (Intensivpatienten, größere operative Eingriffe, Risikopatienten).
  - Gewinnung arterieller Blutproben für Blutgasanalysen.
  - Angiographie.
- ► **Kontraindikationen:**
  - Erhöhte Blutungsneigung (Quick < 60%, PTT > 60sek).
  - Infektion im Bereich der Punktionsstelle.
  - Pathologischer Allen-Test (bei Punktion der A. radialis).

Kanülierung der Arteria radialis

- ► **Allen-Test:**
  - *Prinzip:* Überprüfung des Kollateralkreislaufs der Hand.
  - *Durchführung:*
    - A. radialis und A. ulnaris bei hochgehaltener Hand so lange abdrücken, bis diese abgeblasst ist.
    - Dann A. ulnaris freigeben, die A. radialis bleibt komprimiert.
  - *Beurteilung:* Bei rascher (≤ 15sek) Reperfusion der Hand (Rötung) ist eine ausreichende Versorgung über die A. ulnaris gewährleistet.
- ► **Vorbereitungen:**
  - *Lagerung:* Unterarm fixieren, Handgelenk leicht überstrecken (bei Rechtshändern Punktion der linken A. radialis bevorzugen – und umgekehrt).
  - Hautdesinfektion, steriles Abdecken.
  - Beim wachen Patienten Lokalanästhesie (Hautquaddel).
  - A. radialis mit Zeige- und Mittelfinger der nicht punktierenden Hand palpieren.
  - Möglichst weit distal punktieren, um bei Fehlversuch nochmals weiter proximal punktieren zu können.
- ► **Eigentliche Punktion:**
  - Kanüle (20G) in einer gedachten Verlängerung der A. radialis nahe dem Lig. carpale in einem Winkel von 30–40° langsam auf die Arterie vorschieben. Sobald arterielles Blut zurückfließt (pulsatiler Fluss), sofort Kanüle senken (Einstichwinkel verkleinern). Weiteres Vorschieben ist bei arterieller Punktion nicht erforderlich.
  - Die Durchstichtechnik ist bei Erwachsenen akzeptabel.

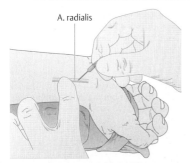

Abb. 8 Punktion der A. radialis

4.2 Arterielle Kanülierung

Kanülierung der Arteria femoralis

- Bein in der Hüfte strecken, Oberschenkel leicht abduzieren und außenrotieren, ggf. Rasur.
- Desinfektion.
- A. femoralis mit Zeige- und Mittelfinger der nicht punktierenden Hand unterhalb des Lig. inguinale in ihrem Verlauf palpieren. (*IVAN* = *I*nnen *V*ene → *A*rterie → *N*erv).
- Kanüle (20G, 18G) im 45°-Winkel auf die A. femoralis vorschieben (liegt meist in 3–5cm Tiefe).

→ Weiteres Vorgehen = Seldingertechnik (S. 25).

Kanülierung der Arteria brachialis

- *Achtung:* Die A. brachialis ist eine Transportarterie ohne Kollateralisierung! Nur indiziert, wenn die Punktion anderer Arterien nicht möglich ist!
- Nicht-dominanten Arm bevorzugen, Arm abduzieren und leicht überstrecken.
- A. brachialis mit Zeige- und Mittelfinger der nicht punktierenden Hand in der Ellenbeuge in ihrem Verlauf palpieren.
- Desinfektion.
- Kanüle in spitzem Winkel auf die A. brachialis vorschieben; sobald arterielles Blut zurückfließt, Seldinger-Draht einführen oder Verweilkanüle vorschieben (bei korrekter intravasaler Lage leicht und widerstandslos möglich).
- Bei Seldinger-Technik Katheter über Seldinger-Draht einführen (S. 25).

Komplikationen und Akuttherapie

- Blutung: Bildet sich während der Punktion an der Eintrittsstelle ein Hämatom → Kanüle sofort entfernen, Punktionsstelle mit sterilem Tupfer komprimieren und nach einigen Minuten erneut proximal versuchen oder andere Arterie wählen.
- Thrombose: Die Inzidenz steigt mit Liegezeit, Katheterlumen, fehlender kontinuierlicher Spülung → Katheter unter Aspiration entfernen, Vollheparinisierung, engmaschige Überwachung auf Ischämiezeichen; bei Ischämie evtl. Thrombolyse oder chirurgische Intervention erwägen.
- Infektion.
- Verletzung benachbarter Strukturen (Nerven, Venen).
- Aneurysma (v.a. bei Punktion der A. femoralis).
- Diskonnektion.
- Zerebrale Luftembolie (Luft im Spülsystem; v.a. bei Kindern gefährlich!).
- Arterienverschluss mit ischämischen Nekrosen → siehe Thrombose.
- *Versehentliche intraarterielle Injektion* – **Klinik + Vorgehen:**
  - *Symptomatik:* Abblassen der Extremität, Verlust des Pulsoxymetersignals, Schmerzen, Parästhesien.
  - *Vorgehen:*
    - Kanüle/Katheter belassen.
    - Intraarterielle Lidocain- oder Kortisongabe erwägen.
    - Ausschaltung der sympathischen Innervation durch Plexusblockade (Plexus brachialis bei A. radialis) erwägen.
    - Sofort Gefäßchirurgen kontaktieren.

4.3 Gelenkpunktion und intraartikuläre Injektion

Grundlagen

➤ **Indikation:**
   – *Diagnostische Gelenkpunktion:*
     • Entlastung eines posttraumatischen Ergusses.
     • Differenzialdiagnose Reizerguss – Hämarthros – Infekt.
     • Gewinnung von Synovia zur laborchemischen Untersuchung (z. B. Harnsäure, Rheumafaktoren).
   – *Therapeutische intraartikuläre Injektion:* Schmerz, Schwellung, chronische Reiz-und abakterielle Entzündungszustände.
➤ **Kontraindikation:**
   – Jeder in unmittelbarem zeitlichen Zusammenhang geplante operative Gelenkeingriff → Gefahr der Kontamination des Gelenkraums.
   ◘ *Ausnahme:* Massiver, schmerzhafter Gelenkerguss, der entlastet werden muss.
   – Infizierte oder potenziell keimbesiedelte Veränderungen der Haut und des Unterhautfettgewebes in unmittelbarer Umgebung des Gelenks, z. B. Abschürfungen, Bursitiden, Lymphangiitis.

Allgemeine Hinweise zum Vorgehen

➤ **Hygiene:** Die Anforderungen an Räumlichkeit, Hautdesinfektion, Abdeckung und Kleidung entsprechen denen eines aseptischen Eingriffs (entsprechend Empfehlung des Deutschsprachigen Arbeitskeis für Krankenhaushygiene).
➤ **Punktatasservierung zur bakteriologischen Untersuchung:** Indiziert bei jedem Infektionsverdacht, insbesondere auch nach jeder vorausgegangenen Injektion, Punktion oder nach einem operativen Eingriff.
➤ **Verwendete Kanülen:**
   – Einmalkanülen der Größe 1 (gelb) → Punktatgewinnung.
   – Kleinere Kanülen → intraartikuläre Injektion (Nr. 2 oder 10).
   ◘ *Hinweis:* Die Verwendung sterilisierbarer großlumiger Kanülen sollte wegen der Gefahr der Einschleppung eines Hautstanzzylinders unterbleiben.
➤ **Lokalanästhesie** der Einstichstelle und des Stichkanals, indiziert bei kräftigem Weichteilmantel (Schulter-, Hüftgelenk) und bei Kindern.
➤ **Nach intraartikulärer Injektion:** Zur besseren Verteilung des Medikaments müssen das Gelenk durchbewegt und die periartikulären Weichteile massiert werden.

Spezielle Punktionstechnik

➤ **Kniegelenk**
   – *Lagerung:*
     • Bei fehlender oder geringer Ergussbildung: Streckstellung des Kniegelenkes zur Entspannung der Patella und des Streckapparates.
     • Bei massivem Gelenkerguss: Leichte Beugestellung mit Unterpolsterung der Kniekehle.
   – *Punktion:*
     • Einstich 2 Querfinger lateral und oberhalb der kranialen Begrenzung der Kniescheibe.
     • Zügiges Vorschieben der Kanüle durch die fibröse Gelenkkapsel. Bei Erreichen des Gelenkraums ist ein deutliches Nachlassen des Widerstands zu verspüren.

4.3 Gelenkpunktion und intraartikuläre Injektion

- Aspirieren von Gelenkflüssigkeit.
- Bei Ergussbildung: Konzentrisches Ausstreichen des Gelenkraums durch einen Helfer, um eine weitgehend vollständige Entleerung zu erreichen.

▶ **Schultergelenk:**
  - *Lagerung:*
    - Sitzender Patient, mit dem Rücken dem Operateur zugewandt.
    - Der leicht adduzierte und innenrotierte Arm liegt dem Oberschenkel bequem auf.
  - *Punktion:*
    - Die Einstichstelle liegt 2 Querfinger unterhalb einer gut tastbaren Einsenkung der Spina scapulae etwas medial des Angulus acromialis.
    - Die Hand des Operateurs umgreift die Schulter von oben und tastet mit dem Zeigefinger den Processus coracoideus.
    - Die Kanüle wird nun in Richtung Processus coracoideus vorgeschoben, bis ein fühlbares Nachlassen des Widerstandes das Erreichen des Gelenkraums anzeigt. Die intraartikuläre Lage der Nadelspitze kann durch die Instillation von 10ml steriler Ringerlösung gesichert werden, die nach Entkoppelung der Spritze von der Kanüle spontan abfließen sollte.

▶ **Ellenbogengelenk:**
  - *Lagerung:* Der Patient befindet sich in Rückenlage, das Ellenbogengelenk ist um annähernd 90° gebeugt und liegt auf einem Handtisch.
  - *Punktion:* Dorsoradialer Zugang unmittelbar ventral des gut tastbaren Radiusköpfchens (*cave* N. radialis Ramus profundus). Vorschieben der 1er-Punktionskanüle, bis Synovialflüssigkeit austritt.

▶ **Handgelenk:**
  - *Lagerung:* Rückenlage, Hand und Unterarm liegen in Pronationsstellung auf einem Handtisch.
  - *Punktion:* Dorsoradialer Zugang zwischen der Sehne des M. extensor pollicis longus und M. extensor indicis. Vorschieben der 1er-Punktionskanüle, bis Synovialflüssigkeit austritt.

▶ **Hüftgelenk:**
  - *Lagerung:* Rückenlage auf Röntgen-durchlässigem Tisch.
  - *Punktion:* Eingehen mit langer 1er Punktionskanüle oder Lumbalpunktionskanüle an der proximalen Oberschenkelaußenseite knapp oberhalb der Trochanterspitze. Vorschieben der Kanüle unter Bildverstärkerkontrolle bis zum Erreichen des Gelenks.

▶ **Oberes Sprunggelenk:**
  - *Lagerung:* Rückenlage, gepolsterte Rolle unter der Wade für eine freie Plantarflexion und Dorsalextension.
  - *Punktion:* Anterolateraler Zugang unmittelbar vor dem Malleolus lateralis, lateral der Sehnen des M. extensor digitorum communis. Vorschieben der 1er Punktionskanüle, bis Synovialflüssigkeit austritt.

5.1 Labordiagnostik – Laborstatus

Allgemeine Hinweise

- Bei einfachen, nicht operationspflichtigen Verletzungen der Extremitäten sind *keine* Laboruntersuchungen erforderlich.
- *Ausnahme:* Bestimmung der Thrombozytenzahl vor Einleitung einer medikamentösen Thromboseprophylaxe bei Immobilisierung (*cave* heparininduzierte Thrombozytopenie).
- Bei der Festlegung des Umfangs von Laboruntersuchungen ist nicht nur das aktuelle Verletzungsmuster, sondern auch der Unfallmechanismus im Hinblick auf mögliche Begleitverletzungen und den damit verbundenen Blutverlust zu beurteilen, z. B. die Rippenserienfraktur als Ausdruck eines stumpfen Oberbauchtraumas mit der Notwendigkeit der diagnostischen Abklärung von Leber und Pankreas.

Einfacher Laborstatus

- **Indikation:** Einfache operationspflichtige Verletzungen der Extremitäten.
- **Labor-Parameter:**
  - *Hämatologie (Normwerte):*
    - Hämoglobin: Männer 15,5–17g/dl (9–10,5mmol/l); Frauen 12,5–16g/dl (7,76–9,93mmol/l).
    - Leukozyten: 3700–9600/µl (3,7–9,6G/l).
    - Thromboplastinzeit (= Quick): 70–120% (100% = 12sek).
    - Blutgruppe: ABO-System und Rh-Faktor.
  - *Urinstatus.*

Erweiterter Laborstatus

- **Indikationen:**
  - Schädel-Hirn-Trauma Grad II und III.
  - Verletzung der Wirbelsäule, v.a. des thorako-lumbalen Übergangs.
  - Stumpfes Bauch-oder Thoraxtrauma.
  - Perforierende Verletzungen der großen Körperhöhlen- und Öffnungen (Pfählungsverletzung).
  - Becken-, Oberschenkel- und hüftgelenknahe Frakturen.
  - Massivtransfusion und Volumensubstitution (Gerinnung).
- **Laborparameter:** Blutbild (ggf. Differenzial-Blutbild), Gerinnung, Blutzucker, Elektrolyte, Harnstoff, Kreatinin; Lipase, α-Amylase; GOT, GPT, γ-GT, Bilirubin, alkalische Phosphatase, Cholinesterase; CK-MB (bei Contusio cordis, V.a. Myokardinfarkt als mögliche Unfallursache); Blutgasanalyse (p_aO_2, p_aCO_2, pH, Basenüberschuss, O_2-Sättigung).

5.2 Labordiagnostik – mikrobiologische Untersuchungen

Blutbild und Serologie
- **Blutbild:** Leukozytenzahl und evtl. Differenzial-Blutbild (Eosinophilie als Hinweis auf Implantat-induzierte Allergie).
- **Serologie:**
  - Blutsenkungsgeschwindigkeit.
  - Serum: C-reatives Protein (CRP).

Urin

○ *Hinweis:* Traumatologisch wichtig ist der Nachweis von Blut (als Hinweis auf mögliche urogenitale Begleitverletzungen).
- **Beurteilung, Probengewinnung:**
  - *Makrohämaturie:* Klinische Diagnose.
  - *Mikrohämaturie:* Mikroskopische Diagnose.
    - *Katheterurin:* Gewinnung unmittelbar nach Legen eines Blasenkatheters (S. 39).
    - *Urinprobe durch Blasenpunktion:* Sonographie zum Nachweis einer gefüllten Harnblase mit Markierung des Punktionsorts. Hautdesinfektion, fakultativ Lokalanästhesie und Punktion der Blase mit 1er Kanüle.

Wund-und Abszessabstrich
- **Probengewinnung:**
  - *Abstreichen des Materials* mit einem Abstrichtupfer. Tupfer und Transportmedium erst unmittelbar vor Abstrichentnahme öffnen, um die Kontamination mit Luftkeimen zu vermeiden.
  - *Abszesspunktion:* Abszessinhalt mit steriler Kanüle und Spritze entnehmen und unmittelbar in das Agargelgefäß injizieren.
- **Anforderungsschein:** Pathogene Keime, Aerobier/Anaerobier, MRSA?

Gelenkflüssigkeit
- **Probengewinnung:**
  - Sterile Punktion des Gelenks (s. S. 31).
  - 3–4ml Punktat in ein Agargelgefäß abfüllen.
  - Spritzeninhalt nach Entfernen der Luftblasen ins Labor schicken zur Anfertigung einer Gramfärbung (Infekt-Frühdiagnostik). Hierfür die Spritze mit Kappe und Parafilm abdichten.
- **Anforderungsschein:** Keimnachweis?

Implantat-Infektdiagnostik
- **Probengewinnung:**
  - Grundsätzlich sollten mehrere Abstriche genommen werden, z. B. Wunde, Implantatlager, Gelenk.
  - Zusätzlich immer Gewebeanteile aus Implantatlager entnehmen.
- **Anforderungsschein:** Anaerobier/Aerobier?

5.2 Labordiagnostik – mikrobiologische Untersuchungen

Blutkultur

- **Indikation:**
  - Septische Krankheitsbilder, Schüttelfrost.
  - Abklärung von Fieber unklarer Genese.
  - Endokarditis-Verdacht.
- **Zeitpunkt der Abnahme:**
  - Vor Einleitung einer antibiotischen Therapie.
  - Im Fieberanstieg.
  - 2–3 Abnahmen innerhalb einer Stunde.
- **Material:**
  - 20ml-Einmalspritze, Hautdesinfektionsmittel.
  - Benötigte Menge an Blutkulturbehältern auf 37 °C erwärmen.
  - Wasserfeste Beschriftung der Flaschen mit Datum und Entnahmezeitpunkt.
- **Allgemeines Vorgehen:**
  - Vorreinigen und Desinfektion der Haut über der Punktionsstelle. Überschüssiges Desinfektionsmittel mit sterilem Tupfer entfernen.
  - Punktion der Vene bzw. Arterie und Entnahme von 15–20ml Blut.
  - Ersetzen der Punktionskanüle durch eine neue, sterile Nadel.
  - Desinfektion und Durchstechen des Gummistopfens und Injektion von 5–10ml Blut.
  - Belüften der aeroben Flasche durch liegende Kanüle.
  - Die Probe wird unmittelbar nach der Inokulation in das Labor gebracht, ansonsten im Wärmeschrank aufbewahren (Abkühlung vermeiden!).

5.3 Bildgebende Verfahren

Sonographie

- **Grundlagen:** Die Sonographie gestattet es dem Untersucher, gewebliche Differenzierungen vorzunehmen. Es handelt sich um ein Real-Time-Schnittbildverfahren, mit dem im Unterschied zur Computer- und Kernspintomographie reale Körpervorgänge und zugleich Manipulationen dynamisch abgebildet werden können.
- **Indikationen:**
  - Untersuchung von parenchymatösen Organen, flüssigkeitsgefüllten Hohlorganen, großen Gefäßen sowie die Darstellung freier Flüssigkeit in der Abdominal-und Thoraxhöhle.
  - Untersuchung von intra-und periartikulären Strukturen und Weichteilen.
  - Ultraschall-gezielte Punktionen.
- **Vorteile (u. a.):** Beliebige Wiederholbarkeit der Untersuchung.
- **Nachteile:** Fehlende Reproduzierbarkeit der Befunde; physikalisch bedingte Schallauslöschung durch Knochengewebe und Luft.

Konventionelle Röntgenuntersuchungen

- **Indikationsstellung:** Aufgrund eines präzisen klinischen Befundes bzw. anamnestischen Verdachts. Unfallhergang und äußere Verletzungszeichen wie Gurtmarken sind wichtige Indikatoren für die Röntgendiagnostik.
- **Standarddiagnostik des Polytraumas** (s. S. 11): Vollständige Röntgendiagnostik des Stammskeletts → Thoraxaufnahme, Beckenübersicht, gesamte Wirbelsäule in 2 Ebenen.
- **Extremitäten:** Immer Aufnahmen in zwei Ebenen. Bei langen Röhrenknochen müssen auch die benachbarten Gelenke abgebildet sein.
- **Röntgendiagnostik zum Ausschluss häufiger Begleitverletzungen:**
  - *Patellafraktur, Oberschenkelfraktur (Knieanpralltrauma)* → Proximales Femur und Azetabulum.
  - *Sternumfraktur (Hyperflexions-Verletzung)* → BWS.
  - *Innenknöchelfraktur (Maisonneuve-Verletzung):* Gesamter Unterschenkel mit Kniegelenk.
  - *Ulnaschaftfraktur (Parierverletzung)* → Ellenbogengelenk.
  - *Radiusschaftfraktur* → Hand- und Ellenbogengelenk.
  - *Schädelfraktur, Stirnplatzwunden beim älteren Menschen* → Röntgenaufnahmen der Halswirbelsäule (z. B. Densfraktur).
- **Funktionelle Röntgendiagnostik:**
  - *HWS-Funktionsdiagnostik:* Seitliche Bildverstärker-Aufnahmen der Halswirbelsäule in Reklination und Inklination zum Ausschluss einer diskoligamentären Instabilität.
  - *Banddiagnostik:*
    - Oberes Sprunggelenk: Gehaltene Aufnahmen des Gelenks in zwei Ebenen unter Supinationsstress und Talusvorschub zur Beurteilung des fibularen Bandapparates.
    - Daumengrundgelenk: Abduktions- und Adduktionsstress zur Beurteilung des radialen und ulnaren Kollateralbandes.

○ *Hinweis:* Aus Gründen des Strahlenschutzes müssen Vergleichsaufnahmen mit der Gegenseite v.a. bei Kindern auf das Nötigste beschränkt werden.

5.3 Bildgebende Verfahren

Röntgenuntersuchungen mit Kontrastmittel

- **Allgemeine Indikationen:** Darstellung von Gefäßen, Hohlorganen und des Liquorraums.
- **Zystographie** → bei Blasenruptur, Urethra-Abriss bei Beckenverletzung – *Praktische Durchführung*:
  - Sterile Handschuhe, Abdeckung und Desinfektion des äußeren Genitale.
  - Vorsichtiges Vorschieben eines Tiemann- oder Verweilkatheters (16–18Ch.) bis Urin fließt.
  - *Cave:* Via falsa, deshalb keine forcierte Überwindung eines eventuellen Widerstands!
  - Instillation eines wasserlöslichen Kontrastmittels (z. B. Isovist), Verdünnung 1 ÷ 1 mit Ringerlösung.
  - Röntgenaufnahme Beckenübersicht.
- **i.v.-Urographie** → zur Differenzialdiagnose Nierenkontusion/-ruptur, Ureterverletzung.
- **Arterielle Angiographie (DSA)** → bei begleitenden Gefäßverletzungen bei Frakturen und Luxationen (z. B. Kniegelenkluxation) und bei Dezelerationstrauma (Aortendissektion).
- **Phlebographie** → bei posttraumatischer Phlebothrombose, Fokussuche nach Lungenembolie.
- **Myelographie** (weitgehend zugunsten der CT-Myelographie und des MRT verlassen) → noch zur intraoperativen Dokumentation der Spinalkanalweite nach Frakturreposition verwendet.
- **Magen-Darm-Passage** mit wasserlöslichem Kontrastmittel (Gastrografin) → bei V.a. Zwerchfellruptur.

Computertomographie (CT)

- **Grundlagen:**
  - Die computertomographische Untersuchung liefert Schnittbilder auf jedem Niveau, die unter Verwendung entsprechender Software zur Herstellung zwei- und dreidimensionaler Rekonstruktionen herangezogen werden. Sie ermöglicht damit auch die Darstellung von Frakturen mit komplexer räumlicher Struktur. Die Möglichkeit zur anästhesiologischen Betreuung und Überwachung auch des polytraumatisierten Patienten ist gegeben.
  - *CT mit KM:* Differenzierung einzelner Organe, Abgrenzung vitaler Gewebe von Ergüssen, Hämatomen und Abszessen.
  - *Spiral-CT:* Verkürzung der Untersuchungszeiten, Reduzierung von Bewegungs-Artefakten, Möglichkeit zur Angio-CT.
- **Indikationen in der Traumatologie:**
  - *Notfalldiagnostik:*
    - Lebensbedrohliche Verletzungen der drei großen Körperhöhlen (Schädel, Thorax und Bauchhöhle).
    - Wirbelsäulenverletzungen des zerviko-kranialen und -thorakalen Übergangs, Beurteilung von Frakturen des Achsenorgans hinsichtlich Stabilität und Spinalkanaleinengung.
  - *Operationsplanung (Beispiele):*
    - Becken/Acetabulum: Transversale Schichtung, sagittale und 3D-Rekonstruktion zur Darstellung des Frakturausmaßes, der Fragmentdislokation und interponierter Fragmente.

5.3 Bildgebende Verfahren

- Wirbelsäule: Festlegung der Operationsstrategie entsprechend der Frakturklassifikation und einer möglichen spinalen Kompression.
- Fersenbein: Beurteilung der Fragmentdislokation und der Beteiligung von Gelenkflächen des unteren Sprunggelenks.
- Schulter: Begleitverletzungen (Hill-Sachs, Bankart-Läsion) nach Luxation, Gelenkbeteiligung und Ausmaß der Abkippung des Gelenkanteils bei Schulterblattfrakturen.

Magnetresonanztomographie (MRT)

> **Allgemein:**
> - *Nachteile:* Gegenüber der Computertomographie deutlich verlängerte Untersuchungszeiten → Einschränkung in der traumatologischen Notfalldiagnostik.
> - *Vorteile:* Hoher Gewebekontrast des MR-Bildes → hohe diagnostische Empfindlichkeit; Darstellung beliebig wählbarer Bildebenen.

> **Traumatologische Fragestellungen für eine MRT-Untersuchung:**
> - Läsionen des Gehirns und des Rückenmarks?
> - Verletzungen des Hirnstamms?
> - Diskoligamentäre Verletzungen der Wirbelsäule?
> - Gelenk-und Weichteilverletzungen?

> **Kontraindikationen für MRT-Untersuchungen:** Herzschrittmacher, ferromagnetische Implantate oder Einschlüsse im Gewebe (z.B. Metallsplitter); massive Platzangst (→ ggf. Sedierung, schnelle Sequenzen).

6.1 Harnblasenkatheterisierung

Grundlagen

- ➤ **Mögliche Alternativen:**
  - Transurethrale Katherisierung.
  - Suprapubischer Blasenkatheter.
  - Intraoperative Kathetereinlage nach Rekonstruktion der Blase.
- ➤ **Indikationen:**
  - Neurogene Blasenentleerungsstörung nach spinalem Trauma.
  - Spülbehandlung bei Blasentamponade oder Infekt.
  - Urethro-Zystographie bei Beckenverletzungen.
  - Bilanzierung von Ausscheidung und Flüssigkeitszufuhr beim Schwerverletzten, Überwachung der Körpertemperatur (Katheter mit Temperatursensor).
  - Präoperative Vorbereitung.
  - Harninkontinenz.
  - Intraoperativ zur Schienung von Harnröhrenverletzungen.
- ➤ **Kontraindikationen:**
  - Bestehende Harnröhrenstriktur.
  - Kompletter Harnröhrenabriss.

Durchführung – *transurethrale Katheterisierung*

- ➤ **Bei Frauen:**
  - Rückenlage, Beine anstellen und in den Hüften abduzieren.
  - Desinfektion des äußeren Genitale (z. B. Braunol).
  - Sterile Handschuhe, Lochtuch.
  - Labien spreizen, Labien und Vaginaleingang desinfizieren.
  - Katheter in die Harnröhrenöffnung einführen und vorschieben, bis Urin fließt.
  - Katheterballon mit 10ml blocken und vorsichtig den Katheter bis zum Anschlag zurückziehen. Dann das Katheterende mit dem sterilen Urinbeutel verbinden.
- ➤ **Bei Männern:**
  - Rückenlage, Desinfektion des äußeren Genitale.
  - Sterile Handschuhe, nicht alkoholisches Desinfektionsmittel (z. B. Braunol), Katheterset, Katheter 16–18Ch., Urinbeutel.
  - Lochtuch über das Genitale führen, der Penis wird mit einer Hand gefasst und die Vorhaut retrahiert. Nochmalige Desinfektion der Glans penis und des Meatus urethrae.
  - Gleitmittel (z. B. Instillagel) instillieren, Penis nach vorne oben strecken und den Katheter vorsichtig manuell oder mit der dem Set beiliegenden Pinzette in die Harnröhre einführen.
  - Penis absenken, sobald ein leichter Widerstand spürbar wird, um die Knickbildung auf Höhe der pars membranacea der Harnröhre zu überwinden.
  - Katheterballons mit 10ml blocken und den Katheter vorsichtig bis zum Anschlag zurückziehen. Dann das Katheterende mit dem sterilen Urinbeutel verbinden.
  - Katheterlage überprüfen: Spontaner Fluss des klaren Urins bedeutet eine korrekte Lage. Bei wenig gefüllter Blase kann es erforderlich sein, den Fluss durch manuelle Kompression der Blasenregion mit der flachen Hand zu provozieren. Jede mit bloßem Auge sichtbare Blutbeimengung bedarf der weiteren Abklärung mittels Sonographie, Urethrozystographie oder i.v.-Urographie.

6.1 Harnblasenkatheterisierung

Durchführung – *suprapubischer Blasenkatheter*

- **Spezielle Indikationen:** Strikturen- oder Verletzungen der Harnröhre; intraoperativ bei Laparotomie.
- **Durchführung:**
  - Die Punktion der Harnblase sollte nur bei voller Blase erfolgen, deshalb vorherige sonographische Kontrolle des Füllungszustands. Ausnahme: Offene Anlage während einer Laparotomie.
  - Schambehaarung rasieren, Haut desinfizieren.
  - Sterile Handschuhe, Abdeckung mit Lochtuch, steriles Katheterset, Stichskalpell, Lokalanästhetikum (z. B. Xylocain 1 %).
  - Lokale Infiltrationsanästhesie – 2 QF oberhalb der Symphyse senkrecht zur Haut. Nadel vorschieben, bis Urin aspiriert werden kann.
  - Stichinzision der Haut an gleicher Stelle, dann den Katheter in die Hohlschliff-Punktionskanüle einführen. Der Katheter darf vorne das Kanülenende nicht überragen, da sonst die Gefahr des Abscherens des Katheters durch die Schneide besteht.
  - Blase punktieren und Katheter vorschieben. Unter Fixierung des Katheters wird die Kanüle zurückgezogen und an der seitlichen Perforation auseinandergezogen und entfernt.
  - Befestigung des Katheters an der Haut mit beiliegender Fixationshilfe und Klebeverband.

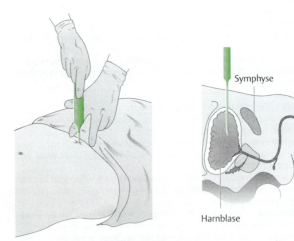

Abb. 9 Suprapubische Harnblasenpunktion

Fehler und Gefahren

- Harnwegsinfekt durch unsterile Handhabung.
- Via falsa durch zu dünne Katheter und Erzwingen der Passage.
- Verletzung der Harnröhre mit Strikturentwicklung.
- Peritonitis, Urinphlegmone bei Fehlpunktion (bei suprapubischem Katheter).

6.2 Magensonde

Grundlagen

> **Indikationen:**
> - Ableitung von Luft und Mageninhalt intra- und postoperativ.
> - Ernährung über Magenverweilsonde in der Intensivtherapie und z. B. bei Kieferfrakturen.

> **Kontraindikationen:**
> - Verletzungen von Larynx und Ösophagus.
> - Frische Naht oder Anastomose an Ösophagus oder Magen: Hier die Sonde intraoperativ unter Sicht und direkter Palpation platzieren.

Durchführung

> **Wacher Patienten → transnasal:**
> - Patient mit erhöhtem Oberkörper lagern, Vorgang erklären und beruhigend einwirken.
> - Sonde aus Kühlschrank und Verpackung entnehmen, die ersten 10 cm mit Xylocain-Gel benetzen.
> - Patient atmet ruhig, Sonde vorsichtig und im flachen Winkel einführen, um die Passage der Rachenhinterwand zu erleichtern.
> - Hat die Sonde den Pharynx erreicht, Patient zum Schlucken auffordern, weiteratmen lassen.
> - Bei Hustenreiz oder Atemnot (Fehllage in Trachea, Bronchialsystem) Sonde zurückziehen.
> - Lagekontrolle durch Einblasen von Luft mit einer Magenspritze bei gleichzeitiger Auskultation des gurgelnden Geräusches über dem Magen.
> - Sonde an der Nase mit Pflaster befestigen.

> **Bewusstloser Patient → transoral oder -nasal:**
> - Sonde mit Gleitmittel benetzen.
> - Situs mit dem Laryngoskop einstellen.
> - Sonde unter Sicht (Magill-Zange) in den Ösophagus einführen.
> - Fixation mit Pflaster oder Naht (bei unruhigen Patienten).

6.3 Thoraxdrainage

Grundlagen

- **Punktionsstellen:**
  - *Monaldi-Drainage:* 2.–3. ICR ventral bei ausschließlichem Pneumothorax; Nachteil der kosmetisch störenden Narbenbildung.
  - *Bülau-Drainage:* 6. ICR vordere Axillarlinie bei Pneumothorax und Hämatothorax.
- **Indikationen:**
  - Hämatothorax, Pneumothorax und Kombinationsform.
  - Massives Thoraxtrauma (z. B. Rippenserienfraktur) vor Einleitung einer Überdruckbeatmung, insbesondere vor Hubschraubertransport (Spannungspneumothorax).
  - Nach Thorakotomie.
  - Nach Versorgung einer Zwerchfellruptur.
- **Kontraindikationen:** Keine bei Anwendung der Minithorakotomie-Technik.

Durchführung (Bülau-Drainage)

- **Offen** → im Rahmen einer Thorakotomie.
- **Halboffen** mit Minithorakotomie:
  - *Instrumente, Material:*
    - Lokalanästhesie, sterile Handschuhe, Mantel, Mundschutz, Lochtuch, 10er Skalpell, stumpfe Schere, Nadelhalter, chirurgische Pinzette, Nahtmaterial; Wasserschloss vorbereiten.
    - Thoraxdrainage (Größe 28–36 Charrière bei Hämato-Pneumothorax, kleiner bei ausschließlichem Pneumothorax).
  - *Lagerung:* Rückenlage und Auslagerung des Armes, evtl. Anzeichnen des Zugangs im 6.ICR nach Palpation.
  - Desinfektion der Haut mit alkoholischem Desinfektionsmittel und Anbringen des Lochtuchs.
  - 4cm lange Hautinzision parallel zum Verlauf der Rippen.
  - Mit der spreizenden Schere werden die einzelnen Muskelschichten eröffnet und die Tiefe immer wieder mit dem Finger sondiert. Auf Oberkante der Rippe eingehen. Nach Erreichen der Pleura wird diese neben dem palpierenden Finger mit der Schere durchstoßen.
  - Digitales Austasten der inneren Thoraxwand, evtl. stumpfes Lösen von Verwachsungen und Einbringen der Drainage entlang des Fingers.
  - Anzustreben ist eine dorso-kaudale Lage der Drainage, die durch entsprechendes Einführen und digitale Manipulation erreicht werden kann.
  - Fixierung der Drainage an der Haut mit kräftiger nicht resorbierbarer Naht ohne Steg.
  - Verbindung der Drainage mit dem Wasserschloss. Die Verbindung wird durch einen längs aufgebrachten breiten Pflasterstreifen gesichert. Sog 15–20cm Wassersäule.
  - Röntgen-Thorax p.a. und seitlich zur Lagekontrolle und Dokumentation der Effektivität der Maßnahme (Vollständige Entfaltung der Lunge, eingetretene Evakuation des Ergusses).

6.3 Thoraxdrainage

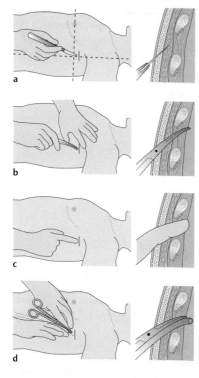

Abb. 10   Thoraxdrainage

Fehler und Gefahren

- „Blinde" Punktion des Thorax mit der Gefahr der Verletzung von Lunge und Herz sowie bei zu tiefer Punktion Verletzung des Zwerchfells, Leber und Milz.
- Wird die Pleura parietalis insbesondere bei entzündlich verdickter Pleura nicht sicher perforiert, besteht die Gefahr der Platzierung der Drainage unter der abgehobenen Pleura → kein Drainage-Effekt.
- Anschluss der Drainage an einen unbelüfteten Drainagebeutel für Transportzwecke: Gefahr des Spannungspneumothorax und Sekretverhalts.

6.4 Perikardpunktion

Grundlagen

- **Punktionsstelle:** Larrey-Punkt zwischen Xiphoid und Ansatz des linken Rippenbogens.
- **Indikation:** Herzbeutel-Tamponade.
- **Kontraindikation:** Keine bei vitaler Indikation.

Durchführung

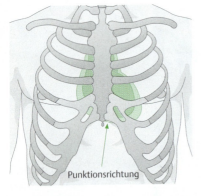

Abb. 11 Perikardpunktion

- **Instrumente, Material:** Sterile Handschuhe, Mantel, Mundschutz, 11er Skalpell, Punktionskanüle mit 6–8cm Länge (Nr. 16–18), Glaskolbenspritze 20ml, Lokalanästhesie.
- Lagerung: Rückenlage, halbsitzend (s. Abb. 11).
- Lokalanästhesie am Larrey-Punkt; Stichinzision mit Stichskalpell.
- Punktionskanüle auf Spritze aufsetzen, Haut in einem Winkel von 45° durchstechen, dann Spritze und Kanüle absenken, danach flach unter dem Sternum vorschieben.
- Durchtritt durch das Perikard in 3–4cm Tiefe → Aspiration von Blut oder seröser Flüssigkeit.
- Punktionserfolg zeigt sich sofort → Absinken von ZVD und Rückgang der Tachykardie, Erholung des systemischen Blutdrucks.

Fehler und Gefahren

- Verletzung des Myokards bei zu tiefer oder zu steiler Punktion.
- Verletzung von Koronararterien des Herzens: Zunahme des Perikardergusses, Myokardischämie.
- Fehlpunktion bei bereits koaguliertem Perikarderguss.

6.5 Diagnostische Peritoneallavage

Grundlagen

- **Definition:** Spülung der Bauchhöhle zur Erkennung intraabdominaler Blutungen und Hohlorganleckagen.
- **Indikationen:**
  - Abklärung eines stumpfen Bauchtraumas bei fehlender Sonographie-Möglichkeit.
  - Qualitative Beurteilung sonographisch nachgewiesener freier Flüssigkeit, z. B. bei oder nach Dünndarmruptur.
- **Kontraindikationen:**
  - Ausgedehnte intraabdominelle Verwachsungen (vorausgegangene Laparotomien?).
  - Schwangerschaft.

Durchführung

- **Instrumente:** 11er Stichskalpell, Lochtuch, Tuchklemmen, Lokalanästhesie, Peritoneallavage-Set, Nadelhalter, chirurgische Pinzette, Naht, 1000ml Ringer-Lösung mit Infusionsbesteck.
- **Lagerung:** Rückenlagerung.
- **Punktionsstelle:** 3cm unterhalb des Nabels in der Medianlinie.
- **Vorgehen:**
  - Blase entleeren (Ballonkatheter).
  - Punktionsstelle desinfizieren, steril abdecken (Lochtuch), Infiltrationsanästhesie im Bereich der Stichinzision und der Ansatzstellen der Tuchklemmen.
  - Stichinzision der Haut (Punktionsort s. o.), Haut mit Tuchklemmen anklemmen.
  - Bauchdecke hochziehen.
  - Stilettkatheter vorschieben. Ein spürbares Nachlassen des Widerstandes nach Überwindung der Aponeurose in der Linea alba zeigt das Erreichen der Bauchhöhle an.
  - Katheter nach Entfernung der Punktionskanüle vorschieben und dann den Katheter mit Naht und beiliegendem Fixierungsmaterial fixieren.
  - Ringer-Infusion (Erwachsene 1000ml, Kinder 20ml/kg KG) einlaufen und nach dem Prinzip der kommunizierenden Röhren ablaufen lassen.

Beurteilung

- **„Positiv-Kriterien"** → **Indikation zur Laparotomie:**
  - Sofortiger Blutaustritt oder Austritt trüber Flüssigkeit vor Beginn der Spülung.
  - Blutige, trübe oder gallige Spülflüssigkeit.
  - Abfluss der Spülflüssigkeit über Thoraxdrainage oder Blasenkatheter.
  - Objektive Kriterien (Nachweis in der Spülflüssigkeit):
    - Erythrozyten $> 100000/\mu l$.
    - Leukozyten $> 500/\mu l$.
    - α-Amylase $> 200 mU/\mu l$.

○ *Hinweis:* Schwach positive Befunde erfordern eine engmaschige halbstündliche Befundkontrolle. Hierbei ist der Spülkatheter in der Bauchhöhle zu belassen und das Spülmanöver entsprechend zu wiederholen.

6.5 Diagnostische Peritoneallavage

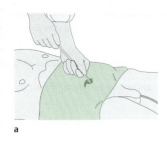
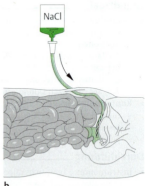

Abb. 12 Diagnostische Peritoneallavage.
a Einführen des Katheters.
b Einlaufen der Spülflüssigkeit.
c Beurteilung der Qualität der zurückfließenden Flüssigkeit durch Hinunterhalten des Infusionsbeutels.

Fehler und Gefahren

- **Falsch positiv:** Iatrogene Darm-, Netz- oder Gefäßverletzung, Punktion des Retroperitoneums.
- **Falsch negativ:** Extraperitoneale Lage der Punktionsnadel und des Katheters bei abgehobenem Peritoneum?
- **Punktion von Gefäßen und Hohlorganen,** z. B. Aorta, Mesenterialgefäße, Darm- und Harnblase.

7.1 Verbandtechniken

Grundlagen

- **Indikationen:**
  - Sterile Abdeckung von Wunden.
  - Temporäre Blutstillung durch Kompressionsverband.
  - Thromboseprophylaxe.
  - Konservative Behandlung der chronisch venösen Insuffizienz.
  - Elastische Stabilisierung von Gelenken (Tape-Verband).
  - Enzymatische Wundreinigung.
  - Offene Wundbehandlung in der septischen Chirurgie (Vakuumversiegelung).

- **Prinzip:**
  - *Wundverband:* Verhinderung der Wundkontamination durch Auflage steriler, saugfähiger Mullkompressen.
  - *Bindenverband:*
    - Reduktion der Weichteilschwellung und Einlagerung von Ödemen durch zirkuläre elastische Bandage.
    - Erhöhung des venösen Rückflusses im tiefen Beinvenensystem durch Kompression der oberflächlichen Beinvenen.
  - *Tape-Verband:* Elastische äußere Stabilisierung im Gelenkbereich durch dachziegelartig übereinander klebende Tape-Streifen.
  - *Hydrokolloid-Verband:* Abgabe von proteolytischen Enzymen aus luftdicht haftenden Folienverbänden durch das Wundsekret. Bei stark sezernierenden, oberflächlichen Wunden (z. B. Ulcus cruris) kann damit eine enzymatische Wundreinigung erreicht werden.
  - *Vakuumversiegelung:*
    - Offene Wundbehandlung unter permanent sterilen Bedingungen.
    - Voraussetzung ist der luftdichte Verschluss der Wunde durch geeignete Folie (OP-Folie) und ein konstanter Sog (Redondrainage).

Technik

- **Wundverband:**
  - Auflage von luftdurchlässigen saugfähigen Mullkompressen auf die Wunde.
  - Fixierung der Mullkompressen mit Pflaster oder Anwickeln mit Binden bzw. Schlauchbindenverband.
  - Bei stark sezernierenden Wunden Auflage von Saugkompressen.
  - Bei primär versorgten Wunden ohne wesentliche Sekretion kann ab dem 2. postoperativen Tag eine offene Wundbehandlung durchgeführt werden.
  - Kleine Wunden können mit einem Wundschnellverband abgedeckt werden.
  - Bei allen selbsthaftenden Materialien muss die Haut trocken und fettfrei sein.
  - Beim Anwickeln von Mullkompressen sollten die Prinzipien der Bindenverbandtechnik berücksichtigt werden (s. u.).

- **Bindenverband:**
  - *Anwendung:* Heute fast nur noch bei Extremitätenverbänden.
  - *Grundformen zur Führung der Binden:* Kreisgang, Schraubengang, Kreuzgang.
  - *Eigentliche Technik:*
    - Anlage in Neutral-Null-Stellung.
    - Beginn immer mit Kreisgang, danach wahlweise Schrauben- oder Kreuzgang.

7.1 Verbandtechniken

- Im Gelenkbereich möglichst Kreuzgang (Schildkrötenverband).
- Immer distal beginnen, Mittelhand bzw. -fuß einschließen.
- Mit mäßigem Zug wickeln, durch Überlappung wird ein Verrutschen verhindert.
- Peripher schmale Binden verwenden (Faustregel: Breite der Binde = Durchmesser der zu verbindenden Region).
- Kompressionsverbände zur Therapie der chronisch venösen Insuffizienz sollten frühzeitig (vor dem Aufstehen) angewickelt werden.
- Bei Kopf- und Amputationsstumpfverbänden erfolgt die Fixierung der stumpfumgreifenden Bindentour durch eine zirkuläre Bindentour.
- Rumpfnahe Verbände werden heute größtenteils durch Fertigverbände realisiert (Rucksack, Gilchrist), es werden auch Trikot- und Schlauchbinden verwendet. Dabei kann jedoch keine Kompression erzeugt werden.

▶ **Tape-Verband:**
   - Anlage in Neutral-Null-Stellung.
   - Auf der trockenen und fettfreien Haut werden Streifen eines selbstklebenden Tape-Verbandes dachziegelartig übereinander geklebt.
   - Da die Tape-Streifen keine Elastizität aufweisen, dürfen keine zirkulären Touren geklebt werden.
   - Maximal 10–14 Tage belassen, danach ist ein Wechsel erforderlich.

▶ **Hydrokolloid-Verband:**
   - Die selbsthaftenden Folien werden wundüberlappend luftdicht auf den Defekt geklebt.
   - Solange die Folie dicht haftet, entfalten die Inhaltsstoffe ihre Wirkung.
   - Beim Leck des Verbandes ist ein Wechsel erforderlich (nach ca. 3–7 Tagen).

▶ **Vakuumversiegelung:**
   - Voraussetzung für die Wirksamkeit dieser Verbandtechnik ist ein *dichtes* Vakuum.
   - Bei septischen Wunden kann mit der Vakuumversiegelung eine offene Wundbehandlung unter sterilen Bedingungen durchgeführt werden (die Kontamination von außen ist durch den Folienverschluss nicht möglich).
   - Durch das Vakuum wird das Wundsekret ständig abgesaugt.
   - Bei intaktem Vakuum kann der Verband für 2–7 Tage verbleiben, bei Undichtigkeit ist ein früherer Wechsel erforderlich.

Komplikationen, Gefahren

◼ *Cave:* Besonders gefährlich bei peripherer arterieller Verschlusskrankheit!
▶ Schnürfurchen, Ödembildung → Faltenbildung vermeiden.
▶ Verrutschen des Verbandes bei fehlender Überlappung der Bindengänge und im Gelenkbereich.
▶ Stauung distal des Verbandes bei unzureichender peripherer Kompression.
▶ Allergische Reaktionen auf Verbandsmaterial.

7.2 Reposition

Grundlagen

- **Definition:** Offene oder geschlossene Wiedereinrichtung einer knöchernen Dislokation (Fraktur oder Luxation) unter Zug und Gegenzug nach vorheriger Schmerzausschaltung.
- **Ziel:** Ohne oder nur mit einer möglichst geringen weiteren Traumatisierung kann eine geeignete Stellung der Gewebe erreicht werden, die sich ausreichend lange und stabil halten (retinieren) lässt und zu einem günstigen Funktionsergebnis führt.

Einfluss und klinische Bedeutung verschiedener Gewebekomponenten

- **Statische Komponente:** Knochen und knorpelige Strukturen sind für die Steifigkeit und Druckfestigkeit von Bedeutung → entscheidend sind die *Reibungskräfte* zwischen den Fragmenten.
- **Plastische Komponenten:** Wichtig ist hier vor allem die Muskulatur zur aktiven und passiven Gurtung der Fraktur/Luxation → entscheidend sind die *Zugkräfte* und folgende charakteristische Eigenschaften:
    - Mit zunehmender Vorspannung muss eine immer höhere Kraft aufgewendet werden, um den Muskel weiter zu dehnen. Daher sollte auf eine günstige Lagerung geachtet werden, z. B. Spitzfußstellung und Kniebeugung für eine optimale Entspannung des M. gastrocnemius.
    - Die Haltekraft lässt mit der Zeit nach, aus diesem Grund ist ein langdauernder, konstanter Zug effektiver als eine nur kurzzeitige, kräftige Dehnung.
    - Es besteht die Möglichkeit, mit geeigneten Medikamenten auf den Muskelzug einzuwirken (Sedierung, Relaxation, Narkose).
- *Hinweis:* Die beteiligten Reibungs- und Zugkräfte können eine Reposition erschweren, deren Retention jedoch fördern (s. Abb. 13, Abb. 14).
- **Leitungsbahnen der Extremitäten:** Vor allem bedeutend für die Indikationsstellung, den Zeitpunkt und die gewählte Technik der Reposition.

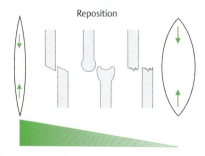

Abb. 13 Gute Repositionsbedingungen: Geringer Weichteilzug, glatte Fragmentkontaktflächen

7.2 Reposition

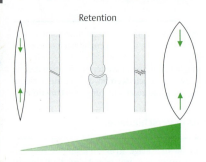

Abb. 14 Gute Retentionsbedingungen: Verhakende Fragmentoberflächen, ausgeprägter Weichteilzug

Repositionstechniken

- **Zug-, Gegenzug- und Seitdrucktechnik** (bei den meisten Frakturen und Luxationen möglich, v.a. im Bereich der Extremitäten):
  1. *Längenausgleich:* Das distale Fragment wird in Richtung des proximalen Fragmentes gezogen und gleichzeitig Achsen- und Drehabweichungen korrigiert (Evtl. Muskelrelaxation nötig.
  2. Korrektur einer seitlichen Fehlstellung durch direkten Druck auf die dislozierten Komponenten. Bei ausgeprägtem Weichteilmantel tritt ein selbstreponierender Effekt der Muskulatur hinzu.
- **Hebeltechnik:** Prinzip ist die Überwindung der Zugkräfte der plastischen Komponente durch einen Hebel, dessen Angriffspunkt idealerweise direkt in der Fraktur liegt („Brecheisen-Prinzip").
  - *Cave:* Dabei können sehr hohe Druckkräfte entstehen, die zu einer weiteren Gewebezerstörung führen können!

8.1 Schienungstechniken

Führungsschienen

- **Indikation:** Funktionelle Behandlung von Gelenkverletzungen.
- **Prinzip:** Äußere Stabilisierung von Gelenken durch Fixierung an den benachbarten Extremitätenabschnitten unter Erhaltung der Hauptbewegungsfreiheit des betroffenen Gelenkes.
- **Technik:**
  - Individuelle Anpassung maßgefertigter oder Konfektionsschienen an den entsprechenden Extremitätenabschnitten.
  - Fixierung der Halbschalenorthesen mit Klettverschlüssen (z. B. Kniegelenk) oder anatomischer Formteile (z. B. Sprunggelenk).
  - Je nach technischer Ausführungsvariante kann der Bewegungsumfang für das betreffende Gelenk limitiert werden.
- **Gefahren:** Druckstellen bei nicht passgerechtem Sitz, Lymphstau durch Klettband.

Bewegungsschienen

- **Indikation:** Passives Durchbewegen von Gelenken (patienten- und befundadaptiert).
- **Prinzip:** Durch motorgetriebene Schienen können Gelenke bewegt werden.
- **Technik:**
  - Einweisung des Patienten in die Bedienung und Gefahren.
  - Lagerung und Fixierung der betroffenen Extremität auf der Bewegungsschiene.
  - Einstellung des gewünschten Bewegungsumfanges.
  - Besonders bei geminderter Sensibilität (z. B. Schmerzkatheter) Druckstellenprophylaxe.
- **Gefahren:**
  - Druckstellen.
  - Fehlbelastung von Gelenkstrukturen bei nicht übereinstimmenden Bewegungsachsen zwischen Schiene und Extremität.
  - Bewegungsschienen sind kein Ersatz für Krankengymnastik.

Dynamische Schienen

- **Indikation:**
  - Funktionelle Nachbehandlung nach Sehnenverletzungen.
  - Hilfsmittelversorgung bei neurogenem Ausfall einzelner Muskelgruppen.
- **Prinzip:** Durch federelastische Mechanismen werden Extremitätenabschnitte in die Bewegungsrichtung gezogen, welche durch die Nervenläsion aktiv nicht eingenommen werden können, die aktive Bewegung durch die antagonistische Muskulatur ist möglich.
- **Technik:**
  - Individuelle Anpassung des Schienenkörpers (z. B. Kleinert-Schiene, Radialisersatz-Schiene) bzw. von Konfektionsschienen (z. B. Peronaeusschiene).
  - Fixierung des Schienenkörpers am proximal des betroffenen Gelenkes gelegenen Extremitätenabschnittes.
  - Befestigung der elastisch zu haltenden Extremitätenabschnitte mit geeigneten Vorrichtungen an den federelastischen Schienenelementen.
  - Einweisung des Patienten in die Funktion der Schiene.
- **Gefahren:** Druckstellen, Schnürfurchen.

8.1 Schienungstechniken

Immobilisationsschienen

- **Indikation:**
  - Nach operativer Frakturversorgung adjuvante Immobilisierung.
  - Immobilisierung nach Weichteil- und Sehnenverletzungen.
  - Temporäre Ruhigstellung von Extremitäten bei akuten entzündlichen Prozessen.
- **Prinzip:**
  - Fixierung eines Extremitätenabschnittes durch individuell angepassten äußeren Schlauchverband, Halbschalen-, Doppelhalbschalen- oder zirkulärem Hartverband.
  - Bei Notfallversorgung Schienung der verletzten Extremität durch Fixierung an der unverletzten Extremität oder am Rumpf.
- **Technik:**
  - Lagerung der betroffenen Extremität in gewünschter Position (ggf. vorher Reposition und temporäre Retention).
    - Bei frischen Frakturen NIE zirkulärer Verband, IMMER spalten.
    - Bei frischen Frakturen Neutral-Null-Stellung.
    - Bei Handfrakturen Intrinsic-Plus-Stellung.
    - Immer benachbarte Gelenke einbeziehen, Ausnahme: distale Radiusfraktur, Sprunggelenksfraktur.
  - Polsterung (auf Prädilektionsstellen achten).
  - Anmodellieren des Verbandmaterials (z. B. Gips, glasfaserverstärkter Kunstharzverband).
    - Zur Immobilisation bei Verletzungen im Schulterbereich ist die Fixierung in konfektionierten Schlauchverbänden möglich (z. B. Gilchrist-Verband).
  - Aushärtung des Verbandmaterials abwarten!
  - Nachschneiden und Polsterung der Ränder.
  - Ggf. Röntgenkontrolle.
  - Immer: Kontrolle des Verbandes innerhalb von 24 h!
  - Thromboseprophylaxe bei Immobilisation des Sprunggelenkes (fehlende Muskelpumpe der Wadenmuskulatur).
- **Gefahren:** Druckstellen, Kompartment-Syndrom, Redislokation von Frakturen nach Abschwellung der Weichteile.

Redressions- oder Quengelschienen

- **Indikation:** Vermeidung von Gelenkkontrakturen bei muskulärer Dysbalance.
- **Prinzip:** Durch individuell angepasste oder Konfektionsschienen erfolgt die statische oder dynamische Fixierung eines Gelenkes entgegen der durch die muskuläre Dysbalance eingenommenen Gelenkposition.
- **Technik:**
  - Anpassung wie bei Bewegungsschienen.
  - Im Gelenkbereich der Schiene wird durch einen statisch variablen oder dynamischen Mechanismus (z. B. Feststellgelenk, Federgelenk) die gewünschte Position eingestellt.
  - Durch den Mechanismus wird das Gelenk immer in die der Fehlstellung entgegengesetzten Richtung gezwungen (z. B. Wirbelsäulenkorsett bei Skoliosebehandlung).
- **Gefahren:** Druckstellen.

8.2 Extension

Grundlagen

- ➤ **Prinzip:**
  - Zugeinrichtung über einen transossär eingebrachten Kraftträger (s. u.). Der in Längsachse des frakturierten Skelettabschnitts gelegene Zug wirkt dem verkürzend wirkenden Muskelzug entgegen und führt über die beständige Krafteinwirkung zu einer schonenden Reposition.
  - Zusätzliche Stabilisierung durch Lagerung der Extremität auf einer Schiene mit seitlicher Abstützung.
- ➤ **Kraftträger:**
  - *Steinmann Nagel* ($\varnothing$ 3,5–5mm). Der Nagel wird mit einem Handbohrfutter eingedreht oder im spongiösen Knochen (Fersenbein) mit einem Hammer eingeschlagen. *Vorteile:* Hohe Biegefestigkeit des Nagels, keine Hitzenekrosen durch maschinelles Aufbohren → dementsprechend niedrige Infektrate.
  - *Kirschnerdraht* ($\varnothing$ 2mm). Der Draht muss maschinell eingebohrt werden und wird je nach Spannungszustand stark auf Biegung beansprucht → häufiger Bohrdrahtinfekte.
- ➤ **Zuggewicht:**
  - Unterschenkel: 1/20 des Körpergewichts (3–4 kg).
  - Oberschenkel: 1/10 des Körpergewichts.
- ➤ **Indikationen:**
  - *Als Teil der OP-Vorbereitung:*
    - Ziel der weitgehenden Wiederherstellung der anatomischen Länge.
    - Reduktion des frakturbedingten Schmerzes.
  - *Als Teil einer definitiv konservativen Behandlung:*
    - Kindliche Frakturbehandlung: Weber-Tisch, Pflaster-Extensionsverband.
    - Wenn eine operative Frakturbehandlung kontraindiziert oder unmöglich ist (fehlende technische Voraussetzungen).
- ➤ **Relative Kontraindikation:** Polytrauma (wegen fehlender Möglichkeit der Lagerungstherapie).
- ➤ **Lokalisation:**
  - *Distale Femurmetaphyse:* Dauerextension des Femur bei Femur- und hüftgelenknahen Frakturen (*cave* distale Epiphysenfuge bei Kindern!).
  - *Tuberositas tibiae:* Temporäre Extension bei hüft- und kniegelenknahen Frakturen sowie Femurschaftfrakturen (*cave* bei wachsendem Skelett kontraindiziert!).
  - *Kalkaneus:* Bei Unterschenkel-Schaftfrakturen.
- ◉ *Hinweis:* Vermieden werden sollte
  - die Kniegelenk-übergreifende Extension für mehr als 48 Stunden.
  - die Anlage einer Extension im geplanten Operationsbereich.

OP-Technik zur Extension mit Steinmann-Nagel

- ➤ **Allgemein:**
  - Bequeme und schmerzarme Lagerung der verletzten Extremität.
  - Desinfektion des Operationsgebietes; Haube, Mundschutz und sterile Handschuhe.
  - Anästhesie:
    - Bei Kindern Vollnarkose.

8.2 Extension

- Bei Erwachsenen Infiltrationsanästhesie der Nagel-Ein- und Austrittsstelle. Wichtig ist die Infiltration des Periosts. Die Nadel kann auf der kontralateralen Seite als Zielhilfe verbleiben.
- Der Assistent hält das verletzte Bein unter Zug und in korrekter Rotation.
- Zugang grundsätzlich auf der Seite potenziell gefährdeter Strukturen wie Gefäß-Nervenbündel, da die Eintrittsstelle sicher zu bestimmen ist.

▶ **Distale Femurmetaphyse (Zugang von medial):**
- Stichinzision handbreit oberhalb des Kniegelenkspalts unmittelbar kranial des gut tastbaren Femurkondylus.
- Mit einem Handbohrfutter wird der Steinmann-Nagel durch die Muskulatur bis zum Kortikalis-Kontakt vorgeschoben. Unter Röntgenbildverstärker oder durch Verschieben der Nagelspitze auf dem Knochen nach ventral und dorsal wird die gewünschte zentrale Eintrittsstelle identifiziert.
- Durch mehrere Hammerschläge Eintrittsstelle ankörnen, dann den Steinmann-Nagel manuell eindrehen. Bei korrekter Nagellage ist ein deutlicher Widerstand beim Durchtritt durch die Kortikalis und Gegenkortikalis zu spüren.
- Stichinzision auf der Gegenseite (nach Durchtritt des Nagels durch die Gegenkortikalis).

▶ **Tibiakopf (Zugang von lateral):**
- Stichinzision 2 QF dorsal der Tuberositas tibiae.
- Auf korrekte Rotation des Unterschenkels achten. Der Nagel wird parallel zum Kniegelenkspalt eingedreht oder mit einem Hammer eingeschlagen.
- Stichinzion der Haut auf der Gegenseite.

▶ **Kalkaneus (Zugang von medial):**
- Ein Assistent hält den Vorfuß und Unterschenkel in Neutralposition und dirigiert die Richtung des Nagels bzw. Bohrdrahtes.
- Stichinzision 2 QF kranial der Fußsohle und ventral des Tuber calcanei.
- Eindrehen oder Einschlagen des Steinmann-Nagels in den spongiösen Knochen.

OP-Technik zur Extension mit Kirschnerdraht

▶ Einspannen des Kirschnerdrahtes nach dessen Durchtritt durch Knochen und Haut in einen Spannbügel. Spannen des Drahtes (hoher Metallklang).
▶ Kürzen und Umbiegen der Drahtenden (*cave* Verletzungsgefahr), Anbringen der Spannschnur, die über die Rolle der Schiene geführt wird.
▶ Gewichtswahl – Faustregel bei Erwachsenen: Tibia 3–4 kg, Femur 6–8 kg. Reduktion des Gewichts nach 2–3 Tagen oder bei deutlich sichtbarer Frakturdehiszenz.

Komplikationen und Gefahren

▶ Nerven-und Gefäßverletzung.
▶ Bohrdraht-Infektion.
▶ Weichteil-und Knochenausriss bei falscher Nagellage.
▶ Eröffnung des Kniegelenks bei zu weit distaler oder ventraler Einbringung einer metaphysären Femurextension.

8.2 Extension

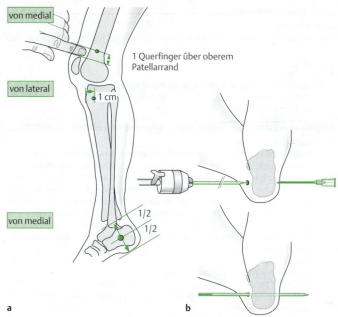

Abb. 15 Klassische Einführungsstellen und -richtung von Extensionsdraht/-nagel an der unteren Extremität

9.1 Anästhesietechniken in der Traumatologie

Allgemeinanästhesie

- **Intubation:**
  - *Vorteile:* Sichere und fixierte Lage des Tubus, Freiheit in der Lagerung des Patienten.
  - *Nachteile:* Passage der Stimmritze.
- **Larynxmaske:**
  - *Vorteile:* Schnelles Verfahren, keine Belastung der Stimmlippen.
  - *Nachteile:* Eingeschränkte Lagerungsmöglichkeiten, die Fixierung der Maske ist häufig schwierig.

Regionalanästhesie – *Grundlagen, allgemeine Technik, Zubehör*

- **Grundlagen:**
  - Unter dem Begriff „Regionalanästhesie" werden von der Lokal- bis zur Spinalanästhesie alle Verfahren zusammengefasst, die unter Verwendung von Lokalanästhetika eine regional begrenzte Schmerzausschaltung bewirken.
  - Viele traumatologische Eingriffe können unter diesen regionalanästhesiologischen Verfahren durchgeführt werden, ein besonders großes Anwendungsspektrum besitzen diese Verfahren in der Handchirurgie.
  - Die einzelnen Verfahren können miteinander kombiniert werden. So kann z. B. die Plexusanästhesie durch eine zusätzliche Leitungs- oder Spinalanästhesie ergänzt werden.
  - *Vorteile:* Kein Einhalten einer Nahrungskarenz erforderlich; Prinzipiell durch den Operateur selbst durchführbar.
  - *Nachteile:* Bei langer Operationsdauer oder ängstlichen Patienten kann eine zusätzliche Sedierung erforderlich werden. Insgesamt längere Einleitungs- bzw. Wechselzeiten.
- **Kontraindikation:** Infektion am Injektionsort.
- **Vorbereitung:**
  - Aufgrund der möglichen Nebenwirkungen sollte immer ein Notfallinstrumentarium griffbereit sein.
  - Bei den meisten Verfahren sollte ein venöser Zugang liegen.
  - Streng steril arbeiten!
- **Material:**
  - *Kanülen:* Einmalkanülen (von 18G am Finger bis 12G für Plexusanästhesie) oder atraumatische Spezialkanüle für Plexusanästhesie. (Bei Auslösen von Parästhesien Nadel immer etwas zurückziehen!).
  - *Spritzen:*
    - Max. 20ml, da sonst schwierige Handhabung. Nicht zu klein, um mehrfaches Nachladen zu vermeiden.
    - Bei Plexusanästhesie ggf. Punktion nur mit Nadel und Injektion über kurzen Schlauch auf Distanz.
  - *Lokalanästhetika:* s. Tab. 7. Evtl. Kombination eines kurz wirkenden (schneller Wirkungseintritt → rasche Überprüfung des guten Sitzes möglich) mit einem lang wirkenden Lokalanästhetikum (bei gutem Sitz nachzugeben, dann ausreichend lange Wirkungsdauer).

9.1 Anästhesietechniken in der Traumatologie

Tabelle 7 Übersicht über in der Regionalanästhesie verwendete Lokalanästhetika

Lokalanästhetikum	Wirkdauer
Mepivacain (Scandicain) 1/2 %	bis zu 4h
Prilocain (Xylonest) 1/2 %	bis zu 4h
Bupivacain (Carbostesin) 0,25/0,5 %	8–10h
Lidocain (Xylocain) 0,5/1/2 %	1–2h

○ *Cave:* Nur Lokalanästhetika *ohne* Adrenalinzusatz verwenden (Gefahr der Nekrose/Gangrän bei Anästhesien in Endarteriengebieten)!

Regionalanästhesie – *Infiltrationsanästhesie*

- **Indikation:** Wundversorgung, Ganglienexstirpation, Bursektomie, Fremdkörperentfernung, Punktionen, etc.
- **Technik** (niedrige Konzentrationen und geringe Mengen verwenden!):
  - *Direkte* fächerförmige Infiltration des Operationsgebietes sub- oder intrakutan mit lang wirkendem Lokalanästhetikum (z. B. Bupivacain).
  - *Feldblock = indirekte* Analgesie durch Umspritzung des Wundgebietes, ohne dieses selbst zu infiltrieren.
- **Nachteile:** Quellen des Gewebes, Verlust der Übersichtlichkeit, potenzielle Keimverschleppung, keine Blutsperre möglich.

Regional-/Infiltrationsanästhesie – *Bruchspaltanästhesie*

- **Indikation:** Reposition und evtl. Kirschnerdrahtosteosynthese bei distaler Radiusfraktur, Metakarpale-Fraktur, Klavikulafraktur (Ausnahmeindikation).
- **Technik:**
  - Vorbereitung und Funktionsprüfung des Bildverstärkers.
  - Desinfektion und sterile Abdeckung.
  - Unter Bildwandlerkontrolle sterile Punktion des Bruchspaltes.
  - Aspiration eines eventuell vorhandenen Frakturhämatomes.
  - Instillation von 5–10ml Lokalanästhetikum.
  - Nadel entfernen.

  ○ *Cave:* Vor Manipulation Wirkungseintritt abwarten!

Intravenöse Regionalanästhesie (nach Bier)

- **Indikation:** Repositionen und kleinere Eingriffe an Unterarm und Hand.
- **Technik:**
  - Periphervenösen Zugang legen, 2 Blutsperren anlegen.
  - Extremität auswickeln, proximale Blutsperre schließen.
  - Injektion von ca. 30ml eines mittellang wirkenden Lokalanästhetikums.
  - Nadel entfernen.
  - Distale Blutsperre schließen und proximale öffnen (zur Vermeidung von Schmerzen im Bereich der geschlossenen Blutsperre).
- **Bewertung:**
  - *Vorteile:* Einfaches, rasch anwendbares Verfahren.
  - *Nachteil:* Ein Öffnen der Blutleere zur Blutstillung ist nicht möglich.

9.1 Anästhesietechniken in der Traumatologie

Regionalanästhesie – *Plexus-brachialis-Blockade*

- **Interskalenär:**
  - *Indikationen:*
    - Operationen an Schulter und Oberarm.
    - Krankengymnastische Übungstherapie bei Schulterteilsteife.
    - Reposition von Schultergelenkluxationen.
  - *Kontraindikationen:* Kontralaterale Rekurrens- oder Phrenikusparese.
  - *Nebenwirkungen:* Horner-Syndrom, Phrenikusblockade, Rekurrensparese.
  - *Komplikationen:* Totale Spinalanästhesie, hohe Periduralanästhesie, ZNS-Intoxikation (bei Punktion der A. vertebralis!).
  - *Punktionsstelle:* In der interskalenären Furche in Höhe des Krikoids (C6).
  - *Kanülenführung:* Nach medial, kaudal, ca. 30° zur Sagittalebene und in Richtung auf den Querfortsatz von C6.
  - *Dosierung, Wirkdauer:*
    - 30–40 ml mittellang wirkendes Lokalanästhetikum: 3 Stunden.
    - 30–40 ml lang wirkendes Lokalanästhetikum: 10 Stunden.
- **Supraklavikulär:**
  - *Indikationen:* Operationen an Oberarm, Unterarm und Hand.
  - *Kontraindikationen:* Hämorrhagische Diathese, kontralaterale Phrenikus- oder Rekurrensparese, kontralateraler Pneumothorax.
  - *Nebenwirkungen:* Horner-Syndrom, Phrenikusparese, Rekurrensparese.
  - *Komplikationen:* Pneumothorax, Punktion der A. subclavia.
  - *Punktionsstelle:* Unmittelbar dorso-lateral der palpierten Pulsation der A. subclavia.
  - *Kanülenführung:* Kaudale Richtung und etwas lateral, d. h. parallel dem Verlauf der Skalenusmuskulatur.
  - *Dosierung:* 40 ml mittellang oder lang wirkendes Lokalanästhetikum.
- **Axillär:**
  - *Indikationen:* Operationen an Hand und Unterarm.
  - *Kontraindikationen:* Lymphangitis.
  - *Komplikationen:* Punktion der A. axillaris.
  - *Punktionsstelle:* Direkt über der tastbaren Arterienpulsation, möglichst weit proximal.
  - *Kanülenführung:* In Richtung auf den kranialen Rand der Arterie, in ca. 1 cm Tiefe wird die Faszienscheide punktiert, danach die Kanüle mm-weise vorschieben.
  - *Dosierung:* 40 ml mittellang oder lang wirkendes Lokalanästhetikum.

Regionalanästhesie – *Periphere Nervenblockaden an der oberen Extremität*

- **Mögliche Anwendungen:**
  - *Diagnostische Blockade* zur Differenzierung schmerzverursachender Strukturen.
  - *Therapeutische Blockade* zur Schmerzlinderung und zur Unterbrechung pathologischer nozizeptiver Reflexe.
- **Im Ellenbogenbereich** (zur diagnostischen, therapeutischen und operativen Intervention im sensiblen Versorgungsgebiet bzw. zur Ergänzung einer inkompletten Plexusanästhesie; keine Kontraindikationen):
  - *Nervus ulnaris:*

9.1 Anästhesietechniken in der Traumatologie

- Punktionsstelle: 1–2cm proximal des im Sulcus nervi ulnaris getasteten N. ulnaris.
- Kanülenführung: Kanüle in Richtung zur Humeruslängsachse 1–2cm tief einführen.
- Dosierung: 2–5ml mittellang oder lang wirkendes Lokalanästhetikum.
- *Nervus medianus:*
  - Punktionsstelle: Unmittelbar medial der A. brachialis auf der Verbindungslinie zwischen dem Epicondylus medialis und lateralis humeri.
  - Kanülenführung: Kanüle 5mm tief einführen.
  - Dosierung: 5ml mittellang oder lang wirkendes Lokalanästhetikum.
- *Nervus radialis:*
  - Punktionsstelle: In der Furche zwischen M. brachioradialis und Bizepssehne in Höhe des Ellenbogengelenkes.
  - Kanülenführung: Vorschieben der Kanüle nach proximal und lateral in Richtung auf den lateralen Rand des Epicondylus lateralis humeri. Bei Knochenkontakt nach kranial ca. 1–3cm entlang der Humeruslängsachse weiter vorschieben, hier Infiltration von 2–4ml des Lokalanästhetikums. Danach Aufsuchen von Knochenkontakt und dann Kanüle um 2–5mm zurückziehen.
  - Dosierung: 10–15ml mittellang/lang wirkendes Lokalanästhetikum.

▶ **Im Handwurzelbereich** (zur Ulnaris-, Medianus- und Radialisblockade [= Handblock] für sämtliche Operationen an der Hand; keine Kontraindikationen):
- *Nervus ulnaris:*
  - Punktionsstelle: Unmittelbar bds. neben der Sehne des M. flexor carpi ulnaris.
  - Kanülenführung: Kanüle senkrecht zur Haut, etwa 0,5–1cm tief einführen (bei festem Widerstand um ca. 2mm zurückziehen).
  - Dosierung: 2ml mittellang oder lang wirkendes Lokalanästhetikum.
- *Nervus medianus:*
  - Punktionsstelle: Unmittelbar bds. neben der Sehne des M. palmaris longus, bei fehlender Sehne in der Mitte der Handwurzel.
  - Kanülenführung: Kanüle senkrecht zur Haut etwa 0,5–1cm tief einführen (bei festem Widerstand um ca. 2mm zurückziehen).
  - Dosierung: 2ml mittellang oder lang wirkendes Lokalanästhetikum.
- *Nervus radialis:*
  - Punktionsstelle: 1cm ulnar der Pulsation der A. radialis.
  - Kanülenführung: Parallel zur Handwurzel über die radiale Seite (bei anatomischer Variation über die ulnare Seite der Handwurzel).
  - Dosierung: 5–10ml mittellang oder lang wirkendes Lokalanästhetikum.

▶ **Oberst-Leitungsanästhesie:**
- *Indikation:* Eingriffe, Wundversorgung an Fingern und Zehen.
- *Blutsperren* im Sinne eines Gummizügels werden in der Regel gut toleriert.
- *Punktionsstelle, Kanülenführung:* An der Basis der Grundphalanx Einspritzen von Lokalanästhetikum an die 4 Gefäß-Nerven-Straßen. Hierzu zunächst auf einer Seite vertikal eingehen, dann horizontal auf die kontralaterale Seite und abschließend auf der kontralateralen Seite nochmals vertikal.
- *Dosierung:* 2–3ml mittellang oder lang wirkendes Lokalanästhetikum.

9.1 Anästhesietechniken in der Traumatologie

Regionalanästhesie – *Nervus-ischiadicus-Blockade*

- **Indikationen:** In Kombination mit dem Drei-in-Eins-Block sämtliche Operationen am Bein.
- **Hintere Ischiadikusblockade:**
  - *Punktionsstelle:* 3–4cm kaudal der Mitte der Verbindungslinie Spina iliaca posterior superior – Trochanter major.
  - *Kanülenführung:* Kanüle senkrecht zur Haut 6–8cm tief einführen.
  - *Dosierung:* 20–30ml mittellang oder lang wirkendes Lokalanästhetikum.
- **Vordere Ischiadikusblockade:**
  - *Punktionsstelle:* Im Schnittpunkt einer senkrecht vom Übergang des mittleren zum medialen Drittel des Leistenbandes gedachten Linie mit einer vom Trochanter major ausgezogenen Parallele zum Leistenband.
  - *Kanülenführung:* Leicht laterale Richtung, Knochenkontakt mit der Femurvorderseite, Zurückziehen der Kanüle in die Subkutanschicht und Korrektur der Stichrichtung bis die Kanüle am Femur abgleitet, dann Kanüle etwa 5cm weiter vorschieben.
  - *Dosierung:* 10–20ml mittellang oder lang wirkendes Lokalanästhetikum.
- **Drei-in-Eins-Block:**
  - *Indikationen* (In Kombination mit der Ischiadikusblockade):
    - Sämtliche Operationen am Bein.
    - Funktionelle Nachbehandlung bei großen Operationen.
    - Mobilisation bei teilweiser Versteifung des Kniegelenks.
  - *Punktionsstelle:* Unterhalb des Leistenbandes 1–1,5cm lateral der A. femoralis. Zur Ischiadikusblockade s. o.
  - *Kanülenführung:* In leicht kranialer Richtung.
  - *Dosierung:* 25–30ml mittellang oder lang wirkendes Lokalanästhetikum in Kombination mit der Ischiadikusblockade.

Regionalanästhesie – *Periphere Nervenblockaden an der unteren Extremität*

- **N. peronaeus:**
  - *Indikationen:*
    - Ergänzung bei inkompletter Periduralanästhesie oder Ischiadikusblockade.
    - Diagnostische, therapeutische und operative Interventionen im sensiblen Versorgungsgebiet.
    - Bevorzugt Außenknöchelfrakturen und Außenbandrupturen.
  - *Kontraindikationen:* Peronaeusparese und -neuritis.
  - *Punktionsstelle:* 2cm unterhalb des Caput fibulae.
  - *Kanülenführung:* Kanüle senkrecht zur Haut ca. 1cm tief einführen.
  - *Dosierung:* 5ml mittellang oder lang wirkendes Lokalanästhetikum.
- **Nervus tibialis:**
  - *Indikationen:*
    - Ergänzung bei inkompletter Periduralanästhesie oder Ischiadikusblockade.
    - In Kombination mit Peronaeus- und Saphenusblockade.
    - Operationen im gesamten Unterschenkel- und Fußbereich (Fußblock).

9.1 Anästhesietechniken in der Traumatologie

- *Punktionsstelle:* In der Mitte der Verbindungslinie Epicondylus medialis femoris – Epicondylus lateralis femoris.
- *Kanülenführung:* Kanüle senkrecht zur Haut 1,5–3cm tief einführen.
- *Dosierung:* 5–10ml mittellang oder lang wirkendes Lokalanästhetikum.

▶ **Nervus saphenus:**
- *Indikationen:*
  - Ergänzung bei inkompletter Blockade des N. femoralis.
  - In Kombination mit Tibialis- und Fibularisblockade: Fußblock.
- *Punktionsstelle:* Am medialen Teil der Tuberositas tibiae.
- *Kanülenführung:*
  - Vom medialen Teil der Tuberositas tibiae über den Condylus medialis tibiae in Richtung des M. gastrocnemius.
  - Subkutane Infiltration eines Hautwalles.
- *Dosierung:* 5–10ml mittellang oder lang wirkendes Lokalanästhetikum.

▶ **Fußblock:**
- *Indikationen:* Sämtliche Operationen im Fuß- und Zehenbereich.
- *Punktionsstelle:* Unmittelbar bds. der A. tibialis.
- *Kanülenführung:* Kanüle senkrecht zur Haut einstechen und 0,5–2cm vorschieben.
- *Dosierung:* 2–3 ml mittellang oder lang wirkendes Lokalanästhetikum.
- *Punktionsstelle:* Unmittelbar bds. der A. dorsalis pedis.
- *Kanülenführung:* Kanüle senkrecht zur Haut einstechen und Kanülenspitze direkt neben bis leicht unter die Arterie platzieren.
- *Dosierung:* 2–3ml mittellang oder lang wirkendes Lokalanästhetikum.

Regionalanästhesie – *Epidural- und Spinalanästhesie*

▶ **Allgemeines:**
- *Prinzip:* Rückenmarknahe Verfahren zur kontinuierlichen oder intermittierenden Applikation von Lokalanästhetika und/oder Opioiden über einen Epiduralkatheter.
- Ein streng aseptisches Vorgehen (Desinfektion, Abdeckung, Mundschutz, sterile Handschuhe) ist hier besonders wichtig!
- *Vorteile:* Bessere Analgesiequalität, regional begrenzte segmentale Wirkung, geringe systemische Nebenwirkungen, Sympathikolyse mit Verbesserung von Perfusion und Darmmotilität, prophylaktischer Effekt bzgl. chronischer Schmerzsyndrome.

▶ **Indikationen:**
- Sämtliche Operationen an den unteren Extremitäten.
- Schmerztherapie: Bei größeren Eingriffen; intensive, schmerzhafte, unmittelbar postoperative Bewegungstherapie; intensive, meist segmental begrenzte Schmerzen.
- Behandlung des CRPS (s. S. 495), Sympathikusblockade.

▶ **Kontraindikation:** Schwere Gerinnungsstörungen.

▶ **Nebenwirkungen:**
- *Hämodynamische Reaktionen* mit Blutdruckabfall aufgrund der Sympathikolyse und Gefäßdilatation.
- *Atemdepression* bei epiduraler Anwendung von Opioiden (bei rostralem Aufsteigen).

9.1 Anästhesietechniken in der Traumatologie

- **Eingesetzte Substanzen:**
  - *Bupivacain 0,25%:* 2–10ml/h bzw. Bolusinjektionen von 5ml.
  - *Morphin:* 2–5ml in 8–12stündigen Abständen.
- **Vorbereitung:** 6 Stunden Nahrungskarenz.
- **Technik:**
  - „Katzenbuckel" des Patienten in sitzender Position oder in Seitenlage.
  - Injektion meist zwischen Dornfortsatz L4 und L5.
  - Markieren der Einstichstelle.
  - Hautdesinfektion, Lochtuch, Lokalanästhetikum-Hautquaddel.
  - Kanüle: Spezialkanüle mit stumpfem Anschliff verwenden; alternativ Tuoly-Kanüle mit Spitzenkrümmung und Mandrin.
  - Ein erhöhter Widerstand beim Vorschieben ist ein Hinweis auf das Lig. interspinale.
  - Mandrin entfernen.
  - Eine mit Kochsalz gefüllte 10ml-Spritze aufsetzen und Kanüle unter leichtem Stempeldruck vorschieben. *Cave* dabei mit den Fingern am Patientenrücken abstützen, um ein plötzliches Tiefertreten der Nadel zu vermeiden.
  - Die Kanüle liegt korrekt im Epiduralraum, wenn widerstandslos injiziert werden kann.
- **Applikationsformen:** Single-shot, Katheter.

10.1 Traumatologische Scoring-Systeme

Allgemeines

➤ **Ziele:**
- Frühzeitiges Erkennen der Gefährdung von Patienten.
- *Entscheidungshilfe bei der*
  - initialen Behandlung von Polytrauma-Patienten.
  - Terminierung erforderlicher Verfahrenswechsel und Sekundäroperationen bei Schwerverletzten.
  - Frage des Extremitätenerhaltes bei kritischer lokaler oder Allgemeinsituation.
- *Vergleichbarkeit von Patientenkollektiven/Krankheitsverläufen:*
  - Klinische Untersuchungen/Studien.
  - Qualitätssicherung (s. S. 65).

➤ **Anforderungen:**
- Objektivierbare Kriterien.
- Reproduzierbarkeit.
- Praktikabilität.
- Hohe Vorhersagewahrscheinlichkeit.

➤ **Verwendete Scores:**
- *Physiologische Scores* erfassen die Reaktion physiologischer Systeme auf ein Trauma:
  - GCS (Glascow Coma Scale).
  - APACHE III (Acute Physiology and Chronic Health Evaluation).
  - MOF (Multiple Organ Failure Score).
- *Anatomische Scores* basieren auf den klinisch erkennbar verletzten anatomischen Strukturen:
  - AIS (Abbreviated Injury Scale) bzw. ISS (Injury Severity Score).
  - PTS (Hannoveraner Polytraumaschlüssel).
- *Trauma Outcome Evaluation* dient der Prognoseeinschätzung. Hierzu werden Scores mit unterschiedlichen statistischen Verfahren ausgewertet: TRISS.
- *Schweregradbeurteilungen lokaler Verletzungen* erfolgen als Klassifikation rein beschreibend (siehe Extremitätenverletzungen):
  - AO-Klassifikation – Art der knöchernen Verletzung.
  - Weichteilschaden geschlossen nach Tscherne.
  - Weichteilschaden offen nach Gustilo.
- *Schweregradbeurteilung des ausgedehnten Weichteilschadens* (Aussagen zur Erhaltungsfähigkeit einer Gliedmaße; s.u.):
  - MESS – Mangled Extremity Severity Score.
  - Hannover Fracture Scale.
- *Schweregradbeurteilung des Traumas* (s.u.): AIS/ISS, PTS, GCS.
- *Beurteilung der Patienten während der Intensivphase* (s. S. 64): APACHE III, MOF-Score.

10.1 Traumatologische Scoring-Systeme

Allgemeine Schweregradbeurteilung des Traumas

- **Ziel:** Hilfestellungen zur Versorgungsstrategie innerhalb der verschiedenen Phasen (Primär-, Sekundär-, Tertiärphase) geben.
- **AIS/ISS:**
  - Katalog, der 2000 Diagnosen und Symptome erfasst.
  - Jede Einzelverletzung wird einem von 6 Schweregraden zugeordnet.
  - Eine Verletzung mit dem AIS-Score 6 ergibt automatisch den ISS-Score 75 (sie wird in der Regel nicht überlebt).
  - Berechnung des ISS-Scores: AIS-Score der drei am schwersten betroffenen Körperregionen ermitteln → diese Werte quadrieren und summieren.
- **Hannoveraner Polytraumaschlüssel:** Neben anatomisch orientierten Verletzungskriterien werden berücksichtigt: GCS, Patientenalter, Oxygenierungsquotient p_aO_2/FiO_2, Basendefizit.

Schweregradbeurteilung des ausgedehnten Weichteilschadens

- **Problemstellung:** Mit den modernen Techniken der Traumatologie ist ein Erhalt der Extremitäten häufig auch bei massiven Weichteildestruktionen möglich. Dies kann jedoch auch zu einer vitalen Gefährdung gerade des Mehrfachverletzten führen. Scores können hier Entscheidungshilfen geben.
- **MESS – Mangled Extremity Severity Score:**
  - Neben dem Energiegehalt des initialen Traumas berücksichtigt dieser Score Extremitätenischämie, Schockzustände und das Patientenalter.
  - Hohe Spezifität für die Prognose bei Extremitätenerhalt.
- **Hannoveraner Fracture Scale:**
  - Sehr ausführlicher und exakter Score.
  - Wegen des hohen Aufwandes geringe Praktikabilität.
  - Bei Studien und zur Qualitätssicherung jedoch wegen der Genauigkeit wertvoll.

Beurteilung des Patienten während der Intensivphase

- **Problemstellung:** Bei schwerverletzten Patienten erfolgt die operative Versorgung im Rahmen eines Stufenplanes während der Primär-, Sekundär- und Tertiärphase in Abhängigkeit vom jeweiligen klinischen Gesamtzustand. Gerade während der vulnerablen Phase zwischen dem 2. und 5. Tag kann ein größerer Eingriff im Sinne eines „second hit" zur Verschlechterung der Gesamtsituation führen. Intensivscores machen hier Aussagen über den Verlauf bei Schwerverletzten anhand physiologischer Parameter.
- **MOF-Score** (nach Goris):
  - Die Funktion von sieben Organsystemen wird mit jeweils 0–2 Punkten bewertet.
  - Ein durchschnittlicher MOF-Score von ≥ 4 vom 5. bis zum 14. Tag zeigt ein Multiorganversagen an.
- **APACHE III:**
  - Dieser Score besteht aus 3 Komponenten: 1) Acute Physiology Score, 2) vorbestehende Erkrankungen, 3) Patientenalter.
  - Der Acute Physiology Score (APS) beinhaltet 17 physiologische und biochemische, auf der Intensivstation erfasste Parameter.
  - Bezüglich der eingehenden Parameter ist der APACHE-Score (APACHE I: 34, APACHE II: 12) ein ständig weiterentwickelter Score.

10.2 Qualitätssicherung in der Unfallchirurgie

Grundlagen

- **Prinzip:** „Qualität" bedeutet den Vergleich mit ideal vorgestellten Verhältnissen (ursprünglich wurde die Idee der Qualitätssicherung geboren, als durch Einführung von Fallpauschalen in den USA ein enormer Kostendruck entstand und einem drohenden Qualitätsverlust entgegengetreten werden sollte).
- **Gesetzliche Grundlagen:** Sozialgesetzbuch §§ 135 und 137.
- **Ziele der Qualitätssicherung:**
    - *Für die Patienten:* Gutes Behandlungsergebnis, humane Behandlung, Leistung nach anerkanntem Stand der Medizin, gleichmäßige Leistungserbringung, Wahrung des Patientengeheimnisses, Zufriedenheit bei Kurzzeit- und Langzeitergebnis.
    - *Für die Ärzte:* Selbstkontrolle, Qualitätssteigerung, Komplikationserfassung/Risikoanalyse, Methodenvergleich/Methodenvielfalt, Fort- und Weiterbildung, Datenschutz.
    - *Für die Krankenhäuser:* Leistungsfähigkeit der Organisationsstrukturen, diagnostische und therapeutische Voraussetzungen, personelle Ausstattung, Zusammenhang zwischen Fallzahl und Qualität, Erfassung des Versorgungsablaufes.
    - *Für die Krankenkassen:* Ausreichende und zweckmäßige Versorgung, Leistung nach anerkanntem Stand der Medizin, gleichmäßige Leistungserbringung, Wirtschaftlichkeit, kurze Behandlungszeiten, dauerhafter Behandlungserfolg.
    - *Für die Wissenschaft:* Vergleich der Behandlungsmethoden, Entwicklung neuer Methoden, Komplikationsanalyse, Entwicklung der Diagnostik, Entwicklung von Grundlagen, Methodik der Qualitätssicherung.
- **Langjährig bekannte Formen der Qualitätssicherung:**
    - Röntgenbilddokumentation.
    - Qualitätssicherung der Arbeitsgemeinschaft für Osteosynthesefragen (AO).
    - Qualitätssicherung durch Jahrestagungen von Fachgesellschaften wie die der Deutschen Gesellschaft für Unfallchirurgie.
    - Instructional Course Lectures in den USA bei der American Association for Orthopedic Surgeons (AAOS).
    - Berichtspflicht bei der berufsgenossenschaftlichen Heilbehandlung der gesetzlichen Unfallversicherungsträger.
- **3 Stufen der Qualitätssicherung:** Strukturqualität, Prozessqualität, Ergebnisqualität.
- **Standards/Empfehlungen:**
    - Bei Standards liegt die Gefahr in deren Einklagbarkeit, wenn sie nicht eingehalten werden oder wurden.
    - Besser ist die Herausgabe von Empfehlungen (z. B. Leitlinien der Deutschen Gesellschaft für Chirurgie bzw. Unfallchirurgie).

11.1 Versicherungsrechtliche Grundlagen

Gesetzliche Krankenversicherung

- **Krankenkassen:** Sie sind als Selbstverwaltungskörperschaften des öffentlichen Rechts Träger der Krankenversicherung.
- **Beiträge** zur Krankenversicherung werden geleistet von
  - Arbeitgebern und versicherten Arbeitnehmern je zur Hälfte.
  - Trägern der Rentenversicherung von Arbeitern und von Angestellten.
  - Bund.
  - Zuständigen Trägern einer Rehabilitationsmaßnahme.

  Hinweis: Ehegatten und Kinder von Mitgliedern sind in der Regel beitragsfrei mitversichert.

- **Leistungen** (Anspruch besteht im Wesentlichen bei Krankheitseintritt):
  - Zur Förderung der Gesundheit.
  - Zur Verhütung bzw. Früherkennung und Behandlung von Krankheiten.
  - Bei Schwerpflegebedürftigkeit.
  - Bei Schwangerschaft und Mutterschaft.

  Definitionen:
  - Krankheit: Regelwidriger Körper- oder Geisteszustand, der Krankenpflege erfordert oder Arbeitsunfähigkeit verursacht.
  - Arbeitsunfähigkeit: Der Versicherte ist wegen seiner Krankheit nicht oder nur mit der Gefahr, seinen Zustand zu verschlimmern, in der Lage, seiner bisher ausgeübten Tätigkeit nachzugehen.

- **Das Verhältnis Arzt – Krankenversicherung** ist in SGB V geregelt („ausreichende, zweckmäßige und wirtschaftliche Versorgung der Mitglieder"). Die ärztliche Begutachtung im Rahmen der Aufgabenerfüllung der Krankenversicherung liegt beim Medizinischen Dienst.

Gesetzliche Unfallversicherung

- **Berufsgenossenschaften** sind die Träger der gesetzlichen Unfallversicherung (Regelung im Sozialgesetzbuch VII).
- **Versicherte Personen:** Arbeitnehmer, Kinder in Kindergärten und Schulen, Studenten, Nothelfer am Unfallort.
- **Beiträge** zur gesetzlichen Unfallversicherung werden von Arbeitgebern alleine (kein Arbeitnehmerbeitrag) und vom Staat erbracht.
- **Leistungen, Aufgaben** (Leistungsanspruch besteht bei Vorliegen eines Arbeits- oder Wegeunfalls bzw. einer Berufskrankheit):
  - Maßnahmen zur Prävention, Rehabilitation und Entschädigung „mit allen geeigneten Mitteln". (*Grundsatz:* „Rehabilitation vor Rente").
  - „Alles aus einer Hand": Erste Hilfe, Heilbehandlung, medizinische, berufliche und soziale Rehabilitation.
  - Betreuung der Schwerverletzten vom Krankenbett über die berufliche und soziale Wiedereingliederung durch Berufshelfer (besonders geschulte Mitarbeiter der UV-Träger).
  - Organisation nach Gewerbebranchen → fördert den engen Bezug zu den Betrieben und zum Arbeitsplatz bei Präventionsmaßnahmen und bei der beruflichen Wiedereingliederung Behinderter.

11.1 Versicherungsrechtliche Grundlagen

- **Besondere Qualitätsmaßnahmen** (in der Heilbehandlung und Rehabilitation):
  - Die ambulante Versorgung darf nur von besonders qualifizierten Ärzten durchgeführt werden (sog. D-Ärzte).
  - Krankenhäuser müssen einen Katalog von Anforderungen erfüllen, um zum D-Arzt-Verfahren zugelassen zu werden.
- **Voraussetzungen für den Versicherungsfall:**
  - *Arbeitsunfall* = Unfall, den ein Versicherter infolge einer Tätigkeit erleidet, durch die er in den versicherten Personenkreis aufgenommen wurde.
  - *Unfall* = zeitlich begrenzte, von außen auf den Körper einwirkende Ereignisse, die zu einem Gesundheitsschaden oder zum Tod führen.
  - *Haftungsbegründende Kausalität* = das Ereignis muss mit der versicherten Tätigkeit in *ursächlichem Zusammenhang* stehen.
  - *Haftungsausfüllende Kausalität* = auch zwischen Unfallereignis und Körperschaden muss ein ursächlicher Zusammenhang bestehen.
- **Berufskrankheiten:** Krankheiten, welche die Bundesregierung durch Rechtsverordnung mit Zustimmung des Bundesrates als solche bezeichnet und die ein Versicherter infolge einer versicherten Tätigkeit erleidet.
- **Verletzungsartenverfahren:**
  - Bei Gesundheitsschäden, für die wegen ihrer Art oder Schwere eine besondere unfallmedizinische stationäre Behandlung angezeigt ist, wird diese in besonderen Einrichtungen erbracht (§ 33 Abs. 3 SGB VII).
  - Es gibt 800 Krankenhäuser mit besonderen personellen und technischen Einrichtungen.
- **Berufshilfemaßnahmen:** Die Verletzten sollen unter Anwendung aller geeigneter Mittel nach ihrer Leistungsfähigkeit unter Berücksichtigung ihrer Eignung, Neigung und bisherigen Tätigkeit möglichst auf Dauer beruflich eingegliedert werden (§ 35 Abs. 1 SGB VII). Maßnahmen hierzu sind Belastungserprobung, Eingliederungshilfen, innerbetriebliche Umsetzungsmaßnahmen.
- **Geldleistungen:**
  - *Verletztengeld:* Erhält der Arbeitnehmer, solange er im Sinne der Krankenversicherung arbeitsunfähig ist.
  - *Übergangsgeld:* Erhält der Versicherte während einer Berufshilfemaßnahme.
  - *Verletztenrente* (nach Wegfall des Anspruchs auf Verletztengeld):
    - *Voraussetzung* ist, dass eine Minderung der Erwerbsfähigkeit (MdE) von mindestens 20 % über die 26. Woche nach dem Unfall hinaus besteht.
    - *Eine vorläufige Rente* kann bei Änderung der Verhältnisse jederzeit anders festgesetzt werden, vorausgesetzt die Änderung ist wesentlich (mindestens 10 %). (Wenn voraussichtlich nur eine vorläufige Rente zu gewähren ist, kann der Rentenaufwand auch in Form einer Gesamtvergütung gewährt werden).
    - *Eine Rente auf unbestimmte Zeit* tritt ein nach Ablauf von 3 Jahren und kann nur in Abständen von mindestens einem Jahr geändert werden.

12.1 Infusionstherapie und parenterale Ernährung

Indikationen

- Korrektur des Flüssigkeits- und Ernährungsdefizits bei Patienten, bei denen eine ausreichende enterale Nahrungszufuhr nicht möglich ist: z. B. Initialphase bei *Postaggressionszuständen* (z. B. Trauma, Operationen, Sepsis) Anorexie, Koma, schwerer akuter Diarrhö, Kurzdarmsyndrom. So bald wie möglich Übergang auf eine enterale (Sonden-)ernährung.
- Erforderliche Entlastung von Organen z. B. postoperativ, akute Pankreatitis, akute Cholezystitis, Fisteln.

Komponenten der Ernährung

- **Flüssigkeit:** Tagesbedarf: ca. 40ml/kgKG/d. Faustregel: Gesamtbedarf = Perspiratio insensibilis (Haut + Lunge) 800ml + Diurese des Vortages + Verluste über Sonden + 500ml pro 1 °C Temperaturerhöhung. Ggf. genaue Bilanzierung und ZVD-Kontrollen.
- **Elektrolyte** (orientierender Tagesbedarf): Natrium (1,5 mmol/kgKG/d), Kalium (1 mmol/kgKG/d), Kalzium (0,1 mmol/kgKG/d), Magnesium (0,1 mmol/kgKG/d), Phosphat (0,2 mmol/kgKG/d).
- **Nährstoffe:** Tagesbedarf richtet sich nach dem Verbrauch: Angegeben ist der mittlere Bedarf, der sich bei schweren Erkrankungen auf das Doppelte erhöhen kann. Gesamtenergiebedarf ca. 25–35 kcal/kgKG/d.
  - *Kohlenhydrate* (3–4g/kgKG/d, 1g = 4kcal): Glukoselösungen oder Glukoseaustauschstoffe (z. B. Xylit, Fruktose). Höherprozentige (ab 10 %) müssen über zentralen Venenkatheter infundiert werden.
  - *Aminosäuren* (1g/kgKG/d, 1 g = 4 kcal): Kombination mit Kohlenhydraten, bei Leber- und Niereninsuffizienz speziell adaptierte Aminosäurelösungen verwenden.
  - *Fett* (1g/kgKG/d, 1g = 9,3kcal): Kombination mit Kohlenhydraten, auch periphervenös applizierbar und mit Aminosäurenlösungen mischbar. Kontraindikationen: akuter Herzinfarkt, akute Thromboembolie, schwere Gerinnungsstörungen, Schock, Azidose (pH < 7,2), schwere Hypertriglyzeridämie (ab 600 mg/dl keine Fettverwertung mehr), Gravidität bis zum 4. Monat, hepatisches Koma Stadium IV.
- **Vitamine:** Deckung des Tagesbedarfs an wasser- und fettlöslichen Vitaminen bei parenteraler Langzeiternährung (> 7 Tage) durch entsprechende Kombinationspräparate (z. B. Multibionta, Adek-Falk).
- **Spurenelemente:** Substitution bei parenteraler Langzeiternährung durch entsprechende Kombinationspräparate (z. B. Addel, Inzolen).

Durchführung der parenteralen Ernährung

- Auswahl der Ernährungsstrategie abhängig von der Indikation, Stoffwechsellage und Ernährungszustand des Patienten sowie der Behandlungsdauer.
- Bei erforderlicher langfristiger parenteraler Ernährung stufenweiser Aufbau der pro Tag applizierten Nährstoffmenge (s. u.).
- Kontinuierliche Applikation der Nährstoffe über 24 h mit Pumpsystemen.
- **Kontrollen unter parenteraler Ernährung:**
  - Mehrmals täglich: Puls, RR, Körpertemperatur.
  - Mindestens täglich: ZVD, Bilanz, bei mobilen Patienten Körpergewicht.
  - Initial täglich, nach Stabilisierung jeden 2. Tag: Blutbild, Kreatinin, Harnstoff, Elektrolyte, Blutzucker, Laktat, Blutgase, Triglyzeride.
    wöchentlich: Gesamteiweiß, Albumin, Quick, Transaminasen, Bilirubin, aP.

12.1 Infusionstherapie und parenterale Ernährung

- **Komplikationen bei langfristiger parenteraler Ernährung**: Venenkatheterkomplikationen, Leberverfettung, Cholestase, Gallensteine, Funktionsverlust der Darmschleimhaut.

Parenterale Ernährungsschemata

- Folgende Ernährungsschemata sind Orientierungshilfen in Standardsituationen, Änderungen sind in Abhängigkeit vom akuten Krankheitsbild, zusätzlichen Grunderkrankungen (z. B. adaptierte Aminosäurenlösungen bei Leber- und Niereninsuffizienz, Flüssigkeitsrestriktion bei Herzinsuffizienz), Elektrolytspiegeln u. a. erforderlich (s. o.).
- **Hinweis:** Stets überprüfen, ob nicht auf eine enterale Sondenernährung übergegangen werden kann, welche deutlich preiswerter und physiologischer ist.
- **Periphervenöse Ernährung:**
  - *Bei kurzfristiger Nahrungskarenz* (< 2 Tage): Substitution von Flüssigkeit (ca. 2000–3000 ml/d), Elektrolyten und geringen Kalorienmengen mit Fertig-Infusionslösungen, welche Elektrolyte und Glukose 5 % enthalten (z. B. Normofundin G-5, Tutofusin OPG, Sterofundin BG-5) je nach Elektrolytspiegeln evtl. im Wechsel mit Glukose 5 % oder NaCl 0,9 %.
  - *Bei gutem Allgemein- und Ernährungszustand und mittelfristiger (2–4 Tage) Nahrungskarenz:* Zusätzlich Aminosäurenlösungen (maximal 10 %ig, bei Leber- und Niereninsuffizienz adaptierte Lösungen, z. B. Aminosteril hepa bzw. -nephro), evtl. auch Fettemulsionen. Beispiel: 2000ml G5 %-haltige Lösung (= 400kcal) + 500ml Aminosäurenlösung 10 %ig (= 200kcal) + 250ml Fettemulsion 20 % (= 500kcal) = 1100kcal.
- **Zentralvenöse Ernährung** bei längerfristiger parenteraler Ernährung (> 4 Tage). Stufenweiser Aufbau meist unter Verwendung von Glukose-Aminosäuren-Mischlösungen (z. B. Aminomix 1000kcal/l, Nutriflex combi 800kcal/l), Fettemulsionen (z. B. Intralipid, Lipovenös 10 % ~1000kcal/l, 20 % ~2000kcal/l), Vitaminen und Spurenelementen. Beispiele für Tagesdosierungen (tägliche Steigerung um 1 Stufe, Endstufe abhängig vom geschätzten Kalorienbedarf):
  - *Stufe 1* (~ 1000kcal): 1000ml Aminomix 1,2000ml Elektrolytlösung.
  - *Stufe 2* (~ 1500kcal): 1500ml Aminomix 1, 1500ml Elektrolytlösung.
  - *Stufe 3* (~ 2000kcal): 1500ml Aminomix 1 + 1 Amp. Multibionta, 250ml Fettemulsion 20 %, 1250ml Elektrolytlösung.
  - *Stufe 4* (~ 2500kcal): 2000ml Aminomix 1 + 1 Amp. Multibionta, 250ml Fettemulsion 20 %, 750ml Elektrolytlösung + 1 Amp. Addel.
  - *Stufe 5* (~ 3000kcal): 2000ml Aminomix 1 + 1 Amp. Multibionta, 500ml Fettemulsion 20 %, 500ml Elektrolytlösung + 1 Amp. Addel.
  - Stufenweise Beendigung der parenteralen Ernährung unter langsamem enteralem bzw. oralem Nahrungsaufbau.

12.2 Tetanusprophylaxe im Verletzungsfall

Risikoabschätzung (→ Art und Abfolge der Impfung)

➤ **Ausdehnung, Tiefe und Verschmutzungsgrad der Wunde:**
   - *Normales Risiko:* Saubere, geringfügige Wunden.
   - *Hohes Risiko:*
     - Tiefe und/oder verschmutzte, z. B. mit Staub, Erde, Speichel oder Stuhl kontaminierte Wunden, Verletzungen mit Gewebszertrümmerung und reduzierter Sauerstoffversorgung.
     - Quetsch-, Riss-, Biss-, Stich- und Schusswunden.
     - Schwere Verbrennungen und Erfrierungen.
     - Gewebsnekrosen.
➤ **Vorausgegangene Tetanus-Immunisierung** (s. Tab. 8)?

Impfempfehlungen

➤ **Grundsätzlich:**
   - Die Tetanus-Immunisierung sollte unmittelbar nach Exposition durchgeführt werden.
   - Die *Tetanus-Simultanimpfung* (= Tetanus-Toxoid + Tetanus-Immunglobulin [= Tetanus-Antitoxin]) sollte immer bei länger zurückliegenden Ereignissen und Hochrisikowunden durchgeführt werden.
➤ **Impfstoff:** Empfohlen wird die Verwendung des bivalenten Diphterie-Tetanus-Impfstoffs („DT").
◘ *Cave:* Bei Kindern < 6 Jahre und alten Menschen Impfstoff mit verminderter Diphterie-Toxoid-Konzentration verwenden!

Tabelle 8 Impfempfehlungen

Anzahl der Immunisierungen	Normalrisiko		hohes Risiko	
	Tetanus-Toxoid[1]	*Tetanus-Immunglobulin[2]*	*Tetanus-Toxoid[1]*	*Tetanus-Immunglobulin[2]*
unbekannt	ja	nein	ja	ja
0–1	ja	nein	ja	ja
2	ja	nein	ja	nein (ja, wenn Verletzung > 24h zurück)
> 3	nein (ja, wenn letzte Impfung >10 Jahre zurück)	nein	nein (ja, wenn letzte Impfung > 5 Jahre zurück)	nein

[1] z. B. Tetanol 0,5ml i.m.
[2] z. B. Tetagam 250IE i.m.

12.3 Schmerztherapie

Grundlagen

- ➤ **Positive Effekte der postoperativen Schmerztherapie:**
  - Unmittelbarer Gewinn durch Schmerzlinderung.
  - *Vermeidung einer Schonatmung* → verbesserte Atemgymnastik zur Prophylaxe von respiratorischen Komplikationen.
  - *Reduktion des schmerzbedingten hohen Sympathikus-Tonus* und der damit bedingten Tachykardie und des Hypertonus → verminderter myokardialer Sauerstoffverbrauch.
  - *Verminderung von schmerzbedingter Darmatonie,* Übelkeit und Erbrechen (*cave* Verstärkung durch Opioide!).
  - *Verminderung der neuroendokrinen und metabolischen Stressreaktion* mit nachfolgender Katabolie.
  - *Vermeidung einer Schonhaltung* des Patienten und Ermöglichung einer frühzeitigen Mobilisation mit effizienter Krankengymnastik mit konsekutiver Verbesserung des operativen Ergebnisses.
  - *Akutschmerztherapie zur Prophylaxe* von chronischen Schmerzsyndromen.
- ➤ **Allgemeine Regeln:**
  - Durch Kombination verschiedener Wirkstoffe bzw. durch begleitenden Einsatz von Lokal- und Regionalanästhesie können die Einzelmengen von Analgetika reduziert werden.
  - Durch die rechtzeitige peri- und postoperative Gabe von Analgetika kann die benötigte Gesamtmenge reduziert und einem chronischen Schmerzsyndrom vorgebeugt werden.

Medikamentöse Schmerztherapie

- ➤ **Opioide:**
  - *Wirkung:* Zentraler Angriffsmechanismus, hohe Wirkstärke, mit Ausnahme von Tramadol BTM-pflichtig! (Steigerung der Effektivität durch Kombination mit Nichtopioid-Analgetika).
  - *Präparate:* Piritramid, Buprenorphin, Morphin, Tramadol. (Kurz wirkende Opioide mit raschem Wirkungseintritt wie Fentanyl, Alfentanil und Sufentanil sind der Intensivstation, der Anästhesie und der Analgosedierung vorbehalten).
  - *Nebenwirkungen:* Übelkeit, Erbrechen, Obstipation, Miktionsstörung, Müdigkeit, zentrale Atemdepression.
  - *Vorgehen bei manifester Atemdepression:* Sauerstoffapplikation, ggf. Beatmung, Antagonisierung mittels Naloxon, Intensivüberwachung.
- ➤ **Nichtopioid-Analgetika** (Antipyretika):
  - *Nichtsteroidale Antiphlogistika (NSAR):*
    - Besonders wirksam bei Mediatoren-vermittelter Schmerzgenese wie in der Gelenkchirurgie.
    - Verabreichung in regelmäßigen Intervallen.
    - Nebenwirkungen: Thrombozytenfunktionsstörungen (→ Blutungsneigung), Nierenfunktionsstörungen, „Analgetikaasthma".
  - *Pyrazolonderivate (z. B. Metamizol):*
    - Wegen des spasmolytischen Effektes vor allem wirksam im viszeralchirurgischen (abdominellen) Bereich.
    - Periphere und zentrale Angriffspunkte.
    - Ggf. Kombination mit Tramadol als Infusion.

12.3 Schmerztherapie

- ◘ *Cave:* Als häufige Nebenwirkung Blutdruckabfall!
- *Substanzen der Anilingruppe (z. B. Paracetamol):*
  - Indikation vor allem bei kleineren Eingriffen.
  - Im Vergleich zu den übrigen Präparaten schwächere analgetische Potenz.
  - Auch als Suppositorium möglich (dadurch v.a. auch bei Kindern geeignet).
  - ◘ *Cave:* Die Substanzen haben nur eine geringe therapeutische Breite! Daher exakte Anpassung an Alter bzw. Körpergewicht bei Kindern!
  - Nebenwirkungen: Leber- und Nierenschädigungen.
- ▶ **Patientenkontrollierte Analgesie (PCA):**
  - *Prinzip:* Die Patienten bestimmen die Dosisintervalle für die Einnahme oder Injektion (i.v.-Verabreichung mittels programmierbarer Spritzenpumpen) eines vom Arzt festgelegten Medikamentes innerhalb vorher bestimmter Grenzen selbst.
  - *Indikation:*
    - Eingriffe oder Traumata mit erfahrungsgemäß hohem, jedoch interindividuell schwankendem Analgetikabedarf.
    - Voraussichtlich länger bestehende stärkere Schmerzen.
  - *Risiken und Nebenwirkungen:* Wie bei den entsprechenden Medikamenten.
  - *Logistische Voraussetzungen:*
    - Initial spezielle Überwachungsbedingungen.
    - Einrichtung eines Schmerzpumpendienstes (i.d.R. durch die Anästhesie).
  - *Technische Voraussetzungen:*
    - Verwendung von Rückschlagventilen zur Vermeidung unbeabsichter Bolusapplikationen.
    - Bolusdosis (i.d.R. Piritramid 1–2mg i.v.).
    - Intervallsperre (sog. Lock-out-Zeit) 5–10 Minuten, an der Anschlagzeit des Analgetikums orientierend.
    - Dosislimit = Begrenzung der Gesamtdosis für definierte Zeiträume.

Nichtmedikamentöse Verfahren

◘ *Hinweis:* Den nichtmedikamentösen Verfahren kommt in der akuten posttraumatischen oder postoperativen Schmerzbehandlung lediglich ein adjuvanter Stellenwert zu.

- ▶ **Kälteapplikation:**
  - *Konventionelle externe Kälteanwendung* als antiödematöse und analgetische Therapie.
  - *Kryosonden:* Blockade einzelner Nerven durch Kälteapplikation über eine Sonde.
- ▶ **Gegenirritationsverfahren:** Transkutane elektrische Nervenstimulation (TENS).

Standards für die Allgemeinstation

- ▶ **Allgemeine Informationen** s. Tab. 9.

12.3 Schmerztherapie

Tabelle 9

Wirkstoff	Dosierung		
	oral	i.v.	Dauerinfusion
Tramadol	50–100mg alle 4h	25–50mg alle 15min	300–600mg/24h
Metamizol	0,5–1g alle 4h	0,5–1g als Bolus	4–6g/24h
Acetylsalizylsäure (ASS)	0,5–1g alle 4h	0,5–1g als Kurzinfusion	4–6g/24h
Paracetamol	0,5–1g alle 4h (auch als Supp.)		
Piritramid		3,75–7,5mg, ggf. nach 10min wiederholen	

- **Stufenplan – *orale* Therapie:**
  1. *Stufe:* Tramadol 50–100mg alle 4h.
  2. *Stufe:* Metamizol 0,5–1g alle 4h.
  3. *Stufe:* Kombination von 1. und 2. Stufe.
  4. *Stufe:* Wechsel auf parenterale Therapie (s. u.).
- **Stufenplan – *parenterale* (i.v.) Therapie:**
  Initial Tramadol 25–50mg als Bolus, ggf. wiederholen.
  1. *Stufe:* Tramadol-Dauerinfusion 400–600mg/24h.
  2. *Stufe:* 1. Stufe + Metamizol 4–6g/24h.
  3. *Stufe:* Wechsel auf andere Verfahren ggf. nach Rücksprache mit dem Schmerzdienst.

12.4 Thromboembolieprophylaxe

Allgemeine Prinzipien

- **Nicht medikamentös:**
  - Frühzeitige Mobilisation.
  - Kompressionsstrumpf (Antithrombosestrümpfe = AT-Strümpfe).
- **Medikamentös** (s. u.).

Allgemeine Indikationen zur Thromboembolieprophylaxe

- Eine perioperative Thromboembolieprophylaxe ist bei allen hospitalisierten Patienten indiziert, sowie auch bei ambulanten Operationen, die mit einer längeren Liegezeit verbunden sind. Ausnahme: Kleinere Eingriffe an den Extremitäten, oberflächliche Operationen am Rumpf.
- Immobilisation, nach Traumen, bei kardiovaskulären Erkrankungen.
- Rezidivprophylaxe nach Lungenembolie.
- Prophylaxe der arteriellen Thrombose (und damit des arteriellen Verschlusses) nach Eingriffen und Anastomosen an kleinen Arterien und nach Arterienersatz mit Kunststoff.
- Rezidivprophylaxe nach arterieller Embolektomie.

Heparine

- **Wirkungsmechanismus:**
  - Inhibition mehrerer plasmatischer Gerinnungsfaktoren, v. a. F X und F II.
  - Kofaktor von Antithrombin III.
  - In hohen Dosen auch Hemmung der Thrombozytenaggregation und -adhäsion sowie fibrinolytische Komponente.
- **Wirkung:** Gerinnungshemmung (Inhibition der plasmatischen Gerinnung).
- **Unerwünschte Wirkungen:** Heparinallergie, Pruritus, Urtikaria, Bronchospasmus, heparininduzierte Thrombopenie, Blutungen (v.a. high-dose-Heparinisierung), Transaminasen-, Lipase- und LDH-Erhöhung, reversible Alopezie, Kopf- und Gliederschmerzen, Osteoporose (bei längerer Anwendung).
- **Präparate:**
  - *Unfraktioniertes* Heparin (z. B. Calciparin, Liquemin N).
  - *Fraktioniertes* (= niedermolekulares) Heparin (z. B. Fragmin, Fraxiparin, Mono Embolex NM, Sandoparin): Aufgrund längerer Halbwertszeit einmalige Tagesgabe ausreichend. Weniger unerwünschte Wirkungen, jedoch höhere Kosten gegenüber unfraktioniertem Heparin; teilweise nur im operativen Bereich zugelassen.
- **Indikationen:**
  - *Prophylaktische Heparinisierung (low-dose):* Erhöhtes Risiko thromboembolischer Ereignisse bei Immobilisation, nach Operationen oder Traumen, bei kardiovaskulären Erkrankungen.
  - *Therapeutische Heparinisierung (high-dose):* Thromboembolische Erkrankungen, extrakorporale Blutzirkulation (z. B. Dialyse).
- **Kontraindikationen:** Manifeste Blutung oder Blutungsneigung.
- **Dosierung:**
  - *Prophylaktische Heparinisierung (low-dose):*
    - Unfraktioniertes Heparin: z. B. 2×7500 IE/d s.c.
    - Fraktioniertes (= niedermolekulares) Heparin: z. B. 1×5000 IE/d s.c.

12.4 Thromboembolieprophylaxe

- *Therapeutische Heparinisierung (high-dose):*
  - Subkutane Applikation: Initialdosis 2 × 12500–15000IE s.c., dann nach PTT (s. u.).
  - Intravenöse Applikation: Initial Bolusgabe von 5000IE i.v., dann kontinuierliche Applikation über Perfusor, z. B. 25000IE/50ml (= 500IE/ml) mit zunächst 2–2,5ml/h, dann nach PTT (s. u.).
- **Therapieüberwachung, Dosisstcucrung:** Bestimmung der *PTT (partielle Thromboplastinzeit)*. Bestimmung 6 Stunden nach Beginn der therapeutischen Heparinisierung, dann 1–2mal täglich.
  - *Normbereich der PTT:* 17–24 Sekunden.
  - *Therapeutischer Bereich:* 1,5–2,5fache Verlängerung.
- **Antagonisierung:**
  - *Indikation:* z. B. bei Blutungen.
  - *Substanzen:*
    - Protaminchlorid (z. B. Protamin-Roche 1000, 5 ml/Amp.).
    - Protaminsulfat (z. B. Protaminsulfat Novo Nordisk 100 mg/10 ml/Amp.).
  - *Dosierung:* 1ml Protamin inaktiviert 1000IE unfraktioniertes Heparin. Da die zu antagonisierende Heparinmenge häufig schwer abzuschätzen ist, erfolgt zunächst die Gabe von 5ml Protamin und anschließende PTT-Kontrolle.
  - *Nebenwirkungen:* Allergische Reaktionen.

Kumarinderivate

- **Wirkungsmechanismus:** Vitamin-K-Antagonismus, dadurch verminderte Synthese der abhängigen Gerinnungsfaktoren II, VII, IX und X (sowie Protein C und S) in der Leber.
- **Wirkung:** Gerinnungshemmung.
- **Unerwünschte Wirkungen:** Blutungen, Appetitlosigkeit, Übelkeit, Diarrhö, Hautnekrosen, Urtikaria, Dermatitis, reversible Alopezie, Transaminasenerhöhung.

  Beachte: Wechselwirkungen mit einer Vielzahl anderer Substanzen und Pharmaka möglich!

- **Präparat:** z. B. Phenprocoumon (Marcumar) 3mg/Tbl.; HWZ ca. 6 Tage.
- **Indikation:** Erforderliche Langzeitantikoagulation bei Erkrankungen mit erhöhtem Risiko thromboembolischer Ereignisse.
- **Kontraindikationen:** Wie bei therapeutischer Heparinisierung.

  Beachte: Vor Beginn einer oralen Antikoagulantientherapie muss der Patient über Risiken und mögliche unerwünschte Wirkungen detailliert aufgeklärt werden!

- **Dosierung:** Richtet sich nach der Grunderkrankung und orientiert sich am Quick-Wert (s. u.). Beginn der Behandlung überlappend zu der meistens vorangehenden Heparintherapie, die bis zum Erreichen des therapeutischen Quick-Bereichs fortgeführt wird. Initialdosis von Phenprocoumon (Marcumar) bei einem Ausgangs-Quickwert von 100%:
  - 1. Tag: 4 Tbl. = 12mg.
  - 2. Tag: 2 Tbl. = 6mg.
  - 3. Tag und folgende: Dosierung nach Quick-Wert, Erhaltungsdosis meist ½–1½Tbl. täglich (Einnahme abends). Verlängerung der Quick-Kontrollintervalle nach Erreichen des therapeutischen Wertes (z. B. 14-tägige Bestimmung).

12.4 Thromboembolieprophylaxe

- **Therapieüberwachung, Dosissteuerung:**
  - *Quick-Wert (Thromboplastinzeit, TPZ):* Maß für das „extrinsic system" der Gerinnung.
    - Normbereich: 70–100 %.
    - Therapeutischer Bereich 15–25 %.
    - Beachte: Unterschiedliche therapeutische Bereiche durch unterschiedliche Quick-Reagenzien.
  - *INR (International Normalized Ratio):* Internationaler WHO-Standard, der einen Vergleich therapeutischer Bereiche und Messergebnisse ermöglicht. Entspricht die Empfindlichkeit des Thromboplastins (z. B. Thromborel S) bei der Quick-Bestimmung in etwa der des Referenzthromboplastins, können die Werte entsprechend Tab. 10 einander zugeordnet werden.

Tabelle 10 INR- und Quick-Werte im Vergleich (Quick-Reagenz = Thromborel S)

INR	Quick (%)	INR	Quick (%)	INR	Quick (%)
1,5	50	2,5	28	3,5	20
2,0	35	3,0	23	4,5	15

- **Vorgehen bei Überdosierung:** Therapiepause und tägliche Quick-Kontrollen bis zum Erreichen des therapeutischen Bereiches. Bei Quick < 10 % Gabe von Vitamin K (z. B. Konakion MM) 5–10 mg. Wirkungseintritt nach 8–12 Stunden.
- **Vorgehen bei bedrohlicher Blutung:** Gabe von PPSB oder 1–2 Einheiten Frischplasma; zusätzlich Vitamin K (z. B. Konakion MM) 10mg (= 1Amp.) langsam i.v.

Thrombozytenaggregationshemmer

- **Wirkungsmechanismus:** Hemmung der thrombozytären Zyklooxygenase.
- **Wirkung:** Gerinnungshemmung (Thrombozytenaggregationshemmung). Analgetikum, Antiphlogistikum und Antipyretikum
- **Unerwünschte Wirkungen:** Gastrointestinale Beschwerden, Ulzera, Blutungen, allergische Reaktionen, Bronchospasmus, Ekzeme, selten Thrombopenie.
- **Substanz:** Acetylsalicylsäure (z. B. ASS, Aspirin).
- **Indikationen:**
  - Koronare Herzkrankheit, Z.n. Myokardinfarkt, instabile Angina pectoris.
  - Z.n. ischämischem zerebralen Insult.
  - Arterielle Verschlusskrankheit, Z.n. gefäßchirurgischen Eingriffen.
- **Kontraindikationen:** Allergie, hämorrhagische Diathese, floride Magen-Darm-Ulzera, bekannter Bronchospasmus nach ASS-Einnahme, letztes Trimenon der Schwangerschaft.
- **Dosierung:** Bei Anwendung zur Thrombozytenaggregationshemmung 100–300mg/d p.o.

12.4 Thromboembolieprophylaxe

Praktisches Vorgehen

- **Perioperative Prophylaxe venöser Thrombosen:**
  - *Routineprophylaxe bei den meisten Patienten:* Fraktioniertes (= niedermolekulares) Heparin, 3000 oder 5000IE s.c. (bei Patienten mit Körpergewicht > 80kg Dosis verdoppeln). Erste Dosis am Vorabend der Operation, zweite Dosis nach der Operation, dann täglich eine Dosis bis zur vollständigen Mobilisation.
  - *Nach großen Operationen und/oder bei Intensivpatienten* i.v.-Applikation von Heparin, vorzugsweise als Dauerinfusion mit Perfusor wegen der Möglichkeit der raschen Dosisanpassung.
  - *Patienten unter Kumarin-Therapie:*
    - Wenn verantwortbar, Kumarin präoperativ absetzen, Quick auf über 50 steigen lassen, perioperative Gabe von fraktioniertem Heparin wie beschrieben.
    - Wenn die Antikoagulation nicht unterbrochen werden darf: Ersatz der Kumarin-Therapie durch eine i.v.-Heparin-Therapie, bis die Drainagen kein Blut mehr fördern, dann wieder Übergang auf Kumarin.
  - *Patienten unter Therapie mit Thrombozytenaggregationshemmern:* Keine zusätzliche perioperative Heparingabe. Einsetzen des fraktionierten Heparins 1–2 Tage postoperativ, wenn die Drainagen nicht vermehrt Blut fördern.

12.5 Prinzipien der Nachbehandlung

Allgemein
➤ Die Nachbehandlung beginnt unmittelbar nachdem die Entscheidung zur konservativen Behandlung getroffen ist bzw. nachdem die operativen Maßnahmen durchgeführt sind. Ziel ist immer eine funktionelle Nachbehandlung.

Funktionelle Nachbehandlung
➤ Voraussetzung: Übungsstabilität der Osteosynthese.
➤ Bei komplizierter Weichteilsituation muss die frühfunktionelle Nachbehandlung u.U. aus der Schiene heraus durchgeführt werden (Entlastung bzw. Teilbelastung der betroffenen Gliedmaße).

Drainagen
➤ Mit Abschluss der Operation wird in der Regel in die Wunde eine Drainage eingelegt, die nach 24 Stunden (intraartikulär) bzw. 48 Stunden entfernt wird.

Verbände
➤ **Schienenverbände:**
  - In der Notaufnahme angelegte Schienenverbände werden in jedem Fall noch vor Eintritt in den Operationssaal entfernt. Wird postoperativ ein weiterer Schienenverband erforderlich, so ist dieser neu anzulegen!
  - Ziel der Operationen ist es, auf Schienenverbände generell zu verzichten. Sollte er zur besseren Wundheilung aufgrund ausgedehnter Schwellneigung dennoch erforderlich sein, dann muss die postoperative Ruhigstellung auf ein Minimum reduziert werden und die funktionellen passiven Bewegungsübungen sollen vorsichtig aus dem Verband heraus durchgeführt werden.
➤ **Steriler Wundverband im Operationssaal** (Wattekompressionsverband):
  - *Aufbau:* Drainage, sterile Verbandskompressen, Watte, elastische Zweizugbinden.
  - *Funktion:* Durch die Watte wird eine gleichmäßige Verteilung des Druckes der elastischen Wicklung erzielt (kein Einschneiden!).
➤ **Verbandswechsel:**
  - *Erster postoperativer Verbandswechsel nach 48 Stunden:* In der Regel wird erneut ein Wattekompressionsverband angelegt (*Ausnahme:* Kleinere Eingriffe → hier ist meist ein Pflaster in Kombination mit elastischer Wicklung bzw. Kompressionsstrumpf ausreichend).
  - *Weitere Verbandswechsel:* Einfacher *Pflasterverband* kombiniert mit elastischer Wicklung bzw. an den Beinen Anlage eines Kompressionsstrumpfes.

12.5 Prinzipien der Nachbehandlung

Lagerung

- **Prinzipiell Hochlagerung der operierten Gliedmaße** (über Herzhöhe!)
  - Einfaches Kissen.
  - Spezielle Lagerungsschienen (*cave* Druckstellen, insbesondere bei Sprunggelenkverrenkungsbrüchen und Fersenbeinbrüchen unter Verwendung der Braun'schen Schiene).
- **CPM:**
  - *Prinzip:* Kontinuierliche passive Bewegung mittels Motorschiene.
  - *Vorteile:*
    - Bewegung eines Gelenkes bereits in der Frühphase möglich.
    - Günstiger Einfluss durch langsame Bewegung, die Muskulatur bleibt über weite Bewegungsausmaße entspannt.

Mobilisation

- **Ziel** ist die möglichst frühzeitige Mobilisation des Patienten!
- **Dabei zu berücksichtigen** sind das Alter des Patienten, der Allgemeinzustand, der Schweregrad der Verletzungen insgesamt sowie das lokale Verletzungsmuster.

12.6 Physiotherapie und Rehabilitation

Ziele und die hierfür zur Verfügung stehenden Maßnahmen

- **Schmerzlinderung:** Eis, heiße Packungen, Lagerung, Entlastungsstellungen, Traktion, Querfriktion, unterstütztes Bewegen, Entspannungstechniken, Elektrotherapie.
- **Entlastung:** Lagerung im Bett, Schlingentisch, Krankengymnastik im Bewegungsbad, Rückenschule, Brüggertherapie, Entlastungsstellungen.
- **Mobilisation:** Manuelle Therapie, Querfriktion, Muskeldehnung, isoliertes Bewegen einzelner Gelenke ohne weiterlaufende Bewegung, Klapp'sches Kriechen, Vojta, FBL (Funktionelle Bewegungslehre nach Klein-Vogelbach).
- **Kräftigung und Stabilisation:** PNF (propriozeptive neuromuskuläre Fazilitation), FBL (s.o.), dynamische/konzentrische/exzentrische Muskelarbeit, Spannungsübungen, medizinische Trainingstherapie, Hydrotherapie, Stemmführung von Brunkow, Bobath, Klapp'sches Kriechen, Elektrotherapie.
- **Koordinationsschulung:** Dynamisch konzentrisch bzw. exzentrisches Üben mit Variationen: Rhythmus, Tempo, Geräte. Gleichgewichtsübungen, z.B. auf Pezziball oder Schaukelbrett, PNF (s.o.), FBL (s.o.), Vojta, Hydrotherapie.

Propriozeptive neuromuskuläre Fazilitation (PNF)

- **Prinzip:** Stimulation und Kräftigung der Muskulatur durch komplexe Bewegungsmuster unter Ausnutzung propriozeptiver Leitungswege.
- **Ziele:** Normalisierung des Muskeltonus, Verbesserung koordinativer Fähigkeiten, Abbau pathologischer Bewegungsmuster, Muskeldehnung, Muskelkräftigung.

Vojta-Therapie

- **Prinzip:** Bahnungssystem auf entwicklungsphysiologischer Grundlage mit einem Zusammenspiel von automatischer Steuerung der Körperlage im Raum, charakteristischen Aufrichtungsmechanismen, zielgerichteter phasischer Motorik hin zu Koordinationskomplexen (Reflexkriechen, Reflexumdrehen). Die Auslösung erfolgt durch adäquate Periost- und Muskeldehnreize über genau definierte Zonen an Extremitäten und Rumpf.
- **Indikationen:** Jede Störung im neuromuskulären Gefüge, wie z.B. bei Morbus Bechterew, Morbus Scheuermann, Skoliose bzw. bei Kindern Schiefhals, Hüftdysplasie oder Spina bifida.

Bobath-Therapie

- **Prinzip, Ziele:** Verbesserung der Koordination des Bewegungsablaufes, Hemmung von pathologischen Haltungsmustern und Bewegungen durch Tonusregulierung, Bahnung von normalen Stell- und Gleichgewichtsreaktionen. Über Schlüsselpunkte an der Wirbelsäule und den großen Extremitätengelenken wird die Therapie eingeleitet (wichtig ist die Kooperation mit Ergotherapeuten).
- **Indikationen:** ZNS-Störungen bei Kindern und Erwachsenen.

Funktionelle Bewegungslehre nach Klein-Vogelbach (FBL)

- **Prinzip, Ziele:** Vermittlung der exakten Beobachtung von Statik und Bewegung, um Koordination, Mobilisation, Kräftigung zu erreichen.
- **Techniken:** Reaktives Üben, provozierte Gleichgewichtsreaktionen, spezifische therapeutische Übungen mit und ohne Pezziball, Ganganalyse und Gangschulung.

12.6 Physiotherapie und Rehabilitation

Funktionsanalyse und Therapie nach Brügger
- **Prinzip:** Zentral-nervös gesteuerte reflektorische Veränderungen des Bewegungsapparates bewirken schmerzhafte Funktionsbehinderungen.
- Detektion von Überlastungstellen durch spezielle Befunderhebung.
- Verhinderung von Überlastungssyndromen durch kurzfristige symptomatische Therapie.

Stemmführung nach Brunkow
- **Prinzip:** Die Dorsalextension von Händen oder Füßen bewirkt eine Stemmaktivität und wird über die Muskelketten des gesamten Körpers dorsal und ventral fortgeleitet. Die dynamische Stabilisation der Muskeln erfolgt durch die antagonistische Muskelaktivität.
- **Ziele:** Kräftigung und Koordination.

Klapp'sches Kriechen
- **Prinzip:** Aktive Übungen für den Rumpf im Vierfüßlerstand.
- **Ziel:** Korrektur, Mobilisation und Kräftigung der Rumpfmuskulatur.

Medizinische Trainingstherapie
- **Prinzip:** Aktive Übungen als Kraft-Ausdauer-Training.
- **Techniken:**
  - Individuelle Ermittlung des Bedarfes an Kraft und Ausdauer.
  - Gezieltes Aufbautraining ohne bzw. mit Gerät.
  - Dehnen verkürzter Muskulatur.
  - Kräftigen entsprechender Antagonisten.
  - Anleitung zum Eigentraining.

Querfriktion
- **Prinzip, Ziele:** Verhindern und Lösen von posttraumatischen Verklebungen (Mobilisation). Schmerzreduzierende Behandlung auf genau lokalisierten Strukturen.
- **Technik:** Je nach Schmerzempfinden Einsatz von ausreichender Amplitude und ausreichendem Druck mit dem Finger. Die zu behandelnde Struktur wird quer zu ihrem Faserverlauf bewegt.

Schlingentisch
- **Prinzip:** Schwerelose Aufhängung einzelner Extremitäten bis hin zur Ganzkörperaufhängung (evtl. Erschwerung oder Erleichterung bestimmter Bewegungen durch Gewichte oder Expander).
- **Ziele:** Stabilisation statisch, dynamisch konzentrisch und dynamisch-exzentrisch, Schmerzlinderung, Entlastung, Dehnlagerung, Mobilisation.

Rückenschule
- **Prinzip, Ziele:** Prävention und Rehabilitation von Schäden der Wirbelsäule, Erlernen von rückenschonendem Verhalten für alle Alltagssituationen.

Muskeldehnung und Detonisierung
- **Passiv:** Detonisierende Massage, Querdehnen, Querdehnung unter leichter Bewegung im Muskelverlauf, Längsdehnen, Dehnlagerung, Schlingentisch (s. o.), Eispackungen (s. S 84), Wärmepackungen (s. S. 84).

12.6 Physiotherapie und Rehabilitation

> **Aktiv:** Über Aktivität der Antagonisten, über Ermüden durch Aktivität des Agonisten, postisometrische Relaxation, Entspannungstechnik nach PNF (s. S. 80).

Postoperative Prophylaxe-Maßnahmen bei bettlägerigen Patienten

> **Allgemein:** Der Behandlungsaufbau muss sich individuell am Krankheitsbild und an der Belastungsfähigkeit des einzelnen Patienten orientieren.
> **Spezielle Maßnahmen:**
> - *Pneumonieprophylaxe:* Atemtherapie, Giebelrohr, Klopfungen, Abklatschen mit Franzbranntwein.
> - *Thromboseprophylaxe:* Langsames Bewegen der Füße, Antithrombosestrumpf, ggf. Wickeln der Beine.
> - *Spitzfußprophylaxe:* Fuß in Null-Stellung lagern, Fußbewegungsübungen.
> - *Kontrakturprophylaxe:* Lagerung der Gelenke in Null-Stellung (*cave* Knierolle führt zur Hüftbeugekontraktur!), alle 3–4h Lageänderung.
> - *Muskelatrophien-Prophylaxe:* Anleitung der Patienten zu selbstständigen Übungen mit z. B. Hanteln, Expander.
> - *Dekubitusprophylaxe:* Regelmäßige Lagerungswechsel, Unterpolsterungen, an Knochenvorsprüngen Verbesserung der Durchblutung durch Abreiben mit Eiswürfeln.

Gangschule

> **Indikation:** Alle Patienten mit Störungen am Bewegungsapparat, nach OP an den unteren Gliedmaßen und der Wirbelsäule.
> **Ziele:** Abbau pathologischer Bewegungsmuster, Verhinderung einer Überlastung benachbarter Gelenke, Vermeidung einer zu starken Belastung der betroffenen Gliedmaße.
> **Technik:**
> - *Hilfsmittel:* Gehwagen, Rollator, Unterarmgehstützen, Handstock.
> - *Gangarten:* Schongang, Dreipunktegang, Vierpunktegang.

Manuelle Therapie

> **Prinzip:** Diagnostische und therapeutische (Hand-)Grifftechniken bei Hypomobilität an Wirbelsäule und Extremitätengelenken.
> **Indikation:** Im Vordergrund steht die Blockierung im Sinne einer reversibel gestörten Funktion eines Gelenkes im Sinne einer Bewegungseinschränkung.
> **Techniken:** Entspannung der dem blockierten Gelenk zugeordneten Muskulatur durch langsame Quer- oder Längsdehnung.
> **Ziele:** Freie schmerzlose Beweglichkeit, verbesserte Gelenkbeweglichkeit.

Mobilisationstechniken

> **Prinzip:** Traktion, Gleiten im Sinne einer sanften Mobilisierung des distalen Gelenkpartners mit gleichzeitiger Entspannung und Dehnung der dazugehörigen Muskulatur.
> **Technik:** Aktive, isometrische Muskelanspannung gegen Widerstand des Therapeuten, in der Relaxationsphase passives Bewegen des Gelenkes in die entgegengesetzte eingeschränkte Richtung.

12.6 Physiotherapie und Rehabilitation

Elektrotherapie

- **Galvanischer Strom:**
  - *Applikationsformen:* Iontophorese, 4-Zellenbad, Stangerbad.
  - *Wirkung:* Hyperämisierend, analgetisch, antiphlogistisch.
  - *Cave:* Bei hoher Stromdichte und zu kleinen Elektroden besteht Verbrennungsgefahr!
- **Iontophorese:**
  - *Definition, Prinzip:* Nutzung konstanten galvanischen Gleichstromes zur transkutanen Applikation von ionisierten oder undissoziierten Wirkstoffen.
  - *Wirkung:* Hyperämisierend, analgetisch, antiphlogistisch.
- **Faradayscher Strom:**
  - *Definition, Prinzip:* Therapeutische Anwendung niederfrequenter Reizströme (Dreieckimpulsströme).
  - *Wirkung:* Reizung quergestreifter Muskulatur.
- **Exponentialstrom:**
  - *Prinzip:* Selektive Reizung denervierter Muskulatur in gesunder umgebender Muskulatur, Begrenzung der Atrophie während Nervenregenerationsphase, Bahnung von funktionellen Bewegungsabläufen bei gestörter Restfunktion.
- **Diadynamische Ströme:**
  - *Definition, Prinzip:* Reizströme mit Gleichstrom und Impulsstromanteilen.
  - *Wirkung:* Analgetisch, hyperämisierend.
  - *Anwendung:* Ultrareizstrom, Schwellstromstimulation.
- **Transkutane elektrische Nervenstimulation (TENS):**
  - *Definition, Prinzip:* Nach elektrischer Reizung eines Nerven wird eine Weiterleitung des Schmerzes verhindert.
  - *Wirkung:* Analgetisch (Anwendung bei chronischen Schmerzen).
- **Interferenzstrom nach Nemec:**
  - *Definition, Prinzip:* Nutzung zweier sich kreuzender Stromkreise mit differierenden Wechselströmen zur Erzeugung endogen wirksamer Schwingungen.
  - *Wirkung:* Analgetisch, hyperämisierend, resorptionsfördernd, tiefliegende Gewebeschichten werden ohne Hautreizung erreicht.
- **Hochfrequenzstrom:**
  - *Definition, Prinzip:* Erzeugung elektromagnetischer Felder, Tiefenwirkung der Wärme (Diathermie).
  - *Wirkung:* Hyperämisierend, analgetisch, Muskelrelaxation und Stoffwechselsteigerung.

Ultraschall

- **Prinzip:** Kombination von mechanischer Vibrationswirkung und thermischer Wirkung mit Vasodilatation. Eindringtiefe bis ca. 8cm.
- **Wirkung:** Analgesierend, permeabilitätssteigernd, hyperämisierend und muskelrelaxierend.

12.6 Physiotherapie und Rehabilitation

Massage

- ▶ **Formen:**
  - *Klassische Massage:* Streichung, Knetung, Zirkelung, Klopfen, Klatschen, Hautreizgriffe, Erschütterung, Vibration.
  - *Reflexzonenmassage:* Nutzung des kutiviszeralen Reflexbogens.
  - *Bindegewebsmassage:* Zugreiz auf subkutanes und interstitielles Bindegewebe.
  - *Manuelle Lymphdrainage:* Ausstreichungen und intermittierende Drückungen mit dem Ziel, den Abfluss von Gewebeflüssigkeit und Lymphe anzuregen bzw. zu verbessern.
  - *Unterwasserdruckstrahlmassage:* Mechanische Wirkung durch Wasserstrahl (1–1,8bar).
- ▶ **Kontraindikationen:** Akute oder chronische Entzündungsprozesse, frische Operationsnarben, offene Wunden, frische Hämatome, frischer Herzinfarkt, Antikoagulantientherapie, hoch fieberhafte Erkrankungen.

Hydrotherapie

- ▶ **Prinzip:** Anwendungen von kaltem bzw. warmem Wasser in verschiedenen Aggregatzuständen.
- ▶ **Beispiele:** Kneipp-Anwendungen, Kneipp-Güsse, Teilbäder, Abreibungen, Bürstungen, Abklatschungen, Wickel, Bewegungstherapie im 28–33 °C warmen Wasser (v.a. bei der Bewegungstherapie erlebt der Patient, dass er sich bei reduzierter Belastung normal bzw. mit weniger Schmerzen bewegen kann).
- ▶ **Wirkungsfaktoren:**
  - *Hydrostatischer Druck* → gleichmäßige Kompression.
  - *Auftrieb* → Entlastung und Schmerzreduktion.
  - *Reibungswiderstand* → Kräftigung der Muskulatur.

Kryotherapie

- ▶ **Prinzip:** Lokale Anwendungen von Eis zu therapeutischen Zwecken.
- ▶ **Wirkung:**
  - *Gefäße:* Vasokonstriktion für 2–3min mit anschließender Hyperämie.
  - *Atmung:* Erhöhung von Ventilation, Frequenz und Atembreite.
  - *Nerven:* Tonusreduktion bei Spastik.
  - *Muskulatur:* Kurzzeitig tonisierende Wirkung.
  - *Schmerzempfindung:* Örtlich deutliche Schmerzreduktion.
- ▶ **Applikationsformen:** Eisbeutel, Silikatkompresse (Kryopack), Frottierhandtuchtechnik, Eistauchbad, Ganzkörperkältetherapie.
- ▶ **Kontraindikationen:** Trophische Störungen, Kälteüberempfindlichkeit, offene Wunden, Nieren- und Blasenentzündungen.

Thermotherapie

- ▶ **Prinzip:** Anwendung von Wärme (*cave* nur die oberen Gewebeschichten bis etwa 3cm werden erreicht, für tiefere Strukturen ist die Elektrotherapie erforderlich s. S. 83).
- ▶ **Wirkung:** Nozizeptorenhemmung, lokale Hyperämie mit Verbesserung der Trophik, Vasodilatation, Stoffwechselsteigerung, Detonisierung der Muskulatur.
- ▶ **Applikationsformen:** Heiße Rolle, feucht-heiße Kompressen, Moor, Schlamm, Fango, Infrarot-Lichtbogen.

12.6 Physiotherapie und Rehabilitation

Ergotherapie

- **Prinzip:** Erhaltung, Wiederherstellung und Kompensation von notwendigen Bewegungsabläufen zur Wiedererlangung der Selbstständigkeit.
- **Methoden:** Einsatz von Beschäftigungs- und Arbeitstherapie, Funktionstraining mittels handwerklicher Techniken und funktionellem Spielen, Selbsthilfetraining, Hilfsmittelversorgung, Kompensationstraining, Arbeitsplatztraining.
- **Behandlungsziele:** Gelenkmobilisation, Kontrakturprophylaxe, Kräftigung der Muskulatur, Verhindern von Muskelatrophien, Erzielen von Selbstständigkeit.

Rehabilitationsmaßnahmen

- **Ambulante Nachbehandlung:**
  - Verordnung durch den niedergelassenen Facharzt oder den Hausarzt.
  - Begrenzte Intensität, in der Regel max. 3×20 Minuten pro Woche möglich.
- **Ambulante Rehabilitationsmaßnahme:**
  - Bei bestimmten Indikationen mit fachärztlicher Begründung.
  - 5mal mehrere Stunden pro Woche möglich.
- **Erweiterte angewandte Physiotherapie (EAP):**
  - BG-Heilverfahren.
  - 5mal mehrere Stunden pro Woche.
  - 14-tägige Funktionskontrolle durch den D-Arzt.
- **Anschlussheilbehandlungsmaßnahme (AHB):** Stationäres Verfahren, Kostenträger ist der Rentenversicherer.
- **Berufsgenossenschaftliche Stationäre Weiterbehandlung (BGSW):** BG-Heilverfahren in speziellen anerkannten Häusern.
- **Geriatrisch:** Frührehabilitation, stationäre Weiterbehandlung.

12.7 Transfusionstherapie

Indikation

➤ **Akuter Mangel an Blutbestandteilen** mit der Gefahr der Unterversorgung lebenswichtiger Organe sowie des Auftretens von Gerinnungsstörungen.
➤ **Unterschreitung kritischer Schwellenwerte:**
  1. *Hämoglobin und Hämatokrit → Erythrozyten-Konzentrate:*
     - Kinder: Hb 6g/dl.
     - Erwachsene: 8g/dl.
     - Ältere Patienten: ≥ 10g/dl.
  ◘ *Cave Einflussfaktoren auf den Schwellenwert:*
     - Guter körperlicher Trainingzustand → Schwellenwert ↓.
     - Risikofaktoren wie koronare Herzkrankheit, Myokardinfarkt, zerebrale Durchblutungsstörungen → Schwellenwert ↑.
  2. *Thrombozytenzahl und der Thromboplastinzeit (Quick) → Thrombozyten-Konzentrate:*
     - Thrombozytenzahl < 50000/µl bei ungestörter Thrombozytenfunktion.
     - Thromboplastinzeit < 30%.

Rechtliche Aspekte

➤ **Zustimmungspflicht:** Die Transfusion von Fremdblut stellt einen ärztlichen Eingriff dar, der der Zustimmung des Patienten bedarf.
➤ **Aufklärungspflicht über:**
  – *Mögliche Alternativen* einer homologen Bluttransfusion (siehe unten).
  – *Risiken:*
     - Infektions-Übertragungsrisiko: HIV (1:100000–1:3Mio); Hepatitis B (1:500–1:5000); Hepatitis C (1:50–1:500); andere Erreger (Zytomegalie und Epstein-Barr-Virus).
     - Unverträglichkeit und allergische Reaktionen.
     - Immundepression.
◘ **Achtung:** Die Transfusion von Fremdblut ist ärztliche Aufgabe und nicht delegierbar!

Labordiagnostik

◘ **Cave:** Für die Übereinstimmung von Blutprobe und Patientendaten ist der die Probe entnehmende Arzt verantwortlich! Dies gilt auch und insbesondere für vom Notarzt bereits am Unfallort oder im Notarztwagen entnommene Blutproben → genaue Kennzeichnung beim Massenunfall!
➤ **Blutgruppenbestimmung:** 10ml Nativblut → ABO, Rhesusfaktor und Antikörpersuchtest.
➤ **Kreuzprobe:** 10ml Nativblut → Durchführung der Verträglichkeitsuntersuchungen. Die Gültigkeitsdauer einer Kreuzprobe ist wegen möglicher Antikörperbildung auf 72 Stunden begrenzt.

Durchführung der Transfusion

➤ **Vorbereitung:**
  1. Kontrolle der Identität des Patienten.
  2. Überprüfung der Übereinstimmung mit dem auf der Konserve aufgedruckten *Namen, Vornamen und Geburtsdatum des Empfängers*.
  3. Kontrolle der Konserve: Verfallsdatum und Unversehrtheit.
  4. Durchführung des Bedside-Tests:

12.7 Transfusionstherapie

- Bei der *ersten* Konserve Blutentnahme beim Patienten und aus der Konserve (Abfüllschlauch) und Bedside-Tests vollständig durchführen. Den Testtropfen jeweils mit physiologischer Kochsalzlösung verdünnen.
- Bei weiteren Transfusionen beim selben Patienten muss nur noch das Konservenblut getestet werden.

➤ **Transfusion** der auf Raumtemperatur erwärmten Konserve. Während der ersten 5 Minuten der zügig einlaufenden Transfusion muss der Arzt anwesend sein und die Transfusion überwachen, danach ist die regelmäßige Überwachung durch den Pflegedienst bei unauffälligem Verlauf ausreichend.

◎ *Notfall-Transfusion:* Hier ist auch die Transfusion von Fremdblut ohne vorherige Kreuzprobe erlaubt. Verwendet werden Konserven der *Blutgruppe 0 Rh negativ*. Dabei ist die vitale Indikation entscheidend, die Nachteile des höheren Transfusionsrisikos (Unverträglichkeitsreaktion) sind von sekundärer Bedeutung.

◎ *Massiv-Transfusion:*
- *Definition:* Innerhalb von 24h wird mehr als das 1,5fache des körpereigenen Blutvolumens transfundiert.
- *Erythrozyten:*
  ◎ *Achtung:* Wenn Blutgruppen-ungleiches, aber kompatibles Blut transfundiert werden muss (z. B. 0 Rh$^-$), muss unbedingt *vorher Blut für die Blutgruppenbestimmung* (und Kreuzblut) abgenommen werden!
  - Möglichst frisches Blut verwenden (< 5 Tage alt).
  - Alle Konserven und Infusionen erwärmen; Auskühlung des Patienten verhindern (bei Hypothermie verstärkte Blutungsneigung).
- *Thrombozytensubstitution:* In der Regel indiziert ab der 10.–15. Konserve bzw. bei Thrombozytenabfall auf 75000–100000/µl (TK 1:1 infundieren, d. h. ein TK pro transfundiertem EK).
- *FFP-Gabe (meistens notwendig):*
  - Frühzeitig daran denken (das Auftauen kostet Zeit!).
  - Kriterien für FFP-Gabe: Quick und PTT sind mindestens auf das 1,5fache erhöht (Quick < 40 %, PTT > 60 sek) *oder* Fibrinogen < 0,75 g/l.
  - Vorgehen: Verhältnis FFP-Einheiten : EK = 1:3 bis 1:1.
- *Monitoring:* Engmaschige Laborkontrollen, EKG-Monitoring.
- *Mögliche Nebenwirkungen:* Verstärkte Blutungsneigung (meist Verdünnungsthrombopenie!).

Thrombozyten-Transfusion

➤ **Voraussetzungen – Kompatibilität:** AB0-identisch, möglichst auch Rhesus-D-kompatibel. Bei *wiederholten* Transfusionen auch HLA-kompatibel.

➤ **Dosierung:**
- Formel zur Abschätzung des minimalen Thrombozytenbedarfs:
  Dosis (Thrombozytenzahl) = gewünschter Konzentrationsanstieg ($\times\ 10^9$/l) $\times$ Blutvolumen (l) $\times$ 1,5. (→ Anzahl der Präparate = Dosis [Thrombozytenzahl] ÷ Thrombozyten pro Präparat).

◎ *Faustregel:* 6–8 Einzelspender-TK führen beim Erwachsenen in der Regel zu einem Anstieg der Thrombozyten um etwa 50000/µl bzw. *1 TK → die Thrombozyten steigen um 7000–10000/µl.*

12.7 Transfusionstherapie

Alternativen

- **Eigenblutspende:** Methode der Wahl bei allen planbaren Eingriffen mit voraussehbar größeren Blutverlusten > 500ml.
  - *Kontraindikationen:* Infektionen, akute Erkrankungen, Anämie, Herzerkrankung (Hauptstammstenose einer Koronararterie, Aortenstenose, dekompensierte Herzinsuffizienz, frischer Myokardinfarkt, kardiale Synkopen).
  - *Voraussetzungen:*
    - Planung des Operationstermins.
    - Festlegung der Anzahl der Eigenblutspenden sowie der Abnahmetermine.
    - Aufklärung und Zustimmung des Patienten.
  - *Vorgehen:* Je nach zu erwartendem Blutverlust werden präoperativ in wöchentlichen Abständen Einheiten von bis zu 500ml Blut abgenommen.
  - ◘ *Cave:* Erythrozytenkonzentrate sind nur 49 Tage haltbar!
- **Präoperative Hämodilution:**
  - *Indikation:* Einsparung von Fremdblut bei größeren zu erwartenden Blutverlusten.
  - *Kontraindikationen:*
    - Präoperativ niedriger Hämatokrit.
    - Sepsis, akute Infektionen.
    - Gerinnungsstörung (Quick < 60%, PTT > 60sek).
  - *Durchführung:* Entnahme autologen Vollbluts unmittelbar vor dem geplanten operativen Eingriff und Ersatz durch eine kolloidale oder kristalloide Lösung (= akute normovolämische Hämodilution [ANH]).
  - *Normovolämische Hämodilution:*
    - Ausgleich eines Blutverlustes bis zu 2000 ml durch unmittelbar präoperative Blutentnahme + Volumenausgleich durch die gleiche Menge einer kolloidalen Lösung.
    - Kontraindikationen: Siehe KI der Eigenblutspende.
  - *Grenzwerte – Abbruchkriterien:*
    - Herzgesunde Patienten: Hämatokrit 21%.
    - Bei kardiopulmonaler Vorerkrankung: Hämatokrit 30%
- **Intraoperative Möglichkeiten der Fremdbluteinsparung:**
  - *Maschinelle Autotransfusion („Cell-Saver"):*
    - Indikation: Blutverluste > 1000ml.
    - Kontraindikation: Septische Eingriffe, Tumorresektion und Eröffnung von Hohlorganen.

Mögliche Transfusions-Komplikationen

- **Hämolytische Sofortreaktionen:**
  - *Definition, Ursachen:* Systemische Reaktion während oder kurz nach der Transfusion von Erythrozyten, meist durch AB0-Inkompatibilität.
  - *Klinik:* Fröstheln, Fieber, Schweißausbruch, Kopfschmerzen, Tachykardie, Blutdruckabfall, Brust-, Bauch- oder Flankenschmerzen. *In Narkose* RR-Abfall, Hämoglobinurie, Blutungsneigung. In schweren Fällen Schock, disseminierte intravasale Gerinnung, Nierenversagen → Lebensgefahr!
  - *Therapie:* Transfusion stoppen, großzügige Volumensubstitution, hochdosiert Glukokortikoidgabe (z. B. 1g Prednisolon i.v.), Sauerstoff, ggf. Schocktherapie (evtl. Katecholamine, Beatmung).

12.7 Transfusionstherapie

- **Verzögerte hämolytische Reaktion:**
  - *Definition, Ursachen:* Tage nach der zunächst unauffälligen Übertragung von Erythrozyten systemische Reaktion.
  - *Klinik:* Fieber, Hämoglobinabfall, leichter Ikterus (selten Nierenversagen und tödliche Zwischenfälle).
  - *Therapie:* Symptomatisch; keine spezifischen Maßnahmen.
- **Allergische Reaktionen:**
  - *Anaphylaktische Reaktion:* Sofortreaktion in den ersten Minuten mit generalisiertem Flush, Quaddel-Bildung, Atemnot, Bronchospasmus, Blutdruckabfall, Tachykardie, Schock. → Therapie initial wie bei hämolytischer Sofortreaktion.
  - *Urtikarielle Transfusionsreaktion:* Meist lokal beschränkte Effloreszenzen, (selten generalisierte Urtikaria). Therapie: Bei generalisierter Urtikaria Transfusion abbrechen, Antihistaminika, Glukokortikoide (Prednisolon 50–125mg i.v.).
- **Febrile nicht-hämolytische Reaktionen:**
  - *Definition:* 30min–2h nach Transfusionsbeginn Anstieg der Körpertemperatur um mindestens 1 °C ohne Zeichen einer hämolytischen Reaktion oder anderer transfusionsbedingter Reaktionen.
  - *Klinik:* Plötzliches Kältegefühl (± Schüttelfrost), danach Fieber.
  - *Therapie:* Transfusion abbrechen.
- **Transfusions-assoziierte akute respiratorische Insuffizienz:**
  - *Definition, Ursachen:* Akut, unmittelbar während oder nach der Transfusion auftretende respiratorische Insuffizienz.
  - *Klinik:* Respiratorische Insuffizienz mit Lungenödem und pulmonalen Infiltraten; oft beatmungspflichtiger Zustand des Patienten.
  - *Therapie:* Symptomatische Therapie.
- **Posttransfusionelle Purpura:**
  - *Definition, Ursachen:* Etwa 5–10 Tage nach Transfusion einer plättchenhaltigen Konserve auftretende Thrombopenie durch Alloantikörper gegen Antigene auf Spender-Thrombozyten.
  - *Klinik:* Akute isolierte Thrombozytopenie mit oder ohne klinische Blutungsneigung, ggf. lebensbedrohliche hämorrhagische Diathese.
  - *Therapie:* Hochdosiert Immunglobuline (1g IgG/kg KG an zwei aufeinander folgenden Tagen als langsame Dauerinfusion).
- **Infektionen:** s. o. unter „Rechtliche Aspekte".

13.1 Schock (ICD-10: T79.4)

Definitionen

- **Schock:** Inadäquate Organperfusion und gestörte Gewebsoxygenierung infolge eines kompromittierten Kreislaufsystems.
- „Schocksyndrom": Akute zelluläre energetische Insuffizienz aufgrund anhaltender Diskrepanz zwischen O_2-Bedarf und -Angebot bzw. -Utilisation.

Traumarelevante Schockformen

- **Hypovolämischer Schock:**
  - *Hämorrhagisch:* Bei äußeren/inneren Blutungen (Schweregrad des Blutverlustes s. S. 12).
  - *Nicht-hämorrhagisch:* Bei massiven Flüssigkeitsverlusten, z. B. gastrointestinal (Erbrechen, Diarrhö), renal (Diabetes mellitus/insipidus, Diuretika, Polyurie nach akutem Nierenversagen), oder durch massive Plasmaverluste (z. B. Verbrennungen, Peritonitis, Ileus).
- **Kardiogener Schock:** Akutes myokardiales Pumpversagen. Ursachen des kardiogenen Schocks in der Traumatologie: Perikardtamponade nach Verletzungen des Myokards, Spannungspneumothorax, Herzkontusion mit myokardialer Ischämie oder Abriss von Herzklappen/Papillarmuskeln.
- **Neurogener Schock:** Eine traumatische Rückenmarkläsion kann durch Blockade der sympathischen Efferenzen zu einem Verlust der Vasomotorenfunktion und der β-adrenergen Innervation des Herzmuskels führen. Die periphere Vasodilatation führt zu einem venösen „pooling" und zu einer Reduktion der Vorlast mit konsekutiver Hypotonie. Der Verlust der kardialen sympathischen Innervation resultiert in einer Bradykardie bzw. einem fehlenden Anstieg der Herzfrequenz trotz Hypovolämie.
  - *Merke:* Neurogener Schock ≠ spinaler Schock. (Spinaler Schock: Posttraumatische akute schlaffe Lähmung und Verlust der Eigenreflexe unterhalb des verletzten Niveaus, s. S. 166).
- **Septischer Schock:** Durch bakterielle Endotoxine (Lipopolysaccharide) induziertes Versagen der Kreislaufregulation mit massiver Erniedrigung des peripheren Gefäßwiderstandes. Der septische Schock stellt die schwerste Form einer Sepsis dar und hat eine Mortalität von 50–70 %.
- *Merke:*
  - Für den schwerverletzten Patienten spielt der *hypovolämische* Schock in der Frühphase und der *septische* Schock in der Spätphase die wichtigste Rolle.
  - Ein isoliertes Schädel-Hirn-Trauma (SHT) führt *nie* zu einem (neurogenen) Schock! Bei Patienten mit Schocksymptomatik und SHT muss nach einer anderen Ursache des Schocks gesucht werden!

Klinische Symptomatik

- **Bei allen Schockformen Zeichen der inadäquaten Organperfusion:**
  - *Gehirn:* Angst, Unruhe, Verwirrtheit bis zur Somnolenz/Lethargie.
  - *Integument:* Kühle Peripherie, Kaltschweißigkeit, verzögerte kapilläre Füllung ($> 5s$).
  - *Niere:* Reduzierte Urinproduktion und Ausscheidung (ab 15–30 % Blutverlust) bis zur Anurie im schweren Schockzustand (Blutverlust $> 40\%$).

13.1 Schock (ICD-10: T79.4)

Diagnostisches Vorgehen

- **Klinische Untersuchung:**
  - *Merke:* „Schock" ist eine rein klinische Diagnose! Es gibt *keine* objektivierbaren Parameter oder Messgrößen (wie z. B. „Schockindex" oder Laktat-Wert im Serum), welche einen Schockzustand diagnostizieren. Die Diagnose „Schock" erfolgt *ausschließlich* durch die klinische Präsentation des Patienten und dessen Ansprechen auf therapeutische Maßnahmen wie z. B. Volumensubstitution.
  - *Hypovolämischer Schock:* Tachykardie (> 100/min.), verminderte Pulsdruckamplitude, Tachypnoe (> 20/min.), Hypotonie.
    - *Merke:* Ein Blutdruckabfall durch Hypovolämie erfolgt in der Regel erst ab einem Blutverlust > 30 % (> 1500ml bei 70kg KG). Jeder verletzte Patient mit kühler Peripherie und Tachykardie gilt als schockiert bis zum Beweis des Gegenteils!
  - *Kardiogener Schock:* Tachykardie, obere Einfluss-Stauung (gestaute Halsvenen, erhöhter ZVD > 12cm H_2O), Brady-/Tachyarrhythmien oder Extrasystolen (EKG), klinische Zeichen der Links-/Rechtsherzinsuffizienz, Angst, Unruhe.
    - *DD Schockzeichen mit erhöhtem ZVD (obere Einfluss-Stauung) nach Trauma:*
      - Spannungspneumothorax (hyposonorer Klopfschall und abgeschwächtes Atemgeräusch).
      - Perikardtamponade (Sonographie, TEE, CT). *Klinik:* Beck-Trias (erhöhter ZVD, erniedrigter Blutdruck, abgeschwächte Herztöne), „Pulsus paradoxus" (inspiratorische Abnahme der RR-Amplitude > 10mmHg), Kussmaul-Zeichen (paradoxer inspiratorischer Druckanstieg in der Jugularvene), pulslose elektrische Aktivität (PEA). *Hoher Verdacht* bei Schockzustand nach penetrierendem Thoraxtrauma mit inadäquatem Ansprechen auf Volumentherapie.
        - *Hinweis:* Die Perikardtamponade ist bei schwerverletzten Patienten selten, bei ihrem Auftreten jedoch akut lebensbedrohlich. Die klinische Diagnose ist in Realität oft schwierig, z. B. wegen erschwerter Herzauskultation im lärmigen Umfeld des Schockraums oder fehlender Halsvenenstauung bei gleichzeitig bestehender Hypovolämie.
  - *Kardiales Versagen* nach Herzkontusion oder Myokardinfarkt (evtl. ursächlich/primär! → EKG, Labor [Troponin, Myoglobin, CK, CK-MB]).
  - *Neurogener Schock:* Arterielle Hypotonie bei Normo-/Bradykardie und warmer Peripherie (trockene warme Haut mit Hyperämie)!
- **Labor:**
  - *Laktat-Azidose!*
  - *Hb/Hkt:* Beim traumatisch-hämorrhagischen Schock initial nicht verändert, da der intravasale Einstrom von interstitieller Flüssigkeit langsam erfolgt. Wichtig sind *wiederholte Messungen!* „Verdünnungseffekt" durch Kolloide/Kristalloide beachten.
  - *Gerinnung:* Quick, PTT, Thrombinzeit, Fibrinogen, Fibrinspaltprodukte, Thrombozytenzahl.
  - *Serumelektrolyte:* Kontrolle der Volumensubstitution mit Flüssigkeitsverschiebungen zwischen den Kompartimenten. Im protrahierten Schock: Hyperkaliämie durch Zellnekrosen und Niereninsuffizienz!

13.1 Schock (ICD-10: T79.4)

Komplikationen

- Akutes Nierenversagen mit Oligo-/Anurie.
- Verbrauchskoagulopathie (DIC).
- Lungenversagen (ARDS).
- Herzinsuffizienz durch verminderte Koronarperfusion.
- Zerebrale Ischämie durch verminderte zerebrovaskuläre Perfusion.
- Multiples Organversagen (MOF).

Allgemeine Schock-Therapie

- Zur Schockbehandlung siehe auch S. 15.
- **O₂-Gabe,** ggf. endotracheale Intubation und Beatmung.
- **Lagerung:** Oberkörper tief, Beine hochlagern („Autotransfusion"). *Cave* **nicht** beim kardiogenen Schock!
- **Initialer Volumenersatz** (nach ATLS®): Zwei großlumige periphere Zugänge und initiale Volumensubstitution mit 2000ml Ringerlaktat (aufgewärmt!). Bei Kindern 20ml/kg KG.
- **Anlage eines zentralvenösen Katheters** sobald wie möglich (→ ZVD Monitoring).
- **Chirurgische Blutstillung:**
  - Äußere Blutung: Direkte Kompression, Druckverband (*cave* Tourniquets dringend vermeiden!). Chirurgische Revision.
  - Innere Blutung:
    - Thorax: Bülau-Drainage (S. 42).
    - Schädel: Hämatom-Evakuation (S. 136).
    - Abdomen: Laparotomie (S. 204).
    - Becken: Sofortmaßnahme bei massivem Beckentrauma (z. B. „open-book"-Verletzung): Grobreposition (zur Volumenreduktion des Beckens durch Innenrotation der Hüften; Beckenzwinge, Laparotomie [S. 202]).
- **Bei Kreislaufstillstand kardiopulmonale Reanimation (CPR).**
  - *Hinweis:*
    - Die geschlossene Herzmassage ist beim hypovolämischen Patienten häufig ineffizient.
    - Eine lebensrettende Notthorakotomie nach Kreislaufstillstand ist nur erfolgversprechend bei *penetrierenden* Thoraxtraumen mit pulsloser elektrischer Aktivität (PEA), wird jedoch nach *stumpfen* Thoraxtraumen mit PEA wegen infauster Prognose *nicht* empfohlen (American College of Surgeons Committee on Trauma).
- **Dauerkatheter** zur Kontrolle der Ausscheidung und Volumen-Bilanzierung (nach Ausschluss einer Urethraruptur; s. S. 39). Ziel: Diurese > 1 ml/kg KG/h.

Therapie spezifischer Schockformen

- **Kardiogener Schock** bei Perikardtamponade: Perikardiozentese (s. S. 44), Thorakotomie.
- **Herzkontusion:** Ggf. Katecholamine, Antiarrhythmika, Nachlastsenkung.
- **Spannungspneumothorax:**
  - Sofortige Dekompression durch Punktion des 2. ICR medioklavikulär mit großkalibriger Braunüle.
  - Definitive Versorgung durch Bülau-Drainage.
- **Neurogener Schock:** Vasopressiva (z. B. Noradrenalin i.v.) bei kritischer Hypotonie.

13.1 Schock (ICD-10: T79.4)

> *Hinweis:* Die adäquate Volumensubstitution kann beim neurogenen Schock *nicht* anhand der Herzfrequenz eingeschätzt werden und erfolgt deshalb mittels Monitoring des ZVD!

▶ **Septischer Schock:**
- *Blutkulturen* (s. S. 35).
- *Katecholamine* bei RR < 80mmHg über Perfusor:
  - Dopamin: 5ml = 200mg (= 1Amp.) + 45ml NaCl, 9% mit Laufrate 2–12ml/h.
  - Oder Dobutamin: 25mg Trockensubstanz (= 1Amp.) + 50ml Glukose 5% mit Laufrate 2–12ml/h.
  - Frühzeitig Noradrenalin-Perfusor, v.a. bei weiter erniedrigtem ZVD trotz Volumengabe: 1ml = 1mg (= 1Amp.); 5Amp. + 45ml NaCl 0,9% mit Laufrate 3–12ml/h.
- *Herdsanierung:* Ggf. Entfernung und Wechsel verursachender Fremdkörper (Blasenkatheter, ZVK etc.) bzw. chirurgische Herdsanierung, soweit möglich.
- *Bei unbekannter Ursache weitere Diagnostik:* Urinstatus-/sediment-/kultur, Röntgen-Thorax und -Abdomen, ggf. CT, Lumbalpunktion, Abdomensonographie.
- *Antibiotische Therapie* entsprechend Grunderkrankung.

13.2 Kardiopulmonale Reanimation

Grundlagen

- **Feststellen der Bewusstlosigkeit:**
  - Patient ansprechen, z. B. „was ist los?", „alles in Ordnung?"
  - Bei mangelnder Reaktion auf Ansprache sanfter Schmerzreiz, z. B. Rütteln an den Schultern, Wangen beklopfen.
- **Feststellen des Atemstillstandes:**
  - Inspektion des Thorax: Atemexkursionen vorhanden?
  - Ohr vor Mund und Nase des Patienten halten: Hör-/spürbare Exspiration?
- **Feststellen des Kreislaufstillstandes:** Karotispuls an beiden Halsseiten prüfen.
- *Hinweis:* Die diagnostischen Maßnahmen dürfen nur wenige Sekunden in Anspruch nehmen. Im Zweifel Beginn der kardiopulmonalen Reanimation nach dem ABC-Schema.

Therapeutische Maßnahmen (ABC-Schema)

- **A** = Atemwege freimachen (s. u. und S. 13).
- **B** = Beatmung (S. 97).
- **C** (circulation) = Herzdruckmassage (S. 97).
- **D** (drugs) = kreislaufwirksame Medikamente (S. 98).
- **E** = EKG-Diagnose (S. 100).
- **F** (fibrillation) = Defibrillation (S. 99).

Vorgehen bei der kardiopulmonalen Reanimation (CPR)

- **Defibrillator nicht sofort greifbar:**
  - Diagnostische Maßnahmen (s. o.).
  - Weiteres Vorgehen in der ABC-Reihenfolge, so bald wie möglich differenzialtherapeutische Maßnahmen (DEF).
  - Hilfe holen (definitive Patientenversorgung und differenzialtherapeutische Maßnahmen ohne zusätzliche Hilfe nicht möglich!):
    - Bei Atemstillstand und noch vorhandenem Puls zunächst 10 × beatmen, dann so rasch wie möglich Hilfe holen/rufen und sofort weiter beatmen.
    - Bei Puls- und Atemstillstand sofort und so rasch wie möglich Hilfe holen/rufen, bis zum Eintreffen der Hilfe CPR mit der Einhelfer-Methode.
- **Defibrillator sofort greifbar** (z. B. Intensivstation): Zunächst EKG-Diagnose, bei Kammerflimmern oder pulsloser Kammertachykardie sofortige Defibrillation (EF-Reihenfolge) initial mit 200 J, bei Erfolglosigkeit unmittelbar danach mit 200 J, dann mit 360 J wiederholen, erst dann ABC-Maßnahmen.

A – Atemwege freimachen

- **Digitales Ausräumen der Mundhöhle:**
  - Ggf. unter Anwendung des *Esmarch-Handgriffs* (Abb. 16); vom Kopfende aus umgreifen die Finger II–V beider Hände den Kieferwinkel, wobei die Daumen am Kinn liegen. Mit den Fingern den Unterkiefer nach vorne schieben und mit den Daumen den Mund öffnen. Eine Hand in dieser Haltung belassen und mit dem Zeige- und Mittelfinger der anderen Hand Mund und Rachen schnell austasten und Fremdkörper entfernen.
  - Bei Hinweisen für eine tiefere Verlegung der Atemwege: Heimlich-Handgriff.
- **Freihalten der Atemwege ohne Hilfsmittel:**
  - Bei erhaltener Spontanatmung Seitenlagerung des Patienten, danach kontinuierliche Beobachtung und Überprüfung der Atmung.

13.2 Kardiopulmonale Reanimation

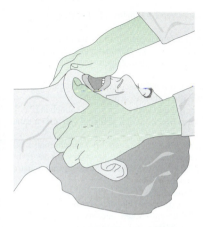

Abb. 16 Esmarch-Handgriff

- *Manöver bei Mund-zu-Mund-Beatmung:* Helfer kniet neben dem auf dem Rücken liegenden Patienten. Eine Hand fasst unter das Kinn und hebt dieses an, während die andere Hand auf die Stirn des Patienten gelegt wird und diese nach unten drückt. Der Kopf wird dabei rekliniert und der Unterkiefer angehoben.
- *Esmarch-Handgriff* (s. o.).

▶ **Freihalten der Atemwege mit Hilfsmittel:**
  - Pharyngealtuben, z. B. *Guedeltubus* (Abb. 17) erleichtert z. B. die Maskenbeatmung): Tubus mit der konkaven Seite nach oben (zur Nase) in den geöffneten Mund einführen, nach ca. 5cm um 180° drehen (konkave Seite weist nach unten) und bis zum Anschlag weiterschieben.

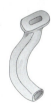

Abb. 17 Guedeltubus

- *Kombitubus* (wenn eine endotracheale Intubation technisch nicht möglich ist): Wird blind oral eingeführt, besteht aus zwei Blockungsmanschetten und 2 Beatmungslumina, durch die alternativ je nach Tubuslage (im Ösophagus oder in der Trachea) beatmet wird.
- *Endotracheale Intubation* (Abb. 18):
  • Patient in Rückenlage, wenn möglich ca. 5–8cm hohe Unterlage unter den Kopf legen.
  • Bei Intubationsindikation trotz erhaltenem Bewusstsein oder Gegenwehr 10–20mg Diazepam (= 1–2Amp. Valium) + 50–100mg Ketamin (Keta-

13.2 Kardiopulmonale Reanimation

nest) oder Propofol (z. B. Disoprivan 1% 10mg/ml) 100–150mg (1,5–2mg/kg KG) i.v.
- Rechtshänder mit Daumen und Zeigefinger der rechten Hand über Kreuz (Daumen am Unterkiefer, Zeigefinger am Oberkiefer) den Mund soweit wie möglich öffnen, dabei mit vermehrtem Zeigefingerdruck Kopf überstreckt halten.
- Laryngoskop mit der linken Hand von der rechten Seite unter Sicht an der Zunge entlang einführen, bis die Epiglottis sichtbar ist.
- Laryngoskop-Spatel nach ventral und leicht nach kranial anheben (Pfeil), bis die Stimmritze sichtbar ist. Druck auf den Kehlkopf von außen kann die Einsicht erleichtern.
- Tubus (Größe: m 7,5–8,5, w 7,0–7,5; 7,5 passt bei Erwachsenen meistens) am besten unter Verwendung eines Führungsstabes mit der rechten Hand unter Sicht soweit einführen, bis die Blockungsmanschette vollständig in die Trachea eingeführt ist.
- Blocken des Tubus mit 5–10ml Luft.
- Beutel aufsetzen und durch Auskultation Tubuslage kontrollieren: Wenn links kein Atemgeräusch, Tubus entblocken und etwas zurückziehen, wenn Blubbern im Epigastrium hörbar ist, Tubus entfernen und erneuter Intubationsversuch. Jeder Intubationsversuch sollte nicht länger als 30sek dauern.
- *Zwischen jedem Intubationsversuch 3 Maskenbeatmungen mit maximaler O_2-Konzentration.*

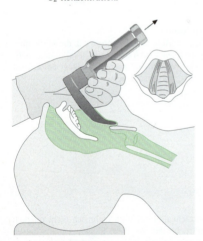

Abb. 18 Endotracheale Intubation

- *Notfallkoniotomie* (wenn eine Intubation z. B. aufgrund eines Glottisödems oder eines Fremdkörpers nicht möglich ist): Skalpell-Querinzision (ca. 2cm) der Haut und des Lig. conicum zwischen Schild- und Ringknorpel, Wunde spreizen und Endotrachealtubus (wenn möglich mindestens Größe 6) ca. 5cm tief einführen und blocken (Abb. 19).

13.2 Kardiopulmonale Reanimation

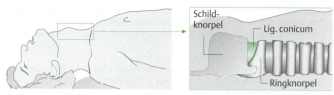

Abb. 19   Notfallkoniotomie

B – Beatmung

- **Atemwege freihalten**, nach jeder Luftinsufflation passive Exspiration durch Beobachten des Thorax abwarten.
- **Zunächst zweimal schnell hintereinander beatmen**, dann Wechsel von Herzdruckmassage und Beatmung, Beatmungsfrequenz 12–16/min.
- **Beatmung ohne Hilfsmittel:**
  - *Mund zu Mund*: Standardverfahren.
  - *Mund zu Nase*: Gelegentlich effektiveres Alternativverfahren.
  - *Mund zu Tracheostoma*: Bei bereits tracheostomierten Patienten.
  - *Mund zu Mund und Nase*: Bei kleinen Kindern Mund und Nase gleichzeitig umschließen.
- **Maskenbeatmung** (mit Guedeltubus): Der Helfer kniet hinter dem Patienten, wobei der Rechtshänder mit Daumen und Zeigefinger der linken Hand die Maske über Mund und Nase presst und mit den übrigen Fingern durch Zug am Unterkiefer Gegendruck ausübt. Den Beutel mit der rechten Hand komprimieren, bis sich der Thorax des Patienten hebt, danach passive Exspiration abwarten. Während der Beatmung über speziellen Anschluss am Beutel Sauerstoff in hohem Flow (8–10l/min) zuführen.

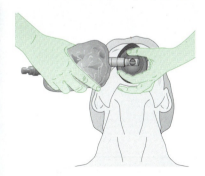

Abb. 20   Maskenbeatmung

- **Beatmung mit Beutel nach endotrachealer Intubation.**

C – Cirkulation (Herzdruckmassage)

- Harte Unterlage, z. B. Boden oder herausnehmbares Brett vom Kopf- oder Fußende eines Krankenbettes.
- Aufsuchen des Druckpunktes 3 Querfinger oberhalb des Processus xiphoideus.

13.2 Kardiopulmonale Reanimation

- Druckausübung mit gestreckten Ellenbogengelenken und übereinandergelegten Handballen, wobei die Finger beider Hände miteinander verschränkt werden. Die Schultern des Helfers befinden sich senkrecht über dem Druckpunkt (Abb. 21 und Abb. 22).
- Druck- und Entlastungsphase sind gleich lang.
- Druckausübung so stark, dass sich der Thorax um etwa 5 cm einsenkt (auch dann, wenn bei der ersten Kompression ein paar Rippen frakturieren).
- Massagefrequenz: Bei Erwachsenen 80/min.
- Effektivität der Herzmassage kann durch Betasten des Femoralispulses orientierend beurteilt werden.
- Herzdruckmassage und Beatmung in Abhängigkeit der Zahl anwesender Helfer (dabei laut mitzählen!):
  - *Einhelfer-Methode*: 15 Herzdruckmassagen und 2 Beatmungen.
  - *Zweihelfer-Methode*: 5 Herzdruckmassagen und 1 Beatmung.

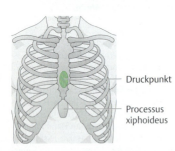

Abb. 21 Druckpunkt bei Herzdruckmassage

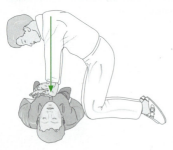

Abb. 22 Herzdruckmassage

D/E/F – Differenzialtherapie

- Durchführung mit Notarztausrüstung oder in der Klinik in Abhängigkeit vom EKG-Befund (Abb. 23).
- **Venöser Zugang:**
  - Im kardiogenen Schock oft gute Zugangswege über die V. jugularis externa. Nur bei fehlender peripherer Zugangsmöglichkeit Indikation für Subklavia-Katheter.

13.2 Kardiopulmonale Reanimation

- Kann kein venöser Zugang gelegt werden, Applikation von Adrenalin, Lidocain oder Atropin in 3facher Dosis unter Verdünnung auf 10 ml 0,9 % NaCl-Lösung über den Endotrachealtubus (z. B. 3 Amp. Suprarenin/10 ml NaCl).
- ▶ **Adrenalin** (1mg = 1ml = 1Amp. Suprarenin verdünnt mit 9ml NaCl 0,9 %): 1mg i.v. bei allen Formen des Kreislaufstillstandes (Abb. 23).
- ▶ **Atropin** (0,5mg = 1ml = 1Amp. Atropin): Bei Asystolie (Abb. 23) und Erfolglosigkeit von Adrenalin *einmalig* 3mg i.v.
- ▶ **Antiarrhythmika bei defibrillationsresistentem Kammerflimmern**: Anwendung *nur* nach erfolglosen Defibrillationsversuchen (Abb. 23). Nach erfolgreicher Anwendung Weiterbehandlung mit Perfusor mindestens bis zur Stabilisierung von Klinik und Herzrhythmus (Tab. 11).

Tabelle 11 Antiarrhythmika bei defibrillationsresistentem Kammerflimmern

Medikament	Bolus (ggf. wiederholen)	Weiterbehandlung (nach Erfolg) mit Perfusor
Ajmalin (z. B. Gilurytmal 50mg/Amp.)	50 mg	0,5–1 mg/min. (bei 1000 mg/50 ml: 1,5–3 ml/h)
Lidocain (z. B. Xylocain 2 % 100mg/Amp.)	100 mg	1–2mg/min. (bei 1000 mg/50 ml: 3–6 ml/h)
Amiodaron (z. B. Cordarex 150mg/Amp.)	150–300 mg	1050mg/d (bei 1050/50 ml: 2 ml/h)
Nach Stabilisierung Auslassversuch		

- ▶ **Natriumbikarbonat** (100mmol = 100ml = 1 Flasche Natriumbikarbonat 8,4 %) 0,5mmol/kgKG frühestens 10min nach dem vermuteten Beginn des Herz-Kreislaufstillstandes, Wiederholung alle 10min oder (möglichst) nach Blutgasanalyse: Bedarf in mmol = negativer BE × kgKG × 0,3 ÷ 2.
- ▶ **Defibrillation** bei Kammerflimmern, Kammerflattern oder polymorpher Kammertachykardie:
  - Elektroden mit Paste bestreichen.
  - Die eine Elektrode wird unterhalb des rechten Sternoklavikulargelenks, die andere seitlich über der Herzspitze aufgesetzt.
  - Elektroden laden.
  - Sicherstellen, dass niemand den Patienten oder das Bett berührt.
  - Defibrillation mit 200J.
  - Ggf. Wiederholung mit 200J, dann mit 360J (Abb. 23).

1.1 Kardiopulmonale Reanimation

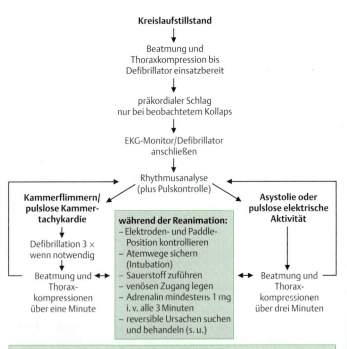

Abb. 23 Kardiopulmonale Reanimation – Differenzialtherapie

13.2 Kardiopulmonale Reanimation

Beendigung der Reanimation

- **Erfolgreiche Reanimation:**
  - Werden Karotis- oder Femoralispuls wieder gut tastbar, kann die Herzmassage beendet werden. Meist ist eine kurze maschinelle Nachbeatmung am Respirator erforderlich.
  - In Abhängigkeit der Befunde Blutdruckstabilisierung mit Katecholaminen (Dopamin, Dobutamin und Noradrenalin), evtl. Azidoseausgleich mit Natriumbikarbonat (entsprechend BGA) und Infusionsbehandlung nach ZVD und Elektrolyten.
- **Erfolglose Reanimation:**
  - Die Chancen einer erfolgreichen Reanimation sind meist sehr gering, wenn nach 30min kardiopulmonaler Reanimation keine suffizienten eigenständigen Herzaktionen erfolgen, insbesondere bei zusätzlichen Zeichen einer schweren zerebralen Schädigung (weite lichtstarre Pupillen). Ausnahmen: z.B. Hypothermie.
  - Die Entscheidung über den Abbruch einer Reanimation sollte unter Miteinbeziehung des vorher bestehenden Allgemeinzustandes erfolgen: z.B. Polymorbidität, maligne Grunderkrankung etc.

13.3 Bakterielle Infektionen

Allgemeine Grundlagen

- ▶ Entstehung, Ausdehnung und Progredienz bakterieller Infektionen werden bestimmt durch
  - Anzahl und Virulenz der Erreger.
  - Immunitätslage des Organismus.
  - Lokale Abwehrlage, abhängig vom Gewebeschaden und der lokalen Durchblutung.
  - Implantatbedingte lokale Immunmodulation (z. B. Nickelallergie).
- ▶ **Art der Infektion:**
  - Infektionen der Weichteile, z. B. Phlegmone, Abszess.
  - Infektionen des Knochens, z. B. akute und chronische Osteitisformen.
  - Infektionen der Gelenke, Synovialitis, Gelenkempyem, Panarthritis.

Klinische Untersuchung

- ▶ Lokale Verhärtung, Schwellung, Druckschmerz?
- ▶ Rötung; evtl. Sekretion?
- ▶ Fieber > 38,5 °C in den ersten 3 Tagen, persistierendes Fieber?

Diagnostik

- ▶ **Labor:** BSG ↑, CRP ↑, Blutbild (Leukozytose, Linksverschiebung), PMN-Elastase, Elektrolyte, Leberenzyme, Gerinnung, Kreatinin; ggf. Serologie.
- ◘ *Hinweis:* Von herausragender Bedeutung v.a. bei Knochen- und Gelenkinfektionen ist die Früherkennung durch engmaschige klinische und laborchemische Kontrollen!
- ▶ **Mikrobiologie:** Punktion (s. S. 34), Abstrich (s. S. 34), Blutkulturen (s. S. 35).
- ▶ **Röntgen:**
  - Gelenkspaltverbreiterung? → Ausdruck eines Gelenkergusses.
  - Resorptionssaum? → Hinweis auf eine Implantatlockerung.
  - Osteolysezeichen, Sklerose, Osteodestruktion? → Infekt-Spätzeichen.
  - Fistelfüllung mit Kontrastmittel? → Bestimmung der Infekt-Ausdehnung und -tiefe.
- ▶ **Angiographie:** Im Einzelfall zur Klärung der Durchblutungssituation; z. B. vorbereitend bei erforderlicher plastischer Deckung eines Defekts durch einen freien Lappen.
- ▶ **Szintigraphie** (^{99m}Tc-markierte Phosphatkomplexe mit einer Halbwertzeit von 6 Stunden. Nach i.v.-Gabe erfolgt die Einschleusung in den Knochen innerhalb von 2–3 Stunden).
  - *Indikationen:* V.a. multifokalen entzündlichen Befall bei Sepsis; Aktivitätsnachweis eines Herds; Endoprothesenlockerung.
  - *Sonderform zur spezifischen Darstellung von entzündlichen Prozessen:* Granulozyten-Szintigraphie. Hier werden Granulozyten verwendet, die mit ^{111}Indium- oder ^{99m}Tc-markierten monoklonalen Antikörpern markiert wurden.
  - *Kontraindikation:* Schwangerschaft.
  - *Komplikation* (bei Granulozyten-Szintigraphie): Antikörperbildung.

13.3 Bakterielle Infektionen

- *Durchführung:*
  - i.v.-Gabe des Markers.
  - 3-Phasen-Szintigraphie mit Radionuklidangiogramm, Frühaufnahme mit arterieller und venöser Phase und erster Darstellung des Knochenstoffwechsels. Spätaufnahme 2–3 Stunden nach der Injektion zur Beurteilung des Knochenstoffwechsels.
  - Bei Gallium-67-Zitrat-Untersuchungen erfolgen Aufnahmen der betroffenen Skelettregion 14, 48 und 72 Stunden nach der Injektion.
  - Die Granulozyten-Szintigraphie wird nach Entnahme, Markierung und Reinjektion von patienteneigenen Granulozyten durchgeführt.
  - Markierte Antigranulozyten-Antikörper können direkt injiziert werden.
- *Aussage:*
  - Der Nachweis einer Infektion im Bereich einer Fraktur ist durch die Skelettszintigraphie alleine nicht möglich. Die Zusatzuntersuchung mit Granulozyten-Szintigraphie und/oder Gallium-67-Zitrat-Szintigraphie ist hierfür erforderlich.
  - Die Spezifität der Gallium-Szintigraphie liegt etwa bei 80%, bei Kombination von Gallium- und Granulozyten-Szintigraphie bei bis zu 100%.
▶ **Sonographie:** Indiziert bei V.a. Einschmelzung.
▶ **Computertomographie:** Indiziert zur Feindiagnostik knöcherner Durchbauung bzw. Osteolyse; Sequestersuche; Nachweis eines perifokalen Abszesses durch Kontrastmittel-CT.
▶ **Magnetresonanztomographie:** Indiziert zur Sequestersuche, Untersuchung der Durchblutungsverhältnisse (Angio-MRT), Einschmelzung, DD posttraumatische Knochennekrose – Infekt.

Allgemeine Therapieprinzipien

▶ **Reduktion der Keimzahl:**
  - *Radikale Entfernung von schlecht durchblutetem Gewebe oder Nekrosen:*
    - Großzügige Indikationsstellung zum „second look" bei Hämatomen, Seromen und Verdacht auf Frühinfekt.
    - **Cave:** Revisionseingriffe immer unter den aseptischen Bedingungen eines OP-Saals vornehmen. Keine Punktionen und Manipulationen am Krankenbett!
  - *Verbesserung der lokalen Abwehrlage durch Steigerung der Durchblutung und Anhebung der Sauerstoffsättigung des Gewebes:*
    - Freien Abfluss von Sekreten sicherstellen oder kontinuierliche Absaugung durch Vakuumversiegelung mit Dauersog (z. B. Coldex).
    - Entstauende und abschwellende Maßnahmen, z. B. Hochlagern der Extremität, medikamentös durch Gabe von Diuretika und Antiphlogistika (z. B. Diclofenac).
    - **Cave:** Keine elastischen Verbände oder Lymphdrainage bei tiefen Weichteil- oder Knocheninfektionen wegen der Gefahr der Einschwemmung in den Systemkreislauf. *Ausnahme:* Ulcus cruris auf dem Boden einer chronisch venösen Insuffizienz.
    - Bei peripherer arterieller Verschlusskrankheit Verbesserung der lokalen Durchblutung durch Tieflagern, bei umschriebener Gefäßstenose interventionelle Dilatation und Stenteinlage, gefäßchirurgische Sanierung.
    - Diätetische und medikamentöse Einstellung eines Diabetes mellitus.
    - Hyperbare Sauerstofftherapie in einer Druckkammer (s. S. 492).

13.3 Bakterielle Infektionen

- Keine lokale Antibiotika-Applikation wegen der Gefahr der Resistenzbildung bei oberflächlichen Infektionen mit freiem Abfluss.
- Einbringen von Antibiotikaträgern, z. B. Sulmycin- oder Septopal-Ketten bei tiefen Knocheninfekten, Wundhöhlen- oder Wundtaschenbildung.
- *Adjuvante systemische Antibiose nach Resistenztestung.* Bei noch unbekanntem Erregerspektrum Gabe eines knochen- und weichteilgängigen Cephalosporins der 2. Generation, z. B. Cefaclor (Panoral) 3–4 × 0,5g p.o.

▶ **Antipyretische Therapie** (z. B. Paracetamol, Metamizol).
▶ **Infektmonitoring:** Klinische Kontrolle; Laborparameter s. o.

Management von Komplikationen

▶ **Knochen-, Gelenkinfektionen:**
  - *Infektrezidiv* → Wiederaufnahme der Stufentherapie (s. S. 103).
  - *Pseudarthrose und Spontanfraktur* → erneute Osteosynthese, u.U. mit Spongiosaplastik, zu bevorzugen ist die innere Fixation.
  - *Fistelkarzinom* → Amputation.
▶ **Sepsis** → s. S. 515.
▶ **Psycho-soziale Auswirkungen** (durch die lange Behandlungsdauer, Hospitalisation und den drohenden Funktionsverlust):
  - Alkohol-, Nikotin-und Schmerzmittelabusus.
  - Verlust der familiären und sozialen Einbindung.
  - Verlust der beruflichen Perspektive.
  - Zukunftsangst.
  - → Begleitende Betreuung durch Sozialdienst, Berufshelfer und psychotherapeutisch geschulte Mitarbeiter.

13.4 Potenzielle Organspender

Tod des Patienten

- **Feststellung des Todes:**
  - *Unsichere Todeszeichen:* Bewusstlosigkeit, Pulslosigkeit, Atemstillstand, weite reaktionslose Pupille, Blässe, Abkühlung.
  - *Erste sichere Todeszeichen:*
    - Totenflecke (Livores): Rotviolette Flecken durch Absinken des Blutes in die tiefer liegenden Körperabschnitte; meist ½–1h nach Todeseintritt.
    - Totenstarre: 4–12h nach Todeseintritt beginnende Muskelstarre durch Abbau von ATP (Unterkiefer → Hals → Nacken → weitere Peripherie).
- **Hirntodbestimmung:**
  - *Voraussetzungen:*
    - Akute schwere primäre oder sekundäre Hirnschädigung.
    - Ausschluss von Intoxikationen, neuromuskulärer Blockade, primärer Unterkühlung, Kreislaufschock, endokrinem oder metabolischem Koma als mögliche Ursache oder wesentliche Mitursache des Ausfalls der Hirnfunktion im Untersuchungszeitraum.
  - *Symptome des Ausfalls der Hirnfunktion:* Bewusstlosigkeit (Koma), Ausfall der Spontanatmung, Lichtstarre beider wenigstens mittel-, meistens maximal weiten Pupillen (cave: Wirkung eines Mydriatikums), Fehlen des okulozephalen Reflexes, des Kornealreflexes, Fehlen von Reaktionen auf Schmerzreize im Trigeminusbereich, Fehlen des Pharyngeal-/Trachealreflexes.
  - ◐ *Beachte:* Das Vorliegen *aller* dieser Befunde muss übereinstimmend von zwei Untersuchern festgestellt werden.
  - *Ergänzende apparative Untersuchungen zur Bestätigung der klinischen Zeichen des Todes:*
    - EEG-Untersuchung: Bei kontinuierlicher Registrierung über mindestens 30 Minuten und Null-Linien-EEG kann (außer bei Säuglingen und Kleinkindern) der Hirntod ohne weitere Beobachtungszeit festgestellt werden. *Säuglinge und Kleinkinder* bis zum zweiten Lebensjahr: Wegen der physiologischen Unreife des Gehirns muss die EEG-Registrierung nach 24 Stunden wiederholt werden.
    - Akustisch evozierte Potenziale: Schrittweise bilaterales Erlöschen der frühen akustisch evozierten Potenziale (FAEP), Welle II–V (primär supratentorielle Hirnschädigung) kann bei mehrfachen Untersuchungen die Irreversibilität des Hirnstamm-Funktionsausfalles beweisen und als ergänzende Untersuchung eine weitere Beobachtungszeit ersetzen (nicht bei Frühgeborenen).
    - Angiographie der zerebralen Gefäße: Nachweis eines zerebralen Zirkulationsstillstandes bei einem ausreichenden Systemblutdruck. Bei neurologischen Symptomen kann der Hirntod ohne weitere Beobachtungszeit festgestellt werden.
    - Transkranielle Dopplersonographie der intrakraniellen Gefäße erfasst die Durchblutung der basalen Hirnarterien sowie von Hauptästen der A. cerebri media und der A. basilaris. Die Untersuchung kann nur unter den von der Bundesärztekammer festgelegten Richtlinien zum Nachweis der ausgefallenen Hirndurchblutung angewandt werden.

13.4 Potenzielle Organspender

- Zerebrale Perfusionsszintigraphie mit Tc^{99m}-HMPAO. Eine zerebrale fehlende Anreicherung belegt den vollständigen Ausfall von Hirnperfusion und Hirnfunktion. Die Methode ist zur Bestätigung der klinischen Zeichen des Todes geeignet.
- *Zeitdauer der Beobachtung:*
  - Nach primärer Hirnschädigung während mindestens 12 Stunden.
  - Nach sekundärer Hirnschädigung während 3 Tagen.
  - Mehrmals übereinstimmender Nachweis, bis der Hirntod festgestellt werden kann.
  - Bei Säuglingen und Kleinkindern bis zum zweiten Lebensjahr soll bei primärer Hirnschädigung die Beobachtungszeit 24 Stunden betragen.

▶ **Protokoll zur Feststellung des Hirntodes:**
- Gemeinsame Stellungnahme der Arbeitsgruppe des Wissenschaftlichen Beirates der Bundesärztekammer (Deutschland) und der Arbeitsgemeinschaft der Wissenschaftlichen Fachgesellschaften (www.bundesaerztekammer.de).
- In der Schweiz gemäß dem Protokoll in den „Richtlinien zur Definition und Feststellung des Todes im Hinblick auf Organtransplantationen" der Schweizerischen Akademie der medizinischen Wissenschaften. Schweiz. Ärztezeitung 77, 1996, 1773–1779.

▶ **Todesbescheinigung (Leichenschauschein):**
- Leichenschau (unbekleidete Leiche): Der Arzt muss mindestens ein sicheres Todeszeichen feststellen.
- Übliches Schema: Personalien, Todesfeststellung, Todeszeitpunkt, Todesart/ *Todesursache* (Beispiel): Kardiogener Schock – *Folge von:* Myokardinfarkt – *ursächliche Grunderkrankung:* Koronare Herzkrankheit. (Auch bei unklarer unmittelbarer Todesursache dieses Schema verwenden und die wahrscheinliche Todesursache mit möglichem pathophysiologischem Zusammenhang nennen).
- Bei völlig unklarer Todesursache bzw. bei Verdacht auf unnatürliche Todesursache polizeiliche Anzeige erstatten bzw. Staatsanwaltschaft informieren.
- Bei übertragbarer Krankheit (nach Bundesseuchengesetz) Amtsarzt/örtliches Gesundheitsamt informieren.
- ◘ *Beachte:* Bei Ärzten im Praktikum sollte die Leichenschau unter Aufsicht eines vollapprobierten Kollegen erfolgen und die Todesbescheinigung sowie der Leichenschauschein gegengezeichnet werden.

Organspende

▶ **Untersuchungen beim Spender:**
- Zustimmung zur Organspende?
- Infektions-Screening (Serologie): Lues, HIV, Hepatitis, CMV.
- Blutgruppe, Rh-Faktor, HLA-Typisierung.
- Komplettes Routinelabor.
- Sono (Abdomen, Nieren): Organgröße, Auffälligkeiten?
- Ausschlusskriterien?: *Allgemein:* Sepsis/generalisierte Infektion (HIV; HBV-/ HBC-Infektion), Malignom (außer Haut- + Hirntumoren), prolongierter Schock, Drogenmissbrauch in der Vorgeschichte; *speziell* s. Tab. 12.

13.4 Potenzielle Organspender

▶ **Organerhaltende Maßnahmen beim Spender:**
- *Beatmung:* Normoxämie anstreben, *cave* hohe F_iO_2- ($> 0,5$) und PEEP-Werte.
- *Hämodynamik → Volumentherapie:*
  - Isotone oder halbisotone NaCl-Lösung (ggf. HES, Albumin); Monitoring durch arteriellen Mitteldruck → Ziel: 70–80 mmHg; Ziel-ZVD: > 10 cm H_2O.
  - Bei Polyurie mit erheblichem Volumenbedarf ggf. Desmopressin 2–4 µg s.c./i.v. (Ziel ist die Vermeidung von schweren Elektrolytstörungen).
- *Hämodynamik → Katecholamine:*
  - Immer Dopamin niedrig dosiert (2 µg/kg KG/min) als „Nierendosis".
  - Zusätzlich Dobutamin, wenn Dopamin + Volumen nicht ausreichen.
- ◉ *Cave:* Katecholamine mit vorwiegend α-adrenerger Wirkung (Noradrenalin, Adrenalin) → Nieren- und Leberdurchblutung ↓ mit evtl. Organschäden.
- *Azidose:* Meist metabolische Azidose → Azidose-Korrektur.
- *Hypothermie $< 35\,°C$:* Heizmatten, vorgewärmte Infusionslösungen.
- *Hyperthermie $> 38,5\,°C$:* Physikalische Maßnahmen (evtl. Metamizol).

Tabelle 12 Organspende – spezielle Ausschlusskriterien (nach Largiadèr 1999)

Organ (Altersgrenze)	Ausschlusskriterien
Niere (jedes Alter)	rezidivierender Harnwegsinfekt, renaler Hypertonus, generalisierte Arteriosklerose, Oligoanurie, Anstieg der harnpflichtigen Substanzen unter Kreislaufunterstützung und Infusionstherapie
Leber (< 65)	Alkoholanamnese, Hepatitis, Medikamentenintoxikation, schweres Lebertrauma, Fettleber, protrahierter Schock, Oligoanurie, Azidose, Transaminasen > 100 U/l ohne Rückbildungstendenz
Herz (< 65)	(intraoperativ tastbare) Koronarsklerose, Kammerflimmern vor Kardioplegie, schlechte myokardiale Funktion, Klappenvitium
Lunge (< 55)	pulmonale Vorerkrankungen, Thoraxtrauma, Raucheranamnese, pulmonales Infiltrat, Aspiration
Pankreas (< 50)	(s. *Leber*), Amylasämie, Diabetes mellitus, Trauma, Operationen im Oberbauch, Reanimation

▶ **Wichtige Adressen:**
- ◉ *Regionaler Transplantationsbeauftragter:* ☎ _____ .
- *Eurotransplant* (für Organaustausch innerhalb Belgien, Deutschland, Luxemburg, Niederlande, Österreich): *Eurotransplant Foundation; P.O. Box 2304; NL-2301 Leiden, The Netherlands; Tel. (0031)-71-57 95 79 5.* Internet: *www.transplant.org*
- *Weitere Internetadressen:* www.akos.de (Arbeitskreis Organspende – Deutschland), www.tpiweb.com/tpi.htm (Transplant Information – international), www.swisstransplant.org (Swisstransplant – Schweiz).

14.1 Grundlagen, Klassifikation

Allgemeine Grundlagen

- Grundsätzlich muss zwischen einer Weichteilverletzung mit und ohne begleitende Fraktur unterschieden werden:
  - *Weichteilverletzung ohne begleitende Fraktur* – für die Prognose des Weichteilschadens sind entscheidend:
    - Morphologie und Vitalität der betroffenen Haut, des Subkutangewebes, der Muskeln und der Muskelfaszien.
    - Verschmutzungsgrad (Kontamination).
    - Allgemeinverletzungen (Schock, Polytrauma).
    - Lokale Begleitverletzungen, Gefäßverletzungen, Nervenverletzungen, Kompartmentsyndrom.
  - *Weichteilverletzungen mit begleitender Fraktur:*
    - Weichteilschäden treten nicht nur in Zusammenhang mit offenen Frakturen auf, sondern auch bei geschlossenen Frakturen.
    - Zur Beurteilung des Schweregrades einer Fraktur muss die Weichteilschädigung differenziert beurteilt und klassifiziert werden (s. u.).
    - *Cave:* Eine Fraktur mit Weichteilschaden ist – ob offen oder geschlossen – ein dringender Notfall! Im Vordergrund stehen die Infektionsprophylaxe und die Erhaltung der Vitalität des betroffenen Skelett-Abschnittes.

14.1 Grundlagen, Klassifikation

Klassifikation des Weichteilschadens bei Frakturen

➤ **Die Arbeitsgemeinschaft für Osteosynthese (AO)** hat 1991 folgende Kodierung der Verletzungen bei Frakturen vorgeschlagen: Tab. 13.

Tabelle 13 Klassifikation des Weichteilschadens bei Frakturen (AO 1991)

Haut (I = Integument)

A. IC = integument closed (geschlossene Fraktur)

IC I	geschlossene Haut, keine manifeste Weichteilschädigung
IC II	Prellung
IC III	Schürfung, umschriebenes Décollement (Ablederung)
IC IV	ausgedehntes Décollement (Ablederung)
IC V	geschlossene Hautnekrose

B. IO = integument open (offene Fraktur; s. S. 469)

IO I	Durchbrechung der Haut von innen nach außen
IO II	Durchbrechung des Hautmantels von außen nach innen, Eröffnungsstelle < 5cm, kontusionierte Wundränder
IO III	Wunde > 5cm, ausgedehnte Kontusionszonen, devitalisierte Wundränder
IO IV	ausgedehnte, tiefgreifende Kontusionszonen, extreme Desquamationen mit Haut-Weichteilverlust, subtotale Amputationen

Muskel-Sehnen (MT = muscle-tendon)

MT I	keine Läsion
MT II	umschriebene Verletzung einer Muskel-Sehnen-Gruppe
MT III	ausgedehnte Muskel-Sehnen-Verletzung (2 Kompartimente betroffen)
MT IV	Sehnen- und Muskeldefekte (ausgedehnte Kontusion)
MT V	Kompartmentsyndrom, Crush-Verletzung

Nerven-Gefäße (NV = nerve-vessel)

NV I	keine Läsion
NV II	isolierte Nervenläsion
NV III	isolierte Gefäßläsion
NV IV	kombinierte Nerven- und Gefäßläsion
NV V	subtotale oder vollständige traumatische Amputation

14.2 Verletzung peripherer Nerven

Grundlagen

- **Ursachen – *mechanische Noxen:*** Direkte/indirekte, scharfe/stumpfe Traumen (bei luxierten Gelenken oder Luxations-Frakturen kann die Fehlstellung der Extremitäten mit konsekutiver mechanischer Irritation die Ursache für die neurologische Störung sein).
- **Einteilung (+ allgemeine Prognose):** Siehe Tab. 14 und Abb. 24.

Tabelle 14 Übersicht über Nervenverletzungen

	Definition, Pathophysiologie	allgemeine Prognose
Neurapraxie	Leitungsunterbrechung ohne anatomische Veränderungen (z. B. bei Kontusion)	in der Regel Erholung nach 6–12 Wochen
Axonotmesis	Unterbrechung der Axone (z. B. bei Quetschung, Überdehnung) bei intaktem Stützgewebe mit peripherer Degeneration	Regeneration von der Verletzung aus nach distal mit einer Geschwindigkeit von 1mm/d
Neurotmesis	Nervendurchtrennung scharf, stumpf oder durch Distraktion (z. B. bei Plexus brachialis)	nach der Nervennaht immer unvollständige periphere Regeneration (max. 1mm/d)

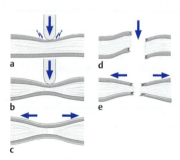

Abb. 24 a–e. Schema von Nervenverletzungen. a) Neurapraxie, b) + c) Axonotmesis, d) Neurotmesis durch scharfe Durchtrennung und e) durch Zerreißung

Diagnostik, Differenzialdiagnose

- **Allgemein:** Bei einer frischen Verletzung ist die Beurteilung der peripheren Innervation oft unsicher. Die periphere Sensibilität kann nach Durchtrennung eines Nervs anfänglich scheinbar erhalten sein. Die Nervenrevision ist deshalb bei jeder benachbarten Wunde obligat.
- **Periphere Nervenläsion:** Einseitige Parese bis hin zur Plegie bzw. einseitige Sensibilitätsstörung (Parästhesie, Hyperästhesie, Anästhesie, Temperaturempfindung) und/oder Schmerzen.
- **Differenzialdiagnose:** Wirbelsäulenverletzung mit Rückenmarkschädigung.

14.2 Verletzung peripherer Nerven

Außerklinische notfallmäßige Erstversorgung

- **Frakturen, Luxationen** → primär Beseitigung der Fehlstellung + Reposition.
- **Schlaffe Lähmung** → Lagerung der betroffenen Extremität möglichst in Funktionsstellung und Schienung (auch um Sekundärschädigung durch Transport zu verhindern).
- *Hinweis:*
  - Bei glatter Durchtrennung eines Nerven ist die frühzeitige mikrochirurgische Nervennaht prognostisch günstiger. Dies muss bei der Auswahl der Klinik zur Versorgung berücksichtigt werden.
  - Die frühzeitige Gabe von Kortikosteroiden oder Antiphlogistika noch am Unfallort hat keinen gesicherten positiven Effekt auf die Prognose peripherer Nervenläsionen.

Operative Therapie

- **Indikationen:**
  - *Durchtrennte Finger- und Kollateralnerven* → primäre epineurale End-zu-End-Naht (einfache Naht; s. u.).
  - *Partiell oder komplett durchtrennte Nervenstämme* (z. B. N. medianus, N. ulnaris, N. radialis, N. tibialis, N. peronaeus):
    - Günstige Umstände (= gute Vaskularität, geeignete Verletzung, mikrochirurgisch geschulter Operateur) → Primärversorgung durch epiperineurale oder faszikuläre Naht (s. u.).
    - Zweifelhafte Vaskularität → Wundversorgung und frühe Sekundärnaht der Nerven in den ersten 2–4 Wochen.
  - *Nervendefekte mit wichtigem/bedeutendem Sensibilitätsverlust* → früh-sekundäre, autologe Nerventransplantation (s. u.). Voraussetzung ist eine vitale Umgebung. Die Prognose wird durch eine gleichzeitige mikrochirurgische Naht einer ebenfalls durchtrennten Kollateralarterie verbessert.
  - *Intraneurale Hämatome mit Neurapraxie* bei benachbarten Frakturen → Epineurotomie und Hämatomausräumung.
- **Operative Voraussetzungen:** Mikrochirurgisch geschulter Operateur, mikrochirurgisches Instrumentarium, langsam resorbierbares Nahtmaterial 10-0 oder 11-0, optische Vergrößerung (Lupenbrille oder Mikroskop), Blutsperre, Plexus-Anästhesie oder Allgemeinnarkose.
- **Verfahren** (Abb. 25):
  - *Primäre epineurale End-zu-End-Naht (= einfache Naht):*
    - Erweiterung der Wunde.
    - Darstellung und schonende Mobilisierung der Nervenstümpfe.
    - Wenn möglich, mikrochirurgische Naht der Kollateralarterie.
    - Anfrischen der Nervenenden mit der Mikroschere.
    - Adaptierung mit 2–3 das Perineurium fassenden Nähten.
    - Hautnaht.
  - *Epiperineurale Naht* (Abb. 26 a):
    - Erweiterung der Wunde. Darstellung und schonende Mobilisierung der Stümpfe.
    - Sparsame Anfrischung des Nervenendes mit Skalpell oder Rasierklinge: Umscheiden des Stumpfes mit Schaumgummi, der mit Klemme gefasst wird (Abb. 25).
    - Durchstechungsligatur einer persistierenden Blutung der Zentralarterie.

14.2 Verletzung peripherer Nerven

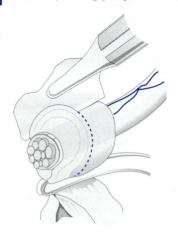

Abb. 25 Sparsame Anfrischung eines Nervenstumpfes mit einer Rasierklinge. Der Stumpf wird mit Schaumgummimantel und Klemme gefasst

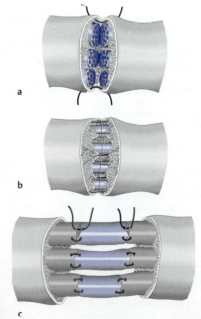

Abb. 26 a) Epiperineurale Nervennaht, b) perineurale Nervennaht, faszikuläre Adaptation, c) Neveninterponat mit Transplantation

14.2 Verletzung peripherer Nerven

- Identifizierung der zugehörigen Faszikel beider Stümpfe (epineurale Gefäße dienen dabei der groben Orientierung).
- Orientierende Stützungs- und Haltenähte.
- Durch die epineurale Resektion entfalten sich die zentralen Faszikel.
- Adaptation mit einzelnen perineural-geführten Nähten.
- Periphere Faszikel werden mit epi- oder perineural gelegten Nähten adaptiert.
- Drainage, Hautnaht.
- *Faszikuläre Naht* (Abb. 26 b):
  - Mobilisation und Anfrischen wie oben beschrieben.
  - Identifizierung der zugehörigen Faszikel beider Stümpfe (die epineuralen Gefäße dienen der groben Orientierung).
  - Einstechen der Nadel zwischen den passenden Bündeln und Prüfung der optimalen Adaptierung.
  - Lockeres Knoten der tiefen Nähte.
  - Zusätzlich epineurale Feinadaptierung.
- *Autologe Nerventransplantation* (Abb. 26 c):
  - Präparative Arbeit und Vorbereitung der Stümpfe wie oben.
  - Transplantat-Gewinnung (S. 544).
  - Einbau des autologen Transplantates mit epineuraler Technik (s. o.).

Nachbehandlung

▶ **Hochlagerung der Extremität** auf einer Schiene in entlastender Position für 3–4 Wochen, anschließend Mobilisierung.
▶ **Kontrolluntersuchungen, Verlaufsbeurteilung:**
  - Regelmäßige klinisch-neurologische Befundkontrollen: Veränderungen des motorischen oder sensiblen Defizits?
  - Elektromyographie: Wiederholt durchführen, ab ca. 3. Woche aussagekräftig → Reinnervationspotenziale, Ausmaß der pathologischen Spontanaktivität?).

Prognose der Nervennaht

▶ **Prognosefaktoren** (bei insgesamt sehr unterschiedlichen Resultaten):
  - *Lage und Art der Verletzung.*
  - *Präzision und Übung des Operateurs* (Mikrochirurgie: Unter Verwendung optischer Vergrößerung und mikrochirurgischer Technik ist die Prognose der Nervennaht [primär und in den ersten Wochen] besser als diejenige der sekundären Versorgung).
  - *Vaskularität der Anastomosen und des Nervenbettes:* Die Neurotisation erfolgt nur bei spannungsfreier Anastomose und gut durchbluteter Umgebung (Weichteil- und Hautmantel). Daher wird heute die Naht gleichzeitig durchtrennter Kollateralarterien empfohlen.
  - *Alter des Patienten:* Nur unter 40 Jahren erfolgversprechend.
▶ **Allgemeine Regeln/Hinweise zur Prognose:**
  - Die Sensibilität erholt sich besser als die Motorik.
  - Periphere Verletzungen heilen besser als zentrale.
  - Obere Extremität heilt besser als untere Extremität.
  - N. medianus heilt besser als N. ulnaris.
  - N. ulnaris heilt besser als N. radialis.
  - N. tibialis heilt besser als N. peronaeus.

15.1 Verletzungen peripherer Gefäße

Grundlagen

- **Ursache, Verletzungsmechanismus:** Offene, perforierende oder geschlossene, stumpfe Verletzungsmechanismen bzw. direkte oder indirekte Krafteinwirkung auf die betroffene Extremität.
- **Folgen:** Akuter, traumatisch bedingter Gefäßverschluss *oder* arterielle bzw. venöse Blutung.
- **Klassifikation:**
  - *Stumpfe Gefäßverletzungen* (überwiegender Verletzungsmodus):
    - Sehr häufig Begleitverletzungen aufgrund des Unfallmechanismus, z. T. als Überdehnungsriss des Gefäßes.
    - Prädilektionsstellen: Verletzungen im Bereich des Schultergürtels, des Ellbogens, des distalen Femurs sowie komplexe Knieverletzungen.
  - *Perforierende, scharfe Gefäßverletzungen:* Gezielte Gewalteinwirkung (Stich, Schnitt) → seltener Nebenverletzungen.
  - *Sonderfall Schussverletzung* (S. 482) – mögliche Traumamechanismen: Zerfetzung und Defekt durch direkten Treffer; stumpfe Schädigung durch Schockwelle; Kavitationseffekt.
  - *Schweregrade:*
    - Grad I: Nur die Adventitia ist betroffen (geschlossenes Lumen).
    - Grad II: Lumeneröffnung bei erhaltener Kontinuität.
    - Grad III: Abriss, vollständige Kontinuitätsdurchtrennung.
- **Spontanverlauf** *(im Sinne einer temporären Spontan-Hämostase):*
  - *Möglich* bei Kontinuitätsdurchtrennung → Retraktion der inneren Wandschichten (= Intima-Einrollung).
  - *Unmöglich* bei schlitzförmiger Lumeneröffnung, da Intima-Retraktion unvollständig bleibt.

Akuter traumatischer Arterienverschluss

- **6 „P" nach Pratt** *(Leitsymptome/Ischämie-Syndrom):*
  - *Pain* → Schmerz.
  - *Paleness* → Blässe.
  - *Paraesthesia* → Sensibilitätsstörung.
  - *Pulselessness* → Pulslosigkeit.
  - *Paralysis* → Bewegungsunfähigkeit.
  - *Prostration* → Erschöpfung/Schock.
- **Klinische Diagnostik:**
  - *Anamnese* – Verletzungsmodus?
  - *Befund:*
    - Symptomatik (s. o.)?
    - **Cave:** Die Symptomatik des totalen oder subtotalen Ischämie-Syndroms (siehe 6 „P") kann u. U. erst mit zeitlicher Latenz manifest werden (z. B. bei arterieller Thrombose nach Intima-Schädigung).
    - Lokalisation des Traumas, Begleitverletzungen?
    - Strömungsgeräusch über dem verletzten Gefäßabschnitt?
    - Pulsierendes Begleithämatom in den umgebenden Weichteilen?
- **Apparative Diagnostik** (immer indiziert zur genauen Lokalisation der Verletzung!):
  - *Röntgen des betroffenen Skelettabschnittes:* Fraktur, Luxation in topographischer Beziehung zum Gefäßverlauf?
  - *(Farb-)Duplex-Sonographie:* Flusssignal?

15.1 Verletzungen peripherer Gefäße

- *Periphere Angiographie:*
  - Indikation: Typische Klinik (6 „P") und negativer Duplex-Befund.
  - Vorgehen: Angiographie nach Punktion der A. axillaris oder der A. femoralis.
- *Stammnahe Angiographie:* Retrograde Arteriographie mit selektiver Darstellung der großen Gefäßabgänge (A. subclavia, A. carotis, A. iliaca).
▶ **Differenzialdiagnose:** Ischämisierender Arterienspasmus, Kompartmentsyndrom.
▶ **Notfallmäßige Erstversorgung:**
  - Tieflagerung und Polsterung der betroffenen Extremität.
  - Heparin-Bolus 10000IE i.v. zur Verhinderung von Appositionsthromben.
  - ◉ *Cave:*
    - Heparin nur dann, wenn keine zusätzliche Traumatisierung von Schädel, Thorax, Abdomen oder Becken vorliegt!
    - Keine i.m.-, i.a.-Injektionen wegen möglicher Lyse.
    - Keine Vasodilatatoren (möglicher Steal-Effekt).
  - Plasmaexpander wie HAES abhängig vom klinischen Zustand des Patienten (Schock).
  - Zügiger Abtransport und Weiterbehandlung unter klinischen Bedingungen.
▶ **Gefäßspezifisches Vorgehen:**
  - *Verschluss A. subclavia:* Gefährdung des betroffenen Armes → Rekonstruktion obligat, ggf. nach Osteotomie der Klavikula. Begleitverletzungen des Plexus brachialis können sekundär versorgt werden.
  - *Verschluss A. axillaris und A. brachialis oberhalb des Abganges der A. profunda brachii* → Rekonstruktion obligat, andernfalls totale Ischämie ab distalem Oberarmdrittel.
  - *A. brachialis unterhalb des Abgangs der A. profunda brachii:* Subtotales Ischämie-Syndrom am Vorderarm ohne unmittelbar drohende Nekrose → deshalb in lebensbedrohlicher Ausnahmesituation Ligatur möglich, Rekonstruktion jedoch empfehlenswert.
  - *A. radialis oder A. ulnaris* → Ligatur nur in Ausnahmesituationen statthaft, besser jedoch Rekonstruktion, zumindest der A. radialis (unter mikrochirurgischen Bedingungen).
  - *A. femoralis communis* → Rekonstruktion obligat, andernfalls Ischämie des gesamten Beines.
  - *A. poplitea* → Rekonstruktion obligat, andernfalls Nekrosegefahr ab Unterschenkelmitte.
  - ◉ *Achtung:* Nach allen Rekonstruktionen ist eine frühzeitige Fasziotomie aller Muskellogen im distalen Extremitätenabschnitt wegen eines drohenden Kompartmentsyndroms erforderlich (S. 472)!
▶ **Operative Versorgung:**
  - *Indikation:* Jedes periphere Ischämie-Syndrom durch stumpfes Gefäßtrauma.
  - *Allgemeines Vorgehen:*
    - Arteriotomie: Thrombektomie und Intima-Versorgung.
    - Arteriennaht: s. S. 118, Abb. 29, 30, 31.
▶ **Prognose** (abhängig von lokalen Begleitverletzungen und technisch einwandfreier Rekonstruktion):
  - Bei einer traumatisch bedingten akuten oder kompletten Ischämie ist die betroffene Extremität vital bedroht.
  - Die Wiederherstellung der Zirkulation sollte nach 4–6 Stunden abgeschlossen (!) sein

15.1 Verletzungen peripherer Gefäße

Arterielle Blutung

- ▶ **Klinische Symptomatik:**
  - Bei traumatisch bedingter arterieller Extremitäten-Blutung klinisch eindeutiges Bild (starke, pulsierende bis spritzende, hellrote Blutung).
  - „Distal funktioneller Perfusionsausfall": Je nach betroffenem Gefäß asymptomatisch bis hin zum Ischämie-Syndrom (S. 114; weniger konstant als bei stumpfem Trauma mit Verschluss).
  - Oft spontanes Sistieren der Blutung (durch Intima-Aufrollung und Retraktion der verletzten Arterien).
- ▶ **Klinische Diagnostik:** Befund, Verletzungsmodus, Lokalisation des Traumas?
- ▶ **Notfallmäßige Erstversorgung:**
  - *Druckverband* (grundsätzlich sollte versucht werden, jede Blutung durch Anlage eines Druckverbandes zu stillen; Abb. 27):
    - Wunde zunächst mit steriler Kompresse bedecken.
    - Darauf Druckpolster (z. B. nicht abgewickeltes Verbandspäckchen) legen und dieses mit einer weiteren Binde unter Druck anwickeln.
    - Bei Bedarf kann auf den ersten Druckverband ein zweiter Druckverband mit stärkerem Zug aufgewickelt werden.

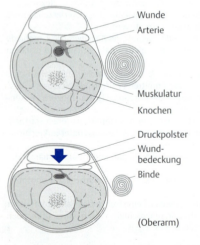

Abb. 27 Anlage eines Druckverbandes auf eine Wunde mit arterieller Blutung (Oberarm)

  - *Indirekte Kompression:* Bei stärkeren, arteriellen Blutungen in den meisten Fällen ausreichend, um die Blutung zum vorläufigen Stillstand zu bringen (zu geeigneten Druckpunkten s. Abb. 28).
  - *Direkte Kompression der Blutungsquelle im Wundbett* nach steriler Wundabdeckung, wenn indirekte Kompression nicht ausreicht.
  - *Proximale Abbindung:*
    - Indikation: Nur dann, wenn die direkte Kompression nicht zu einer ausreichenden Blutstillung führt.

15.1 Verletzungen peripherer Gefäße

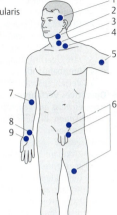

1. A. temporalis
2. A. submandibularis
3. A. carotis
4. A. subclavia
5. A. brachialis
6. A. femoralis
7. A. cubitalis
8. A. ulnaris
9. A. radialis

Abb. 28   Typische Druckpunkte zum Abdrücken von arteriellen Blutungen

- Vorgehen: Abbindung (wenn überhaupt) nur mit einer pneumatischen Blutsperre durchführen! Der Manschettendruck sollte den gemessenen systolischen Blutdruck dabei um 20–50 mmHg überschreiten.
- **◉ Cave:**
  - → Gefahr irreparabler Schädigung durch forciertes Abbinden, v.a. mit schmalen Verbänden oder Kabeln (v.a. an peripheren Nerven).
  - → Eine insuffiziente proximale Abbindung wird die Blutung und damit den Blutverlust des Patienten eher verstärken, weil bei erhaltenem arteriellem Zustrom kein venöser Abfluss mehr stattfindet!
  - → Keine beherzten Manipulationen im Wundbett (z. B. direktes Setzen von Gefäßklemmen)! Das versehentliche Abklemmen eines großen Nerven in der Tiefe einer blutenden Oberschenkelwunde kann zum Verlust der Extremität führen!
- *ZVK:* Volumenersatz.
- *Weitergabe der Unfallanamnese:* Angaben über Blutverlust und Zeitpunkt des Abbindens.
- *Prophylaktische Verabreichung eines Antibiotikums* bereits in der Frühphase der Erstversorgung.

▶ **Klinische Erstmaßnahmen:**
- Klinische Allgemeinuntersuchung (Nebenverletzungen?).
- Arteriographie (nicht so wesentlich wie beim traumatischen Arterienverschluss, da Ort und Art der Läsion bekannt sind).
- Einleitung der Narkose.

▶ **Operative Versorgung – Grundlagen:**
- *Indikation:* Jede perforierende Arterienverletzung.
- *Prinzip:*
  - Kompressionsverband/Abbindung erst in OP-Bereitschaft entfernen! → bei erneuter sofortiger Massivblutung nach Entfernung erneut mit sterilem Material komprimieren, das Operationsfeld improvisiert desinfizie-

15.1 Verletzungen peripherer Gefäße

ren und abdecken; bei leichter Sickerblutung routinemäßige Operationsvorbereitung.
- Großzügige Freilegung des verletzten Gefäßabschnittes.
- Vor der Arterienrekonstruktion eine etwaige Fraktur durch Osteosynthese stabilisieren. Technische Hilfen: Verkürzung des Knochens, temporäre Überbrückung der Strombahn mit silikonisiertem Plastikschlauch.
- Breitbandantibiotikum i.v. und lokal bei penetrierenden Verletzungen.
- Verfahrenswahl abhängig vom Lokalstatus (siehe folgende Abschnitte).

▶ **Operatives Verfahren I** – *Arteriotomie, Intimaversorgung, Thrombektomie, Arterienverschluss mit Venenstreifen* (Abb. 29):
  – *Indikation:* Binnenschaden mit Intimariss, Intimadissektion und Apositionsthrombose.
  – *Vorgehen:*
    - Zirkuläre Freilegung, Inspektion und Palpation der verletzten Arteriensegmente.
    - Gefäßklemmen anlegen, zuerst proximal, dann distal der Läsion.
    - Kollateralen anschlingen oder abklemmen.
    - Längsarteriotomie über der rupturierten Innenschicht, proximal und distal 5mm über die Abrissstufen hinausreichend (s. Abb. 29a).
    - Resektion der abgelösten Intima unter Bildung einer schrägen, distalen Intimastufe mit transmuraler Fixation (s. Abb. 29b).

▶ **Operatives Verfahren II** – *Direktnaht eines arteriellen Lecks oder Arterienverschluss unter Erweiterung mit Venenstreifen:*
  – *Indikation:* Scharfe Lumeneröffnung ohne völligen Kontinuitätsverlust.
  – *Allgemeines Vorgehen:*
    - Permanente Hämostase durch Fingerdruck (Operationshandschuh) während der Vorbereitung des Operationsfeldes.
    - Darstellung des lädierten Gefäßabschnitts. Zuerst Gefäßklemme an die Zustrombahn, dann distal der Verletzung und an die Kollateralen.

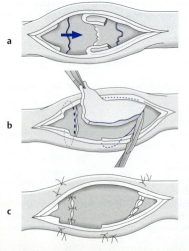

Abb. 29 a) Längsarteriotomie über der gelösten Intima. b) Schräges Anfrischen der distalen Intimastufe. c) Distale und proximale Intimastufe sind mit Einzelstichen an die Gefäßwand fixiert. Es folgt der Verschluss der Arteriotomie mit Venenstreifen

15.1 Verletzungen peripherer Gefäße

A. *Direkte Naht* (indiziert bei querlaufender Verletzung und größerem Gefäßlumen):
- Vorlegen von Eckfäden in die beiden Winkel der Arterienwunde, diese in querer Richtung leicht anspannen.
- Sondierung der Strombahn nach proximal und peripher mit Fogarty-Katheter, Instillation von Liqueminlösung 1 : 50 in die Ausflussbahn.
- Zwischen die Eckfäden werden im Abstand von 1–1,5 mm weitere Einzelnähte vorgelegt.
- ◉ *Cave:* Mit jedem Stich die Intima fassen!
- Verknoten der vorgelegten Gefäßnähte, Freigabe der Strombahn.
- Liquemin 1 ml i.v.

B. *Verschluss mit Venenstreifen* (indiziert bei vorwiegend längsverlaufender oder zerfetzter Arterienwunde):
- Sparsamstes Glätten zerfetzter Wundränder mit feiner gebogener Schere.
- Entnahme des Venenstreifens und Einnähen wie bei Verfahren I (s. o.).

▶ **Operatives Verfahren III** – *Anastomose direkt End-zu-End oder unter gleichzeitiger Erweiterung mit Venenstreifen:*
- *Indikation:* Scharfe, glatte Durchtrennung ohne Längendefizit.
  - Direkte Anastomose: Bei größerem Querschnitt ohne pathologische Wandveränderungen.
  - Erweiterungsplastik mit Venenstreifen: Bei Anastomosierung kleinerer oder vorher sklerotisch geschädigter Arterien.
- *Direkte Anastomose:*
  - Anlegen und Verknoten von zwei gegenüberliegenden Eckfäden.
  - Sondierung der Strombahn nach proximal und distal mit Fogarty-Katheter.
  - Instillation von Liqueminlösung 1 : 50 nach distal.

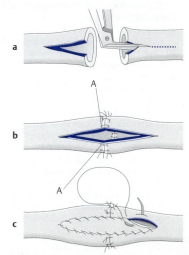

Abb. 30 a) Kurze Längsinzision der Arterienstümpfe. b) Arteriennaht, ausgehend von den lang belassenen Eckfäden (A).
c) Arterienverschluss mit Venenstreifen

15.1 Verletzungen peripherer Gefäße

- Quergestellte Reihe von Einzelknopfnähten an die Vorderwand der Arterie.
- Rotation des Gefäßes um 180°, Vorgang bei der Hinterwandnaht in gleicher Weise.
– *Erweiterungsanastomose:*
- Kurze Längsinzision in beide Arterienstümpfe (Abb. 30a).
- Anastomose beginnt mit zwei lang belassenen Eckfäden (A in Abb. 30b), von denen aus zunächst die Naht der Arterienhinterwand mit Einzelknoten angelegt wird.
- Einnähen des Venenstreifens (Abb. 30c).

▶ **Operatives Verfahren IV** – *Defektüberbrückung mit autologem Veneninterponat* (Abb. 31, 32):
– *Indikation:* Totaler Kontinuitätsverlust und gleichzeitiger Defekt, auch bei ausgedehntem Binnenschaden mit Ruptur von Intima und Media (Adventitiaschlauch).
– *Vorgehen:*
- Darstellung des verletzten Gefäßabschnittes, Arterienklemmen, Sondierung der Strombahn nach proximal und distal, Instillation von Liqueminlösung 1 : 50.
- Bei päliminärer Osteosynthese: Evtl. Verkürzung der Ischämiedauer durch Überbrückung des Gefäßdefektes mit silikonisiertem Material (temporärer Bypass).
- Entnahme des Veneninterponats vom Oberschenkel (V. saphena magna). Aufbereitung durch Ligatur aller abgehenden Kollateralen. Prüfung des Interponats auf Dichtigkeit durch Aufblähen mit physiologischer Kochsalzlösung und Liqueminzusatz.
- Schräges Anfrischen des proximalen und distalen Arterienstumpfes, Adaptation des Veneninterponates auf die Defektlänge.

◉ *Cave:* Wegen der Venenklappen Strömungsrichtung beachten!

▶ **Kunststoffprothesen:**
– *Indikation:* Nur bei Fehlen einer entsprechenden eigenen Vene oder bei zu geringem Kaliber der Vene (biologisch den autologen Venen unterlegen).

◉ *Cave:* Führung von Kunststoffprothesen über Gelenkbeugen (Ellbogen, Knie) → Abknickungsgefahr!

▶ **Nachbehandlung:**
– *Antikoagulation:*
- Liquemin-Perfusor postoperativ sofort weiterführen (20000IE/24h; Ziel-PTT: ca. 60sek).

◉ *Hinweis:* Bei gutem Flow nicht nötig!

- Übergang auf Kumarinpräparat am ersten postoperativen Tag. Liquemin absetzen, wenn der Quick-Wert auf 30% abgesunken ist.
- Dauer: Ermessensfrage – Richtlinie beim Gefäßgesunden (= keine vorbestehende AVK bei älteren Patienten): 6 Wochen.
– *Bettruhe:* Nach Rekonstruktion im Bereich der unteren Extremität den Patienten erst nach der Wundheilung mobilisieren.
– *Bei Rekonstruktionen im Ellbogen- oder Handgelenkbereich:* Oberarmschiene in Semiflexion bis zur Wundheilung.

15.1 Verletzungen peripherer Gefäße

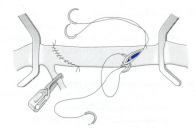

Abb. 31 Autologes Veneninterponat: Proximale Anastomose (links) ist fertiggestellt. Stichführung an der distalen Anastomose

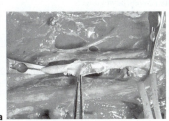 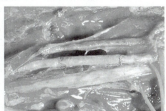

Abb. 32 a, b. a) Arterielle Gefäßverletzung mit Intimaeinrollung, b) Zustand nach Gefäßrekonstruktion mit autologem Veneninterponat

Periphere Venenverletzung

- **Leitsymptomatik:** Starke Blutung und Schwellung der betroffenen Extremität.
- **Notfallmäßige Erstversorgung:**
  - *Blutstillung:* Hier genügt in der Regel ein steriler Verband; ggf. muss ein Kompressionsverband darübergewickelt werden (S. 116).
  - *Anschließend* die verletzte Extremität hochlagern.
  - **Cave:** Das Ausmaß des eingetretenen Blutverlustes bei venösen Blutungen wird im Vergleich zu arteriellen Blutungen oftmals unterschätzt. Ein Mehrfachverletzter mit Frakturen kann im Schock an solchen venösen „Sickerblutungen" verbluten!
- **Operative Versorgung:** Siehe Vorgehen bei arterieller Blutung S. 117.

16.1 SHT – Grundlagen

Definition
➤ Durch Gewalteinwirkung auf den Kopf verursachte Hirnfunktionsstörung mit oder ohne morphologisch fassbare Schädigung des Gehirns und seiner Hüllen einschließlich des Gehirnschädels und der Kopfschwarte.

Mögliche klinische Symptomatik der Hirnfunktionsstörung

➤ **Psychopathologisches Syndrom:**
  - *Vigilanzstörungen:* Mit zunehmender Vigilanzstörung nimmt zuerst die Reaktion auf optische, dann auf akustische und zuletzt auf Schmerzreize ab.
    - *Somnolenz:* Abnorme Schläfrigkeit bei erhaltener akustischer Weckreaktion.
    - *Sopor:* Keine spontanen Bewegungen, nach Aufforderung kurzes Augenöffnen, auf Schmerzreize adäquate Abwehrbewegungen.
    - *Bewusstlosigkeit (Koma):* Unerweckbarer Zustand der Kontakt- und Wahrnehmungslosigkeit. Augen werden weder nach Aufforderung noch nach Schmerzreizen geöffnet. Abwehrbewegungen auf Schmerzreize können erhalten sein.
  - ◘ *Glasgow Coma Scale (GCS):*
    - Ziel, Indikation: Beurteilung und Verlaufsbeoachtung der Bewusstseinslage.
    - Prinzip: Mit Hilfe einer Punktewertung wird nach kardiopulmonaler Stabilisierung die bestmögliche Reaktion auf einen Anruf oder Schmerzreiz bewertet: s. Tab. 15.
  - *Orientierungsstörungen:* Orientierung zu Zeit, Ort, Situation und eigener Person.
  - *Gedächtnisstörungen:* Retrograde und anterograde Amnesie: Erinnerungslücken für den Zeitraum vor bzw. nach dem Unfallereignis.
  - *Durchgangssyndrom:* Reversible posttraumatische Funktionspsychose mit Störungen von Orientierung, Gedächtnis, Antrieb, Affektivität und Auftreten von paranoid-halluzinatorischen Erscheinungen. Nimmt graduell während der Erholungsphase vom psychopathologischen Syndrom ab.

➤ **Neurologische Ausfälle:** Pupillenstörungen (Weite und Lichtreaktion), Reflexstatus, Motorik, Sensibilität, Muskeltonus.

➤ **Vegetatives Syndrom:** Schwindel, Brechreiz, Kreislaufinstabilität, Störung der Wärmeregulation.

16.1 SHT – Grundlagen

Tabelle 15 Glasgow Coma Scale (GCS)

Kriterium	Reaktion	Punkte
Augenöffnen	spontan	4
	nach Aufforderung	3
	nach Schmerzreiz	2
	keine Reaktion	1
verbale Antwort	orientiert, prompt	5
	desorientiert	4
	unverständliche Worte	3
	Stöhnen, unverständlich	2
	keine Reaktion	1
motorische Reaktion	befolgt Aufforderungen	6
	gezielte Abwehr nach Schmerzreiz	5
	ungezielte Abwehr nach Schmerzreiz (Beugen, Wegziehen)	4
	pathologische Beugemechanismen nach Schmerzreiz	3
	Streckmechanismen nach Schmerzreiz	2
	keine Reaktion	1

Summe: Maximal 15
Schweregrad-Einteilung des Schädel-Hirn-Traumas nach GCS:
– *GCS 15–13:* Leichte Schädel-Hirn-Verletzung
– *GCS 12–9:* Mittelschwere Schädel-Hirn-Verletzung
– *GCS 8–3:* Schwere Schädel-Hirn-Verletzung

16.2 SHT – Spezielle Manifestationsformen

Kopfschwartenverletzungen

- **Mögliche Formen:** Rissquetschwunden, Skalpierung und Schusswunden.
- **Cave:** Hinter jeder scheinbar harmlosen Kopfschwartenverletzung kann sich eine penetrierende Schädel-Hirn-Verletzung verstecken.
- **Diagnostik:**
  - Sorgfältige klinische Untersuchung, aber kein Sondieren.
  - Röntgen-Schädel in 2 Ebenen zum Ausschluss von eingedrungenen Fremdkörpern, Luft, etc.
  - In Zweifelsfällen immer großzügige Indikation zur CT.

Schädelfrakturen

- **Mögliche Formen** (Fissuren, Spalt-, Berstungs- , Stück- und Trümmerfrakturen [*cave* bei Impressions-, Loch- oder Schussfrakturen können u.U. Knochenstücke in das Schädelinnere bzw. Gehirn eingedrungen sein!]):
  - *Biegungsbrüche:* Durch unmittelbare örtliche, umschriebene Gewalteinwirkung.
  - *Berstungsbrüche:* Verursacht durch Kompression des gesamten Schädels.
  - *Impressionsfrakturen:* Unter Kalottenniveau verlagerte Knochenfragmente können zur Druckschädigung des Gehirns führen. Operationsindikation bei Dislokation um mehr als Kalottendicke, bzw. bei offener Schädelfraktur.
  - *Schädelbasisfrakturen:*
    - Klinische Zeichen: Monokel- oder Brillenhämatom, retroaurikuläres Hämatom („battle's sign"), Blut- und Liquorausfluss aus Nase, Mund und/oder Ohr.
    - Diagnosestellung: Schwieriger Nachweis auf konventionellen Röntgenbildern. In der CT Nachweis von Luftansammlungen unter der Dura bzw. im Gehirnparenchym (Pneumatozephalus).
  - *Suturensprengung* (u.U. im Kindesalter). Bei manchen Frakturen wird durch die eingeklemmte Dura die knöcherne Ausheilung behindert („wachsende Frakturen").
- **Diagnostik:**
  - **Cave:** Bei Schädelfrakturen besteht ein hohes Risiko, ein operationsbedürftiges intrakranielles Hämatom zu entwickeln, wobei Patienten besonders gefährdet sind, bei denen die Fraktur die A. meningea media oder einen der venösen Sinus kreuzt.
  - Deshalb muss bei jedem Patienten mit Schädelfraktur eine CT durchgeführt werden und eine engmaschige neurologische Überwachung während der ersten 24 Stunden erfolgen.

Primäre Hirnschädigung

- **Definition:** Durch traumatischen Insult bedingte Schädigung des Gehirns, die irreversibel und therapeutisch nicht beeinflussbar ist.
- **Mögliche Formen:**
  - *Fokaler Hirnschaden:* Durch direkte Gewalteinwirkung auf den fixierten Schädel verursachte Kontusionsherde (Coup und Contrecoup).
  - *Diffuser Hirnschaden:* Ausgedehnte oder multilokuläre Hirnschädigung. Durch Beschleunigungstraumen bei frei beweglichem Schädel verursachte zentrale Hirnschäden (Marklager, Stammganglien) durch Druckgradienten um die Ventrikel („shearing injuries").

16.2 SHT – Spezielle Manifestationsformen

Sekundäre Hirnschädigung

- **Definition:** Posttraumatische Schäden im weiteren Verlauf nach dem Ereignis.
- **Mögliche Ursachen** (intra- und extrakranielle Ereignisse): Hypovolämie, Hypoxämie, Hyperkapnie, Hypotonie, Hyperglykämie, neurohormonelle Dysregulation, ungenügend oder nicht kontrollierte epileptische Anfälle, erhöhter intrakranieller Druck (z. B. durch nicht evakuierte intrakranielle Hämatome, Hirnödem).

Offene Schädel-Hirn-Verletzung

- **Definition:** Traumatisch entstandene Verbindung zwischen Gehirn und Außenwelt (inkl. Nasennebenhöhlen). Entscheidendes Kriterium ist die traumatische Eröffnung der Dura, womit automatisch eine schwere Schädel-Hirn-Verletzung vorliegt.
- **Therapie:** Immer operativ (siehe schwere Schädel-Hirn-Verletzung S. 132).
- **Sonderformen:** Frontobasale Schädel-Hirn-Verletzung (S. 145).

Gedeckte Schädel-Hirn-Verletzung

- **Klassische Einteilung:**
  - *Commotio cerebri:*
    - Definition: Traumatisch bedingte, reversible, funktionelle Störung des Gehirns ohne morphologisch fassbare Veränderungen. Die klinischen Symptome können einzeln oder zusammen vorkommen und klingen innerhalb kurzer Zeit restlos ab.
    - Klinik (Commotio-Syndrom): Kurzzeitige Bewusstlosigkeit, anterograde und/oder retrograde Amnesie, Brechreiz oder Erbrechen, Kopfschmerzen.
  - *Contusio cerebri:*
    - Definition, Klinik: Nachweisbare morphologische Schädigungen des Gehirns in Form von Prellungsherden (Coup und Contre-coup), vor allem im Frontal-, Okzipital- und Temporallappen. Fast immer Auftreten von lokalen subarachnoidalen Blutungen, die zu einem Meningismus (Nackensteifigkeit) führen können. Je nach Lokalisation im Gehirn können neurologische Ausfälle entstehen, sogenannte „Herdsymptome".
  - **Cave:**
    → Commotio-Syndrom und Contusio cerebri können in Kombination vorliegen. Je schwerer die Gewalteinwirkung, desto wahrscheinlicher ist allerdings dem Commotio-Syndrom das organische Substrat einer Contusio cerebri überlagert. Eine Contusio cerebri ohne Kommotionssyndrome ist vorwiegend bei eng umschriebener Gewalteinwirkung (z. B. offene Impressionsfraktur) zu beobachten.
    → Auch bei einer Commotio cerebri besteht die Möglichkeit der Ausbildung eines intrakraniellen Hämatoms ohne primäre Läsion des Gehirns. Das Hirnödem ist dagegen als Sekundärläsion im Gefolge einer Primärschädigung (Contusio, Hypoxie) anzusehen.
  - ***Sonderform Hirnstammkontusion:*** Tiefe Bewusstlosigkeit; Beuge-, Streckkrämpfe (spontan oder auf Schmerzreiz), Enthemmung vegetativer Zentren für Atmung, Kreislauf, Temperatur, Wasser- und Elektrolythaushalt, Pupillen entweder entrundet oder träge bis fehlende Lichtreaktion. Unkontrollierte Automatismen wie Kauen, Schmatzen und Gähnen.

16.2 SHT – Spezielle Manifestationsformen

- *Compressio cerebri:*
  - Definition, Ätiologie: Schädigung des Gehirns durch Druck. Beim geschlossenen Schädel-Hirn-Trauma durch Hirnödem und Blutungen (epi-, subdurale und intrazerebrale Blutungen).
  - Klinische Zeichen einer intrakraniellen Drucksteigerung sind zunehmende motorische Unruhe, Verschlechterung der Bewusstseinslage, Anstieg des systolischen Blutdruckes, Veränderungen des Atmungsmuster (langsame, unregelmäßige Atmung, Cheyne-Stockes-Atmung), Bradykardie, Pupillendifferenz und weite, nicht reagierende Pupillen.
- **Einteilung nach Tönnis und Loew (1953):** Einteilung in drei Grade nach klinischen Gesichtspunkten, nach Zeitintervall der Bewusstseinsstörung und nach Dauer der Rückbildung der Symptome:
  - *Leichtes gedecktes Schädel-Hirn-Trauma oder Schädel-Hirn-Trauma 1. Grades* (entspricht der Commotio cerebri): Kurzdauernde funktionelle Störung des Gehirns. Bewusstlosigkeit < 5 Minuten, Erbrechen, Kopfschmerzen, antero- und retrograde Amnesie. Komplette Rückbildung innerhalb von 5 Tagen.
  - *Mittelschweres gedecktes Schädel-Hirn-Trauma oder Schädel-Hirn-Trauma 2. Grades:* Bewusstseinsverlust bis 30 Minuten. Rückbildungsphase innerhalb von 5 bis 30 Tagen. Symptome: Kreislauf- und Atemstörungen. Herdzeichen wie Paresen, Pyramidenbahnzeichen oder Reflexdifferenzen, die sich vollständig wieder zurückbilden können.
  - *Schweres gedecktes Schädel-Hirn-Trauma oder Schädel-Hirn-Trauma 3. Grades:* Bewusstlosigkeit länger als 30 Minuten, eventuell über Tage oder Wochen. Symptome: Motorische Unruhe, neurologische Herdsymptome, Atem- und Kreislaufstörungen, vegetative Störungen (Thermoregulationsstörungen, hormonelle Dysregulationen, Störungen des Elektrolyt- und Wasserhaushaltes), eventuell Hirnödem. Betroffen sind Groß- und eventuell Stammhirn. Es verbleiben permanente Schäden.

Hirnödem

- **Definition:** Extra- oder intrazelluläre Flüssigkeitsansammlung des Hirnparenchyms mit konsekutivem intrakraniellem Druckanstieg und Parenchymschädigung.
- **Mögliche Formen:**
  - *Vasogenes (extrazelluläres) Ödem:* Durch Störung der Blut-Hirnschranke mit überwiegend extrazellulärer Anreicherung von plasmaähnlicher, eiweißreicher Flüssigkeit und konsekutiv folgender Veränderung des onkotischen Druckes. Betrifft überwiegend die weiße Substanz.
  - *Zytotoxisches (intrazelluläres) Ödem:* Durch Störungen des zellulären Stoffwechsels mit Ausfall der Natrium/Kalium-Pumpe.

Einklemmungssyndrome

- **Grundlagen:** Es kommt zur Verlagerung bzw. Einklemmung des Zwischen- und Mittelhirns im Tentoriumschlitz bzw. der Medulla oblongata im Foramen occipitale magnum, wenn ein intrakranieller Druckanstieg nicht ausgeglichen werden kann. Typische Zeichen der Einklemmung sind Vigilanzstörungen bis zum Koma, Streckkrämpfe und letztendlich lichtstarre weite Pupillen.

16.2 SHT – Spezielle Manifestationsformen

- **Zwischenhirnsyndrom** (dienzephales Syndrom) bei beginnender Verlagerung von Gehirnanteilen:
  - *Vigilanz:* Gestört bis Sopor (S. 122).
  - *Motorik:* Spontane Massenbewegungen, Wälzen, auf Schmerzreize Beuge-Strecksynergien. Gesteigerter Muskeltonus der Extremitäten, Nackensteife.
  - *Hirnnerven, Hirnstammreflexe:* Miosis; erhaltener Korneal-, ziliospinaler, okulo-zephaler, vestibulo-okulärer und Würgereflex.
  - *Vegetativum:* Blutdruckschwankungen, unregelmäßige Herzfrequenz und Atmung.
- **Mittelhirnsyndrom** (mesenzephales Syndrom) bei Mittelhirneinklemmung im Tentoriumschlitz bei zunehmender Raumforderung durch Blutung oder Hirnödem:
  - *Vigilanz:* Komatöser Patient. Tiefe Bewusstlosigkeit.
  - *Motorik:* Ungezielte Massenbewegungen, Streckkrämpfe der Extremitäten und des Rumpfes (Opisthotonus), Adduktionsstellung und Pronation der oberen Extremitäten, die durch Schmerzreize ausgelöst bzw. verstärkt werden können.
  - *Hirnnerven, Hirnstammreflexe:* Korneal- und Würgereflex noch auslösbar. Dissoziation von Augenbewegungen und Pupillenreaktion (Mittel- bis Weitstellung und Erlöschen des Lichtreflexes).
  - *Vegetativum:* Dysregulation von Kreislauf und Atmung, vegetative Entgleisungen, akute Gastritis, evtl. „Stress-Ulkus".
- **Pontines Syndrom:**
  - *Vigilanz:* Koma.
  - *Motorik:* Auf Schmerzreiz nur noch leichte Streckbewegungen, der Muskeltonus ist herabgesetzt.
  - *Hirnnerven, Hirnstammreflexe:* Lichtstarre und mittelweite Pupillen. fehlender vestibulo-okulärer und okulo-zephaler Reflex.
  - *Vegetativum:* s. o.
- **Bulbärhirnsyndrom** (Einklemmung der Medulla oblongata): Die Kleinhirntonsillen werden in das Foramen occipitale magnum gepresst, wodurch die Medulla oblongata eingeklemmt wird:
  - *Vigilanz:* Koma. Tiefe Bewusstlosigkeit.
  - *Motorik:* Fehlende Streckkrämpfe. Fehlende Reaktion auf Schmerzreize.
  - *Hirnnerven, Hirnstammreflexe:* Maximal weite, nicht auf Licht reagierende Pupillen.
  - *Vegetativum:* Dysregulation, Atmung geht terminal in eine Schnappatmung, Atemstillstand, Kreislaufstillstand.

Apallisches Syndrom

- **Synonyme:** Coma vigile, vegetatives Stadium, dezerebriertes Stadium.
- **Ätiologie:** Meist Folge eines traumatischen Mittelhirnsyndroms mit funktioneller Entkopplung von Hirnmantel und Hirnstamm → Reduktion der Hirnfunktion auf meso-dienzephale Funktionen.
- **Klinik:**
  - Der Patient öffnet die Augen, fixiert jedoch nicht und nimmt keinen Kontakt auf.
  - Bulbuswandern, Amimie, „Salbengesicht", Hypersalivation.
  - Orale Automatismen, pathologische Reflexe (Saug-, Greifreflexe, Haltungs- und Stellreflexe).

16.3 SHT – Allgemeine Diagnostik und Prognose

Diagnostik

- **Neurologische Untersuchung:**
  - *Beurteilung der Pupillen:* Nach Pupillenform und -weite, Reaktion auf Licht, Bulbusstellung, Kornealreflex.
  - *Motorik und Muskeltonus:* Untersuchung auf Halbseitenlähmung, einseitige Strecksynergien, schlaffer Muskeltonus, epileptische Krampfanfälle, Paresen.
- **Computertomographie:**
  - *Indikationen in der Akutdiagnostik:*
    - Verdacht auf ein Schädel-Hirn-Trauma bei nicht ausreichender klinischer Beurteilbarkeit der Vigilanz (Alkoholeinfluss, Sedierung).
    - Wacher, neurologisch unauffälliger Patient mit Schädel-Hirn-Trauma und nachgewiesener Schädelfraktur.
    - Wacher Patient ohne nachweisbare Schädelfraktur, aber Klagen über starke Kopfschmerzen sowie Verschlechterung seines Bewusstseinszustandes.
    - Mittelschweres und schweres Schädel-Hirn-Trauma.
    - Nachweis einer Impressionsfraktur.
    - Verdacht auf fronto-basale oder oto-basale Verletzung.
  - *Indikationen im Verlauf der Behandlung:*
    - Nachgewiesene intrazerebrale Verletzung.
    - Klinische Hinweise auf ein mittelschweres oder schweres Schädel-Hirn-Trauma, auch wenn im initialen CT keine Pathologie sichtbar war (*cave* intrazerebrale Blutungen manifestieren sich u.U. erst mit einer gewissen Zeitverzögerung!).

Mögliche Spätfolgen

- **Posttraumatische Meningitis** (bei jedem offenen Schädel-Hirn-Trauma besteht die Möglichkeit einer posttraumatischen Meningitis):
  - *Symptome:* Kopfschmerzen, Erbrechen, Nackensteifigkeit und Temperaturerhöhung.
  - *Diagnostik:* CT und Lumbalpunktion (Erhöhung von Zellzahl und Eiweißgehalt im Liquor; Zytologie, Bakteriologie vor Therapie).
  - *Therapie:* Hochdosierte resistenzgerechte Antibiotikagabe.
- **Posttraumatischer Hydrozephalus** (Missverhältnis zwischen Liquorproduktion und -resorption bei ca 5 % aller Patienten nach schwerem Schädel-Hirn-Trauma):
  - *Symptome:* Nachlassen der Konzentration und des Gedächtnisses, Koordinationsstörungen und zunehmender Persönlichkeitsverlust.
  - *Diagnostik/Diagnosestellung:* CCT.
  - *Therapie:* Shunt.
- **Chronisches subdurales Hämatom** (v.a. beim alten Menschen Entstehung über Wochen oder Monate):
  - *Symptome:* Kopfschmerzen, psychische Veränderungen, Konzentrations- und Merkfähigkeitsstörungen, fortschreitende Bewusstseinstrübung, Entwicklung von Halbseitenzeichen.
  - *Diagnostik:* CCT.
  - *Therapie:* Bohrlochtrepanation und Evakuation des Hämatoms, Drainage über 24–48 Stunden.

16.3 SHT – Allgemeine Diagnostik und Prognose

- **Posttraumatische Epilepsie:** Ursache sind intrazerebrale Narbenbildungen, von denen epileptische Anfälle ausgehen.
  - *Symptome:* Die Qualität der Anfälle hängt von der Lokalisation und Ausdehnung der geschädigten Areale ab.
  - *Diagnostik:* Neurologisches Konsil, EEG.
  - *Therapie:* Nach neurologischer Maßgabe (Antiepileptika-Therapie).

Prognose-Skala

- **Glasgow Outcome Scale (GOS)** zur Bestimmung des Behandlungsergebnisses nach Schädel-Hirn-Trauma: s. Tab. 16.

Tabelle 16 Glasgow Outcome Scale (GOS)

GOS	neurologischer Status
I	Tod
II	Coma vigile (persistent vegetative state, apallisches Syndrom)
III	schwere Behinderung, der Patient ist für die täglichen Aktivitäten vollständig betreuungs- und pflegebedürftig
IV	mäßige Behinderung; der Patient hat neurologische Beeinträchtigung oder geistige Behinderung, ist aber von der Hilfe anderer unabhängig
V	gute Erholung; der Patient führt ein unabhängiges und normales Leben ohne oder mit minimalen neurologischen Ausfällen

16.4 Leichte Schädel-Hirn-Verletzung

Grundlagen

- **Epidemiologie:** 80 % aller Schädel-Hirn-Verletzungen.
- **Ursache, Verletzungsmechanismus:** 40 % der Schädel-Hirn-Verletzungen durch Verkehrsunfälle, je 20 % durch Stürze, Schlägereien und Überfälle. *Cave* in 2–5 % sind SHT mit Verletzungen der Halswirbelsäule kombiniert.
- **GCS-Score:** 15–13.

Klinische Symptomatik, diagnostisches Vorgehen

- **Symptomatik:** Bewusstlosigkeit < 5 Minuten, antero- und /oder retrograde Amnesie, Kopfschmerzen, Schwindel, Erbrechen, Nystagmus.
- **Diagnostik:**
  - *Anamnese:* Entsprechender Unfallhergang. Häufig nur verlässliche Angaben durch Fremdanamnese.
  - *Allgemeine klinische Untersuchung:*
    - Inspektion auf äußere Verletzung: Prellmarken, Galea-Hämatom, Monokel- oder Brillenhämatom, Kalottenschmerz?
    - Palpation von Gesichtsschädel, Gebiss.
    - Bei Bewegungen des Kopfes: Schmerzen im Bereich der HWS.
    - Suche nach/Ausschluss weiterer Begleitverletzungen.
  - *Orientierende neurologische Untersuchung:*
    - Glasgow Coma Scale (S. 123).
    - Pupillenmotorik: Weite, Form, Lichtreaktion im Seitenvergleich.
    - Grobmotorik der Extremitäten: Paresen, Halbseitensymptomatik, „Lateralisieren" Reflexdifferenzen?
    - Sensibilitätsstörung?
  - *Röntgen:*
    - Schädel a.p. und seitlich (Kalottenfraktur?), Schädel halbaxial (Gesichtsschädelstrukturen, Spiegelbildung in den Nasennebenhöhlen?).
    - Bei HWS-Schmerzen HWS a.p. und seitlich, Dens-Zielaufnahme.
  - *Computertomographie:* Großzügige Indikationsstellung! Bei Klagen über starke Kopfschmerzen, Halbseitensymptomatik, Zunahme der Bewusstseinstrübung oder beim bewusstlosen Patienten Durchführen zum Ausschluss einer intrakraniellen Blutung bzw. eines Hirnödems.
- **Differenzialdiagnostik:** Kardiovaskulär, endokrin, Drogen, Medikamentenintoxikation, Epilepsie, intrakranieller Prozess (z. B. Blutung).

Therapie

- **Engmaschige Überwachung** zur Vermeidung zusätzlicher Schäden des Gehirns durch Hypoxämie, Hypotonie oder intrakranielle Raumforderungen.
- **Stationäre Aufnahme des Patienten für 24 Stunden.** Früherkennung einer intrakraniellen Raumforderung durch engmaschige neurologische Überwachung: Anfänglich alle 30 Minuten Kontrolle von Vigilanz, Pupillen und Motorik der Extremitäten. Bei GCS < 13 Punkte Computertomographie.
- Körperliche Schonung für 14 Tage.

Prognose

- Restitutio ad integrum. Evtl. passageres „postkommotionelles Syndrom" mit Kreislauflabilität, Kopfschmerzen, Konzentrationsschwierigkeiten, Schwindel und Lichtscheu während einiger Tage.
- Zum GOS-Prognose-Score s. S. 129.

16.5 Mittelschwere Schädel-Hirn-Verletzung

Grundlagen

- **Epidemiologie:** 10 % aller Schädel-Hirn-Verletzungen.
- **Ursachen, Verletzungsmechanismus:** Siehe leichte Schädel-Hirn-Verletzung S. 130.
- **GCS-Score** 12–9.

Klinische Symptomatik

- **Neurologische Symptome:**
  - *Bewusstlosigkeit* bis zu 30 Minuten. Bewusstseinstrübung unterschiedlicher Ausprägung und mit mehrphasigem Verlauf möglich.
  - *Bei subkortikaler axonaler Verletzung* sind pathologische Beuge- und Streckmechanismen möglich.
  - *Herdsymptome* in unterschiedlichem Ausmaße: Hemianoptische oder dysphasische Störungen, Dystaxien, Sensibilitätsstörungen, fokale motorische Ausfälle.
- **Psychopathologische Symptome** („Durchgangssyndrom"): psychische Störungen unterschiedlichen Ausmaßes: Verwirrheit, fehlende Krankheitseinsicht, Antriebsverminderung, Unruhezustände, Wahrnehmungsstörungen.
- **Vegetative Störungen:** Herzrhythmusstörungen: Tachy- oder Bradykardien, Hypo- oder Hypertonie, Kopfschmerzen, Schwindel.

Diagnostisches Vorgehen

- Siehe leichte Schädel-Hirn-Verletzung S. 130.
- CT: Obligat zu Beginn. Verlaufs-CT innerhalb der ersten Woche, neurotraumatologische Nachkontrolle inklusive neuer CT nach 3 Monaten.

Therapie

- Immer stationäre Aufnahme des Patienten für mehrere Tage.
- Engmaschige, neurologische Kontrolle am ersten Tag.
- Symptomatische Therapie der Beschwerden. Bei Bewusstseinstrübung bzw. -verlust Vorgehen wie bei schwerer Schädel-Hirn-Verletzung (S. 132).

Prognose

- Je nach Lokalisation und Ausmaß der primären Parenchymläsion verbleiben Restparesen oder Spastizität (→ Notwendigkeit einer Neurorehabilitation erwägen).
- Zum GOS-Prognose-Score s. S. 129.

16.6 Schwere Schädel-Hirn-Verletzung

Grundlagen

- **Epidemiologie:** Etwa 10 % der Schädel-Hirn-Traumata.
- **Ursachen, Verletzungsmechanismus:** Siehe S. 130.
- **GCS-Score** < 9.

Klinische Symptomatik

- Tief bewusstloser Patient mit GCS < 9 (GCS s. S. 123).
- Unabhängig vom GCS ist eine schwere Schädel-Hirn-Verletzung vorhanden bei offenem Schädel-Hirn-Trauma, weiter werdende(n) Pupille(n) posttraumatisch, Halbseitensymptomatik, Austritt von Liquor aus Nase und/oder Ohr.

Diagnostisches Vorgehen

- Siehe Vorgehen bei leichter Schädel-Hirn-Verletzung S. 130.
- Initale CT mit geplanten Kontrollen im Verlauf.

Therapie

- **Sicherung der Vitalfunktionen** zur Vermeidung sekundärer Schäden.
- **Operative Maßnahmen:**
  - *Intrakranielles Druckmonitoring* mit epi-, subduralen, intraventrikulären oder parenchymal liegenden Drucksonden: Zur Implantation s. S. 147.
  - Hämatomevakuation, Débridement von offenen Kalottenimpressionsfrakturen und bei penetrierendem Kraniozerebraltrauma (S. 136).
- **Intensivmedizinische Basisbehandlung** (Ziel: Intrakranieller Druck [ICP] < 15 mmHg):
  - Sicherung der Atemwege: Intubation.
  - Beatmung – Zielparameter: p_aO_2 > 13 kPa, p_aCO_2 3,5–4,5 kPa, pH = 7,4.
  - Hämodynamische Stabilisierung: Volumengabe.
  - Sedierung und Analgesie.
  - Adäquate Flüssigkeits- und Elektrolytbilanz.
  - Adäquate enterale Ernährung über Magen- bzw. Duodenalsonde, parenterale Ernährung vermeiden.
- **Neuromonitoring:**
  - Registrierung des intrakraniellen Druckes. Indirektes Abschätzen der zerebralen Durchblutung durch Kalkulation des zerebralen Perfusionsdruckes (CPP), wobei CPP = MAP – ICP (MAP = mittlerer arterieller Druck, ICP = intrakranieller Druck).
  - Ableitung eines Elektroenzephalogrammes (EEG) und somatosensorisch evozierter Potenziale (SEP).
  - Geplante CT-Kontrollen.
- **Stufenprotokoll bei gesteigertem Hirndruck** (> 15 mm Hg > 5 Minuten):
  1. Vertiefen von Sedation und Analgesie.
  2. CT-Kontrolle zum Ausschluss eines sich neu bildenden bzw. sich vergrößernden intrazerebralen Hämatoms mit Operationsindikation.
  3. Liquordrainage, wenn intraventrikuläre Drucksonde vorhanden ist.
  4. Mannitol 20 % i.v. in 25-/50-/100-ml-Schritten unter Beachtung der Serumosmolalität (< 315 mosmol/l).
  5. Stufenweise Hyperventilation bis p_aCO_2 = 3,0 kPa.
  6. Hypothermie bis zu einer Körperkerntemperatur von 33°C.
  7. Barbituratgabe unter kontinuierlicher EEG-Kontrolle.

16.6 Schwere Schädel-Hirn-Verletzung

- **Aufwachversuch bei folgenden Voraussetzungen:**
  1. Keine therapiepflichtigen ICP-Anstiege über 24 Stunden.
  2. Liquordrainagemenge < 50ml/24 Stunden.
  3. CT-Befund ohne Anhalt für drohende Komplikation.

Nachbehandlung

- Intensive Neurorehabilitation in Spezialeinrichtungen.

Prognose

- Je nach Verlauf sind die vollständige Wiederherstellung aller kognitiven Funktionen oder auch der Tod des Patienten bei nicht kontrollierbarem Hirndruck möglich.
- Fokale Schäden können als Dauerschäden verbleiben. 2–3% der Patienten entwickeln ein apallisches Syndrom (S. 127). Neuropsychologische Defizite mit erschwerter/ausbleibender sozialer Reintegration.
- Zum GOS-Prognose-Score s. S. 129 (Tab. 16).

16.7 Intrakranielle Hämatome

Grundlagen

- **Definition:** Ansammlung von Blut im Gehirnschädel (epi- und subdural, intrazerebral) häufig mit Kompressionswirkung auf das Gehirn.
- **Ursache:** Blutung aus verletzten Ästen der A. meningea media, abgerissenen Brückenvenen oder aus Kontusionen.
- **Klassifikation:**
  - *Subduralhämatom:*
    - Blutungslokalisation: Zwischen Hirnoberfläche und Dura mater.
    - Ursachen: Sickerblutung aus venösen Kortexgefäßen, meist bei mittelschweren oder schweren Schädel-Hirn-Verletzungen.
  - *Epiduralhämatom:* Weniger häufig als das Subduralhämatom.
    - Blutungslokalisation: Zwischen Dura mater und dem Schädelknochen, meist temporal (kann aber überall vorkommen), selten infratentoriell.
    - Ursachen: In den meisten Fällen Kalottenfraktur mit Abscherungsverletzung der A. meningea media oder einer ihrer Äste. Seltener durch eine Verletzung eines Hirnsinus oder als Frakturspalthämatom.
  - *Intrazerebrale Blutungen:* Können überall im Gehirn vorkommen in unterschiedlichem Ausmaß, stecknadelkopfgroße Blutungen bis zu ausgedehnten Massenblutungen mit erheblicher Verdrängungspotenz. Entwicklung von ausgeprägten perifokalen Ödemen. Häufig Kombination von Subduralhämatom und intrazerebraler Blutung.

Klinische Symptomatik

- **Allgemein:** Posttraumatischer Bewusstseinsverlust unterschiedlicher Tiefe und Länge.
- Typischer Verlauf bei *epiduralem Hämatom:* „Freies lucides Intervall", auch „patients who talk and die" genannt: Der Patient ist nach dem Schädel-Hirn-Trauma völlig wach und ansprechbar, bevor es zu einer Bewusstseinstrübung mit homolateraler Mydriasis und kontralateraler Parese kommt.

Diagnostisches Vorgehen

- **Anamnese:** Entsprechender Unfallmechanismus.
- **Klinische Untersuchung** (Erhebung des „Minineurostatus" s. S. 15):
  - *Verlaufsprofile bzgl. Bewusstseinslage:*
    - Zunehmende Eintrübung nach freiem Intervall spricht eher für epidurales Hämatom.
    - Nichterwachen aus initialem Bewusstseinsverlust deutet auf Substanzschäden des Gehirns hin.
  - *Pupillen:* Einseitige Erweiterung (Anisokorie), verlangsamte Reaktion bei direkter oder konsensueller Reaktion? (Pupillenerweiterung tritt anfänglich ipsilateral zum Hämatom, später beidseits auf. Die Erweiterung einer oder beider Pupillen ist ein Spätzeichen für erhöhten intrakraniellen Druck. Eine absolute Pupillenstarre weist auf eine intrakranielle Massenverschiebung mit Hirnstamm-Dislokation hin).
  - *Periphere Motorik:* Bei sekundär aufgetretenem Hemisyndrom Verdacht auf intrakranielles Hämatom oder Hirnödem.
  - *Reflexe:* Eigen- und Fremdreflexe sind bei frischen zentralen Paresen abgeschwächt oder fehlend. Auftreten pathologischer Reflexgruppen (Babinski).
  - Bei infratentorieller Lokalisation eines Hämatoms überraschend einsetzende Hirnstammsymptomatik mit zentraler Atemstörung, Kreislaufstill-

16.7 Intrakranielle Hämatome

stand, Streckkrämpfen, beidseitiger Lichtstarre mit Mydriasis. Puppenaugen-Phänomen, okulo-vestibulärer Reflex.
- **Röntgen:**
  - *Schädel a.p. und seitlich:* Frakturnachweis deutet auf erhebliche Gewalteinwirkung hin. Kalotten-Dislokation, Pneumokranium, Lage der verkalkten Glandula pinealis?
  Obligat seitliche Aufnahme der Halswirbelsäule mit Darstellung des zervikothorakalen Übergangs.
- **CT:** Indiziert bei Patienten mit pathologischem neurologischem Befund oder Schädelfraktur (Kalotte, Basis oder Mittelgesicht). Durch die CT optimale Darstellung von intrakraniellem Hämatom an jeder Lokalisation, auch infratentoriell oder intrazerebral. Hirnödem?
  - *Subduralhämatom:* In der CT hyperdense, konkave Struktur mit großer Ausdehnung über die Gehirnoberfläche (Abb. 33b).
  - *Epiduralhämatom:* Hyperdense, typisch bikonvexe Form (Abb. 33a).

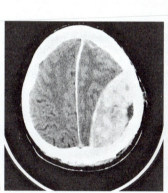 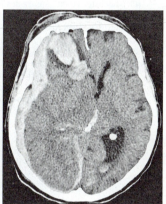

Abb. 33 a, b. a) Typisches Epiduralhämatom hochparietal mit Mittellinienshift, b) frontale Kontusionsblutung mit subduralem Hämatom mit Mittellinienshift

> *Cave Lumbalpunktion:* Kontraindiziert in der akuten Phase wegen möglicher axialer Hirnstammdislokation beim Ablassen von Liquor! Die Funduskopie ist eine zwecklose Untersuchung, da im akuten Stadium keine Stauungspapillen sichtbar sind! Das Einträufeln eines Mydriatikums ist ein Kunstfehler, da eine lichtstarre Pupille vorgetäuscht wird!

Therapieprinzipien

- Unter Berücksichtigung von Alter, Lage und Größe des Hämatoms besteht fast für jedes extrazerebrale Hämatom die Indikation zur operativen Evakuation. Ausnahmen:
  - Hämatom dünner als Schädelkalottenbreite.
  - Blutung ohne Kompressionsanzeichen.
  - Wacher Patient.
  → abwartende Haltung unter intensivmedizinischer Überwachung.

16.7 Intrakranielle Hämatome

▶ Bei GCS < 9 muss nach Hämatomausräumung ein intrakranielles Druckmonitoring durchgeführt werden, um sekundäre Einblutungen frühzeitig zu erkennen (S. 147).

Konservative Therapie

▶ **Indikationen:**
- Nicht operationswürdiges extrazerebrales Hämatom (Hämatomdicke < Schädelkalottenbreite) und/oder neurologisch überwachbarer Patient.
- Inoperables intrazerebrales Hämatom.

Operationstechniken

▶ **Osteoplastische Kraniotomie** (Entfernung akuter supratentorieller Hämatome durch Aussägen eines großzügig bemessenen Kalottenstückes als Zugang zum akuten Hämatom):
- *Schritt 1:* Rasur des ganzen Schädels. Lagerung des Patienten in Rückenlage, Kopf in Mayfield-Klemme eingespannt. Drehung des Kopfes zur Seite (30–45°), höchster Punkt: Ansatz des Jochbeines am Stirnbein. Operationstisch leicht angehoben (Trendelenburg-Lagerung). Anheben der gleichseitigen Schulter mit einem Kissen.
- *Schritt 2:* Einzeichnen der Mittellinie und Schnittführung nach Desinfektion und sterilem Abdecken (s. Abb. 46 S. 148). Ausschneiden eines nach der Schädelbasis zu gestielten Haut-Galea-Lappens. Abpräparieren desselben von der Temporalisfaszie. Hämostaseclips an die Schnittränder.
- *Schritt 3:* Inzision der Temporalisfaszie mit dem Elektromesser. Sparsames Abschieben der Muskulatur vom Schädelknochen (Abb. 34).

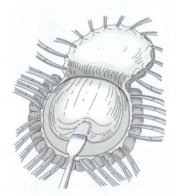

Abb. 34 Lappenförmig inzidierte Temporalismuskulatur wird vom vorgesehenen Rand der Kraniotomie abgeschoben

◘ *Alternative:* Schnitt in einem Zug durch alle Schichten bis auf die Tabula externa, scharfes Ablösen des Weichteillappens einschließlich Temporalismuskel von der Kalotte mit dem Elektromesser und dem Raspatorium.
- *Schritt 4:* Bohrlöcher mit Hand- oder Motorbohrer und Verbindungsschnitte unter sorgfältiger Schonung der Dura durchführen (Abb. 35). Hochklappen des Kalottendeckels, der an der Temporalismuskulatur gestielt bleibt. Hämostase an der Diploe mit Knochenwachs.

16.7 Intrakranielle Hämatome

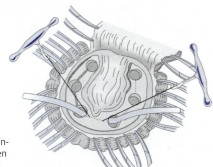

Abb. 35 Anlegen von Verbindungsschnitten zwischen den Bohrlöchern, hier Handsäge

- Schritt 5:
    - *Epiduralhämatom:* Jetzt frei zugänglich und kann abgetragen bzw. abgesaugt werden. Aufsuchen der Blutungsquelle, situationsgerechte Hämostase mittels Durchstechungsligatur, Clips oder bipolarer Koagulation.
    - *Subduralhämatom* (Abb. 36): Die Dura ist prall gespannt und schimmert bläulich durch. Öffnen der Dura zu einem parietal-gestielten Lappen, wobei präliminär die Arteria meningea media ligiert oder koaguliert wird. Evakuation des Subduralhämatoms. Aufsuchen der Blutungsquelle (Kontusionsherde, kortikale Venen). Hämostase sichtbarer Gefäße: Bipolare Koagulation oder Clips. Hämostase der kapillären Sickerblutung mit Wasserstoff-Superperoxid 3% (aseptisch zubereitet). Reichliches Spülen mit körperwarmer Ringerlösung. Belegen des kontusionierten Kortex mit resorbierbarer, blutstillender Gaze (z. B. Tabotamp).

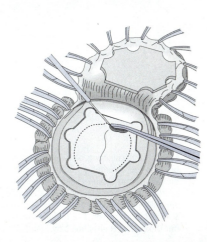

Abb. 36 Subduralhämatom: Lappenförmige Eröffnung der Dura, parietal gestielt

16.7 Intrakranielle Hämatome

- *Schritt 6:* Einbringen einer ICP-Sonde (subdural, intraparenchymal oder Ventrikelkatheter; vgl. Abb. 46 S. 148). Verschluss der Dura mit atraumatischem Vicryl oder PDS 3/0 (Abb. 37), Hochnaht an den Rand der Kraniotomie (Abb. 38).

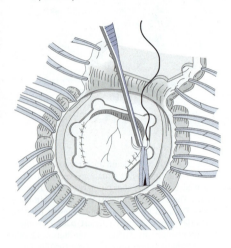

Abb. 37 Duraverschluss mit Einzelstichen. Die Dura ist bereits am freien Knochenrand hochgenäht

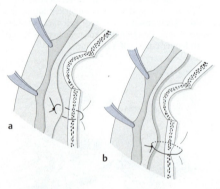

Abb. 38 Durahochnaht: a) Befestigung der Dura entweder am Perikranium oder b) mittels Bohrloch direkt am Knochen

- *Schritt 7:* Entscheidung, ob Kalottendeckel eingesetzt werden soll oder nicht. Bei Einsetzen werden an den Bohrlöchern kleine Bohrungen angelegt und die Kalotte mit Dexon-Fäden refixiert. Bei Entfernung des Kalottendeckels postoperative Versenkung des Kalottendeckels in eine subkutane Tasche am linken Unterbauch oder sterile Lagerung im Tiefkühlfach.
- *Schritt 8:* Einlage von 1–2 Redondrainagen epidural. Verschluss der Galea mit Dexon 2/0, Hautnähte, bzw. Hautklammern.

16.7 Intrakranielle Hämatome

> **Débridement bei offener Kalottenimpressionsfraktur oder bei penetrierender Schädel-Hirn-Verletzung:**
> – *Schritt 1:* Rasur des ganzen Schädels, Einspannen in die Mayfield-Klemme, Kopf seitlich gedreht, so dass der Befund gut erreicht werden kann. Türflügelartige Erweiterung der Wunde durch Hilfsschnitte (Abb. 39). Verschließen von kleinen Platzwunden, die nicht in den Zugang integriert werden (Abb. 40). Inzision des Perikraniums mit Elektromesser zirkulär in mindestens 1,5cm Abstand von der Impressionszone, Abschieben des Perikraniums mit scharfem Raspatorium beiderseits der Inzision.

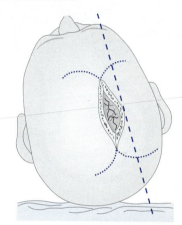

Abb. 39 Offene Impressionstrümmerfraktur: Erweiterung der Gelegenheitswunde durch Hilfsschnitte (blau)

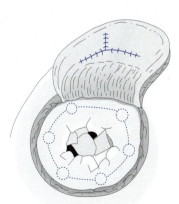

Abb. 40 Direkter Verschluss einer Platzwunde über penetrierendem Hirntrauma. Temporal gestielter Weichteillappen um die Impression, zerfetzter Temporalismuskel angefrischt. Blau: Vorgesehene Kraniotomie

16.7 Intrakranielle Hämatome

- *Schritt 2:* Stufenweises Dbridement der Weichteilbedeckung, der imprimierten oder zertrümmerten Kalotte.
- *Schritt 3:* Bei eröffneter Dura Abfluss von Liquor und Hirnbrei (penetrierendes Schädel-Hirn-Trauma im engeren Sinne).
  - ◉ *Cave:* Imprimierte Knochensplitter wegen Gefahr einer nicht kontrollierbaren Blutung aus der Tiefe nicht einzeln herausziehen. Anlegen einer genügend großen Kraniotomie um die Impression zur Schaffung übersichtlicher Verhältnisse bei der Hämostase am Kortex.

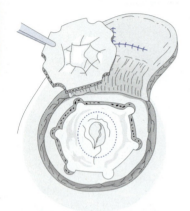

Abb. 41 Nach Kraniotomie Entfernung des Imprimates en bloc. Blau: Resektion der zerfetzten Dura

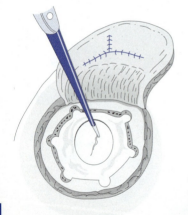

Abb. 42 Dura nach Ligatur der A. meningea media angefrischt. Débridement und Hämostase am kontusionierten Kortex

16.7 Intrakranielle Hämatome

- *Schritt 4:* Anfrischung der zerfetzten Duraränder. Débridement am kontusionierten Gehirn durch Spülen, vorsichtiges Absaugen, Hämostase blutender Gefäße mit bipolarer Elektrode oder Clips.
  - Kapilläre Sickerblutungen werden mit Wasserstoffsuperoxid-Lösung 3 % (aseptisch zubereitet) gestillt und der Kortex anschließend mit blutstillender resorbierbarer Gaze (z. B. Tabotamp) belegt.
  - Bei Verletzung des Sinus sagittalis superior (massive Blutung) Hämostase durch Tamponade mit einem ad hoc aus der Umgebung gewonnenen Muskel- oder Perikraniumlappen, der zunächst in das Leck gepresst und mit Situationsnähten festgehalten wird.
- *Schritt 5:* Verschluss der Dura mit autologem Fascia-lata-Transplantat (Abb. 43). Verschmutzte Kalottentrümmer werden nicht wieder verwendet. Nach Duraverschluss Überprüfen der Hämostase, Redon-Drainage, Zurücklegen und Verschluss des Weichteillappens.

▶ **Bei unverletzter Dura:**
- Imprimierte Kalottenfragmente dürfen einzeln angehoben und entfernt werden. Bei starker Verschmutzung Kalottenrand mit scharfer Knochenzange anfrischen.
- Die Dura grundsätzlich exploratorisch eröffnen zur Verifikation einer Contusio cerebri oder Entleerung eines Subduralhämatoms.

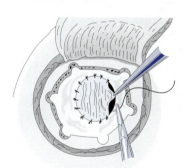

Abb. 43 Verschluss des Duralecks mit einem autologen Transplantat (Fascia lata)

Nachbehandlung

- ▶ Siehe schweres Schädel-Hirn-Trauma S. 133.
- ▶ Breitbandantibiotikum und Hirnödemprophylaxe.
- ▶ Schädeldachplastik nach frühestens 6 Monaten mit autologem Material:
  - Im Stirnbereich Rippenknorpel als sogenannte „diced cartilage".
  - An kosmetisch weniger relevanten Stellen (behaarter Kopf) ganze oder auf Fläche gespaltene Rippenspangen.

16.7 Intrakranielle Hämatome

Prognose

➤ Epiduralhämatom: Je schneller operiert und die Blutung gestillt wird, desto besser ist die Prognose. Bei fehlender zusätzlicher Gehirnschädigung durch eine verschleppte Diagnose ist eine folgenlose Ausheilung möglich.

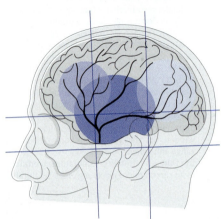

Abb. 44 Das klassische „Krönlein-Schema" für epidurale Hämatome stellt auch heute noch eine praktikable Lokalisierungshilfe für temporale Hämatome dar, wenn CT oder Angiographie nicht zur Verfügung stehen

16.8 Chronisches Subduralhämatom

Grundlagen
- **Definition:** Subdurale Blutansammlung, wobei das verursachende Schädel-Hirn-Trauma einige Wochen bis Monate zurückliegt.
- **Ursache, Verletzungsmechanismus:** Stumpfes, geschlossenes Schädel-Hirn-Trauma, meistens Bagatelltrauma, das nicht als „schweres" Trauma wahrgenommen wurde.
- **Klassifikation:** Beschreibung von Lokalisation und Ausdehnung.

Klinische Symptomatik
- Progredientes Psychosyndrom bis hin zur Somnolenz.
- Hemiparesen oft nur diskret nachweisbar. Gangunsicherheit, Ataxie.
- Kopfschmerzen wegen chronisch erhöhtem intrakraniellem Druck, selten Erbrechen und Stauungspapille.

Diagnostisches Vorgehen
- **Anamnese:** Meist fremdanamnestisch.
- **Klinische Untersuchung:** Kurzneurostatus unter Beurteilung der Bewusstseinslage, Pupillen-Motorik (S. 134) und Motorik (Halbseitensymptomatik?).
- **Röntgen** (Schädel a.p. und seitlich): Fraktur?
- **CT:** Hypodense oder gemischt hypo-/hyperdense Raumforderung, Kompression der ipsilateralen Hemisphäre, verstrichene Sulci und Gyri, gestautes Ventrikelsystem, Mittellinienverschiebung?

Therapieprinzipien
- Kleine Subduralhämatome (< Kalottenbreite) werden konservativ behandelt, größere und diejenigen mit klinischer Symptomatik werden evakuiert.

Konservative Therapie
- Stationäre Überwachung über mehrere Tage, Gabe von Steroiden (z. B. 4 × 4mg Prednison p.o.), CT vor Entlassung.

Operative Therapie
- **Bohrloch-Trepanation** zur Evakuation des verflüssigten Hämatoms durch 2–3 Bohrlöcher fronto-parietal, evtl. temporal (auch in Lokalanästhesie möglich):
  - *Schritt 1:* Rasur des ganzen Schädels. Desinfektion und steriles Abdecken. Einzeichnen der Mittellinie sowie des Hautlappens analog osteoplastischer Kraniotomie (S. 148). Bei Eingriff in Lokalanästhesie Unterspritzen mit 1 %igem Scandicain oder Mepivacain.
  - *Schritt 2:* Hautinzision frontal und parietal am angezeichneten Rand des Hautlappens, können bei evtl. notwendiger osteoplastischer Kraniotomie verbunden werden. Inzision in einem Zug bis auf den Knochen. Abschieben des Galeaperiostes von der Tabula externa mit scharfem Raspatorium. Hämostase mit Elektrokoagulation. Einsetzen eines selbsthaltenden Wundspreizers.
  - *Schritt 2:* Frontales Bohrloch, Hämostase an der Diploe mit Knochenwachs.
  - *Schritt 3:* Vorsichtige Koagulation der Duragefäße.
  - *Schritt 4:* Einsetzen eines Durahäkchens. Anspannen der Dura. Schneiden eines Durafensters mit spitzer Skalpellklinge. Radiäre Inzision bis zum Rand des Bohrloches.
  - *Schritt 5:* Entleerung des Hygroms. Bei chronischem Hämatom findet sich an der Dura zunächst die „Hämatommembran".

16.8 Chronisches Subduralhämatom

- *Schritt 6:* Inzision der dunkel verfärbten Pseudomembran, bis das chronische, verflüssigte Subduralhämatom ausfließt.
- *Schritt 7:* Resektion der Hämatommembran im Bereich des Bohrlochs. Anlegen des zweiten occipitalen Bohrloches in analoger Weise.
- *Schritt 8*: Durchspülen des Subduralraumes in beiden Richtungen mit körperwarmer Ringer-Lösung.
- *Schritt 9:* Beobachtung der Hirnpulsation und Entfaltung des Gehirnes.
- *Schritt 10:* Einlegen eines Monaldi-Drains ins frontale Bohrloch.
- *Schritt 11:* 2-schichtiger Verschluss von Galea und Haut.
  - *Cave:* Bei gekammerten Prozessen ist ausnahmsweise ein drittes, tief temporal angesetztes Bohrloch notwendig.

▶ **Trepanation bei infratentoriellem Hämatom** (epi- oder subdural):
- *Schritt 1:* Bauchlage, Rasur des ganzen Schädels.
- *Schritt 2:* Bildung eines Hautlappens, Ablösen von der Faszie, transmuskulärer Zugang auf die Hinterhauptschuppe mit dem Elektromesser (Abb. 45).
- *Schritt 3:* Probebohrloch analog wie beim chronischen Subduralhämatom.
  - *Chronisches Subduralhämatom:* Zuerst osteoklastische Erweiterung des Bohrlochs, dann kreuzweise Eröffnung der Dura, Ausspülen und Absaugen des Hämatoms.
  - *Epidurales Hämatom:* Osteoklastische Bohrlocherweiterung, Hämostase an der Diploe mit Knochenwachs, Hämatom absaugen und ausspülen.
- *Schritt 4* (Verschluss): Dura offen lassen. Redon-Drainage auf Hinterhauptschuppe, schichtweiser Wundverschluss.

Nachbehandlung

- ▶ Zur Förderung der Gehirnentfaltung Kopf tief lagern, reichliche Hydrierung, Drainagebeutel auf Höhe des Kopfes.
- ▶ Entfernung des Monaldi-Drains nach 48 Stunden.
- ▶ Bei fehlender psychischer Aufhellung Wiederholung der CT zum Ausschluss eines Rezidivhämatoms.

Prognose

- ▶ Abhängig von Alter und Größe des subduralen Hämatoms und eventueller zusätzlicher Gehirnverletzungen.
- ▶ Zum GOS-Prognose-Score s. S. 129.

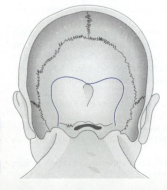

Abb. 45 Okzipitale Inzision lappenförmig gestielt im Bereich des Planum nuchae

16.9 Frontobasaltrauma

Grundlagen

- **Definition:** Frakturen der Knochenlamellen von Orbita und Nasennebenhöhlen-Bedachung, Lamina cribrosa und Hinterwand des Sinus frontalis.
- **Ursache, Verletzungsmechanismus:**
  - Massives Trauma im Bereich des Gesichtsschädels bzw. des Frontobasalbereiches. Dislokationen führen innen zur Zerreißung der Dura, außen zu Lazerationen der Schleimhäute. Dadurch entsteht die für ein Frontobasaltrauma charakteristische pathologische Kommunikation zwischen Endokranium und Nasen-Rachen-Raum oder Nebenhöhlen, durch welche Liquor und/oder nekrotische Hirnsubstanz nach außen abfließen und in umgekehrter Richtung Luft und Bakterien aszendierend den Schädelinnenraum erreichen. Dadurch können rhinogene Meningitiden oder Hirnabszesse entstehen.
  - Die Gewalteinwirkung wird vom Bereich des Gesichtsschädels und der Nasenwurzel fortgeleitet in die Schädelbasis, weshalb sich häufig Begleitverletzungen in Form von Gesichtsschädelfrakturen ergeben: Nasenbein, Jochbein, Blow-out-Frakturen der Orbita, Oberkieferfraktur.
- **Klassifikation:** Beschreibung von Lokalisation und Ausdehnung des Befundes.

Klinische Symptomatik

- Je nach Ausdehnung und Gewalteinwirkung: Wacher bis bewusstloser Patient (S. 122).

Diagnostisches Vorgehen

- **Anamnese:** Unfallanamnese.
- **Klinische Untersuchung:**
  - *Allgemeine Inspektion:*
    - Monokelhämatom, Brillenhämatom, Abflachung des Mittelgesichtsfeldes bei Frakturen (falsche Beweglichkeit des Oberkiefers, Dislokation des Jochbeines mit Stufe am Infraorbitalrand)?
    - Blutung aus Nase oder in den Rachen: Nur bei Liquorbeimengung = Liquorrhoe (bei frischer Verletzung vermischt mit Blut) beweisend für Frontobasaltrauma. *Nachweis von Liquor:* Blut auf Gazekompresse hat wässrigen Hof. Glukosenachweis.
  - *Trommelfell:* Hämatotympanon, Liquorrhoe?
  - *Augen:*
    - Augenstellung (Bulbusmotorik), Pupillenweite, Pupillenreaktion?
    - Visusprüfung: Besonders auf eine primäre Amaurose durch Frakturen im Canalis opticus mit amaurotischer Pupillenstarre achten. Diese Befunde sind unbedingt zu protokollieren.
  - *Geruchsprüfung:* Evtl. Anosmie durch Olfaktoriusläsion oder -abriss bei Frontalhirnkontusion (im akuten Stadium nicht endgültig beurteilbar).
- **Röntgen:**
  - *Schädel a.p. und seitlich, Gesichtsschädel halbaxial:* Frakturlinie, Verwerfung, Pneumocranium, Pneumatocephalus internus (traumatisches Ventrikulogramm), Spiegelbildung?
  - *Evtl. Spezialaufnahme des Canalis opticus nach Rhese* (bei primärer Amaurose).
- **CT:** Bilanzierung der Verletzungen.

16.9 Frontobasaltrauma

Therapieprinzipien

- **Vermeidung von Sekundärschäden, v.a.** bei Patienten mit Glasgow-Coma-Scale < 9 (S. 123).
- **Konservative Therapie** bei kurzdauernder (24 Stunden) Liquorrhoe, aufklarender Bewusstseinslage. Radiologische Voraussetzung: Keine Verwerfung im Bereich der vorderen Schädelgrube. Pneumocranium nach 3 Tagen völlig resorbiert.
- **Operative Therapie** bei:
  - Liquorrhoe, die über mehrere Tage persistiert, und chronische sekundäre Liquorfistel wegen der Gefahr einer Spätmeningitis/eines Hirnabszesses.
  - Verwerfungen der vorderen Schädelbasis, auch wenn eine initiale Liquorrhoe sistiert → scheinbare Ausheilung durch Frontalhirnprolaps in die Frakturspalte bzw. Ethmoidzellen mit ständiger Gefahr eines aszendierenden Infektes.
  - Carotis-Sinus-Cavernosus-Fistel (Exophthalmus pulsans) und dislozierten Begleitfrakturen des Gesichtsschädels.

Konservative Therapie

- Stationäre Überwachung mit anfangs engmaschiger neurologischer Überwachung.
- Antibiotikaschutz, z. B. mit Cotrimoxazol (z. B. Bactrim forte) 2 × 1 Tbl./d für 14 Tage.

Operationstechniken

- Stabilisierung von Gesichtsschädelfrakturen.
- Frontobasale Revision: Bifrontale Kraniotomie, Débridement von Frontalhirn und Knochenfragmenten, Duraplastik unter Verwendung eines Perikraniumlappens oder von Fascia lata.
- Bei chronischer Liquorfistel: Transnasaler-transethmoidaler Zugang als Wahleingriff.
- Carotis-Sinus-cavernosus-Fistel: Interventionell-radiologische Embolisierung im Rahmen einer Angiographie.

Nachbehandlung

- Abhängig von der Symptomatik.

Prognose

- **Abhängig von der primären Läsion:**
  - *Organisches Psychosyndrom* bei schwerer Frontalhirnkontusion („Frontalhirnsyndrom"): Im Vordergrund Wesensveränderungen mit euphorischer Enthemmung, Antriebsmangel und psychomotorischer Verlangsamung.
  - *Anosmie* durch Olfaktoriusverletzung oder Ausriss der Fila olfactoria, frontobasale Hirnkontusion (vollständig und bleibend in 20% der Fälle).
  - *Amaurose:* Verlauf unterschiedlich. Eine akute operative Dekompression des Canalis opticus ist nach wie vor umstritten. Spontane Remission möglich.
  - *Spätinfekt:* Meningitis und Hirnabszess bei persistierender Verbindung zum Nasen-Rachen-Raum, evtl. noch nach Jahren.

16.10 Intrakranielles Druckmonitoring

Grundlagen

- **Ziele des intrakraniellen Druckmonitorings:**
  - Frühzeitige Erkennung intrakranieller Komplikationen (v.a. Blutungen).
  - Ermöglichung eines gezielten Einsatzes ICP-beeinflussender Maßnahmen.
  - Ermöglichung prognostischer Aussagen:
    - Nicht kontrollierbare intrakranielle Druckanstiege gelten als häufigste Ursache des letalen Ausganges von Schädel-Hirn-Verletzungen.
    - Bei intubierten, relaxierten und beatmeten Patienten mit Schädel-Hirn-Trauma ist eine klinisch-neurologische Verlaufsbeobachtung nicht möglich.
- **Sondentypen:**
  - *Mit Eröffnung der Dura:*
    - Intraventrikuläre ICP-Sonden = „Goldstandard".
    - Subdurale Mess-Sonden.
    - Intraparenchymale Sondensysteme.
  - *Ohne Eröffnung der Dura:* Epidurale Mess-Systeme.
- **Indikationen:** *Patienten mit einem Schädel-Hirn-Trauma +*
  - Glasgow-Coma-Score < 9 + pathologischer CT-Befund.
  - Glasgow-Coma-Score < 9 bei unauffälligem CT-Befund, aber Bewusstseinsverlust > 6 Stunden.
  - kontrollierte Beatmung im Anschluss an eine Kraniotomie.
  - Mehrfachverletzungen + pathologischer CT-Befund, bei denen ein langdauernder extrakranieller Eingriff durchgeführt wird.
- **Kontraindikationen für die Verwendung von Ventrikelkatheter:**
  - Wesentliche Gerinnungsstörungen.
  - Verlagerte oder sehr enge Ventrikel.
  - Offenes Schädel-Hirn-Trauma (wegen Infektrisiko).
  - Mehrfachverletzte mit geringen intrazerebralen Läsionen, die aus anderen („extrakraniellen") Gründen beatmet werden müssen.
  - Vorliegen eines Okklusivhydrozephalus durch Kompression des Aquädukts und/oder des 4. Ventrikels durch raumforderndes Hämatom in der hinteren Schädelgrube.

Implantation von Drucksonden

- **Schritt 1:** Rasur des ganzen Schädels. Desinfektion und steriles Abdecken. Einzeichnen der Mittellinie (Abb. 46a).
- **Schritt 2:**
  - Hautinzision frontal und parietal in der Pupillarlinie beginnend ca. 3cm vor und ca. 2cm nach der Koronarnaht.
  - Hautinzision in einem Zug bis auf den Knochen.
  - Abschieben des Galea-Periosts von der Tabula externa mit scharfem Raspatorium.
  - Hämostase mit Elektrokoagulation.
  - Einsetzen eines selbsthaltenden Wundspreizers.
- **Schritt 3** (Abb. 46b)**:**
  - Frontales Bohrloch, Hämostase an der Diploe mit Knochenwachs.
  - Eindrehen von epiduralen Messsystemen.

16.10 Intrakranielles Druckmonitoring

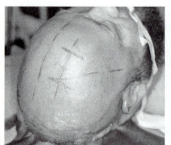 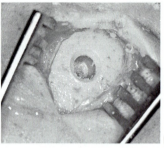

Abb. 46 a, b. a) Lagerung und Hilfslinien vor Anlage eines Bohrlochs zur Implantation einer Sonde zur Messung des intrakraniellen Drucks. b) Fertiges Bohrloch

Weiteres Prozedere bei der Verwendung von intraventrikulären oder subduralen ICP-Sonden

- **Schritt 4:** Vorsichtige Koagulation der Duragefäße.
- **Schritt 5:** Einsetzen eines Durahäkchens. Anspannen der Dura. Schneiden eines Durafensters mit spitzer Skalpellklinge. Radiäre Inzision bis zum Rand des Bohrloches.
- **Schritt 6:** Punktieren des Vorderhorns des Seitenventrikels mit dem Ventrikelkatheter. Alternativ: Einschieben der subduralen ICP-Sonde.
- **Schritt 7:** Ausleiten und Fixieren des Ventrikelkatheters.
- **Schritt 8:** Verbinden des Katheters mit der Drainage/ICP-Messeinrichtung.

ICP-gesteuerte therapeutische Maßnahmen

- Maßnahmen bei gesteigertem Hirndruck s. S. 132.

Komplikationen

- **Intraoperativ:**
  - Intrakranielle Blutung.
  - Verletzung von Gehirnarealen durch „Via-falsa-Punktion".
- **Postoperativ:**
  - Infektionen (Meningitis, Ventrikulitis, Hirnabszess).
  - Blutungen.
  - Dislokation der Drucksonde.
  - Epileptische Anfälle.

17.1 Halswirbelsäulenverletzungen

Grundlagen

- **Definition:** Ossäre und/oder ligamentäre Verletzung der Halswirbelsäule mit oder ohne neurologische Ausfallsymptomatik.
- **Ursache, Verletzungsmechanismus:**
  - Indirekte Krafteinwirkung über den Kopf, am häufigsten übermäßige axiale Kompressions- sowie Flexionskräfte.
  - Übermäßige Überstreckungs- (Hyperextension; vgl. Abb. 47) und Rotationsbeanspruchungen durch Verkehrsunfälle (z. B. Herausschleudern aus dem PKW), Sportunfälle (z. B. Sprünge in zu flaches Wasser, Sturz vom Pferd, etc.); *cave* bei alten Menschen u.U. auch durch Stürze ohne große Gewalteinwirkung.

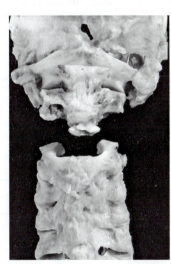

Abb. 47 Mazerationspräparat einer so genannten „hanged-man"-Verletzung der oberen Halswirbelsäule

- **Klassifikation:**
  - *Nach anatomischen Gesichtspunkten:*
    - Obere HWS mit Okzipitalkondylen, atlantookzipitalem Bewegungssegment (C0/C1), Atlas, atlantoaxialem Bewegungssegment (C1/C2), Axis mit Dens.
    - Untere HWS mit Bewegungssegmenten C2/C3 bis C7/Th1, Wirbelkörpern, Gelenkfortsätzen, Wirbelbögen und Dornfortsätzen.
  - *Nach verletzten Strukturen:* Frakturen, ligamentäre oder diskoligamentäre Verletzungen.
  - *Nach Stellung der angrenzenden Wirbel:* Dislokationen, Subluxationen und Luxationen.
- **Spezielle Klassifikation:**
  - Frakturen der Okzipitalkondylen (Jeanneret 1994).
  - Atlantookzipitale Dislokation (AOD; Harris et al. 1994).
  - Atlasfrakturen (Jefferson-Fraktur; Gehweiler et al 1980).

17.1 Halswirbelsäulenverletzungen

- Atlantoaxiale Dislokation (AAD; Fielding und Hawkins 1977).
- Densfrakturen (Anderson und D'Alonzo 1974).
- Traumatische Spondylolisthese (Effendi et al. 1981).
- Kombinationsverletzung der oberen HWS (Aebi und Nazarian 1987).
- Verletzungen der unteren HWS (Aebi 1994, angelehnt an Magerl et al. 1994).
- Verletzung des Rückenmarks (Frankel et al. 1979, modifiziert von der American Spinal Association [ASIA] und der International Medical Society of Paraplegia [IMSOP 1992]): s. Tab. 17.

Tabelle 17 Klassifikation bei Verletzung des Rückenmarks (nach Frankel, mod. von ASIA und IMSOP)

Grad	Kriterien
A *(komplett)*	keine motorische oder sensible Funktion mehr in den sakralen Segmenten S4 bis S5 erhalten
B *(inkomplett)*	sensible Funktionen sind erhalten, aber keine motorischen Funktionen mehr unterhalb des neurologischen Niveaus. Ausdehnung bis in die sakralen Segmente S4/S5
C *(inkomplett)*	motorische Funktionen sind unterhalb des neurologischen Niveaus erhalten. Ein Großteil der Kennmuskeln unterhalb des neurologischen Niveaus haben einen Aktivitätsgrad < 3
D *(inkomplett)*	motorische Funktionen sind unterhalb des neurologischen Niveaus erhalten. Ein Großteil der Kennmuskeln unterhalb des neurologischen Niveaus haben einen Aktivitätsgrad ≥ 3
E *(normal)*	motorische und sensible Funktionen sind normal

Klinische Symptomatik

➤ Je nach Höhe des betroffenen Wirbelsäulenabschnittes und der verletzten Strukturen (v.a. bei Rückenmarkschädigung): Spontaner Nackenschmerz, Bewegungsschmerz, Kopf-Haltungsschwäche, neurologische Ausfallerscheinungen bis zur kompletten Tetraplegie.

◯ *Cave:* Bei Vorliegen einer schweren Schädel-Hirn-Verletzung liegt häufig eine Kombination mit einer HWS-Verletzung vor!

Diagnostisches Vorgehen

➤ **Anamnese:** Typischer Unfallmechanismus (siehe Ursache).
➤ **Klinische Untersuchung:**
  - Allgemeinzustand? Begleitverletzungen? Lokal: Spontane örtliche Schmerzen? Schwellung? Hämatom? Hautkontusionen? Abschürfungen? Achsenabweichung der Dornfortsätze? Örtliche Gibbusbildung? Tastbare Lücke zwischen Dornfortsätzen? Örtlicher Druck-, Klopf-, und/oder Stauchungsschmerz? Schmerzhaft eingeschränkte aktive und passive Beweglichkeit?
  - *Orientierende neurologische Untersuchung* (s. S. 163), Erfassung aller sensiblen und motorischen Ausfallerscheinungen einschließlich einer eventuellen sakralen Aussparung.
    • Beim inkompletten Querschnittsyndrom ist eine sakrale Aussparung vorhanden, sowie Restqualitäten von Motorik und Sensibilität.

17.1 Halswirbelsäulenverletzungen

- *Beim bewusstlosen Patienten* weist eine Abdomenatmung und ein Priapismus auf eine HWS-Verletzung mit neurologischen Ausfällen hin.

▶ **Röntgen-HWS:**
- *2 Ebenen* unter besonderer Berücksichtigung des zervikothorakalen Überganges.
- *Transorale Aufnahme a.p.:* Achten auf indirekte Instabilitätszeichen wie z. B. Verlauf der Wirbelvorder- oder -hinterkante, der dorsalen Spinalkanalbegrenzung und der Dornfortsätze, Verbreiterung des prävertebralen Weichteilschattens.
  - ◘ *Cave:* Immer Suche nach einer möglichen Zweitverletzung der HWS und einer diskoligamentären Verletzung!
- *Funktionsaufnahmen* (HWS seitlich in Flexion und Extension als Funktionsprüfung unter Röntgenbildverstärker): Zur Diagnose einer diskoligamentären Verletzung indiziert nach Ausschluss einer Fraktur in den konventionellen Röntgenaufnahmen.

▶ **CT (Spiral-CT mit multiplaner Rekonstruktion) oder Tomographie:** Beurteilung knöcherner Verletzungen und Dislokationen und bei Nichtdarstellung des zerviko-thorakalen Überganges in den konventionellen Röntgenaufnahmen.

▶ **MRT:** Bei neurologischem Defizit zum Nachweis von Schäden am Myelon, Einblutungen in den Spinalkanal, bei V.a. Bandscheibenvorfälle, Weichteilverletzungen (v.a. wenn die Ursache des neurologischen Defizits durch keine andere bildgebende Untersuchung geklärt werden konnte).

▶ **Fakultative Zusatzuntersuchungen:**
- *Schwimmer- oder Fechteraufnahme:* Zur Darstellung des zerviko-thorakalen Überganges.
- *Schrägaufnahmen:* Bei V.a. eine Rotationssubluxation oder Gelenkfortsatzfraktur.
- *Angiographie bzw. Angio-MRT:* Bei V.a. eine Läsion der Vertebralarterien oder der A. carotis.
- *Kranielles CT oder MRT:* Bei V.a. Hirnstamm- oder Kleinhirnfunktionsstörungen durch eine Vertebralarterienläsion.
- *Doppler-Sonographie der Halsgefäße:* Durch geübten Untersucher Nachweis von Gefäßverletzungen v.a. der Vertebralarterien und/oder der A. carotis.

Differenzialdiagnose

▶ Degenerative Veränderungen an ossären Strukturen, Gelenken und Bandscheiben (z. B. bei Morbus Bechterew, rheumatoider Arthritis).
▶ Angeborene Fehlbildungen/-haltungen, z. B. unvollständiger Bogenschluss des Atlas, Blockwirbelbildungen, persistierende Apophysen, Os odontoideum.
▶ Folgen vorausgegangener Verletzungen oder neurologischer Erkrankungen.
▶ Pathologische Fraktur.

Therapieprinzipien

◘ *Grundsatz:* Sekundäre Schäden vermeiden!
- Bereits bei der Bergung, Rettung und Lagerung des Patienten Hyperflexion/-extension der HWS vermeiden und steife Zervikorthese anlegen.
- *Keine* Repositionsmanöver an der Unfallstelle!
- Transport auf Vakuummatratze, unter Beachtung vorbestehender Körperstellungen, wie z. B. bei Patienten mit Morbus Bechterew.
- Fakultativ Gabe von Methylprednisolon (s. u. NASCIS-Schema).

17.1 Halswirbelsäulenverletzungen

- **Bei neurologischer Symptomatik** ultrahochdosiert Methylprednisolon nach dem *NASCIS-III-Schema* (unter besonderer Beachtung des Blutzuckers):
  - *Zeitfenster:* Innerhalb von 3 Stunden nach Eintreten der Querschnittlähmung.
  1. *i.v.-Bolus (innerhalb von 15min)* 30mg/kg KG (bei 60–70kg ca. 2000mg) Methylprednisolon (z. B. Urbason).
  2. *Erhaltungstherapie:*
     - *Methylprednisolon* 5,4mg/kgKG über 24–48h.
     - Alternativ *Tirilazad Mesylate* (z. B. Freedox) 2,5mg/kg KG alle 6 Stunden i.v. über insgesamt 48 Stunden *Cave* Tirilazad Mesylate ist inkompatibel mit Ringer-Laktat-Lösung und muss daher in NaCl 0,9 % gelöst werden. Es darf *nicht* zusammen mit anderen intravenös zu verabreichenden Medikamenten gegeben werden!
- **Konservative Therapie:**
  - *Definitiv* bei Verletzungen, bei denen im weiteren Verlauf keine Verschiebung oder Fehlstellung droht.
  - *Vorübergehend* bis zur definitiven operativen Versorgung.
- **Notfall-Operationen** – *Indikationen:*
  - Inkomplettes neurologisches Defizit und Myelonkompression durch Fehlstellung und/oder Einengung des Spinalkanals (v.a. bei Progredienz).
    Hinweis: Bei sofortigem, komplettem Querschnittsyndrom am Unfallort ist der Nutzen einer notfallmäßigen Intervention jedoch nicht bewiesen.
  - Hochgradige, nicht retinierbare Instabilität.
- **Indikationen zur operativen Therapie:** Neurologische Ausfallsymptomatik, nachgewiesene Instabilität, Ziel einer frühzeitigen Mobilisierung des Patienten.
- **Operative Verfahren:**
  - Reposition von Fehlstellungen:
    - Geschlossen: Durch spezielle Lagerungsverfahren.
    - Und/oder offen: Chirurgische Repositionstechniken.
  - Versteifung von Bewegungssegmenten (möglichst wenige!).

Konservative Therapie

- **Indikationen:**
  - *An der oberen HWS:*
    - Frakturen der Okzipitalknochen ohne Instabilität im Segment C0/C1.
    - Stabile Atlasfrakturen ohne Ruptur des Ligamentum transversum atlantis.
    - Abrissfrakturen des Dens axis (Typ Anderson I) ohne atlanto-axiale Instabilität.
    - Stabile unverschobene Densfrakturen mit großen Frakturanteilen (Typ Anderson III).
    - Unverschobene traumatische Spondylolisthesen in Höhe C2 ohne Instabilität (Typ Effendi I).
  - *An der unteren HWS:*
    - Impressions- und Keilfrakturen der Wirbelkörper bei unverletzter Hinterkante.
    - Abrissfrakturen von Wirbelkörpern, Dornfortsatzfrakturen, Gelenkfortsatzfrakturen sowie Laminafrakturen ohne Instabilität des Bewegungssegmentes.
    - Distorsionen der HWS.

17.1 Halswirbelsäulenverletzungen

- *Allgemein:* Sog. *SCIWORA*-Syndrom: „*S*pinal *c*ord *i*njuries *w*ithout *r*adiographic *a*bnormalities" = Verletzung mit neurologischem Defizit, aber ohne nachweisbare knöcherne oder diskoligamentäre Verletzung und ohne Myelonkompression).
- **Vorgehen** (je nach Verletzungstyp, Zusatzverletzungen und Alter des Patienten):
  - Manuelle Reposition.
  - Reposition und Extensionsbehandlung mittels Crutchfield- oder Gardner-Wells-Zange (Abb. 48).
  - Extension und Immobilisation mit der Halo-Orthese (Abb. 49), Minerva-Gipsverband oder Schanz-Krawatte.
  - Nach Besserung der subjektiven Beschwerden intensive physiotherapeutische Übungen zur Stärkung der Halsmuskulatur.

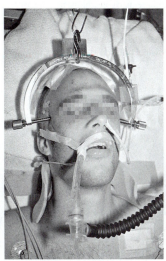

Abb. 48 Notfallbehandlung einer instabilen Halswirbelsäulenverletzung über eine Gardner-Wells-Extension

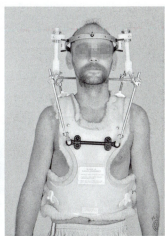

Abb. 49 Immobilisation einer Halswirbelverletzung mit einem Halo-Jacket

17.1 Halswirbelsäulenverletzungen

Operative Therapie

➤ **Verletzungen der oberen HWS:**
  - *Geschlossen nicht retinierbare atlanto-okzipitale Dislokationen* (AOD): Okzipito-zervikale Fusion von dorsal mit Platte(n) und autogener Knochentransplantation.
  - *Instabile Atlasberstungsfrakturen mit Ruptur des Lig. transversum atlantis:* Osteosynthese des Atlasringes und dorsale atlanto-axiale Fusion mit autogener Knochentransplantation.
  - *Translatorische atlanto-axiale Dislokationen* (AAD): Dorsale atlanto-axiale Fusion mit Zerklagen oder transartikulärer Verschraubung C1/C2 und zusätzlicher autogener Knochentransplantation.
  - *Dislozierte Densfrakturen* (Typ Anderson II und III), sog. „transdentale Luxationsfrakturen":
    - Ventrale Zugschrauben-Osteosynthese nach geschlossener Reposition (Abb. 50).
    - Ventrale Osteosynthese mit Antigleitplatte.
    - Bei Kontraindikation zur ventralen Zugschrauben-Osteosynthese primäre dorsale atlanto-axiale Spondylodese mit Zerklagen oder transartikulärer Verschraubung von dorsal.

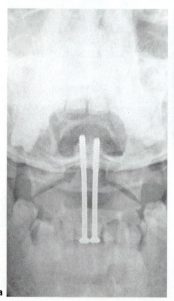
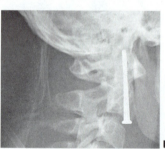

Abb. 50 a, b. Schrauben-Osteosynthese einer Fraktur des Dens axis.
a) in der a.p.-Projektion, b) in der seitlichen Aufnahme

17.1 Halswirbelsäulenverletzungen

- *Traumatische Spondylolisthesen mit Verhakung der Gelenkfortsätze* (Typ Effendi III):
  - Ventrale interkorporelle Spondylodese C2/C3.
  - Zugschraubensosteosynthese von dorsal nach Judet.
  - Dorsale Spondylodese C2/C3.
- ➤ **Verletzungen der unteren HWS:**
  - *Indikationen:*
    - Alle Verletzungen mit Einengung des Spinalkanals durch Knochen- und/oder Bandscheibenmaterial und neurologischem Defizit.
    - Kompressions- und Berstungsfrakturen ohne neurologisches Defizit mit größerer kyphotischer Knickbildung.
    - Diskoligamentäre Instabilitäten, z. B. „tear-drop"-Frakturen.
    - Luxationsfrakturen: Einseitig, beidseitig, reitend, verhakt.
    - Hyperextensionsverletzungen.
  - *Vorgehen:*
    - Je nach Lokalisation Dekompression von Rückenmark und Nervenwurzeln, ventrale und dorsale interkorporelle Spondylodese mit Platte und autogener Knochentransplantation (Abb. 51).
    - *Alternativ* a) Verwendung von allogenem Knochenmaterial zum Wirbelkörperersatz oder b) Cages.
- ⊙ *Hinweis:* *In speziellen Fällen* kann zur Ausheilung von Frakturen der oberen und unteren HWS eine Halo-Orthese verwendet werden (s. o.)!

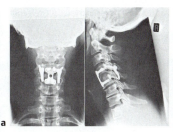
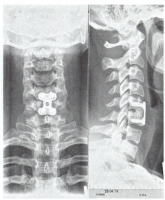

Abb. 51 a, b. a) Versorgung einer Luxationsfraktur zwischen 4. und 5. Halswirbel mit Morscherplatte und Hakenplättchen, b) ausgeheilte ventrale Fusion zwischen 5. und 6. Halswirbelkörper

Komplikationsmöglichkeiten bei der operativen Intervention

- ➤ Postoperativ auftretende neurologische Ausfallssymptome (z. B. Schluckstörungen, Läsionen des N. laryngeus recurrens, Horner-Syndrom) bzw. Verschlechterung einer bereits bestehenden Symptomatik.
- ➤ Verletzung der A. vertebralis oder der A. carotis (mit der Gefahr einer zerebralen Ischämie).
- ➤ Gefahr des Kreislaufstillstandes bei Druck auf hypersensiblen Karotissinus.
- ➤ Implantatlockerungen, Implantatfehllage, Pseudarthrose, Implantatversagen.

17.1 Halswirbelsäulenverletzungen

Nachbehandlung

- Thromboseprophylaxe.
- Mobilisation und Physiotherapie so früh wie möglich.
- Postoperative Röntgenkontrolle (konventionell und CT).
- Generell keine geplante Entfernung des internen Osteosynthesematerials.
- Entfernung des Halo-Fixateurs nach 12 Wochen, eventuell früher.
- Bei Patienten mit Querschnittsyndrom:
  - Von Anfang an konsequente intensivmedizinische Betreuung, differenzierte Lagerungstherapie zur Verbesserung der pulmonalen Funktion und Vermeidung von Druckgeschwüren.
  - Verlegung in ein spezialisiertes Querschnittzentrum, intensive Krankengymnastik, Umgestaltung der Infrastruktur (z. B. Wohnung, Arbeitsplatz).

Prognose

- **Bei Frakturen** hohe Heilungsrate bei Fusionen der oberen und unteren HWS. 5–10 % Pseudarthroserate bei Densosteosynthesen.
- **Bei Verletzungen neurogener Strukturen:**
  - Nervenwurzelläsionen: bei Kompression nach operativer Dekompression gut, bei Zerrung oder Ausriss schlecht.
  - Inkomplette Querschnittsyndrome: Erholung in 60–80 % der Fälle.
  - Komplette Querschnittsyndrome: Nur in Einzelfällen klinisch relevante Erholung.
- **Mögliche zusätzliche Probleme:**
  - *Urologisch:* z. B. Blasenentleerungsstörungen, Harnrückstau, aufsteigende Harnwegsinfekte.
  - *Orthopädisch-statisch:* z. B. progrediente Wirbelsäulenfehlstellung, Kontrakturen, Spontanfrakturen.
  - *Gastroenterologisch:* z. B. Koprostase, Analfissuren.

17.2 Brust- und Lendenwirbelsäulenverletzung

Grundlagen

- **Definition:** Ossäre oder ligamentäre Verletzung der Brust- und/oder Lendenwirbelsäule mit oder ohne neurologische Ausfallsymptomatik.
- **Ursache, Verletzungsmechanismus:**
  - *Einwirkung großer Kräfte:* z. B. Sturz aus großer Höhe, Aufprall mit hoher Geschwindigkeit im Sport oder Straßenverkehr. Häufig beim polytraumatisierten Patienten anzutreffen (in 25 % der Fälle).
  - *Sog. Osteoporosefrakturen:* Schon bei Bagatelltraumen sind Frakturen möglich.
  - Je nach Kraftrichtung und Lage der Hauptdrehachsen führen solche Kräfte zu Kompression, Distraktion, Translation, Rotation bzw. Kombinationsformen.
- **Klassifikation:**
  - Entsprechend dem Dreier-Schema der AO-Fraktureinteilung werden BWS- und LWS- Frakturen nach Magerl, Harms, Gertzbein, Aebi und Nazarian in 3 Typen mit jeweils 3 Gruppen und Untergruppen eingeteilt. Die Verletzungen sind entsprechend dem Grad der Instabilität hierarchisch geordnet. Die Einteilung basiert auf der Zwei-Säulen-Theorie, wobei Wirbelkörper und Bandscheibe eine druckfeste Säule darstellen und die hintere Säule aus den dorsalen Wirbelelementen und den sie verbindenden Ligamenten besteht.
  - *Typ A (= Wirbelkörperkompressionsfrakturen):* Von der Verletzung ist nur die vordere Säule betroffen, die hinteren Strukturen sind intakt. Sie werden durch axiale Druckkräfte oder über ein nach ventral gerichtetes Drehmoment um eine im Bereich der dorsalen Wirbelelemente gelegene horizontale Achse ausgelöst.
  - *Typ B (= Distraktionsverletzungen):* Schädigung ventraler und dorsaler Wirbelelemente. Die horizontale Zerreißung einer oder beider Säulen führt zur charakteristischen Flexions-Distraktions- (Typ B1 und B2) bzw. Hyperextensionsverletzungen (Typ B3).
  - *Typ C (= Rotationsverletzungen):* Beide Säulen sind betroffen und durch die Zerreißung aller Bandstrukturen besteht eine Instabilität gegen axiale Drehung und Translation. Begleitet werden diese Verletzungen häufig von Querfortsatzbrüchen oder Luxation bzw. Frakturen von Rippen.
  - *Verletzung des Rückenmarks:* S. 163.

Klinische Symptomatik

- Je nach Höhe des betroffenen Wirbelsäulenabschnittes und der verletzten Strukturen (v.a. bei Rückenmarkschädigung): Spontaner Schmerz, Bewegungsschmerz, Haltungsinsuffizienz, neurologische Ausfallerscheinungen bis zur kompletten Paraplegie.

Diagnostisches Vorgehen

- **Anamnese:** Typischer Unfallmechanismus (siehe Ursache).
- **Klinische Untersuchung:** Siehe HWS-Verletzung S. 150.
- **Röntgen:** BWS und LWS in 2 Ebenen unter besonderer Berücksichtigung des thorakolumbalen Überganges.
  - *Beurteilung der Wirbelsäule in der seitlichen Aufnahme:* Form und Kontinuität von Deck- und Grundplatte, Höhe der Zwischenwirbelabstände, Form und Lage von Vorder- und Hinterkante, Lage der Gelenk- und Dornfortsätze, Verlauf der Schwingungen (Kyphose und Lordose).

17.2 Brust- und Lendenwirbelsäulenverletzung

- *Beurteilung der Wirbelsäule in der a.p.-Aufnahme:*
  - Wirbelkörperhöhe und- breite, Lage der Bogenwurzelabgänge, Stellung der Dornfortsatzreihe.
  - Indirekte Instabilitätszeichen wie z. B. Verlauf der Wirbelvorder- oder -hinterkante, der dorsalen Spinalkanalbegrenzung und der Dornfortsätze.
  - Prävertebraler Weichteilschatten (Verbreiterung?).
- *Hinweis:* Bei allen Frakturen der Brustwirbelsäule muss nach einer begleitenden Sternumfraktur gesucht werden, da diese zu einer erhöhten Instabilität führt.

▶ **Computertomogramm (Spiral-CT mit mutiplaner Rekonstruktion):** Beurteilung knöcherner Verletzungen und Dislokationen:
  - Hinterkante intakt? Verlegter Spinalkanal?
  - Kleinere, für die Frakturklassifikation wichtige Zusatzverletzungen wie Abrissfrakturen an den Wirbelkanten, knöcherne Bandausrisse an den Dornfortsätzen.
  - Die Stellung der Gelenkfortsätze wird häufig erst im CT sichtbar.
▶ **MRT:** Bei neurologischem Defizit indiziert zum Nachweis von Schäden am Myelon, Einblutungen in den Spinalkanal, Bandscheibenvorfällen.

Differenzialdiagnose

▶ Degenerative Veränderungen an ossären Strukturen, Gelenken und Bandscheiben (z. B. Morbus Bechterew, rheumatoide Arthritis).
▶ Fehlhaltungen und angeborene Fehlbildungen (z. B. unvollständiger Bogenschluss im lumbosakralen Übergang, Blockwirbelbildungen).
▶ Folgen vorausgegangener Verletzungen oder neurologischer Erkrankungen.
▶ Pathologische Fraktur.

Therapieprinzipien

▶ **Therapieziele:**
  - Beseitigung spinaler oder radikulärer Kompressionen.
  - Wiederherstellung der Wirbelsäulenstabilität unter Opferung möglichst weniger Bewegungssegmente.
  - Wiederherstellung der Wirbelsäulenachsen und Schwingungen (richtige Kyphose/Lordose).
  - Schmerzarme Frühmobilisation, vorzugsweise ohne Orthese.
  - Frührehabilitation bei Querschnittsyndrom.
▶ **Bei neurologischer Symptomatik:** Gabe von ultrahochdosiertem Methylprednisolon nach dem NASCIS-III-Schema (S. 152).
▶ **Konservative Therapie:** Indiziert bei stabilen Frakturen und wenn keine neurologischen Ausfälle vorliegen.
▶ **Operative Therapie:**
  - *Indikationen:* Alle Wirbelsäulenverletzungen mit neurologischen Ausfällen, diskoligamentären Instabilitäten, Kyphosewinkel > 20 Grad und Verlegung des Spinalkanals > 50 %.
  - *Entscheidungskriterien für dorsales, ventrales oder kombiniertes Vorgehen:*
    - Klassifikation der Wirbelsäulenverletzung.
    - Lokalisation und Ausmaß der spinalen Kompression.
    - Alter der Verletzung.

17.2 Brust- und Lendenwirbelsäulenverletzung

- Art und Schwere der Begleitverletzungen und ihre systemische Traumabelastung.
- Verfügbares Stabilisierungssystem.
- Vorhandene Infrastruktur.
- Persönliche Erfahrung des Operateurs.
– *Grundsätzliches operatives Vorgehen:*
  - Gedeckte oder offene Reposition, das Repositionsergebnis wird dann mit einer stabilen Instrumentierung retiniert.
  - Mögliche zusätzliche Komponenten: „Clearance" des Spinalkanals zur medullären und/oder radikulären Dekompression, plastische Rekonstruktion der ventralen Säule (hier werden zur mono-, bi- oder mehrsegmentalen ventralen Spondylodese Spongiosa, kortiko-spongiöse Späne, allogener Knochen oder Metallimplantate, z. B. Cages, verwendet).
– *Realisierbare Versorgungskonzepte:*
  - *Dorsales Vorgehen* mit vorwiegend transpedikulärer Verankerung der Instrumentation.
  - *Isoliertes ventro-laterales Vorgehen* mit Rekonstruktion des Wirbelkörpers und Instrumentierung über transthorakale, retroperitoneale oder transabdominelle Zugänge.
  - *Kombination von dorsalem und ventro-lateralem Vorgehen* als „single operation" oder als „staged operation" bei hochgradig instabilen Verletzungen mit gravierender spinaler Einengung und bei Frakturtypen mit stark zerstörter ventraler Säule. Auf jeden Fall muss bei diesen Wirbelsäulenverletzungen zur Vermeidung von sekundären Schäden eine Primärstabilität erreicht werden. Bei schwerverletzten Patienten wird aus diesem Grund zuerst die Wirbelsäule von dorsal angegangen (im Sinne einer „day-one-surgery", siehe Polytrauma-Management). Nach Erholung der Defensivsysteme und Abklingen der systemischen Traumabelastung erfolgt – meistens zwischen dem fünften und zehnten Tag post Trauma – die ventro-laterale Komplettierung.

Konservative Therapie

▶ **Stabile Frakturen ohne Notwendigkeit einer aktiven Korrektur:** Rein symptomatische Behandlung, abhängig von den individuellen Beschwerden:
- Bettruhe, Analgetika/Antiphlogistika.
- Bei passagerer Darm-, gelegentlich auch Blasenatonie (fast in allen Fällen vorhanden; Ursache: Retroperitoneales, frakturbedingtes Hämatom; Dauer: Meist 3–4 Tage): Abführmaßnahmen bzw. intermittierende Katheterisierung.
- In den ersten 4 Wochen vorwiegend liegen, stehen oder gehen, aber wenig sitzen.
- Physiotherapie (über 8–12 Wochen):
  - Noch im Liegen Anspannungsübungen der Rückenmuskulatur und der Bauchwand.
  - Primär weitere Kräftigung der Muskulatur, später zur Wiedererlangung der Wirbelsäulenbeweglichkeit.
- Massagen: Erst nach Rückgang der lokalen Druckschmerzhaftigkeit und bei anhaltendem Hartspann.

17.2 Brust- und Lendenwirbelsäulenverletzung

- **Instabile Wirbelsäulenfrakturen** – Aufrichtung nach Böhler:
  - *Indikation:* Nur bei geeignetem Patienten, der kooperativ ist und über die gesamte Behandlung aufgeklärt wurde.
  - *Vorgehen:*
    - Der analgesierte Patient wird im Durchhang gelagert.
    - Das in dieser Stellung angelegte Gipsmieder greift ventral über die Symphyse und dem Sternum und dorsal auf Höhe des Scheitelpunktes der Lordose.
    - Über dem Abdomen muss ein ausreichend großes „Atemloch" verbleiben, gefährdete Stellen müssen gut abgepolstert werden.
    - Wechsel des Gipsmieders alle 2–3 Wochen.
    - Die Gesamtdauer der Ruhigstellung richtet sich nach dem Ausmaß der korrigierten Fehlstellung (Fehlwinkel) – Faustregel: Fehlwinkel in Grad = Dauer Ruhigstellung in Wochen.
    - Während der Fixierung müssen Übungen zur Kräftigung der Bauch- und Rückenmuskulatur durchgeführt werden.

Operative Therapie

- **Dorsaler Zugang:**
  - Lagerung auf dem Bauch mit Kissen unter Schultern und vorderen Beckenkämmen.
  - Geschlossene Reposition unter Röntgenbildwandler.
  - Hautschnitt von 15–20cm in der Mittellinie. Ablösen der paraspinalen Muskulatur von den Seitenflächen der Dornfortsätze und den Wirbelbögen, bis zu den Gelenkfortsätzen des verletzten und jeweils zwei benachbarten Wirbelsegmenten.
  - Einbringen von 1,8mm dicken Kirschnerdrähten unter Röntgenbildwandler (im dorso-ventralen Strahlengang) in die Pedikelabgänge.
  - Unter Kontrolle im seitlichen Strahlengang Präparation der Schraubenlager, wobei die Schrauben in der BWS 10 Grad nach medial und in der LWS 10–15 Grad nach medial konvergieren sollen. Es ist darauf zu achten, dass zur Vorderkante röntgenologisch ein Abstand von 10–15mm verbleibt, da die röntgenologisch sichtbare Wirbelkörperbegrenzung des runden Wirbelkörpers nicht der tatsächlich zur Verfügung stehenden Distanz entspricht.

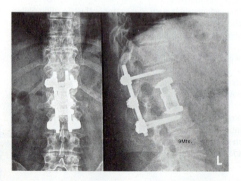

Abb. 52 Stabilisierung einer LWK-1-Fraktur dorsal mit Fixateur interne, ventral mit Cage und Knochentransplantaten

17.2 Brust- und Lendenwirbelsäulenverletzung

- Nach Einbringen der transpedikulären Implantate Aufrichten des Wirbelkörpers (Lordosierung und Stellung der Wirbelhinterkante) und Retention des Repositionsergebnisses.
- Refixation der Muskulatur.
- Aufwachversuch und neurologische Kontrolle.
- Zusätzlich kann in bestimmten Fällen über eine Laminektomie eine Dekompression des Spinalkanales erfolgen. In manchen Fällen lassen sich nach vorsichtigem Beiseitedrängen des Rückenmarks eingedrungene Wirbelkörperanteile nach ventral stoßen (Abb. 53).

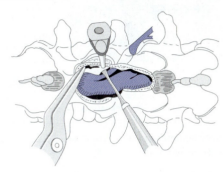

Abb. 53
Dekompressive Laminektomie

> **Ventro-lateraler Zugang:**
> - Lagerung je nach Interventionshöhe: s. Tab. 18.

Tabelle 18 Lagerung je nach Interventionshöhe bei BWS-/LWS-Eingriffen

Segmenthöhe	Lagerung	Bemerkungen
Th2 – Th3	Rückenlage	evtl. zusätzlich obere Sternotomie
Th4 – Th8	Linksseitenlage *oder* Rückenlage	laterale Thorakotomie von rechts im 5. oder 6. Interkostalraum
Th9 – L2	Rechtsseitenlage	laterale Thorakotomie von links im 10. oder 11. Interkostalraum
L2 – L4	Rechtsseitenlage *oder* Halbseitenlage	linksseitige Lumbotomie; Pararektalschnitt

- Darstellen der Fraktur nach Absetzen der Segmentgefäße des frakturierten Wirbels (evtl. auch die der beiden benachbarten Wirbel).
- Reposition (wenn notwendig).
- Spinale Dekompression (wenn notwendig).
- Rekonstruktion der ventralen Säule wahlweise mit a) autologem trikortikalem Vollprofil-Block vom Beckenkamm, b) allogenem Knochen oder c) Cage (Abb. 54).

17.2 Brust- und Lendenwirbelsäulenverletzung

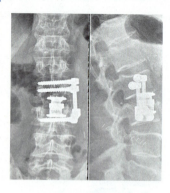

Abb. 54 Versorgung einer LWK-3-Fraktur mit Cage und Ventrofix-System

- Zusätzliche Instrumentierung (Platte, Fixateur-interne-System [Abb. 54], wobei die Indikation hierzu großzügig gestellt werden sollte. Auf jeden Fall sollte bei der Rekonstruktion der ventralen Säule über zwei oder mehr Bewegungssegmenten eine zusätzliche ventrale Instrumentierung erfolgen.

Nachbehandlung und Prognose

▶ Siehe HWS-Verletzung S. 156.

18.1 Allgemeine Diagnostik

Diagnostik

- **Klinische Untersuchung:** Zum Vorgehen/Ablauf siehe Wirbelsäulenverletzungen S. 150. Dokumentation entsprechend dem Erhebungsbogen der American Spinal Injury Association (ASIA), siehe Abbildung 268, S. 598.
- **Neurologische Diagnostik:** Bestimmung von Höhe und Ausprägung einer Querschnittlähmung:
  - *Wahrnehmung von Schmerz- und Berührungsreizen* an den Beinen, am Rumpf und an den Armen: s. Tab. 19.

Tabelle 19 Dermatomgrenzen zur Höhenlokalisation von Querschnittsyndromen

Segment	Dermatom
C 4	Schulter
C 5	Oberarm-Außenseite
C 6	Daumen
C 7	Mittelfinger
C 8	Kleinfinger
Th 1	Ellbogen-Innenseite
Th 2	Oberarminnenseite
Th 4	Mamillenhöhe
Th 7	Höhe Processus xiphoideus
Th 10	Bauchnabel
Th 12	Leiste
L 2	Innenseite Oberschenkel, proximal
L 3	Innenseite Oberschenkel, distal bis Knie
L 4	Unterschenkel Innenseite
L 5	Großzehe
S 1	Kleinzehe und Fußrand
S 5	Anus

- „Neurologisches Kontrolldreieck" der Sensibilität zur Unterscheidung zwischen Para- bzw. Tetraplegie:
  - Sensibilität Daumen: C 6.
  - Kleinfinger: C 8.
  - Ellbogen: Th 1.
- *Sakrale Aussparung:* Jede zu Beginn vollständig erscheinende Querschnittläsion bedarf der sorgfältigen Kontrolle des Anogenitalbereiches (S 3–S 5). Besteht hier eine Rest-Sensibilität, so ist die Läsion inkomplett und damit die Möglichkeit einer neurologischen Erholung gegeben → vollständige Untersuchung der unteren sakralen Segmente:
  - Perianale Sensibiltät (Schmerzreize), Analreflex.
  - Rektale Untersuchung: Sphinktertonus, aktive Sphinkterkontraktion, Bulbokavernosusreflex.
  - Beugung der Großzehe (S 2).

18.1 Allgemeine Diagnostik

– *Aktive Beweglichkeit (v.a. an Beinen und Armen):*

Tabelle 20 Kennmuskeln zur Höhenlokalisation von Querschnittsyndromen

Segment	Kennmuskeln
C 4	Zwerchfell
C 5	M. deltoideus
C 6	Handstrecker
C 7	Oberarmstrecker
C 8	Fingerbeuger
Th 1	Fingerabduktoren
L 2	Hüftbeuger
L 3 – L 4	Kniestrecker
L 4 – L 5	Fußheber
L 5	Großzehenheber
S 1	Fußbeuger
S 2	Großzehenbeuger

– *Muskeltonus:* Normal, schlaff (hypoton), gesteigert (hyperton, spastisch).
– *Muskelkraft:* Tab. 21.

Tabelle 21 Paresegrade (nach British Medical Research Council)

Grad	Kriterien
0	keine Muskelaktivität
1	tastbare oder sichtbare Kontraktionen ohne Bewegungserfolg
2	Bewegungen bei Ausschaltung der Schwerkraft
3	Bewegungen gerade gegen die Schwerkraft
4	Bewegungen gegen Widerstand
5	normale Kraft

18.1 Allgemeine Diagnostik

– *Eigen- und Fremdreflexe:* Tab. 22.

Tabelle 22 Wichtige Eigen- und Fremdreflexe

Segment	Reflex
C5 – C6	Bizepssehnenreflex (BSR)
C5 – C6	Brachioradialisreflex
C7 – C8	Trizepssehnenreflex (TSR)
Th 6 – Th 7	oberer Bauchhautreflex (BHR)
Th 8 – Th 9	mittlerer Bauchhautreflex
Th 10 – Th 12	unterer Bauchhautreflex
L 1 – L 2	Kremasterreflex
L 2 – L 4	Adduktorenreflex
L 3 – L 4	Patellarsehnenreflex (PSR)
S 1 – S 2	Achillessehnenreflex (ASR)
S 3 – S 4	Bulbokavernosusreflex
S 3 – S 5	Analreflex

- *Pathologische Reflexe,* z. B. Babinski, Oppenheim, Chaddok, Gordon.
- **Mögliche Hinweise auf eine Querschnittlähmung bei Bewusstlosen** (die oben genannten Untersuchungen sind bei bewusstlosen Patienten nur eingeschränkt oder nicht durchführbar):
  - Schlaffer Muskeltonus.
  - Fehlende oder abgeschwächte Abwehrreaktion auf Schmerzreize.
  - Reine Bauchatmung.
  - Priapismus.
- **Röntgen:** Siehe Wirbelsäulenverletzungen S. 157.
- **Magnetresonanztomographie:** Indiziert bei neurologischem Defizit, insbesondere wenn die Ursache der Ausfallerscheinungen durch keine andere bildgebende Untersuchung geklärt werden konnte.
- **Evozierte Potenziale** (somatosensorisch evozierte Potenziale = SSEP; motorisch evozierte Potenziale = MEP): Messung der zentralen und peripheren Nervenleitung.

18.2 Spezielle Manifestationen

Spinaler Schock

- **Definition:** Akute, passagere Querschnittsymptomatik mit schlaffer Para- oder Tetraparese mit Areflexie, charakteristischer Schocksymptomatik sowie Sensibilitäts- und autonomen Störungen.
- **Ursache, Verletzungsmechanismus:** Meistens traumatisch bedingte Rückenmarkschädigung, aber auch vaskuläre Läsionen (Rückenmarkinfarkt, spinale Blutung). Durch akuten Wegfall zentraler Einflüsse auf das Rückenmark kommt es zum vollständigen Funktionsausfall der Bahnen unterhalb der Läsion.
- **Klinische Symptomatik:**
  - *Schlaffes Querschnittsyndrom* (Para- oder Tetraparese) mit Areflexie.
    - **Cave:** Bei hohem zervikalem Niveau ist die Interkostalmuskulatur betroffen. Komplette Atemlähmung durch Zwerchfellparese (Läsion oberhalb von C 4).
  - *Charakteristische Schocksymptomatik:* Bradykardie, arterielle Hypotonie, Anhidrose mit Hyperthermie-Gefahr.
  - *Weitere Symptome:*
    - Verlust der Muskeleigen- und Fremdreflexe.
    - Harnverhalt mit Überlaufblase und Gefahr der Blasenüberdehnung (Tab. 23).

Tabelle 23 Differenzialdiagnose von Blasenfunktionsstörungen

Diagnose	Pathophysiologie	Symptomatik
spinaler Schock	atone Überlaufblase	– fehlender Harndrang – Retention mit Blasenüberdehnung
komplette Querschnittlähmung	spinal ungehemmte Blase	– fehlender Harndrang, evtl. Schwitzen und Blutdruckanstieg – unwillkürliche Miktion bei geringer Blasenfüllung
Konus-/Kauda-Syndrom	Denervierung der Blase	– fehlender Harndrang – spontane Entleerung kleiner Harnmengen, große Restharnmenge

- Paralytischer Ileus.
- Dekubitalulzera durch Vasoparalyse der Haut und Ausfall der Schutz-Sensibilität.
- **Cave:** Nach Abklingen des spinalen Schocks und Querschnittlähmung oberhalb Th 5:
  → Gefahr der vegetativen Entgleisung mit ausgeprägter orthostatischer Hypotonie.
  → Auftreten von paroxysmaler autonomer Hyperreflexie: Anfallartige hypertone Reaktion mit exzessivem Blutdruckanstieg, heftigen Kopfschmerzen, Schweißausbruch und Hyperämie.

18.2 Spezielle Manifestationen

Komplette Querschnittlähmung

- **Definition:** Läsion des gesamten Rückenmarkquerschnitts mit initial schlaffer Plegie, die in eine spastische Plegie übergeht mit Hyperreflexie, pathologischen Reflexen, Sensibilitätsverlust und autonomer Reflextätigkeit als Residuum eines spinalen Schocks.
- **Ursache, Verletzungsmechanismus:** Vier bis sechs Wochen nach akuter Querschnittlähmung kommt die Reflextätigkeit auf spinaler Ebene unterhalb der Läsion wieder in Gang, was zur Ausbildung der spastischen Tonuserhöhung führt.
- **Klinische Symptomatik** (zur Höhe der Läsion siehe spinaler Schock S. 164, 166):
  - Die schlaffe Para- oder Tetraparese des spinalen Schocks wird spastisch, d. h. sensible Reize an den Fußsohlen lösen Beugereflexe (Fluchtreflexe) aus.
  - Allmähliche Rückkehr von Eigenreflexen. Hyperreflexie.
  - Pathologische Reflexe: Babinski-Reflex.
  - Reflexsynergien (ausgelöst durch kutane Reize oder Muskeldehnungen).
  - Beugereflexsynergien: Symmetrische ruckartige Flexion in Hüft-, Knie- und Ellbogengelenk. Die betroffenen Extremitäten kehren allmählich spontan oder erst nach passiver Streckung wieder in die Ausgangslage zurück.
    - ◐ *Cave:* Diese spinalen Automatismen begünstigen das Auftreten von Gelenkkontrakturen!
  - Streckreflexsynergien: Paroxysmale Innervation der Hüft-, Knie und Fußstrecker beim Aufrichten.
  - Reflektorische Blasen- und Darmentleerung.

Inkomplette Lähmungen des Rückenmarks

- **Grundlagen:** Unter den inkompletten Lähmungen des Rückenmarks können spezielle neurologische Syndrome mit unterschiedlicher Prognose abgegrenzt werden. Siehe Übersichtstabelle 24.

Tabelle 24 Symptome einer inkompletten Verletzung des Rückenmarks

inkomplette Lähmungen des Rückenmarks	Häufigkeit	Symptome	funktionell bedeutsame Rückbildung
zentral	+++	Tetraparese mit sakraler Aussparung. Arme sind stärker betroffen als Beine	75 %
vordere	++	komplette Lähmung. Aufgehobenes Temperatur- und Schmerzempfinden	10 %
hintere	+	Störung des Lage- und Vibrationsempfindens	
Brown-Séquard	(+)	homolateral zentrale Lähmung kontralateral Störung des Schmerz- und Temperaturempfindens	< 90 %

- **Zentrales Rückenmarksyndrom:** Stärkere Lähmungserscheinungen an den Armen im Vergleich zu den Beinen durch die somatotopische Anordnung der langen Bahnen. Symptome je nach Höhe der Läsion, in manchen Fällen ist die

18.2 Spezielle Manifestationen

resultierende Restfunktion bis auf eine sakrale Aussparung beschränkt. Restfunktionen im Perianal- und Genitalbereich, frühzeitige Remission der Blasen- und Mastdarmfunktion sowie der sensomotorischen Funktionen der Beine. Motorische Ausfälle im Armbereich bleiben häufig bestehen. Dissoziierte Sensibilitätsstörung.

- **Vorderes Rückenmarksyndrom:** Zentrale Lähmung der Extremitäten in Verbindung mit einer gestörten Wahrnehmung von Schmerz, Temperatur und Berührung. Erhaltene Funktion der Hinterstränge (Lage- und Vibrationsempfinden). Dissoziierte Sensibilitätsstörung.
- **Hinteres Rückenmarksyndrom:** Störungen von Lage- und Vibrationsempfinden. Sensible Ataxie, gestörte Feinmotorik.
- **Brown-Séquard-Syndrom:** Halbseitige Rückenmarkläsion mit homolateraler Parese und Hypästhesie bei kontralateralem Ausfall der Schmerz- und Temperaturempfindung (dissoziierte Sensibilitätsstörung). Bei fast allen Patienten kommt es zu einer partiellen Rückbildung der motorischen und sensiblen Ausfälle und einer Normalisierung der Blasen- und Mastdarmfunktion.
- **Conus-medullaris- und Cauda-equina-Syndrom:**
  - Isolierte Läsion des Conus medullaris (S3–S5) verursacht neben einer „Reithosenanästhesie" Miktions-, Defäkations- und Sexualfunktionsstörungen (Konus-Syndrom).
  - Bei einer Cauda-equina-Läsion zeigen sich radikuläre motorische und sensible Ausfälle an den unteren Extremitäten.

Tabelle 25 Klinische Differenzierung zwischen Konus- und Kaudasyndrom (nach Lerner 1995)

Konus-Syndrom	Kauda-Syndrom
Sensibilitätsstörung:	
– Reithosenanästhesie	– Reithosenanästhesie
– bilateral, symmetrisch	– asymmetrisch
– eher früh im Verlauf	– eher spät im Verlauf
Schmerzen:	
– eher ungewöhnlich	– fast immer
– leicht	– stark
– bilateral, symmetrisch	– asymmetrisch
– perineal + Hüftregion	– radikulär
schlaffe Paresen:	
– symmetrisch (v.a. distal!)	– asymmetrisch
– leicht	– mittel- bis hochgradig
– keine Atrophie	– Atrophie vorhanden
Reflexe:	
– ASR erloschen, PSR normal	– variabel
Sphinkterstörung:	
– früh + hochgradig	– spät + weniger schwer
– Anal- + Bulbokavernosusreflex erloschen	– meist normaler Reflexstatus
Sexualfunktionsstörung:	
– Erektion + Ejakulation	– eher ungewöhnlich

18.3 Therapie und Prognose

Therapieprinzipien

- Vermeidung sekundärer Schäden.
- Gabe von ultrahochdosiertem Methylprednisolon: Siehe Wirbelsäulenverletzung S. 152.
- Symptomatische Therapie: Kreislaufstabilisierung, Thromboseprophylaxe.
- Operative Versorgung von instabilen Wirbelsäulenfrakturen (vgl. HWS S. 154, BWS/LWS S. 158, 160).
- Suprapubische Drainage der Blase (S. 40).
- Regelmäßige Lagerungswechsel.
- Physiotherapie, Atemtherapie.
- Regelmäßige Wiederholung der neurologischen Untersuchung.

Allgemeine Therapie

- **Schockbehandlung:** Bei traumatischen Begleitverletzungen entsprechende Therapie (S. 92).
  - *Cave:* Bei Para- oder Tetraplegie ist der Blutdruck üblicherweise erniedrigt – auch ohne das Vorliegen von Begleitverletzungen –, es besteht aber keine Tachykardie! Abgrenzung zum hämorrhagischen Schock: Bei spinalem Schock ist die Peripherie warm!
- **Dekubitusprophylaxe:** Schaumgummimatratze (2-stündliches Umlagern „en-bloc"), intensive Hautpflege, Trockenhalten von Gesäß und Inguinalfalten.
- **Blase:** Katheterisieren wegen Blasenlähmung mit Harnretention. Frühzeitige suprapubische Harnableitung.
- **Darm:** Wegen initial bestehendem Ileus tägliche Entleerung des Darms (z. B. mit Dulcolax-Suppositorien, Practo-clyss, hohem Einlauf oder digitaler Ausräumung).
- **Thromboseprophylaxe:**
  - Initial 10000IE Heparin i.v. über 24 Stunden, später Übergang zu niedermolekularem Heparin 1 mal täglich s.c.
  - Physiotherapie (s. u.).
- **Physiotherapie:** 2–3 mal täglich Durchbewegung der großen und kleinen Gelenke zur Verhinderung von Kontrakturen und als Thromboseprophylaxe.
- **Atemtherapie.**
- **Lagerung** Leicht abgespreizte, gestreckte Arme und Beine. Polster in der Hohlhand (Funktionsstellung), Fuß in Rechtwinkelstellung (mit Gipsschiene oder hohen, über das obere Sprunggelenk hinausreichenden Schuhen). Zur Verhinderung eines Fersendekubitus Ferse frei lagern.

Operative Therapie

- Siehe Wirbelsäulenverletzungen S. 154, 160.

Nachbehandlung

- Je nach Verlauf und Rückbildung bzw. Persistenz der Symptome Rehabilitation in einem Zentrum für Querschnittverletzte.

18.3 Therapie und Prognose

Prognose

- Die Prognose hängt entscheidend vom Ausmaß der primären Verletzung ab.
- Die Symptome können sich innerhalb von Tagen bis zu etwa 6 Wochen zurückbilden. Danach zeigen sich je nach Ausdehnung und Höhe der Rückenmarkschädigung die Symptome einer zentralen Lähmung mit Spastik und Reflexsteigerungen.
- Wenn nach einer kompletten Querschnittlähmung durch Rückenmarkverletzung innerhalb von 24–48 Stunden keine Besserung eintritt, kann mit einer Erholung kaum noch gerechnet werden.
- Bei partiellen Querschnittlähmungen kann bei 60 % der Patienten mit einer bedeutsamen, funktionellen Erholung gerechnet werden.
- Anal- und Bulbokavernosusreflex sind in 90 % der Fälle nach 24–48 Stunden wieder auslösbar, solange keine Schädigung von Konus oder der Nervenwurzeln S 3–S 4 vorliegt.

19.1 Offene Thoraxverletzung

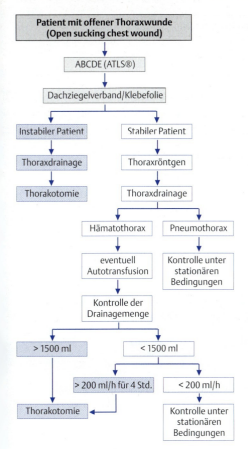

Abb. 55 Algorithmus zum Vorgehen bei offener Thoraxverletzung („open sucking chest wound")

19.2 Blutung aus Thoraxdrainage

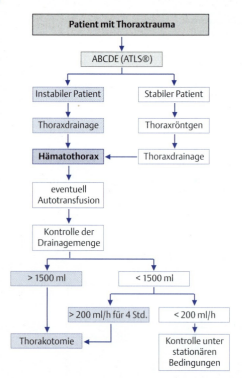

Abb. 56   Algorithmus zum Vorgehen bei Blutung aus Thoraxdrainage

19.3 Obere Einflussstauung (Spannungspneu)

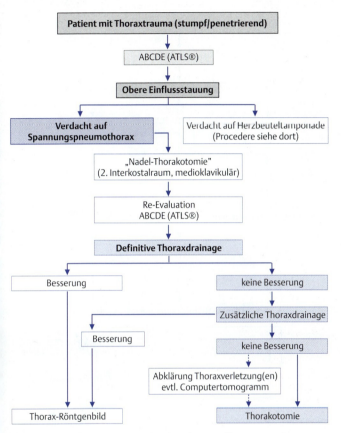

Abb. 57 Algorithmus zum Vorgehen bei oberer Einflussstauung (Spannungspneumothorax)

19.4 Obere Einflussstauung (Herzbeuteltamponade)

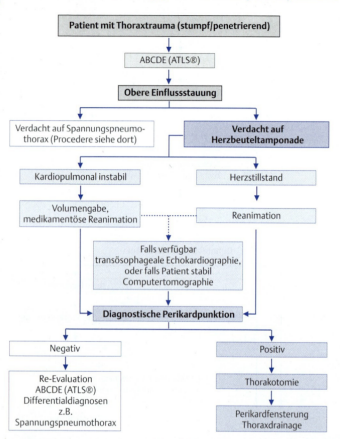

Abb. 58 Algorithmus zum Vorgehen bei oberer Einflussstauung (Herzbeuteltamponade)

19.5 Breites Mediastinum

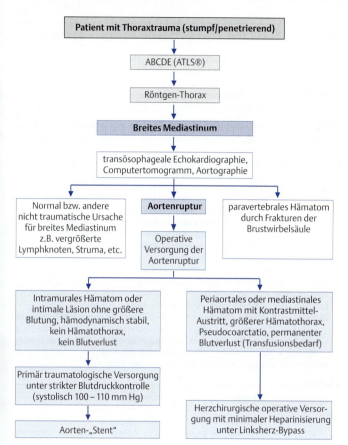

Abb. 59 Algorithmus zum Vorgehen bei breitem Mediastinum im Röntgen-Thorax

20.1 Solitäre Rippenfraktur

Grundlagen

- **Definition:** Fraktur einer einzelnen Rippe im knöchernen oder knorpeligen Anteil.
- **Ursachen, Verletzungsmechanismus:** Umschriebenes direktes Trauma (Schlag, Stoß). Pathologische Frakturen treten auf durch Bagatelltraumen (z. B. forciertes Husten) bei Osteoporose oder Tumorleiden.
- **Klassifikation:** Nummerierung der betroffenen Rippe mit Lokalisation der Fraktur und Dislokation der Fragmente.

Klinische Symptomatik und diagnostisches Vorgehen

- **Leitsymptom:** Atemabhängige Schmerzen im Frakturbereich, forciert beim Anhusten.
- **Klinische Untersuchung:** Siehe Erstdiagnostik S. 6. Lokaler Druckschmerz, Kompressionsfernschmerz bei seitlichem oder sagittalem Druck auf den Thorax, selten Krepitation. Prellmarke, Hämatom der Brustwand.
- **Röntgen-Thorax** (in 2 Ebenen im Stehen, evtl. knöcherner Hemithorax):
  - *Knöcherne Strukturen:* Frakturen von Wirbelsäule, Rippen, Sternum?
    - ◉ *Hinweis:* Solitäre Frakturen sind häufig im initialen Röntgenbild nicht zu erkennen → immer Kontrollaufnahmen nach einigen Tagen!
  - *Pleuraraum:* Pneumothorax, Hämatothorax?
  - *Lungen:* Kontusionen, Blutungen?
  - *Mediastinum:* Verbreiterung, Emphysem?
- **Röntgen-Abdomen:** Freie Luft (Ausschluss abdomineller Verletzungen)?
- **Sonographie:** Pleuraerguss? Ausschluss abdomineller Begleitverletzungen bei Frakturen der unteren Rippen (Milz-, Leber-, Nierenverletzung).
  - ◉ *Cave:* Solitärfrakturen im Bereich der 1.–3 Rippe sind immer ein Hinweis auf eine große Gewalteinwirkung, sodass Verletzungen der A. und V. subclavia, des Truncus brachiocephalicus, des Plexus brachialis oder intrathorakale Begleitverletzungen ausgeschlossen werden müssen!
- **Differenzialdiagnose:** Rippenprellung, Sternumfraktur.

Therapie

- **Konservative Therapie** (in den meisten Fällen ambulant durchführbar):
  - *Indikation:*
    - Solitäre Fraktur *ohne* Pneumo- bzw. Hämatothorax.
    - Bei schmalem Mantelpneumothorax (< 2 Finger breit) keine Drainage, aber radiologische Verlaufskontrolle bis zur vollständigen Resorption.
  - *Vorgehen:*
    - Symptomatische Behandlung mit Analgetika (*cave* schmerzbedingte Hypoventilation mit konsekutiver Atelektase und Pneumonie).
    - Dämpfung des Hustenreizes (z. B. 20–40 Tropfen Paracodin).
  - ◉ *Cave:* Keine zirkulären Verbände wegen Behinderung der Atemmechanik!
- **Operative Therapie:** Indiziert bei Pneumothorax > 2 Finger breit → Pleuradrainage (Technik s. S. 42) und stationäre Aufnahme.

Nachbehandlung und Prognose

- **Nachbehandlung:** Analgetika bis zum Abklingen der Symptome, intensive Atemtherapie, Röntgenkontrolle.
- **Prognose:** Restitutio ad integrum, aber über längere Zeit Schmerzen im betroffenen Bereich möglich. Selten Interkostalneuralgie.

20.2 Rippenserienfrakturen

Grundlagen

- **Definition:** Frakturen von 3 oder mehr benachbarten Rippen.
- **Verletzungsmechanismus:** Massive stumpfe Gewalteinwirkung auf den Thorax, z. B. Einklemmung zwischen Lenkrad und Sitz, nach Verschüttung (Bergwerk, Lawine), Reitunfall.
- **Klassifikation:**
  - Nach Anzahl der betroffenen Rippen.
  - „Volet mobile" bei Serienstückfrakturen.
  - Doppelte Rippenserienfrakturen.

Klinische Symptomatik

- **Massive Schmerzen** mit schmerzbedingter Atemhemmung/Schonatmung und Störung der Atemmechanik durch Instabilität. „Nachhinken" einer Thoraxhälfte.
  - *Hinweis:* Je weiter ventral die Frakturen lokalisiert sind, desto schwerer ist die Beeinträchtigung der Atemmechanik. Bei paravertebral gelegenen Frakturen wirkt die Schienung durch die Rückenmuskulatur weniger destabilisierend.
- **„Paradoxe Atmung"** bei Serienstückfrakturen: Inspiratorische Einziehung und exspiratorische Vorwölbung des instabilen Wandsegmentes („Volet mobile").
- **Kreislaufstörungen** durch intrathorakale Begleitverletzungen: Lungen- und Myokardläsionen, Bronchus- und Aortenruptur.
- **Extrathorakale Begleitverletzungen** (häufig): Schädel-Hirn-Trauma, stumpfes Bauchtrauma, Extremitätenverletzungen.

Diagnostisches Vorgehen

- **Klinische Untersuchung:** Siehe oben und Erstdiagnostik S. 6.
- **Röntgen-Thorax a.p.:**
  - Durchführung im Liegen oder in halbsitzender Position (falls möglich im Stehen).
  - Beurteilung: Sichtbare Läsionen im knöchernen Anteil der Rippen (allerdings nicht im knorpeligen Anteil!). Verschobene Frakturenden der Rippen. Pneumo- bzw. Hämatopneumothorax, intrapulmonale Verschattung durch Aspiration, Lungenkontusionen.
- **Röntgen-Sternum seitlich:** Sternumfraktur?
- **Computertomographie** (bei polytraumatisierten Patienten Computertomographie in Spiral-Technik): Thorakale und abdominelle Verletzungen? → intrapulmonale Blutungen, Zwerchfellruptur, Ergussbildungen?
  - *Hinweis:* Es bietet sich an, im gleichen Untersuchungsgang stammnahe Frakturen im „Scout-Topogramm" auszuschließen.
- **Sonographie:** Pleuraerguss? Herz-/Perikarderguss? Freie Flüssigkeit im Abdomen, insbesondere bei Frakturen der unteren Rippen (Milz-, Leber-, Nierenverletzung)?
- **EKG:** Rhythmus- und Repolarisationsstörungen bei Herztrauma?
- Extrathorakale Begleitverletzungen?

20.2 Rippenserienfrakturen

Therapie

- **Sicherung der Sauerstoffversorgung:**
  - *Spontanatmung:*
    - Auch bei gestörter Atemmechanik anzustreben, da sie gegenüber der Respiratorbeatmung mit einem geringeren Risiko der bronchopulmonalen Infektion belastet ist.
    - Voraussetzungen: Kein Bewusstseinsverlust, keine schweren intrapulmonalen Verletzungen, keine funktionelle respiratorische Insuffizienz (pO_2 > 8kPa), ausreichende Analgesie (s. u.).
  - *Respiratorbehandlung:*
    - Indikation: Anzeichen von respiratorischer Insuffizienz (Tachykardie, Tachypnoe, pO_2 < 8kPa).
    - Ziel, Prinzip: Aufhebung der schmerzbedingten Hypoventilation, Schienung der instabilen Thoraxwand → Reduktion von Atelektasen und intrapulmonalen Shunts.
    - ◉ *Cave:* Dabei akute Gefahr eines Spannungspneumothorax → obligatorisch Pleuradrainage beim primärem Pneumothorax!
- **Analgesie bei Spontanatmung:**
  - Hochdosierte Analgetika regelmäßig oder als „Patient controlled analgesia" (PCA), z. B. Pethidin, Nicomorphin (evtl. i.v.) unter stationärer Überwachung.
  - In schweren Fällen thorakaler Epiduralkatheter zur intrathekalen Applikation von Lokalanästhetikum (z. B. 0,375 % Naropin 4–8ml/h) unter intensivmedizinischer Überwachung und regelmäßiger Blutgasanalyse.
- **Intensive Atemgymnastik:** Kinetische Therapie, Lageveränderungen des Patienten (evtl. intermittierende Bauchlage), medikamentöse Sekretolyse, Frühmobilisation.
- **Bei gleichzeitiger ipsilateraler Klavikulafraktur** operative Stabilisierung zur Verbesserung der Atemmechanik (auxiliäre Atemmuskulatur).
- **Pleurasaugdrainage:**
  - *Indikationen:* Hämato-/Pneumothorax, prophylaktisch bei Rippenserienfrakturen (bei geplanter Überdruckbeatmung), Mantelpneumothorax (zur Vermeidung eines Spannungspneumothorax bei Sekundärverlegungen mit dem Helikopter).
  - *Prinzip:* Einlage einer intrapleuralen Saugdrainage durch eine Minithorakotomie bis zur vollständigen Wiederausdehnung der Lunge und Evakuation von Blut und Luft aus dem Pleuraraum. Die Ausdehnung der Lunge ist Voraussetzung zur Verklebung der Luftleckage und stoppt eine eventuelle Blutung aus dem Lungenparenchym in die Pleurahöhle.
  - *Vorgehen:*
    - Minithorakotomie: Lokalanästhesie, ca. 4cm langer Hautschnitt über 6. Rippe in der mittleren Axillarlinie. Mit stumpfer Schere Präparation eines subkutanen und transmuskulären Kanals. Vorsichtiges Durchstoßen der Interkostalmuskulatur am Oberrand der 6. Rippe und der Pleura parietalis. Exploration des Pleuraraumes mit dem Finger, evtl. stumpfes Lösen von Verwachsungen. Legen der Pleurasaugdrainage über Finger nach oben dorsal ohne Trokar. Fixation an der Thoraxwand. Anschluss an ein Saugsystem (Sog ≥ 25cm H_2O).

20.2 Rippenserienfrakturen

◯ Hinweise:
- Bei reinem Pneumothorax anteriorer Zugang im 2.–3. Interkostalraum Medioklavikularlinie, Pleurasaugdrainge Charrière 20, z. B. Argyle-Trokar-Katheter.
- Bei Frauen aus kosmetischen Gründen über einen lateralen Zugang (Mammaumschlagfalte), Drainage wird vor der Lunge nach vorne kranial geschoben.
- Bei Hämatopneumothorax lateraler Zugang im 4.–6. Interkostalraum in der mittleren Axillarlinie. Pleurasaugdrainage ≥ Charrière 32.
- *Nachweis der richtigen Lage der Pleurasaugdrainage:*
  - Beim Einlegen kommt Blut, Niederschlag von Wasserdampf am Inneren des Schlauches, atemabhängiges „Spielen" des Blutpegels im Schlauchsystem.
  - Röntgenkontrolle.
- **Thorakotomie:**
  - *Indikationen:* Bei persistierender Blutung (> 1,5l initial, > 200ml stündlich) und/oder bei Pneumothorax trotz funktionierender Drainage (anhaltendes erhebliches Luftleck).
  - *Vorgehen:* s. S. 182.

Nachbehandlung

- Intensive Atemtherapie.
- Entfernen der Pleurasaugdrainage: Unter Sog mit einem Ruck in Exspirationsstellung. Danach Dachziegelverband für 48 Stunden. Kontroll-Thorax im Stehen zum Ausschluss eines verbliebenen Pneumothorax.
- Entfernung der Pleurasaugdrainage bei einer Drainagemenge < 150ml/24h und bei vollständig entfalteter Lunge.

Prognose

- Abhängig von den Begleitverletzungen.

20.3 Hämato-(Pneumo-)Thorax

Grundlagen

- **Definition:** Posttraumatische Blut- und Luftansammlung im Pleuraraum.
- **Ursachen, Verletzungsmechanismus:**
  - *Geschlossener Hämatopneumothorax:* Stumpfes Thoraxtrauma mit Verletzung der viszeralen Pleura (Lungenlazeration, Anspießung durch Rippenfragmente, tracheobronchiale Verletzung).
  - *„Blast lung":* Druckwelle von Explosionen schädigen das Lungengewebe durch die Brustwand und *nicht* via Luftwege. Die „Implosion" der komprimierten Alveolarräume treibt Luft in die Alveolarkapillaren → Luftembolie → „sudden death".
  - *Offener Hämatopneumothorax:* Verletzung der Thoraxwand mit klaffendem Leck und „sucking wound"; nahezu immer Mitverletzung der Lunge durch penetrierendes Trauma (Schuss, Stich).
  - *Hämatothorax ohne Pneumothorax:* Läsion der parietalen Pleura und Interkostalgefäße durch Rippenfrakturen und/oder Organe des Mediastinums (z. B. Aortenruptur), im Pleuraraum kein Tamponadeneffekt. Dabei sind bis zu 6 Liter Blut in einer Pleurahöhle möglich.
  - *Iatrogen bedingter Hämatopneumothorax:* Punktionsversuch der V. subclavia mit konsekutiver Verletzung des Lungenparenchyms.

Klinische Symptomatik und Befunde

- **Allgemeine klinische Symptomatik:**
  - Schmerzen, Dyspnoe bei ausgeprägtem Hämato-(Pneumo-)Thorax.
  - Hämorrhagischer Schock bei massiver Blutung.
  - Orthopnoe, Angst, Unruhe.
  - Totalkollaps der Lunge nur bei Fehlen pleuraler Adhäsionen.
- **Spezielle klinische Symptomatik:**
  - *Mediastinalflattern* (bei offenem Pneumothorax):
    - *Definition:* Verschiebung des Mediastinums während der Inspiration zur gesunden Seite und bei Exspiration zur verletzten Seite, wodurch die Luftfüllung der gesunden Lunge beeinträchtigt wird.
    - *Klinische Folgen:* Akut lebensbedrohliche Situation mit gestörtem Blutrückfluss zum Herzen, Hypoxämie und Herzrhythmusstörungen!
  - *Spannungspneumothorax* (Abb. 60):
    - *Definition:* Luftansammlung im Pleuraraum durch Lungen-/Bronchusverletzung mit Anstieg des intrapleuralen Druckes durch Ventilmechanismus (Luft wird durch Inspiration in die Lunge eingesogen, bei Exspiration wird die Luft durch die Leckage in den Pleuraspalt gedrückt und kann den Pleuraraum nicht mehr verlassen).
    - *Klinische Folgen:* Massiver Druckanstieg in der betroffenen Pleurahöhle mit Kollaps der Lunge, Verschiebung des Mediastinums zur Gegenseite, Störung des venösen Rückstroms zum Herzen, Abfall des Herzzeitvolumens, Hypoxämie, letzendlich lebensbedrohliche kardiopulmonale Funktionsstörung!

20.3 Hämato-(Pneumo-)Thorax

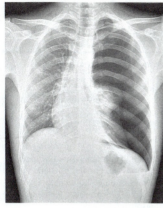

Abb. 60 Spannungspneumothorax links mit deutlicher Mediastinalverschiebung

Diagnostisches Vorgehen

- **Klinische Untersuchung:** Siehe Erstdiagnostik S. 6.
  - *Atemmechanik:* Nachhinken der betroffenen Thoraxhälfte, paradoxe Atmung? Lufthunger, Tachypnoe, Tachykardie?
  - *Auskultation:* Abgeschwächtes oder fehlendes Atemgeräusch?
  - Einflussstauung (Zyanose, gestaute Halsvenen)?
  - Subkutanes Hautemphysem? – Anfangs am oberen Thorax (z. B. Mamma) und Hals, sekundär auf Gesicht (Augenlider), Schulter und Bauchdecke (z. B. Skrotum) übergreifend.
  - Penetrierendes Thoraxtrauma? → Aufsuchen der Eintritts- bzw. Austrittswunden, extrathorakale Verletzungen?
- **Sonographie:** Nur bedingt aussagefähig wegen Schallschatten. Bei massivem Erguss Flüssigkeitsnachweis ohne den normalerweise vorhandenen Schallschatten im Thoraxbereich.
- **Röntgen** (Abb. 60):
  - *Thorax stehend p.a oder halbsitzend.* Typisches Bild: Blut im unteren Thoraxbereich (Flüssigkeitsspiegel sind ab 200ml sichtbar, darüber Luft). Auf eine evtl. Verlagerung des Mediastinums und Skelettverletzungen achten.
  - *Thorax im Liegen:* Hämatothorax ist wegen flächiger Ausbreitung als diffuse Verschattung erkennbar. (Differenzialdiagnose: Atelektasenbildung; Zwerchfellruptur ausschließen [S. 198]!).
- **Computertomographie:** Mediastinalverletzung, ventraler Pneumothorax, Lungenkontusionen, sonstige thorakale oder abdominale Verletzungen.
- **EKG:** Herzkontusion? Herzrhythmusstörungen?
- **Blutgasanalyse:** Gasaustauschstörungen?
- **Pulsoxymetrie:** Sauerstoffsättigung?

20.3 Hämato-(Pneumo-)Thorax

Differenzialdiagnose
- Spontanpneumothorax.
- Zwerchfellruptur mit intrathorakaler Verlagerung des Magens (S. 198).

Therapie
- **Notfalltherapie bei Spannungspneumothorax** (klinische Diagnose s. o., lebensbedrohliche Notfallsituation!):
  - Sofortige Entlastung durch Punktion der Pleurahöhle im 2. oder 3. Interkostalraum in der Medioklavikularlinie zumindest mit großlumiger Kanüle (möglichst Ventilkanüle).
  - Endgültige Therapie durch Pleurasaugdrainage (S. 42).
- **Offener Pneumothorax:**
  - Notfallmäßige endotracheale Intubation und Beatmung (zur Verminderung des Mediastinalflatterns), lockerer Verband über offener Thoraxwunde.
  - Wenn die Intubation nicht möglich ist, Umwandlung des offenen in einen geschlossenen Pneumothorax durch Anlegen eines luftdichten Klebeverbandes (verhindert Mediastinalflattern) mit gleichzeitiger Pleuradrainage (S. 42) zur Vermeidung eines Spannungspneumothorax.
- **Geschlossener Hämatothorax:**
  - Kleine Ergüsse (< 200ml) → keine Drainage notwendig (aber Röntgen-Kontrolle nach 12–24h!).
  - Ergüsse > 200ml → eine, evtl. zwei (dann apikal und dorso-kaudal) Pleurasaugdrainage(n) einlegen.
  - Kontrolle der Kreislaufverhältnisse und Volumensubstitution.
- **Respiratorbehandlung:** s. S. 180.
- **Thorakotomie:**
  - *Indikationen:*
    - Massiver Luft- und/oder Blutverlust (> 1,5l initial bzw. > 200ml/h).
    - Koagulierter Hämatothorax (wegen Empyemgefahr ist die operative Ausräumung notwendig).
  - *Technik:*
    - Zugang im 5. ICR oder im Bereich einer Thoraxwunde.
    - Blutstillung, Débridement, Übernähung, evtl. Resektion von lazerierten Lungenabschnitten, Einlage von Pleurasaugdrainagen, Verschluss des Thorax.
- **Video-assistierte Thorakotomie (VATS):** Indiziert bei Koagulothorax.

Nachbehandlung
- **Röntgenkontrollen:**
  - Postoperativ sowie in regelmäßigen Abständen (täglich!) bis zur Entfernung der Pleurasaugdrainage.
  - Nach Entfernung der Drainage innerhalb von 24 Stunden Röntgen-Thorax im Stehen zum Ausschluss eines Pneumothorax.
  - Sofort bei Atemnot neben klinischer Untersuchung zum Ausschluss eines Spannungspneumothorax.

Prognose
- Abhängig vom Ausmaß der Lungen- oder sonstigen Verletzungen.
- Möglicherweise Ausbildung von Pleuraschwarten bzw. einer restriktiven Ventilationsstörung.

20.4 Chylothorax

Grundlagen

- **Definition:** Ansammlung von Lymphflüssigkeit in der Pleurahöhle.
- **Ursachen, Verletzungsmechanismus:** Verletzung des Ductus thoracicus durch stumpfes (Hyperextensionstrauma oder Translation der Wirbelsäule, Sturz aus großen Höhen, schwere Thoraxkompression) oder penetrierendes Thoraxtrauma, postoperativ.

Klinische Symptomatik und Befunde

- *Leitsymptom:* Ständig nachlaufender Pleuraerguss von bis zu 2 Litern pro Tag.
- Ergussbildung und evtl. Schmerzen (bei zusätzlichen Rippenfrakturen) 2–10 Tage nach dem Thoraxtrauma.
- Dyspnoe durch Kompression der Lunge.
- Meist Zufallsbefund bei Pleurasaugdrainage (milchiger Erguss).

Diagnostisches Vorgehen

- **Klinische Untersuchung:** Siehe oben und Erstdiagnostik S. 6.
- **Röntgen:** Thorax in 2 Ebenen im Stehen. Deutliche Ergussbildung im betroffenen Thoraxbereich.
- **Sonographie:** Differenzierung Erguss – solider Pleuraprozess.
- **Diagnostische Pleurapunktion und Analyse des Pleurapunktates** (zur Differenzierung ob Chylus, Trans- oder Exsudat):
  - Spezifisches Gewicht, Gesamteiweiß, LDH, Glukose, Leukozyten, Erythrozyten, Triglyzeride, Lipase. Anfärben mit Sudan III ergibt spezifische Anfärbung der Fetttröpfchen.
  - Bakterielle Diagnostik, Tbc-Diagnostik, Zytologie.

Differenzialdiagnose

- Pleuraerguss, Hämatothorax und Pleuraempyem.
- Gestörter Lymphabfluss durch Malignome oder kongenitale Lymphgefäßdysplasien, Pleurakarzinom.

Therapie

- **Konservative Therapie:** Initial immer! → Drainage und totale parenterale Ernährung.
- **Operative Therapie:**
  - *Thoraxdrainage* (S. 42): Indiziert bei großen Flüssigkeitsmengen.
  - *Operativer Verschluss des Lymphlecks* (über Thorakotomie oder VATS):
    - Indikation: Erfolglose konservative bzw. Drainage-Therapie, spätestens nach 3 Wochen.
    - Prinzip, Ziel: Ligatur des Ductus thoracicus. Der Lypmphabfluss erfolgt dann über das Kollateralsystem.
    - Technik: *a)* Rechtsseitige tiefe posterolaterale Thorakotomie (Technik s. S. 182) oder *b)* über einen Video-assistierten thorakoskopischen Eingriff (VATS= video-assisted-thoracoscopic-surgery).

Nachbehandlung und Prognose

- **Nachbehandlung:** Abhängig von Begleitverletzungen.
- **Prognose:** Restitutio ad integrum.

20.5 Lungenverletzung

Grundlagen

- **Definition:** Verletzung der Lunge durch stumpfes, penetrierendes oder Baro-Trauma.
- **Ursachen, Verletzungsmechanismus:** Thoraxkontusion/-kompression, evtl. verbunden mit Rippenfrakturen. Penetrierendes Thoraxtrauma durch Schuss, Stich (Abb. 61) oder Pfählung, Lungenkontusionen durch Explosions-(Baro)-Trauma (vgl. S. 487).

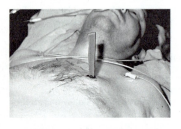

Abb. 61 Messerstichverletzung linker Thorax

- **Klassifikation:**
  - *Lung injury scale* nach Moore et al.: s. Tab. 26.

Tabelle 26 Lung injury scale (nach Moore et al.)

Grad	Verletzungsart	Beschreibung	AIS-90 (S. 64)
I	Kontusion	unilateral < 1 Lappen	3
II	Kontusion	unilateral, 1 Lappen	3
	Lazeration	einfacher Pneumothorax	3
III	Kontusion	unilateral > 1 Lappen	3
	Lazeration	distale Luftleckage > 72 Stunden persistierend	3–4
	Hämatom	intraparenchymal, nicht zunehmend	
IV	Lazeration	größere Luftleckage (Segment- oder Bronchusniveau)	4–5
	Hämatom	intraparenchymal, zunehmend	
	Gefäß	Bronchialgefäßverletzung	3–5
V	Gefäß	Hilusgefäßverletzung	4
VI	Gefäß	Transsektion des Hilus	4

- *Lungenkontusion:* Parenchymverletzung ohne Läsion der viszeralen Pleura. Der Kontusionsherd führt zu intrapulmonalen Blutungen, Infiltraten, Atelektasen und perifokalem Ödem. Kein Luft- oder Blutaustritt in den Pleuraraum.

20.5 Lungenverletzung

- *Lungenlazeration:* Parenchymverletzung mit Ruptur der viszeralen Pleura; neben intrapulmonalen Blutungen Hämatothorax und/oder Pneumothorax, durch stumpfes oder penetrierendes Trauma.
- *Sonderformen der Lungenruptur:*
  - Intrapulmonales Hämatom: Sonderform der zentralen Lungenruptur.
  - Posttraumatische Lungenpseudozyste (Pneumatozele).
  - Explosionsverletzungen (sog. blast injuries).
  - Traumatisches Asphyxiesyndrom.

Klinische Symptomatik und Befunde

▶ Abhängig vom Ausmaß der Lungenverletzung bzw. des Thoraxtraumas und der Begleitverletzungen reicht das klinische Spektrum von keinerlei Beeinträchtigung bis zur schwersten Dyspnoe und/oder Kreislaufinstabilität, Hämoptoe (Aushusten von schaumigem Blut).

Diagnostisches Vorgehen

▶ **Klinische Untersuchung:** Siehe oben und Erstdiagnostik S. 6. Auf mögliche intrathorakale Begleitverletzungen achten (z. B. Contusio cordis, Aortenruptur).
▶ **Röntgen Thorax stehend p.a. und seitlich:**
  - *Rippenserienfrakturen?* Lokalisierte Parenchymverschattung im Bereich der Thoraxwandverletzung? Hämatothorax oder Pneumothorax (bei Einriss der viszeralen Pleura)?
  - *Posttraumatische Lungenpseudozyste (Pneumatozele):* Teils mit Sekret, teils mit Luft gefüllter Hohlraum?
  - *Explosionsverletzungen* („blast injuries" → *cave* Luftembolie; s. S. 487): Pneumo-, Hämatothorax, Mediastinalemphysem, Zeichen eines interstitiellen und alveolären Lungenödems?
▶ **Computertomographie:** Bestimmung des Verletzungsausmaßes, Lungenkontusionen und -lazerationen, sonstige thorakale oder abdominelle Verletzungen.
▶ **Blutgasanalyse:** Gestörter Gasaustausch?

Therapeutisches Vorgehen

▶ **Sicherung der Sauerstoffversorgung:**
  - *Spontanatmung:* Vorteile und Voraussetzungen s. S. 180.
  - *Respiratorunterstützung:*
    - Indikationen: Bewusstseinsstörung oder klinische, blutgasanalytische und/oder radiologische Verschlechterung nach anfänglicher Spontanatmung, Anzeichen einer respiratorischen Insuffizienz (Tachykardie, Tachypnoe, Fieber, evtl. Zyanose, pO_2 < 8kPa, zunehmende Unruhe des Patienten, Somnolenz).
    - ⊙ *Hinweis:* Die Verschlechterung der Blutgasanalyse geht den radiologischen Veränderungen um Stunden oder Tage voraus.
    - Vorteile: Respiratoratmung verbessert den Gasaustausch, eröffnet Atelektasen und reduziert den intrapulmonalen Shunt, reduziert die pathologisch gesteigerte Atemarbeit und den Energieverbrauch des Verletzten (durch Fieber, Tachykardie).
    - Nachteile: Erschwerte Beurteilung des klinischen Neurostatus und Abdominalbefundes, Vervielfachung des Luftaustritts bei Lungenleckage (Pleurasaugdrainage!), erhöhte bronchopulmonale Infektionsgefahr

20.5 Lungenverletzung

(Hospitalismus) und bei längerfristiger Anwendung Gefahr irreversibler Veränderungen des Lungenparenchyms (Sauerstofftoxizität, Barotrauma).

◘ *Hinweis:*
- Die Verfügbarkeit der Computertomographie und der Sonographie relativiert die obengenannten Überwachungsprobleme bezüglich Schädel und Abdomen.
- Bei beatmeten Polytraumatisierten mit Thorax-, Schädel- und Abdominalverletzungen ist zur optimalen Überwachung ein hoher personeller und apparativer Aufwand notwendig.

▶ **Analgesie bei Spontanatmung:**
  - Hochdosierte Analgetika regelmäßig oder als „Patient controlled analgesia" (PCA), z. B. Pethidin, Nicomorphin (evtl. i.v.) unter stationärer Überwachung.
  - In schweren Fällen thorakaler Epiduralkatheter zur intrathekalen Applikation von Lokalanästhetikum (z. B. 0,375 % Naropin 4–8ml/h) unter intensivmedizinischer Überwachung und regelmäßiger Blutgasanalyse.

▶ **Thoraxdrainage** (S. 42):
  - *Indikationen:* Pneumo- oder Hämatopneumothorax bis zur vollständigen Wiederausdehnung der Lunge und Verklebung der Leckage.
  - Die biologische Besonderheit des verletzten Parenchyms ist die Tendenz zur spontanen Hämostase, so dass bei entfalteter Lunge eine operative Entfernung lazerierten Gewebes fast nie notwendig ist.

▶ **Thorakotomie:**
  - *Indikation:* Anhaltende Blutung (> 200ml/h) und/oder persistierender Pneumothorax trotz funktionierender Drainage zur Versorgung größerer Lungenverletzungen.
  - *Vorgehen* (Übernähung, Lungensegmentresektion oder Lobektomie):
    - Halbschräge oder Halbseitenlagerung des Patienten.
    - Anterolaterale Thorakotomie mit der Möglichkeit zur posterolateralen Erweiterung im Bereich der Blutungsquelle oder der Thoraxwunde.
    - Naht von Lungenverletzungen: Mobilisation der verletzten Lunge und nach Anheben vorübergehendes Abklemmen des Lungenhilus mit weicher Gefäßklemme. Hämostase, evtl. Débridement und Naht größerer peripherer Bronchien. Lungenwunden werden mit resorbierbarem Nahtmaterial übernäht.
    - Resektion von lazerierten Lungenabschnitten: Nicht zu erhaltendes Gewebe wird durch ein extra-anatomisches Resektions-Débridement entfernt, seltener Segmentresektion oder Lobektomie. Keine Pneumonektomie.
    - Einlage von einer oder zwei Thoraxdrainagen.
    - Verschluss des Thorax.

▶ **VATS:** Indiziert bei koaguliertem, durch Drainage nicht entleerbarem Hämatothorax.

Nachbehandlung und Prognose

▶ **Nachbehandlung:** Intensive Atemtherapie. Röntgenkontrollen nach Einlage der Pleurasaugdrainage sowie in regelmäßigen Abständen bis zur Entfernung der Drainage.
▶ **Prognose:** Abhängig von den Begleitverletzungen.

20.6 Tracheobronchialverletzung

Grundlagen

- **Definition:** (Seltene) Tracheal- und/oder Bronchusverletzung nach stumpfem oder penetrierendem Trauma.
- **Ursachen, Verletzungsmechanismus:**
  - *Quetschtrauma* beim Einwirken von stumpfer Gewalt: Anpralltrauma ans Lenkrad.
  - *Tracheobronchialruptur:* Entstehung durch massive Thoraxkompression bei geschlossener Glottis, nicht bei gleichzeitiger Lungenlazeration.
  - *Lazeration/Perforation* des Tracheobronchialsystems durch penetrierendes Trauma (Schuss/Stich).
- **Klassifikation:** Das Ausmaß der Verletzung reicht von der spontan heilenden Schleimhautläsion bis hin zur massiven Zerstörung von Trachea und Bronchialästen. Eine typische Bronchusverletzung ist der querverlaufende Riss.

Klinische Symptomatik und Befunde

- Schmerzen, Dyspnoe, Hämoptoe, Asphyxie.
- Hautemphysem (beginnend in den oberen Thoraxpartien und am Hals, Ausbreitung auf Schultern, Gesicht, Bauchdecken und Skrotum; Abb. 62). *Differenzialdiagnose:* Subpleurale Lungenlazeration, Pneumothorax mit gleichzeitiger Innenschichtverletzung der Thoraxwand (Zerreißung der parietalen Pleura).
- Therapieresistenter Pneumothorax trotz liegender Thoraxdrainage.
- Ausgeprägtes Mediastinalemphysem, therapieresistente Atelektasenbildung, Aspiration.

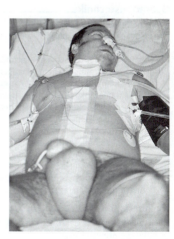

Abb. 62 Thorakoabdominelles Trauma mit ausgedehntem Hautemphysem

Diagnostisches Vorgehen

- **Anamnese:** Entsprechend dem Unfallmechanismus beim stumpfen Thoraxtrauma beziehungsweise beim penetrierenden Trauma.
- **Klinische Untersuchung:** Siehe oben (und Abb. 62) und Erstdiagnostik S. 6.
- **Bronchoskopie:** Verfahren der Wahl zur Lokalisation des Lecks.

20.6 Tracheobronchialverletzung

- **Röntgen-Thorax:** Mediastinales und subkutanes Emphysem, eventuell in Kombination mit Atelektasen. Evtl. Hämatopneumothorax, Spannungspneumothorax und Rippenfrakturen.

Therapieprinzipien

- **Konservative Therapie bei** bronchoskopisch gesicherter kleiner Schleimhautverletzung, Entfaltung der Lunge, Verschwinden des Pneumothorax, Rückbildung des Emphysems.
  - **Cave:** Möglicherweise akute Einflussstauung!
- **Indikationen zur operativen Therapie:**
  - Zervikale oder thorakale Ruptur der Trachea, Ruptur oder Perforation von Trachea und Hauptbronchus, Läsionen von Segmentbronchien bei persistierender Atelektase.
  - Therapieresistenter Pneumothorax (= Persistenz auch unter adäquater Drainage).
  - Ausgeprägtes Mediastinalemphysem: Beim kompressiven Mediastinalemphysem muss die Bronchusruptur notfallmäßig operativ versorgt werden (evtl. Notfall-Mediastinotomie).
  - Nicht beherrschbare Atelektasenbildung (s. o.).

Konservative Therapie

- Anlage einer Thoraxdrainage bei Pneumothorax und/oder Hautemphysem (S. 42).

Operationstechnik

- **Bronchusruptur:**
  - Zugang über eine postero- oder anterolaterale Thorakotomie im fünften Interkostalraum.
  - Anfrischen der Bronchusränder und direkte End-zu-End-Anastomosierung.
  - Naht mit atraumatischem, verzögert resorbierbarem Faden der Stärke 2-0 oder Klammernahtgerät. Versorgung mit Einzelknopfnähten. Innerste Schicht der Mukosa wird nicht durchstochen. Die Naht kann durch Aufsteppen eines gestielten Lappens aus der Pleura mediastinalis oder dem Perikard zusätzlich abgedichtet werden.
- **Trachealruptur:**
  - Zugang über obere mediane Sternotomie (oder zervikal).
  - Längseinrisse werden mit verzögert resorbierbarem Nahtmaterial der Stärke 2-0 verschlossen.
  - Totale Abrisse der zervikalen Trachea werden durch primäre End-zu-End-Anastomosen versorgt.

Nachbehandlung

- Extubation sobald Gesamtzustand es zulässt. Mobilisation des Patienten und intensive Atemtherapie.

Prognose und Komplikationen

- **Prognose:** Kleinere Rupturen verkleben spontan, das Emphysem resorbiert sich innerhalb weniger Tage, es kommt zu einer restitutio ad integrum.
- **Komplikationen:** Verletzung des N. recurrens, akute Lebensgefahr durch Einflussstauung, Mediastinitis/Pleuraempyem (bei persistierendem Leck), Nahtanastomosen-Insuffizienz, Stenosen, Strikturen.

20.7 Myokardverletzung

Grundlagen

- **Definition:** Verletzung des Herzens durch stumpfes oder penetrierendes Trauma.
- **Ursachen, Verletzungsmechanismus:**
  - *Stumpfes Thoraxtrauma:* Häufig Herzkontusion durch Kompression oder Dezelerationstrauma (Lenkradaufprall).
  - *Penetrierende Verletzung:* Schuss oder Stich.
- **Klassifikation:**
  - *Myokardkontusion (Contusio cordis):* Häufig nicht diagnostizierte Begleitverletzung des stumpfen Thoraxtraumas, die zu unterschiedlichsten Veränderungen führt (von kleinen subepikardialen Blutungen bis zu ausgedehntesten Kontusionsherden des Herzmuskels).
  - *Lazeration:* Komplette oder inkomplette Ruptur des Myokards.
  - *Seltene Herzverletzungen:*
    - Perikardverletzung mit Herzluxation.
    - Traumatischer Septumdefekt.
    - Traumatische Herzklappen- und Papillarmuskelverletzung.
    - Verletzung von Koronar-Arterien.

Klinische Symptomatik und Befunde

- Je nach Schweregrad der Verletzung atemunabhängige präkordiale Schmerzen, Rhythmusstörungen (Kammertachykardie, Kammerflimmern), eventuell Herzinsuffizienz bei Herzwandlazeration oder Ruptur. Angst, Unruhe.
- Herzbeuteltamponade: Perikard nur wenig dehnbar, durch Anstieg des intraperikardialen Drucks venöse Einflussstauung sowie Behinderung der Ventrikeldilatation in der Diastole. Gefahr des kardiogenen Schocks, letal bei Hämatoperikard von 150–300ml Blut.

Diagnostik

- **Klinische Untersuchung:** Siehe oben und Erstdiagnostik S. 6. Achten auf Rhythmusstörungen und Zeichen einer Rechts- oder Linksherzinsuffizienz. Positiver Venenpuls am Hals?
- **EKG:** Rhythmusstörungen, Repolarisationsstörungen?
- **Röntgen:**
  - Thorax in 2 Ebenen → Mediastinalverbreiterung?
  - Röntgen-Sternum seitlich → Fraktur?
- **Sonographie:** Herzbeuteltamponade?
- **Transösophageale Echokardiographie:** Nachweis der Herzbeuteltamponade und eventueller Verletzungen der Binnenstruktur des Herzens. Ventrikelfunktion? Papillarmuskel-Abriss?
- **Zentraler Venendruck:** Niedriger peripherer Blutdruck bei hohem ZVD spricht für akute Einflussstauung oder Hämoperikard.
- **Labor** – *Analyse der Serumenzyme:* CPK, CPK-MB, Isoenzyme 1 und 2 der LDH, Troponin I. Als beweisend gilt der Quotient MB-CK $\div$ Total CK > 8.

20.7 Myokardverletzung

Therapeutisches Vorgehen

- **Prinzip:** Stufenweises Vorgehen abhängig von der Verletzung. Herzkontusionen ohne weitere Symptomatik werden exspektativ behandelt.
- **Monitoring, allgemeine Maßnahmen:**
  - Intensivüberwachung, EKG-Monitoring, Swan-Ganz-Katheter, Pulsoxymetrie.
  - Sicherstellung der Ventilation: Analgetika, Sauerstoffzufuhr, Pleurasaugdrainage, Respiratortherapie nach Gesamtsituation.
- **Akute Herzinsuffizienz:** Katecholamine und vasoaktive Substanzen je nach Hämodynamik.
- **Rhythmusstörungen:**
  - *Bradykardie:* Atropin oder Sympathomimetika, evtl. temporärer Schrittmacher, im Notfall transkutane Stimulation.
  - *Ventrikuläre Extrasystolen:* a) Lidocain, b) Amiodaron.
  - *Kammerflimmern und Asystolie:* Mittels EKG differenzieren, kardiopulmonale Reanimation (äußere Herzmassage, Defibrillator, Beatmung), sofern die Gesamtbeurteilung eine sinnvolle Überlebensprognose ergibt. Bei Kammerflimmern Defibrillation.
- **Herzbeuteltamponade:** Notfallmäßige Perikardpunktion (s. u. und S. 44), anschließend offene Versorgung. Volumenzufuhr darf erst nach Eröffnung des Herzbeutels erfolgen → *cave* Verstärkung des Tamponadeneffektes!
- **Perforierende Herzverletzung:**
  - ◘ *Cave:* Bei Pfählungsverletzungen darf der Gegenstand keinesfalls vor Freilegung des Herzens entfernt werden → *cave* drohende Verblutung!
  1. *Perikardpunktion* (vgl. S. 44):
     - Mit 10 cm langer Nadel im Winkel zwischen Xiphoid und linksseitigem Rippenbogenrand, 30–45° zur Frontalebene geneigt einstechen und nach kranial in Richtung Klavikulamitte vorschieben.
     - Aspiration von Blut aus dem Herzbeutel.
     - ◘ *Hinweis:* Am besten unter EKG-Kontrolle punktieren, wobei die Punktionsnadel mit dem Brustwand-Ableitungskabel des EKG-Monitors verbunden wird. Bei Berühren der Nadel mit Epikard wird ein epikardiales EKG abgeleitet. Charakteristisch hierfür ist eine massive ST-Hebung.
  2. *Freilegung* (offener Zugang zur definitiven Versorgung der Verletzung):
     - Indikation: Positives Ergebnis der Perikardpunktion.
     - Zugangswege:
     - a) Lateral im 4./5. Interkostalraum links: Längsgerichtete Eröffnung des Perikards etwa 2 cm vom gut sichtbaren N. phrenicus entfernt.
     - b) Median durch Sternotomie und mediane Perikardiotomie.
     - Blutungsquelle orten, Blutkoagel ausräumen und ausspülen.
     - Naht der Herzwunde unter Defibrillationsbereitschaft, Fensterung des Perikards, Einlage einer Thoraxdrainage (S. 42).
- **Stich- oder Schussverletzung:** Anterolaterale Thorakotomie (4./5. Interkostalraum) mit Zugang auf der Seite der Verletzung (→ evtl. vorhandene Lungen- und Zwerchfellverletzungen können so mitversorgt werden). Weiteres Vorgehen s. o.

20.7 Myokardverletzung

- ▶ **Verletzung der Vorhöfe:**
  - Fingertamponade oder Ausklemmen der Läsion mit gebogener Gefäßklemme und anschließender fortlaufender Naht mit nicht resorbierbarem Nahtmaterial Stärke 3-0 oder 4-0.
  - Bei größeren Verletzungen Abklemmen beider Hohlvenen intraperikardial.
  - Versorgung der Wunden am leer schlagenden Herzen innerhalb von 2–3 Minuten.
  - In die Herzhöhle eingedrungene Luft wird durch kurzfristiges Öffnen der oberen Hohlvene und gleichzeitige Lungenblähung ausgeschwemmt.
  - Öffnen der Klemmen. Falls sich der Kreislauf nicht spontan erholt, manuelle Herzmassage oder Defibrillation bei Kammerflimmern.
- ▶ **Verletzung der Ventrikel:**
  - Verschluss von Ventrikelwunden ohne Wundrandexzision. Durchstechung mit großer Nadel (Stärke 0) über Teflon- oder Perikardstreifen.
  - Adaptation der Wundränder unter geringer Spannung der Fäden, um ein Durchschneiden zu verhindern.
  - Unterstechen von Herzkranzgefäßen in unmittelbarer Nähe der Wunde.
  - Herzkranzgefäße < 1mm Durchmesser werden ligiert, größere mit glattem Wundrand werden direkt anastomisiert.
  - Größere Gefäßverletzungen müssen mit einem aortokoronaren Bypass versorgt werden.
- ▶ **Penetrierende Verletzungen:**
  - Immer Herz aus dem Herzbeutel luxieren, um eine Hinterwandverletzung zu verifizieren bzw. auszuschllließen.
  - ◉ *Cave:* Bei diesem Manöver kommt es zum Blutdruckabfall, ZVD-Anstieg, Bradykardie und Kammerflimmern → deshalb Herz nur jeweils kurz luxieren.
  - Nach Versorgung Herzbeutel mit physiologischer Kochsalzlösung spülen und locker mit Einzelknopfnähten verschließen. Drainage für 2 Tage.

Nachbehandlung und Prognose

- ▶ **Nachbehandlung:** Abhängig vom Verletzungsausmaß.
- ▶ **Prognose:**
  - *Myokardkontusion:* Restitutio ad integrum, eventuell bei schwerer Kontusion persistierende Rhythmusstörungen und Herzinsuffizienz.
  - *Myokardperforation:* Überleben ist abhängig vom Verletzungsausmaß und Zeitintervall bis zur operativen Versorgung.
- ▶ **Komplikation:** Ausbildung eines Aneurysmas.

20.8 Herzbeuteltamponade

Grundlagen

- **Definition:** Raumfordernde Blutung in den Herzbeutel nach Myokardverletzung.
- **Ursachen, Verletzungsmechanismus:** Stumpfes Herztrauma (Lenkradaufprall) bzw. penetrierende Verletzungen (Schuss, Stich) führen zum Hämoperikard und damit zur intrakardialen Kompression der großen Hohlvenen und des rechten Vorhofes mit akuter Einflussstauung (bei leeren Herzkammern). Volumen des kompressiven Hämoperikards 100–400ml.

Klinik, klinischer Befund, Diagnostik

- **Klinik, klinischer Befund** (abhängig von der Art der Perikardverletzung und der Ausbildung des Hämoperikards):
  - Die Symptome reichen von Thoraxschmerz mit geringer Kreislaufbeeinträchtigung bis zum manifesten kardiogenen Schock.
  - Häufig Tachykardie mit Rhythmusstörungen.
  - Blutdruckabfall bei gleichzeitiger extremer Einflussstauung.
  - Anstieg des zentralen Venendruckes.
  - Angst, Unruhe.
- **Diagnostik:**
  - *Klinische Untersuchung:* Siehe Erstdiagnostik S. 6.
  - *EKG:* Tachykardie? Rhythmusstörungen? „Low voltage"?
  - *Sonographie:* Nachweis der Herzbeuteltamponade, mehrmals als Verlaufskontrolle.
  - *Röntgen Thorax a.-p.:* Vergrößerung des Herzschattens möglich, aber nicht zwingend, da das Perikard nicht immer gleich ausdehnungsfähig ist.
  - *Computertomographie:* Nachweis des Hämoperikards.

Therapie

- Notfallmaßnahme: Perikardpunktion (Technik s. S. 190, 44).
- Operationsindikation: Akutes Hämoperikard bei penetrierender Herzverletzung, Herzlazeration. Hämoperikard, das sich nach Punktion wieder auffüllt. Vorgehen s. S. 190.

Nachbehandlung und Prognose

- Nachbehandlung: Sonographische Kontrolle und EKG-Kontrolle.
- Prognose: Abhängig vom Verletzungsausmaß.

20.9 Verletzung großer intrathorakaler Gefäße

Grundlagen

- **Definition:** Verletzung der intrathorakalen Gefäße (Aorta, Truncus brachiocephalicus, A. subclavia, Vena cava, pulmonale Venen) durch ein stumpfes oder penetrierendes Trauma.
- **Ursachen, Verletzungsmechanismus:**
  - *Aorta:* Stumpfes Trauma, meist durch Lenkradaufprall, Sturz aus großer Höhe, Sturz auf den flachen Rücken oder durch penetrierendes Trauma (Schuss, Stich).
  - *Truncus brachiocephalicus:* Verursacht durch Hyperextension der Wirbelsäule bei gleichzeitigem Kompressionstrauma.
  - *Cave:* Solitärfrakturen in Bereich der 1.–3 Rippe sind immer ein Hinweis auf große Gewalteinwirkung, so dass Verletzungen der A. und V. subclavia, des Truncus brachiocephalicus, des Plexus brachialis oder intrathorakale Begleitverletzungen ausgeschlossen werden müssen!
- **Klassifikation:**
  - *Aorta:*
    - Lokalisation: Typischerweise (ca. 95 % der Fälle) im Isthmusbereich unmittelbar nach Abgang der linken A. subclavia in Höhe des Lig. arteriosum (= „loco classico"). Der Rest ist im Bereich von Aorta ascendens und Aortenbogen lokalisiert.
    - Unterscheidung in 3 Verlaufsformen:
    1. Vollständige Ruptur mit sofortigem Tod.
    2. Teilweise Ruptur von Tunica intima und media, Tunica adventitia bleibt erhalten, somit auch die Gefäßkontinuität: Ausbildung eines Aneurysma spurium bzw. Haematoma pulsans mit mediastinalem Hämatom.
    3. Ausbildung eines chronischen Aneurysmas über mehrere Monate. Zufallsbefund im Thoraxröntgenbild als Mediastinaltumor.
  - *Truncus brachiocephalicus, A. subclavia:* Seltene Verletzungen.
  - *Vena cava:* Meist bei perforierenden Verletzungen.
  - *Große Lungenvenen:* Kombination mit anderen Herz- oder Lungenverletzungen.

Klinische Symptomatik und Befunde

- **Aorta** (abhängig von der Schwere des einwirkenden Traumas):
  - *Persistierende Thoraxschmerzen,* Schmerzen im Brustkorb- Rückenbereich, Kreislaufinstabilität bis zum manifesten Schock, evtl. Atemnot.
  - *Akutes Koarktationssyndrom:* Hypertonie im prästenotischem Kreislauf (Karotis, obere Extremitäten) bei gleichzeitigem Druckabfall poststenotisch (untere Körperhälfte) → RR-Differenz.
  - *Hinweis:* Bei adäquatem Trauma an die Möglichkeit einer Aortenruptur denken (Leitsymptom: Breites Mediastinum bei Hämatothorax – S. 175).
- **Truncus brachiocephalicus:** Der Radialispuls fehlt nur in der Hälfte der Fälle, d. h. ein normaler Puls schließt diese Läsion nicht aus.
- **A. subclavia:** Fehlender peripherer Puls.
- **V. cava:** Bei Verbindung mit dem Thorax entsteht ein Hämatothorax, intraperikardial eine Herzbeuteltamponade (S. 189).
- **Langsame Ausbildung eines para-aortalen Hämatoms:** Evtl. Heiserkeit, Horner-Syndrom links durch Überdehnung von N. recurrens und Halssympathikus, Ösophagussymptomatik (Dysphagie).

20.9 Verletzung großer intrathorakaler Gefäße

Diagnostisches Vorgehen

- *Hinweis:* Nur eine rasche Diagnose kann das Überleben des Patienten sichern. Der angiographische Nachweis der Gefäßrupturen ist allerdings aus Zeitgründen häufig nicht möglich.
- **Anamnese:** Adäquates Trauma (Lenkradaufprall, penetrierendes Thoraxtrauma).
- **Klinische Untersuchung:** Siehe oben und Erstdiagnostik S. 6.
- **Transösophageale Echokardiographie:** Sensitivste *nicht-invasive* Nachweismethode einer Aortenruptur, erlaubt gleichzeitig die Untersuchung der Herzkammern sowie deren Funktionsfähigkeit. Kann beliebig oft (auch intraoperativ) wiederholt werden.
- **Sonographie:** Evtl. Nachweis eines Hämatopneumothorax und/oder einer Herzbeuteltamponade (S. 192).
- **Röntgen-Thorax a.p.:**
  - Aorta: Breites Mediastinum mit verstrichenen Herzkonturen.
  - Truncus brachiocephalicus: Nach rechts verbreitertes Mediastinum.
  - A. subclavia: Verbreitertes oberes Mediastinum, Hämatothorax.
- **Computertomographie:** Kontrastmittel-verstärkt kann das CT Hinweise auf das Vorliegen einer Aortenruptur geben.
- **Aortographie:** Sicherstes Nachweisverfahren (v.a. von Verletzungen des Truncus brachiocephalicus). Allerdings als invasives Verfahren beim kreislaufinstabilen Patienten nicht einsetzbar.

Therapieprinzipien – operative Therapie

- **Operationszeitpunkt:** Dieser richtet sich nach Zusatzverletzungen, i.e. beim Hirntrauma Kontrolle der Hämodynamik; ausreichenden zerebralen Perfusionsdruck garantieren!
- **Allgemeines Vorgehen:**
  - Wichtig ist die Wahl des richtigen Zuganges.
  - Präoperativ genügend venöse Zugänge für den Volumenersatz schaffen.
  - Verletzung der Aorta: Jede nachgewiesene Aortenruptur muss operiert werden → direkte Naht, Protheseninterponat; in der klinischen Erprobung: Endovaskuläres „stenting".
  - Verletzung von Truncus brachiocephalicus, A. subclavia, großen intrathorakalen Venen → Naht oder Rekonstruktion mit Protheseninterposition.

Operationstechniken bei Verletzung der Aorta

- Beatmung mit Doppellumen-Tubus zur Ausschaltung der linken Lunge.
- Postero-laterale linksseitige Thorakotomie im 4. Interkostalraum.
- Die Gefäßruptur kann durch die Vorwölbung des paraaortalen Hämatomes erkannt werden.
- Unterfahren und Anschlingen der Aorta descendens distal des Hämatoms.
- Nach Eröffnen der Pleura parietalis Unterfahren und Anschlingen der A. subclavia sinistra.
- Isolieren und Anschlingen des N. phrenicus.
- Präparation und Umfahren des Aortenbogens zwischen linker A. carotis und A. subclavia.
- Abklemmen der Aorta proximal und distal der Ruptur und Abklemmen der A. subclavia sinistra.

20.9 Verletzung großer intrathorakaler Gefäße

- ◐ *Cave:* Distale Ischämiegefahr im spinalen und renalen Einströmungsgebiet bei Abklemmung der thorakalen Aorta (aber auch mit temporärem Shunt oder kardiopulmonalem Bypass!). Bei beiden Methoden kommt es in 3–5 % der Fälle zu irreversiblen Rückenmarkschäden mit Querschnittlähmung.
- ➤ Eröffnen des Hämatoms in Längsrichtung.
- ➤ Nach Darstellung der Aortenruptur wird bei inkompletten Rupturen die Aorta komplett durchtrennt.
- ➤ Glätten der Ränder und direkte Naht mit Polypropylenfäden der Stärke 3-0 (Abb. 63).
- ➤ Bei zu großer Distanz Interposition eines Dacron-Interponates.
- ➤ Nach exakter Blutstillung Verschluss der Pleura mediastinalis, Einlage eines großlumigen Thoraxschlauches (mindestens 32 Charrière) und Verschluss der Thorakotomie.

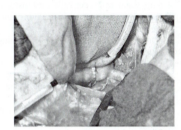

Abb. 63 Direktnaht einer Aortenruptur an typischer Stelle

Nachbehandlung
- ➤ Siehe Myokardverletzung S. 191.

Prognose
- ➤ Bei Totalruptur der Aorta Letalität am Unfallort > 80 %. Ein noch erhaltener Adventitiaschlauch verhindert unter Ausbildung eines Pseudoaneurysmas das sofortige Verbluten.
- ➤ Bei adäquater Versorgung restitutio ad integrum. Bei übersehenen Aortenrupturen entsteht ein Aneurysma spurium mit der Gefahr einer „zweizeitigen Ruptur" und Verbluten innerhalb weniger Minuten.

20.10 Ösophagusverletzung

Grundlagen

- **Definition:** Teilweise oder komplette Wandunterbrechung des Ösophagus.
- **Ursachen, Verletzungsmechanismus:**
  - In 80 % der Fälle iatrogen durch Endoskopie oder bei Bougierung einer Stenose bei Achalasie oder Tumor.
  - Stumpfes (5 %) oder penetrierendes Thoraxtrauma (5 %).
  - In 8 % der Fälle durch Fremdkörper (Zahnprothese, Knochen, etc.).
  - Rest (2 %) durch Verätzung oder spontane Ruptur.
- **Klassifikation:** Angaben, in welchem Abschnitt des Ösophagus (oberes, mittleres, unteres Drittel) die Verletzung lokalisiert ist.

Klinische Symptomatik und Befunde

- Schmerzen im Thorax, evtl. Dysphagie, Dyspnoe, selten Haut- oder Mediastinalemphysem. In 7 % der Fälle zunächst keine Symptome.
- *Cave:* Ohne Behandlung Ausbildung einer lebensgefährlichen Mediastinitis mit Fieber, Dyspnoe, retrosternalen und epigastrischen Schmerzen, septischem Schock bzw. möglicherweise Ausbildung einer ösophago-tracheo-bronchialen Fistel.

Diagnostisches Vorgehen

- **Anamnese:** Entsprechende Unfallanamnese. Endoskopie? Thoraxverletzung? Fremdkörperingestion?
- **Klinische Untersuchung:** Siehe oben und Erstdiagnostik S. 6. Palpation des Halses – Hautemphysem?
- **Röntgen bzw. Computertomographie:** Mediastinum verbreitert? Luft entlang des Ösophagus, im Mediastinum, in den Halsweichteilen? Pneumothorax? Pleuraexsudat?
- **Ösophagogramm** mit wasserlöslichem Kontrastmittel (Gastrografin) zum Nachweis der Ruptur (in 20–40 % der Fälle falsch negativ).
- **Ösophagoskopie:** Nur in Ausnahmefällen zur Beurteilung der Schleimhaut indiziert. Direkter Nachweis der Ösophagusläsion.

Therapieprinzipien

- **Konservative Therapie:** Frische, symptomlose kleine Defekte im Hypopharynx und im zervikalen Ösophagus oder nicht sicher identifizierbare Läsionen.
- **Operative Therapie:** Defekte > 1,5 cm oder bei Auftreten von oben genannten Symptomen. Das Vorgehen hängt ab von der Verletzungslokalisation, vom Alter des Patienten sowie begleitenden Verletzungen bzw. Grunderkrankungen.

Konservative Therapie

- Stationäre Aufnahme.
- Magensonde und absolute Nahrungskarenz, parenterale Ernährung.
- Hochdosierte Antibiotikagabe.
- Engmaschige Überwachung.

20.10 Ösophagusverletzung

Operationstechnik

- **Verletzung im Hypopharynx oder zervikalen Ösophagus:** Zervikaler Zugang durch kleinen Schnitt am Vorderrand des M. sternocleidomastoideus, evtl. Naht, Drainage und lockere Hautadaptation.
- **Perforation des thorakalen und abdominellen Ösophagus:** Rechtsseitige anterolaterale Thorakotomie, Freilegen des Defektes, Übernähen, Decken der Naht mit Pleura- oder Perikardlappen, ausgiebige Drainage, Gastrostomie.
- **Bei übersehener Perforation und manifester Mediastinitis:** Rechtsseitige anterolaterale Thorakotomie und ausgiebige transpleurale Drainage, zervikale Ösophagostomie (Speichelfistel), innere Ösophagusschienung und -drainage mit Ausleitung durch den Magen, Ernährungs-Jejunostomie.
- **Alternative Methoden:**
  - *Abdichten der Perforation mit Ösphagusendoprothese* und antibiotische Abschirmung. Bei verschleppten Fällen evtl. kombiniert mit Drainage. Erfolg unsicher!
  - *Lediglich Drainage durch kollare Mediastinotomie* evtl. bei alten Menschen mit hohem Operationsrisiko und geringer klinischer Symptomatik.

Nachbehandlung

- Parenterale Ernährung/Sondenernährung und Antibiotikatherapie weiterführen für 7 Tage.
- Vor erstem oralem Kostaufbau Kontrolle der Ösophaguspassage mit Gastrografin.

Prognose

- Bei kleinen symptomlosen Ösophagusverletzungen ohne weitere Probleme. Bei grösseren Perforationen abhängig von den Begleitumständen, Größe der Verletzung und Zeitdauer bis zur Versorgung.
- Letalität: < 20 % bei operativer, > 20 % bei nicht-operativer Behandlung einer thorakalen Perforation, > 50 % bei verschleppter Perforation (>24h).

20.11 Zwerchfellruptur

Grundlagen

- **Definition:** Traumatische Unterbrechung des Zwerchfells.
- **Ursachen, Verletzungsmechanismus:**
  - Perakute intraabdominale Drucksteigerung durch stumpfes Abdominal-, Becken oder Thoraxtrauma.
  - Perforierende Zwerchfellverletzung durch Schuss oder Stich, wobei in den meisten Fällen die abdominalen und thorakalen Organe mitbetroffen sind.
- **Lokalisation:** Meistens in Centrum tendineum, in 90 % der Fälle ist das linke Zwerchfell betroffen, da es von abdominal her ungeschützt ist. Die rechte Zwerchfellseite wird durch die Leber geschützt.
- **Klassifikation:** *Unechte Hernien* im Gegensatz zu den *echten Hernien* an vorgebildeten Lücken oder Schwachstellen (s. o.).

Klinische Symptomatik und Befunde

- Abhängig von mitverletzten Organen. Häufig in Kombination mit intraabdominellen Organverletzungen, Beckenfrakturen:
  - *Initial unspezifische Symptome:* Diffuse Abdominal- und Thoraxschmerzen (die sich langsam steigern können), nachhinkende Atmung (auskultatorisch abgeschwächtes Atemgeräusch), bei Eventeration von Magen und Darm (s. u.) Darmgeräusche in der linken Axilla.. Beim Vollbild: Akutes Abdomen.
    - ◐ *Hinweis:*
      - Die *Eventeration* von Magen und Darmabschnitten erfolgt meist mit einer Latenz von Stunden oder Tagen und kommt durch das abdomino-thorakale Druckgefälle und die Eigenperistaltik der Bauchorgane zustande.
      - Sie kann infolge einer Respiratorbehandlung (PEEP) „geschient" bleiben und erst nach der Extubation auftreten!
  - *Bei linksseitiger Ruptur:* Oppressionsgefühl durch (schleichende) Inkarzeration von Bauchorganen und dadurch Hypoventilation der linken basalen Lungenabschnitte.
  - *Bei rechtsseitiger Ruptur:* Selten (10 % der Fälle) prolabiert die Leber total oder teilweise in den rechten Thoraxraum, dadurch hämodynamische Störungen im Pfortaderkreislauf, Leberparenchymschaden, Kompression der Lunge und Hypoventilation.
  - *Bei perforierenden Zwerchfellverletzungen (Schuss, Stich):* Gleichzeitige Verletzung von Organen im Thorax und Abdomen.

Diagnostisches Vorgehen

- **Anamnese:** Entsprechendes Abdominal-, Becken- und/oder Thoraxtrauma.
- **Klinische Untersuchung:** Siehe oben und Erstdiagnsotik S. 6. Die erste klinische Untersuchung kann unspezifisch sein, deshalb Verdacht bei entsprechendem Trauma.
- **Röntgen-Thorax in 2 Ebenen:**
  - Massive Verschattung links oder rechts?
  - Rippenfrakturen, Hämato- /Pneumothorax, Zwerchfellhochstand, verstrichene Zwerchfellkonturen?
  - Darmschlingen, Haustrierung und Flüssigkeitsspiegel im linken thorakalen Unterfeld, die sich auf den Herzschatten projizieren?
    - ◐ *Cave:* Eventerierte Magenblase wird als Pneumothorax fehlinterpretiert.

20.11 Zwerchfellruptur

- **Weitere röntgenologische Abklärung:**
  - Weitere Frakturen (v.a. des Beckens)?
  - Bei Verdacht auf Zwerchfellruptur Gastrografin-Schluck oder Füllung über Magensonde in Kopftieflage mit kurzfristig diskonnektiertem Trachealtubus → mit Kontrastmittel gefüllter Magen in linke Pleurahöhle disloziert?
  - *Computertomographie:* Nachweis der Ruptur, der Größe und der eventerierten Organe.
  - *Thorakoskopie:* Indiziert bei Stichwunden „below nipple".

Differenzialdiagnose

- Pneumothorax, Lungenverletzung, basale Atelektasen, Milzruptur.

Therapie

- *Hinweis:* Jede nachgewiesene Zwerchfellruptur wird operativ versorgt!
- **Operationstechniken:**
  - *Bei Frühdiagnose:*
    - Obere mediane Laparotomie.
    - Revision des Abdomens und Reposition der luxierten Bauchorgane.
    - Resektion inkarzerierter nekrotischer Darmanteile.
    - Fassen des Mediastinum-nahen Wundwinkels mit der ersten Naht (*cave* erst nach Orientierung über die Beziehung der Wundränder zu den Phrenikusästen!).
    - Nahttechnik: Einreihige fortlaufende Naht oder Einzelknopfnaht mit synthethischem, resorbierbarem oder nicht resorbierbarem Material (Stärke 0 oder 1) unter Fassen des Peritoneums.
    - Einlegen von 2 Thoraxdrainagen (ventro-apikal und dorso-kaudal).
  - *Bei Spätdiagnose* (> 2 Wochen):
    - Rekonstruktion über Thorakotomie.
    - Nahttechnik: Zweireihige fortlaufende Naht oder durchgreifende U-Nähte mit nicht-resorbierbarem Nahtmaterial (Prolene 1 oder 2), Ränder dachziegelartig überlappen lassen.
    - Bei größerer Spannung Einnähen eines Marlexnetzes mit nicht resorbierbarem Nahtmaterial.
    - Bei Rissen bis in Nähe des Hiatus oesophageus dicke Magensonde einlegen, um spätere Ösophagus-Stenose zu vermeiden.

Nachbehandlung

- Intubation und Beatmung für 24–48 Stunden.
- Bei fehlenden Zeichen für eine respiratorische Dekompensation Extubation und intensive Atemtherapie.

Prognose und Komplikationen

- Obliteration des Sinus phrenicocostalis, die aber nur zu einer geringgradigen Einschränkung des Zwerchfells führt.
- Zwerchfellparese bei Durchtrennung von größeren Phrenikusästen.
- Zwerchfellhochstand bei zu groß bemessenem Marlexnetz.

21.1 Stumpfes Bauchtrauma

Grundlagen

- **Definition:** Isolierte oder kombinierte Verletzung des Abdomens durch direkte stumpfe Gewalteinwirkung oder Dezeleration.
- **Ursache, Verletzungsmechanismus:** In 80 % Verkehrs- und Arbeitsunfälle durch Einklemmung, Überrolltrauma, Explosion, Sturz aus großer Höhe, Verschüttung. In Europa unter Friedensbedingungen 8–10mal häufiger als das penetrierende Bauchtrauma.
- **Betroffene Organe:** Milz 25 %, Nieren 15 %, Leber 12 %; seltener Magen-Darm-Trakt, Harnblase, Zwerchfell, Pankreas.
- **Klassifikation:** Je nach betroffenem Organ und Schwere der Organläsionen.

Klinische Symptomatik

- Bauchschmerzen, evtl. peritonitische Zeichen bei Hohlorganverletzung. Zeichen des hämorrhagischen Schocks (S. 15).
- **Cave:** Das stumpfe Bauchtrauma kann bei Bewusstlosen übersehen werden!

Diagnostisches Vorgehen

- **Anamnese:** Adäquates Trauma?
- **Klinische Untersuchung** (vgl. Erstuntersuchung S. 6):
  - *Kreislaufsituation:* Schocksymptomatik?
    - **Hinweis:** Sofern kein extraabdomineller Blutverlust erkennbar ist, ist ein bestehender hämorrhagischer Schock ein Indiz für eine Blutung in die Bauchhöhle.
  - *Inspektion:* Prellmarken (Gurtmarken) oder Hämatome: Bauchdecke, Flanken, Rücken, Damm. Perianale Ekchymosen? Hämaturie?, spontaner Blutabgang aus Urethra oder Unmöglichkeit zur Miktion trotz Harndrangs sind Hinweise für Urethraruptur.
  - *Palpation:* Druckdolenz, Peritonismus, Abwehrspannung, Rektale Tastuntersuchung.
  - *Perkussion:* Flankendämpfung.
- **Labor:**
  - *Blut:* Hb, Hkt (wiederholt bestimmen, um eine eventuelle Dynamik festzustellen!), Blutgruppe (Kreuzprobe), Blutbild, Elektrolyte, Gerinnung, Kreatinin/Harnstoff, arterielle Blutgasanalyse.
  - *Urinstatus:* Hämaturie?
- **Sonographie** (Standardverfahren in der Primärdiagnostik, zu Schnittebenen s. Abb. 64): Nachweis von freier, intraabdominaler Flüssigkeit? Organruptur? Retroperitoneale Hämatome? Verletzung von Niere, Ureter, Blase oder Urethra?
- **Peritoneallavage** (S. 45): Nachweis von Blut in der Bauchhöhle. Bei Perforation von Hohlorganen sehr sensitiv. Amylasebestimmung in der Lavageflüssigkeit.
- **Röntgen:**
  - *Thorax:* Zwerchfellkonturen, Hämato-Pneumothorax, Rippenfrakturen, breites Mediastinum, Wirbelfrakturen, Magenblase bzw. Darmschlingen in der Pleurahöhle.
  - *Abdomen* (im Stehen oder in Seitenlage): Freie Luft subphrenisch bzw. unter der Bauchdecke, retroperitoneale Gasansammlung, Spiegelbildung?
  - *Becken:* Beckenfrakturen?

21.1 Stumpfes Bauchtrauma

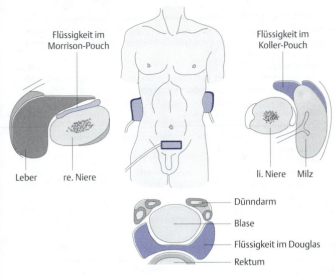

Abb. 64 Sonographie des Abdomens mit typischen Schnittebenen

- **Computertomographie** (Voraussetzung kooperativer oder anästhesierter und kreislaufstabiler Patient): Freie Flüssigkeit im Abdomen? Freie Luft im Abdomen? Blut retroperitoneal? Rupturen von Leber, Milz, Pankreas, Nieren?
- **Ausscheidungsurographie:**
  - *Indikation:* Makrohämaturie (falls kein CT indiziert oder möglich ist).
  - *Vorgehen:* a) i.v.-Injektion von 20ml Kontrastmittel oder bei hämorrhagischem Schock b) Kurzinfusion von 100ml Kontrastflüssigkeit zur Infusions-Urographie 10 Minuten vor Anfertigung der Abdomenübersichtsaufnahmen.
  - *Beurteilung:* 2 funktionierende Nieren, stumme Nieren, Kontrastmittelaustritt in das Retroperitoneum, Blasenfüllung?
- **Urethrographie, Zystographie:**
  - *Indikation:* Makrohämaturie, Blutaustritt aus der Harnröhre, Beckenfraktur.
  - *Vorgehen:* Füllungs- und Ablaufaufnahme.
  - *Beurteilung:* Extravasate?
- **Aortographie:**
  - *Indikation:* Nur sinnvoll bei konkretem Verdacht auf Organläsion und/oder bei Verdacht auf Verletzung großer Gefäße, stabiler Kreislauflage und routiniertem Angiographie-Team.
  - *Vorgehen:* Selektive Darstellung der großen Gefäße.
  - *Beurteilung:* Kontrastmittel-Austritt, Perfusionsstopp?

21.1 Stumpfes Bauchtrauma

Explorative Laparotomie

- **Definition:** Operative Eröffnung der Bauchhöhle zur genauen Inspektion der Abdominalorgane, um eine traumatische Affektion eindeutig nachweisen oder ausschließen zu können.
- **Indikationen:**
  - Wahrscheinlichkeit einer Verletzung intraabdominaler Organe aufgrund der Art des Traumas, z. B. bei Stichverletzungen.
  - Sonographisch gesicherte freie Flüssigkeit im Abdomen.
  - Positive Peritoneallavage (S. 45).
- **Durchführung:**
  - *Zugang:* Großzügige mediane Inzision, Spalten der Faszie, Eröffnen des Peritoneums.
  - *Vorgehen:*
    - Sofortmaßnahmen: Blutstillung bei erkennbaren Blutungsstellen (z. B. Abklemmen, Übernähen, Tamponade), Ausklemmen bzw. Übernähen von Perforationen.
    - Systematische Untersuchung des Abdomens (Tab. 27), evtl. mit Kocher-Mobilisation und Eröffnen der Bursa omentalis.

Tabelle 27 Systematisches Vorgehen bei explorativer Laparotomie

Bereich	wichtige Strukturen
1. linker oberer Quadrant	– Milz – linker Leberlappen – linkes Zwerchfell – Magenvorderwand – linke Niere
2. rechter oberer Quadrant	– rechter Leberlappen – Gallenblase – Lig. hepatoduodenale – rechtes Zwerchfell
3. Duodenum und Bursa omentalis	– Pylorus, Duodenum – rechte Niere – V. cava – Pankreas – Magenhinterwand
4. Untersuchung des gesamten Dünndarms	
5. Untersuchung des gesamten Kolons	
6. Blase	

- Systematische Blutstillung und Übernähung/operative Versorgung der festgestellten Verletzungen.

Therapieprinzipien

- Je nach Verletzungsausmaß und dem klinischen Gesamtbefund reichen die Maßnahmen von konservativem Vorgehen bis zur notfallmäßigen Laparotomie.

21.1 Stumpfes Bauchtrauma

- **Sofortmaßnahmen bei Schock:** Volumentherapie mit initial zwei großlumigen peripheren Zugängen und Infusion von 2000ml Ringerlaktat, zusätzlich Anlage eines zentralen Venenkatheters.
- **Notfallmäßige Laparotomie,** indiziert bei anhaltendem hämorrhagischem Schock. Eine vollständige Organdiagnose ist in dieser Situation präoperativ weder möglich noch anzustreben.
- **Antibiotische Abdeckung** bei Verletzung des Magen-Darm- und/oder Urogenitaltraktes (z. B. Ciprofloxacin 2 × 400mg i.v.).

Konservative Therapie
- Nur bei stabilen Kreislaufverhältnissen, erhaltenem Bewusstsein, fehlenden peritonealen Symptomen unter kontinuierlicher (intensivmedizinischer) klinischer Überwachung.

Operationstechniken
- Mediane Laparotomie als polyvalenter Zugang zu allen Abschnitten des Bauchraumes.

Nachbehandlung
- Entsprechend den vorgefundenen Verletzungen.

Komplikationen und Prognose
- **Komplikationen:** Primär besteht die unmittelbare Gefahr des inneren Verblutens, sekundär die einer Peritonitis bzw. Urosepsis.
- **Prognose:** Die Letalität ist abhängig von der Gesamtverletzungsschwere und den einzelnen Organverletzungen.

21.2 Penetrierendes Bauchtrauma

Grundlagen

- **Definition:** Isolierte oder kombinierte Verletzung des Abdomens durch Schuss, Stich, Splitter oder sonstige scharfe Gegenstände (z. B. Pfählungsverletzung), die in das Abdomen eindringen und zu Organläsionen führen.
- **Ursache, Verletzungsmechanismus:** Meist in krimineller oder suizidaler Absicht zugefügte Abdominalverletzungen durch Schuss, Stich (Abb. 65), Splitter oder sonstige scharfe Gegenstände. Pfählungsverletzungen sind meist durch Unfälle verursacht, z. B. Aufspießen am Gartenzaun oder Stangen.
- **Klassifikation:** Je nach betroffenen Organen und deren Verletzungsausmaßen.

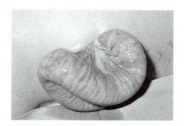

Abb. 65 Messerstich im Bereich der linken Flanke mit Darmprolaps und strangulierter Darmschlinge

Klinische Symptomatik

- Je nach mitbetroffenen Organen. Bauchschmerzen, evtl. peritonitische Zeichen. Zeichen des hämorrhagischen Schocks. Bei größeren Wunden Evisceration von Organen.

Diagnostisches Vorgehen

- **Anamnese:** Nach Unfallmechanismus fragen – Schießerei, Messerstecherei, Explosion? Unfall oder Suizidversuch?
- **Klinische Untersuchung** (vgl. Erstuntersuchung S. 6):
  - *Inspektion:* Differenzierung, ob Schuss-, Stich- oder Explosionsverletzung:
    - Schusswunde: Lage und Aussehen von Ein- und Ausschuss, (z. B. Schmauchspuren?), Hochrasanzprojektil (kleine Einschussöffnung, großer Ausschusskrater, durch Kavitation starke Destruktionen um den Schusskanal), Richtung des Schusskanals.
    - Stichwunde: Bestimmung von Tiefe und Richtung meist nicht möglich. Thorax, Flanken, Rücken, Damm absuchen!
  - *Respiration:* Atmung seitengleich? Hämato-/Pneumothorax? Kombinierte thorakoabdominale Verletzungen? Hämaturie?
  - *Kreislaufsituation:* Schocksymptomatik? Ein fehlender extraabdomineller Blutverlust ist bei bestehendem hämorrhagischem Schock ein Indiz für eine intraabdominelle Blutung.
- **Andere Diagnostik** (Indikation ist Einzelfallentscheidung): Sonographie, Labor, Urinstatus, Röntgen-Thorax und -Abdomen (Projektile bzw. eingedrungene Fremdkörper?), Computertomographie, i.v.-Urographie, Urethrographie, Zystographie, Aortographie.

21.2 Penetrierendes Bauchtrauma

- **Diagnostische Laparoskopie:** Bei Stichwunden der vorderen und/oder seitlichen Bauchwand und tangentialen Schusswunden, wenn klinisch und sonographisch keine Indikation für eine Laparotomie besteht und eine Verletzung des Peritoneum parietale ausgeschlossen werden soll.

Therapieprinzip (Laparotomie)

- **Indikation:** Alle abdominellen Schuss-, Stich und penetrierenden Verletzungen durch scharfe Gegenstände, wenn sie nicht eindeutig oberflächlich sind bzw. das Peritoneum parietale nicht eröffnet haben.
- **Vorgehen:**
  - Exzision der Ein- und Austrittswunden.
  - Débridement der Schuss- bzw. Stichkanäle.
  - Entfernung nekrotischen Materials.
  - Adäquate Versorgung von Organläsionen (siehe auch die jeweiligen Einzelverletzungen).
  - Verschließen der Bauchhöhle mit Drainage oder provisorischem Verschluss (evtl. Ethizip). Dabei werden die Ein- und Austrittswunden nur auf peritonealem und faszialem Niveau und *ohne Hautnaht* verschlossen!
  - Second-look-Eingriff nach 24 Stunden.

Konservative Therapie

- Nur oberflächliche Wunden können konservativ bzw. allein mit Wunddébridement behandelt werden.
- *Cave:* Kulissenphänomen!

Operationstechniken

- **Vorbereitungen, Prophylaxe:** Antibiose (z. B. Ciprofloxacin 2 × 400mg i.v.), Tetanusprophylaxe (S. 70).
- **Zugang:** Mediane Laparotomie als polyvalenter Zugang.
- **Exploration** der Organverletzung und anschließend des gesamten Abdomens:
  - Blutstillung, Kontrolle von Hohlorganleckagen und Kontaminationen.
  - Systematische Untersuchung: Siehe explorative Laparotomie S. 202.
- Die operativen Verfahren richten sich nach der jeweiligen Organverletzung und dem Gesamtzustand des Verletzten.

Nachbehandlung, Komplikationen und Prognose

- Abhängig von den einzelnen Organverletzungen.

21.3 Magenverletzung

Grundlagen

- **Definition:** Verletzung des Magens durch stumpfes oder penetrierendes Trauma.
- **Ursache, Verletzungsmechanismus:** Stumpfes Bauchtrauma, penetrierendes Bauchtrauma durch Schuss, Stich oder sonstige scharfe Gegenstände.
- **Klassifikation:** Nach betroffenem Magenabschnitt (Kardia, Fundus oder Korpus, Vorder- oder Hinterseite).

Klinische Symptomatik

- Bauchschmerzen, evtl. peritonitische Zeichen durch Blut oder Mageninhalt in der freien Bauchhöhle.

Diagnostisches Vorgehen

- **Anamnese:** Nach Unfallmechanismus fragen – Schießerei, Messerstecherei, Explosion, Unfall oder Suizidversuch?
- **Klinische Untersuchung** (vgl. Erstuntersuchung S. 6 sowie penetrierendes Bauchtrauma S. 204):
  - *Inspektion:* wichtig: Penetrierende Wunde unterer Thorax („below nipple"): Mitverletzung abdomineller Organe?
  - *Röntgen-Thorax und -Abdomen:* Freie intraabdominelle Luft?
  - *CT* (noch sensitiver): Über Magensonde KM-Instillation → KM-Austritt ist im CT beweisend für Magenperforation.

Therapieprinzipien

- Übernähen der Magenwunde. Exploration der Magenhinterwand durch Eröffnen der Bursa omentalis, Spülen der Bauchwunde.

Konservative Therapie

- Möglich beim stumpfen Bauchtrauma nach Ausschluss einer Magenruptur unter engmaschiger klinischer Kontrolle.

Operationstechniken

- Siehe S. 205 (penetrierendes Bauchtrauma).

Nachbehandlung

- Richtet sich nach der Ursache des Bauchtraumas (stumpf oder penetrierend):
  - *Stumpfes Bauchtrauma ohne Verletzung weiterer Organe:* Kostaufbau nach klinischer Beurteilung.
  - *Nach operativer Versorgung:* s. S. 208.

Komplikationen und Prognose

- **Komplikationen:** Nachblutung, Nahtinsuffizienz, intraperitonealer Abszess (subphrenischer oder „Schlingen"-Abszess).
- **Prognose:** Gut, sofern keine Komplikationen auftreten.

21.4 Verletzung von Pankreas und Duodenum

Grundlagen

- **Definition:** Komplette oder inkomplette Ruptur/Durchtrennung von Pankreas und des teilweise retroperitoneal liegenden Duodenums durch stumpfes oder penetrierendes Trauma.
- **Ursache, Verletzungsmechanismus:**
  - *Allgemein:* Meist durch stumpfes Bauchtrauma, häufig durch Lenkradaufprall bei Verkehrsunfall.
  - *Beim Pankreas* häufig Ruptur über der Wirbelsäule mit sub- oder transkapsulären Parenchymeinrissen mit oder ohne Eröffnung des Ductus pancreaticus sowie Kontusionen.
  - *Beim Duodenum* ist durch denselben Mechanismus ebenfalls eine Ruptur möglich.
  - ◘ *Hinweis:* Subseröse Hämatome und inkomplette Rupturen (Läsion der Seromuskularis) sind ein Zufallsbefund. Schwierig zu erkennen ist die gedeckte retroperitoneale Duodenumruptur mit anschließender Ausbildung einer retroperitonealen Phlegmone.
- **Klassifikation:**
  - *Pankreas:* Nach der Verletzungslokalisation im Kopf, Korpus oder Schwanzbereich mit oder ohne Gangeröffnung.
  - *Duodenum:*
    - Nach der Verletzungslokalisation im Pars descendens, Pars horizontalis und Pars inferior.
    - Komplette oder inkomplette Durchtrennung.
    - Intraperitoneal oder retroperitoneal gelegene Verletzung.

Klinische Symptomatik und diagnostisches Vorgehen

- Je nach Verletzungsmechanismus siehe stumpfes (S. 200) oder penetrierendes Bauchtrauma (S. 204).
- CT mit Gastrografinschluck (Duodenum).
- Pankreasenzyme in Serum und Urin.
- Unter Umständen auch ERCP indiziert.

Therapieprinzipien

- **Operative Exploration** durch Eröffnen der Bursa omentalis und Kocher-Mobilisation:
  - *Pankreas:* Drainage, Übernähen, Teilresektion mit Gangverschluss, Defektdeckung und Ableitung mit Roux-Y-Schlinge.
  - *Duodenum:* Übernähen, Teilresektion.
- **Eine konservative Therapie** ist nur bei sicher ausgeschlossener Pankreas- oder Duodenalruptur möglich. Regelmäßige sonographische oder computertomographische Kontrollen sind notwendig zur rechtzeitigen Erkennung von Pankreaspseudozysten.

Operationstechniken

- Abhängig vom Ausmaß der Verletzung. Generell wird folgendes durchgeführt:
- **Zugang:** Obere mediane Laparotomie mit Exposition des Pankreas. Öffnen der Bursa omentalis. Durchtrennen des Lig. gastrocolicum, Magenhinterwand lösen, Magen nach oben, Querkolon nach unten ziehen.
  - *Kontusion des Pankreas ohne Kapselruptur:* Drainage der Bursa omentalis.

21.4 Verletzung von Pankreas und Duodenum

- ◘ *Cave:* Bei unerkannter Läsion des Ductus pancreaticus kann es zur Ausbildung von Pseudozysten kommen!
  - *Pankreas-Kapselruptur + intakter Ductus pancreaticus:* Parenchymnaht. Das Pankreasgewebe wird mit resorbierbarem Nahtmaterial locker adaptiert, keine Durchstechungen wegen der Gefahr des Mitfassens des Ductus pancreaticus. Drainage nach außen.
  - *Pankreas-Kapselruptur + verletzter Ductus pancreaticus:* Entweder Linksresektion oder innere Drainage durch pankreatikodigestive Anastomose (Roux-Y-Schlinge).
  - *Duodenal-Verletzungen:* Kocher-Mobilisation, meist Direktnaht möglich, selten Segmentresektion und Direktanastomose.

Nachbehandlung

- ▶ Die Nachbehandlung richtet sich nach dem Ausmaß der Verletzungen sowie der durchgeführten Maßnahmen.
- ▶ **Bei konservativer Therapie:** Kostaufbau nach klinischer Beurteilung.
- ▶ **Bei operativer Therapie** (allgemeine postoperative Maßnahmen nach Bauchtrauma):
  - *Allgemein:* Intensivmedizinische Überwachung, bilanzierte Infusionstherapie, Elektrolytkorrektur.
  - *Nahrungskarenz, Magensonde.*
  - *Ausreichende Analgesie:* Novalgin 5ml i.v. (cave Opiate sind wegen Papillenspasmus kontraindiziert!).
  - *Papillenerweiterung* mit kontiuierlich Procain 2g/d.
  - *Ulkusprophylaxe* (Prophylaxe von Stressulzera und erosiven Gastridien): Omeprazol (Antra) 2 × 20mg i.v. (später p.o.) oder Ranitidin (z.B. Zantic) 2 × 150mg i.v.
  - *Magensonde:*
    - Ziele: a) Ruhigstellung des Magens durch Absaugen und b) zur Verhinderung einer Magendilatation mit Übelkeit und Aspiration.
    - Dauer der Anwendung: Bei einer Fördermenge < 300ml/24 Stunden kann die Sonde entfernt werden. Im Zweifelsfall die Magensonde zunächst abklemmen und bei Übelkeit sofort wieder öffnen.
  - *Sondenernährung:* Bei entsprechender Indikation ist eine duodenal oder jejunal platzierte Sonde zu verwenden.
  - *Stimulation der Darmfunktion* (ab 3. postoperativem Tag): Der operative Eingriff führt häufig zu einer generellen Hypomotilität bzw. Atonie des Magen-Darm-Traktes → mögliche darmstimulierende und abführende Maßnahmen:
    - Bisacodyl rektal (z.B. Dulcolax-Suppositorien) oder 5mg p.o. (z.B. Dulcolax Dragees).
    - Hoher Einlauf oder Hebe-Senk-Einlauf mit 500ml warmer Kamillosan-Lösung oder X-Prep (*cave* nicht bei frischen Kolon-Anastomosen anwenden!).
    - Karlsbader Salz p.o. ab dem 4. postoperativen Tag (*cave* nicht bei frischen Anastomosen am Magen oder oberem Dünndarm anwenden!).
    - Metoclopramid (z.B. Paspertin, Primperan) 10mg i.v. oder p.o.
    - Bei verzögertem Ingangkommen der Darmfunktion und noch liegender Magensonde: Prostigmin 4 Amp. à 5mg als Infusion über 4 Stunden (am besten vormittags).

21.4 Verletzung von Pankreas und Duodenum

- *Kostaufbau* (ab 3. postoperativem Tag):
  1. Trinken/Flüssigkeit: Bei sistierender Sekretretention im Magen Beginn mit Flüssigkeitsmengen < 300ml/d (bevorzugt Tee). Bei guter Verträglichkeit rasche Steigerung der Menge und Zugabe von Bouillon und Schleimsuppe.
  2. Leichte Kost: In Abhängigkeit von der Magen-Darm-Funktion, in der Regel ab 2.–6. Tag – z. B. Zwieback, leichte passierte Kost.
  3. Normal-/Wunschkost: Rascher Übergang bei guter Verträglichkeit der leichten Kost und unauffälligem postoperativem Verlauf.
- *Physiotherapie* (wenn möglich bereits ab dem 1. postoperativen Tag):
  - Allgemein: Die Physiotherapie hat im postoperativen Management einen hohen Stellenwert und dient der Thromboembolie- und Pneumonieprophylaxe sowie dem beschleunigten Heilungsverlauf. Die Übungen müssen konsequent durchgeführt werden, ggf. unter einer adäquaten Schmerztherapie). Es werden aktive und passive Bewegungsübungen durchgeführt. Sonden und Drainagen sind keine Kontraindikation für die Mobilisation.
  - Zeitlich abgestufter Plan (initial unter fachspezifischer Anleitung): a) Sitzen am Bettrand, dann Stehen neben dem Bett; b) Gang zum Waschbecken, selbstständige Körperpflege; c) kleine Spaziergänge.
- *Atemgymnastik* (mehrmals täglich):
  - Bewusste tiefe In- und Exspiration unter Konzentration auf die Thoraxatmung.
  - Abklopfen des Thorax bzw. Vibrationsmassage mit anschließendem Abhusten.
  - Exspiration gegen Widerstand (Spirometer), bei Kindern Aufblasen eines Luftballons.
  - Inhalation von angefeuchteter, mit Mukolytika angereicherter Atemluft bei spezieller Indikation (eingedicktes, schlecht abhustbares Sekret).
- *Drainagen:* Diese werden erst bei voller oraler Ernährung, sauberem Wundsekret und fehlenden Zeichen einer Nahtinsuffizienz gezogen.

Prognose und Komplikationen

▶ Abhängig vom Ausmaß der Organverletzung.
▶ Evtl. Pankreaspseudozysten, Fistelbildung, Abszess, chronische Pankreatitis.

21.5 Dünndarmverletzung

Grundlagen

- **Definition:** Komplette oder inkomplette Unterbrechung der Wandabschnitte des Dünndarmes (Jejunum, Ileum) durch ein stumpfes oder penetrierendes Trauma.
- **Ursache, Verletzungsmechanismus:** Meist durch stumpfes Bauchtrauma, häufig durch Lenkradaufprall oder Airbag bei Verkehrsunfall.
  - *Hinweis:* Beim Dünndarm ist eine komplette Zerreißung möglich. Subseröse Hämatome und inkomplette Rupturen (Läsion der Seromuskularis) sind Zufallsbefunde.
- **Klassifikation:** Je nach Entfernung der Verletzung vom Treitzschen Ligament oder der Bauhinschen Klappe im Jejunum oder Ileum. Ruptur (einfach, mehrfach), Deserosierung, Kontusion, Einblutung oder Skelettierung von der Mesenterialwurzel.

Klinische Symptomatik

- Je nach Verletzungsmechansimus Zeichen des stumpfen (S. 200) oder penetrierenden Bauchtraumas (S. 204).

Diagnostisches Vorgehen

- Siehe stumpfes (S. 200) bzw. penetrierendes Bauchtrauma (S. 204). Die Peritoneallavage gilt als die sensitivste Methode.
- Dünndarmverletzungen werden initial häufig übersehen und erst intraoperativ bei einer blutungsindizierten Laparotomie entdeckt bzw. verzögert bei Auftreten einer Peritonitis diagnostiziert.

Therapieprinzipien

- **Immer operative Versorgung** bei allen Teil.- bzw. Vollrupturen.
- **Prinzipien:**
  - Übernähung kleiner Läsionen.
  - Bei größeren Läsionen oder Mesenterialverletzungen Resektion des betroffenen Darmabschnittes mit End-zu-End-Anastomosen (mit Handnaht oder Klammernahtapparat) im Gesunden (Vorgehen s. u.).

Operationstechniken

- **Mediane Laparotomie.** Inspektion des gesamten Bauchraumes und Evaluierung von Zusatzverletzungen.
- **Isolieren des verletzten Dünndarmabschnittes** (S. 573 f) nach Setzen von zwei weichen Klemmen. Bei großen Defekten muss auch ein entsprechender Mesenterialanteil isoliert werden:
  - Beidseits Peritoneum mit dem Messer inzidieren.
  - Abschieben des Fettgewebes mit dem Präpariertupfer.
  - Isolieren, Fassen und Abklemmen der Gefäße unter Diaphanoskopie.
  - Durchtrennen und Ligieren.
- **Resezieren des Darmabschnittes** (S. 573 f) und Desinfektion der Darmschenkel mit Chlorhexidin oder Betadine. Blutstillung im Bereich der Mukosa mit Elektrokauter und/oder Ligaturen mit resorbierbarem Faden der Stärke 3-0.
- **End-zu-End Anastomose der Darmstümpfe** mit einreihiger einstülpender Allschichtennaht (S. 520, 573 f) mit synthetischem, resorbierbarem Faden nach Vorlegen von zwei Haltefäden. Kontrolle der Durchgängigkeit. Zusätzlich Einzelknopfnähte über der Allschichtennaht durch die Serosa.

21.5 Dünndarmverletzung

- **Verschließen der Mesenteriumlücke** mit Einzelnähten.
- Ausgiebiges Spülen des Abdomens, großzügige Drainage mit weichen Drains.
- Verschluss der Bauchdecke.

Nachbehandlung

- Siehe bei Verletzungen von Pankreas und Duodenum S. 208.

Prognose und Komplikationen

- Bei korrekt versorgter Dünndarmverletzung keine Morbidität oder Letalität.
- Bei Nahtinsuffizienz besteht die Gefahr der Peritonitis.
- *Cave:* Nach einer ausgedehnten Dünndarmresektion besteht die Gefahr eines Kurzdarmsyndroms!
- Komplikationen: Abszess (Schlingenabszess, subphrenisch, Douglas), Brideniileus.

21.6 Dickdarmverletzung

Grundlagen

- **Definition:** Komplette oder inkomplette Unterbrechung der Wandschichten des Dickdarmes durch stumpfes oder penetrierendes Trauma.
- **Ursache, Verletzungsmechanismus:** Meist penetrierendes Trauma (Schuss, Stich). In 75 % der Fälle kommt es zu weiteren abdominellen Verletzungen.
- **Klassifikation:** Nach Art der Verletzung und Lokalisation im Colon ascendens, transversum, descendens, sigmoideum. Kontamination der Bauchhöhle und Ausbildung einer Peritonitis.

Klinische Symptomatik

- **Je nach Art und Größe der Verletzung:**
  - *Allgemein:* Frühzeitig Peritonitis und Zeichen des septischen Schocks.
  - *Bei Schussverletzung* multiple Läsionen der Darmwand mit Zirkulationsstörungen. Bei Stichverletzungen in der Regel solitäre glattrandige Verletzung.
  - *Bei stumpfem Bauchtrauma* Abrissverletzungen von Darmteilen mit Perforation, Hämatomen und Zirkulationsstörungen.
  - *Bei Pfählungsverletzungen der Dammregion* als besondere Art der Dickdarmverletzung kommt es häufig zu weiteren Organverletzungen.

Diagnostisches Vorgehen

- **Anamnese:** Schießerei, Messerstecherei, Explosion? Unfall oder Suizidversuch?
- **Klinische Untersuchung** (s. Erstuntersuchung S. 6):
  - *Inspektion der Wunden:* Schuss-, Stich- oder Explosionsverletzung?
  - Akutes Abdomen? Peritonitische Zeichen?

Therapieprinzipien

- Übernähen, Resektion und Anastomose mit vorgeschalteter Schutzkolostomie (S. 578).
- Resektion mit endständiger Ausleitung des zuführenden Kolons und temporärer Blindverschluss des abführenden Schenkels (Hartmann-Stumpf (S. 578)).
- Dekontamination und Spülen der Bauchhöhle. Evtl. „Second look".

Konservative Therapie

- Nur bei sicherem Ausschluss einer Perforation des Kolons ist eine konservative Behandlung statthaft.

Nachbehandlung

- Antibiose: Cephalosporin + Aminoglykosid + Metronidazol.
- Kolostomieversorgung.
- Rückverlagerung nach 2–4 Monaten.

Prognose und Komplikationen

- **Prognose:** Gut, wenn keine Nahtinsuffizienz auftritt.
- **Komplikationen:** Nahtinsuffizienz mit Stuhlfistel, Abszesse, Brideniulius, bei Kolostoma evtl. Nekrose, Retraktion, parastomale Hernie, Fehlposition.

21.7 Rektumverletzung

Grundlagen

- **Definition:** Komplette oder inkomplette Unterbrechung der Wandschichten des intra- bzw. extraperitoneal liegenden Rektums.
- **Ursache, Verletzungsmechanismus:** Rektale oder perineale Pfählungsverletzungen, Beckenfrakturen.
- **Klassifikation:** Nach Art der Verletzung und Lokalisation: intra- oder extraperitoneal. Kontamination der Bauchhöhle und Ausbildung einer Peritonitis.

Klinische Symptomatik

- Je nach Art und Größe der Verletzung. Frühzeitig Peritonitis und Zeichen des septischen Schocks.
- Häufig Symptome durch weitere Organverletzungen.

Diagnostisches Vorgehen

- **Anamnese:** Unfallmechanismus.
- **Klinische Untersuchung** (s. Erstuntersuchung S. 6):
  - Inspektion der Wunden: Mitbeteiligung des Abdomens?
  - Peritonitische Zeichen?
  - Verletzung des Beckenbodens und/oder des harnableitenden Systems?
  - Rektal-digitale Tastuntersuchung.
- Proktoskopie.

Therapieprinzipien

- **Funktionelle Ausschaltung des Rektums:**
  - *Intraperitoneale Verletzung am Übergang zum Colon sigmoideum:* Ausleitung der Stuhlmassen durch Anlage einer endständigen Sigmoidostomie. Der aborale Teil verbleibt als Hartmann-Stumpf.
  - *Extraperitoneale Verletzung:*
    - Ausleiten des Sigmas mit endständiger Sigmoidostomie sowie Anlage einer Schleimfistel oder eines getrennten Spülanus.
    - Nach Verschluss der Bauchhöhle Sphinkterdehnung, Proktoskop einstellen und Rektum ausräumen (gegebenenfalls „wash out" über den Spülanus).
- Konsequente Drainage im Bereich der Verletzung.
- Wunddébridement. Direktnaht.
- Primäre Versorgung von Beckenboden- und Sphinkterverletzungen.

Nachbehandlung

- Belassen der Drainagen (ohne Leckage für 5 Tage) → „wash out" wiederholen.
- Bei Fistelung sollten die Drainagen über diese 5 Tage hinaus verbleiben. In den meisten Fällen kommt es zu einem spontanen Verschluss der Fisteln.
- Antibiose: Cephalosporin + Amninoglykosid + Metronidazol.
- Die Kolostomie-Rückverlegung kann meistens nach 2–4 Monaten erfolgen.

Prognose und Komplikationen

- Komplikationen: Sphinkterinsuffizienz, neurogene Inkontinenz (v.a. nach Beckentrauma).

21.8 Verletzung von Leber, Gallenblase, Gallengängen

Grundlagen

- **Definition:** Stumpfe oder penetrierende Verletzung der Leber, Gallenblase und Gallengänge.
- **Ursache, Verletzungsmechanismus:** Häufige Verletzung bei stumpfem oder perforierendem Oberbauch- oder unterem rechtsseitigem Thoraxtrauma.
- **Klassifikation:**
  - Unterscheidung von oberflächlichen, glatten Parenchymeinrissen, Teilabrissen, zentrale Berstungsrupturen, Lebervenen- und retrohepatischen Kavaeinrissen.
  - Zweizeitige Leberruptur: Nach einem freien Intervall von Stunden bis Tagen perforiert ein primär subkapsuläres Hämatom nach einem Leberriss in die freie Bauchhöhle mit Symptomen des hämorrhagischen Schocks.

Klinische Symptomatik

- Bei massiver Blutung hämorrhagischer Schock.
- Bei rechtsseitigem Thoraxtrauma oft respiratorische Insuffizienz und Hämatopneumothorax.
- In die rechte Schulter ausstrahlender Schmerz (Phrenikusreizung).

Diagnostisches Vorgehen

- **Anamnese:** Adäquates Trauma?
- **Klinische Untersuchung:** Abwehrspannung im rechten Oberbauch mit Darmparalyse, Flankendämpfung wegen Hämatombildung. Zeichen der inneren Blutung bis zum Volumenmangelschock.
- *Cave:* In > 90 % der Fälle sind Begleitverletzungen wie rechtsseitige Rippenfrakturen, Lungenkontusionen, Milzruptur sowie Schädel-Hirn- und Extremitätenverletzungen vorhanden. Die isolierte Leberruptur ist eine Rarität.
- **Labor:** Hb-, Hkt-Abfall, massiver Leukozytenanstieg innerhalb von Stunden.
- **Sonographie:**
  - Homogene, echoarme Raumforderung mit Leberunterbrechung.
  - Evtl. freie Flüssigkeit im Abdomen, erkennbarer Leberriss.
  - Bei subkapsulärer Läsion umschriebene (kappenförmige) Raumforderung. Abklärung einer gleichzeitigen Milzruptur.
- **Peritoneallavage** (unspezifisch!): Indiziert, wenn keine Ultraschalluntersuchung durchgeführt werden kann.
- **Computertomographie mit KM:** Indiziert bei stabilen Patienten und unklarem Befund. Abklärung von Zusatzverletzungen von Milz, Pankreas, Nieren oder Darm.

Therapieprinzipien

- **Notfallmäßige Laparotomie** bei hämorrhagischem Schock mit temporärer Einflussdrosselung (sog. Pringle-Manöver). Übernähung, Infrarot-Koagulation, Resektionsdébridement und perihepatische Tamponade.
- **Konservative Therapie** bei hämodynamisch stabilen Patienten und nach CT-Abklärung. Immer regelmäßige sonographische Kontrollen durchführen!

Konservative Therapie

- Überwachung auf Intensivstation.
- Engmaschige Kontrolle von Labor- (Hb, Hkt) und Kreislaufparametern sowie regelmäßige Kontrollsonographie.

21.8 Verletzung von Leber, Gallenblase, Gallengängen

Operationstechniken – Laparotomie
- **Abklemmen des Lig. hepatoduodenale** (Pringle-Manöver).
- **Blutstillung** (Einsatz von cell-saver-Technik zur autologen Bluttransfusion):
  - *Bei kleinen Rissen* Blutstillung durch Fibrinklebung, Kauterisierung oder Infrarotkoagulation.
  - *Bei größeren Rissen* Durchstechungsnaht mit Netzzipfel oder Kollagenvlies.
  - *Bei starker Gewebezerstörung:* Resektionsdébridement, perihepatische Tamponade.
- **Zusatzverletzungen ausschließen.**
- **Geplanter second-look-Eingriff** nach 24 Stunden.

Nachbehandlung
- Geplanter second-look-Eingriff (s. o.).
- Intensivtherapie.

Prognose
- **Abhängig von der Schwere der Ruptur:**
  - Bei zentralen Berstungen, Lebervenenabriss oder retrohepatischem Kavariss besteht eine etwa 50%ige Letalität.
  - Oberflächliche Parenchymrisse haben keine eigenständige Letalität.
  - Größere Parenchymverluste haben keine bleibenden Nachteile.
- **Spätkomplikationen** können nach Wochen oder Monaten auftreten in Form von Leberabszess (infiziertes Hämatom), Hämobilie (arteriobiliäre Fistel) oder Gallengangstenose.

21.9 Milzverletzung

Grundlagen

- **Definition:** Stumpfe oder penetrierende Verletzung der Milz.
  - *Hinweis:* Die *traumatische* Milzruptur muss von der *spontanen* Milzruptur (= Ruptur durch ein inadäquates Trauma oder ohne Trauma, bei Splenomegalie, Leukämien, Morbus Pfeiffer, Malaria, Morbus Gaucher, Typhus, selten bei Gravidität) unterschieden werden.
- **Ursache, Verletzungsmechanismus:**
  - *Traumatische Milzruptur*: Häufigste Organverletzung beim stumpfen Bauchtrauma. Seltene Läsion durch Schuss oder Stich. Bei stumpfen Traumen finden sich oft gleichzeitig linksseitige Rippenfrakturen.
  - *Zweizeitige Milzruptur*: Parenchymriss bei intakter Kapsel führt zu wachsendem intralienalem Hämatom, das Stunden oder Tage nach dem Trauma zur Kapselruptur und freien intraabdominellen Blutung führt.
- **Klassifikation:** Oberflächliche Verletzungen werden von Kapseleinrissen und Zertrümmerung des Organes unterschieden.

Klinische Symptomatik

- Schmerz im linken Oberbauch, oft in die linke Schulter ausstrahlend.
- Linksseitige Thoraxschmerzen.
- Plötzlich auftretender hämorrhagischer Schock.

Diagnostisches Vorgehen

- **Anamnese:** Unfallmechanismus, z. B. stumpfes Bauchtrauma oder Thoraxtrauma links?
- **Klinische Untersuchung:** Peritoneale Abwehrspannung (Blut im Abdomen), Zeichen der Hypovolämie (Hypotonie, Tachykardie), bzw. Schock, Begleitverletzungen.
- **Labor:** Hb-, Hkt-Abfall, massiver Leukozytenanstieg innerhalb von Stunden.
- **Sonographie:** Homogene, echoarme Raumforderung mit Milzunterbrechung, evtl. freie Flüssigkeit im Abdomen, erkennbarer Milzriss. Bei subkapsulärer Läsion umschriebene (kappenförmige) Raumforderung.
  - *Cave:*
    - Kann initial eine Milzruptur nicht sicher ausgeschlossen werden, müssen innerhalb der ersten Stunden nach dem Trauma engmaschige Ultraschallkontrollen durchgeführt werden (alle 30–60 Minuten).
    - Durch Umlagerung des Patienten kann eine vorher nicht erkannte Blutung akut exazerbieren.
    - Bei Zeichen der akuten Blutung (Tachykardie, Blutdruckabfall, Volumenbedürftigkeit, Unruhe, Bewusstseinsverlust) wird der Patient ohne weitere Diagnostik laparotomiert.
- **Peritoneallavage** (unspezifisch!): Indiziert, wenn keine Ultraschalluntersuchung durchgeführt werden kann.
- **Computertomographie + KM:** Indiziert beim stabilen Patienten und unklarem Befund.

Therapieprinzipien

- **Beim hämorrhagischen Schock** notfallmäßige Laparotomie und Splenektomie bei irreparabler traumatischer Ruptur. Wenn immer möglich, milzerhaltendes Verfahren.

21.9 Milzverletzung

- **Konservative Therapie** nur bei stabiler Hämodynamik, nach CT-Abklärung und regelmäßiger sonographischer Kontrolle.

Konservative Therapie

- Bettruhe für 10–14 Tage, engmaschige Kontrolle von Hb, Hkt, Kreislaufparametern und wiederholte Sono-Kontrollen.

Operationstechniken

- **Ziel:** Blutstillung unter Erhaltung der Milz.
- **Bei kleinen Rissen:** Blutstillung durch Fibrinklebung, Kauterisieren oder Infrarotkoagulation (Abb. 66). Durchstechungsnaht mit Netzzipfel oder Kollagenvlies.
- **Bei größeren Rissen:** Splenorhaphie Milz mit Netz. Bei unübersichtlichen Verhältnissen infolge Ruptur und Blutung Gefäßstiel am Pankreasschwanz zwischen den Fingern komprimieren.
- **Bei irreparabler traumatischer Ruptur:** Splenektomie.

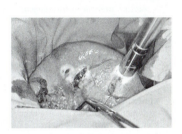

Abb. 66 Milzruptur, Milzhilus abgeklemmt, Blutstillung mit Infrarot-Koagulation

Nachbehandlung

- **Sonographische Kontrollen** zum Ausschluss Hämatom- oder Ergussbildung.
- **Impfungen:** 4 Wochen nach Splenektomie Impfung gegen Pneumokokken, Haemophilus influenzae und Meningokokken empfehlenswert.
- **Labor:** Überwachung von Hb, Hkt, Thrombozyten und Pankreasenzyme.
- **Thromboseprophylaxe:** Bei Thrombozyten > 1Mio/µl ASS 0,5–1g/d.
- **Entfernung der Drainagen** bei einer Fördermenge < 30–50ml unblutigen Sekretes (ca. 2.–4. Tag postoperativ).

Prognose und Komplikationen

- **Prognose:**
  - Isolierte Verletzung der Milz bei rechtzeitiger Erkennung keine Letalität. Geringgradig erhöhtes Thromboserisiko. Permanent nachweisbare Jolly-Howell-Körperchen im Blutbild.
  - Eindeutig erhöhtes Risiko einer Pneumokokkensepsis (sog. OPSI-Syndrom = overwhelming post splenectomy infection).
- **Komplikationen:** Pankreatitis, subphrenischer Abszess.

21.10 Verletzung abdomineller Gefäße

Grundlagen

- **Definition:** Tangentiale Lazeration, Perforation oder Durchtrennung abdominaler Gefäße, Intimarisse.
- **Ursache, Verletzungsmechanismus:** Hauptsächlich durch penetrierendes Abdominaltrauma. Weniger häufig durch stumpfes Bauchtrauma (Dezeleration i.e. Rasanztrauma oder lokalisierte Gewalteinwirkung). Gurtverletzung.
- **Begleitverletzungen:** In den meisten Fällen kommt es zu Begleitverletzungen von Organen (am häufigsten von Leber und Dünndarm).
- **Klassifikation:** Je nach Lokalisation und Art des verletzten Gefäßes. Lediglich 5 % aller traumatischen arteriellen Gefäßverletzungen liegen im Abdomen.

Klinische Symptomatik

- **Allgemein:**
  - Massive Hämorrhagie mit Hypovolämie und Hypotension.
  - Ausgeprägte Schockzeichen, Ischämiesyndrom.
- **Speziell:**
  - *Aortale/arterielle Verletzungen:* Exzessive Hämorrhagie, expandierendes Hämatom, distale blasse und kühle Extremitäten, arterielle Stenosegeräusche.
  - *Hohlvenen/venöse Verletzungen:* Hypotension in ca. 75 % der Fälle.

Diagnostisches Vorgehen

- **Anamnese:** Abdominaltrauma (Rasanztrauma oder lokalisierte umschriebene Gewalteinwirkung, wie z. B. Fahrradlenker)?
- **Klinische Untersuchung** (s. Erstuntersuchung S. 6): Periphere Pulse vermindert oder fehlend, Ischämiezeichen an den unteren Extremitäten (S. 114). Auskultatorisch Strömungsgeräusche und/oder tastbare Pulsation im Abdomen.
- **Sonographie:** Vorhandensein oder Fehlen von Doppler-Signalen.
- **Aortographie/Arteriographie:** Nur bei stabilen Patienten, wenn keine sofortige operative Intervention notwendig ist (*cave* kontraindiziert bei schwerem Schock und starken Blutungen).
- **CT bzw. MRT** (Voraussetzung kooperativer und stabiler Patient): Blutansammlungen im Retroperitoneal- oder Intraperitonealraum?
- Ggf. Phlebographie.

Therapieprinzipien

- Sofortige Kompression oder Tamponade.
- Rasche Volumensubstitution und schnellstmögliche chirurgische Sanierung durch „lateral repair", Patchplastik, Interponat, selten nur Ligatur.
- Konsequente Schocktherapie, Bereitstellung ausreichender Blutkonserven und effizienter Operationsablauf.

21.10 Verletzung abdomineller Gefäße

Operationstechniken

- **Zugang:** Standardmäßig mediane Laparatomie mit Erweiterungsmöglichkeiten zu Sternotomie, lateraler Thorakotomie und zu den Leistengefäßen.
- *Cave:*
  - Bei einem prallen Hämatoabdomen mit instabilem Kreislauf muss zunächst eine proximale Blockade der Aorta zur Vorbeugung einer plötzlichen Druckentlastung mit therapierefraktärem Herzstillstand durchgeführt werden – 2 Möglichkeiten:
    1. Linksseitige anterolaterale Thorakotomie und Abklemmen der deszendierenden Aorta.
    2. Von einem Leistengefäß aus vorgeschobener Ballonkatheter zur intraluminalen Blockade der Aorta.
  - Die warmen Ischämietoleranzen für Nieren und Dünndarm betragen höchstens 30 Minuten.
- **Darstellung der kranialen Viszeralabgänge:**
  - Zusätzliche Kerbung des Zwerchfells.
  - Alternative: Freilegung der diaphragmalen Aorta subphrenisch nach Spaltung des kleinen Netzes von rechts, bzw. der infrarenalen Aorta nach Luxation des Dünndarms nach rechts-kranial durch Inzision des Peritoneums links des Treitz'schen Bandes und der Aorta.
- **Übersicht über die gesamte infrahepatische V. cava sowie über die rechte Nierenvene:** Durch Mobilisierung rechtsseitig des Colon ascendens mit Duodenum (Kocher-Manöver).
- **Versorgung der arteriellen Gefäße:** Situationsadaptiert durch Naht, Venenstreifenplastik (S. 118) oder Interponat (S. 120).
- **Beim Polytraumatisierten mit Parenchymzerstörungen einer Niere:** Bei kontralateral sicher erhaltener Niere Indikation zur Nephrektomie.
- **Bei Gefäßverletzungen in der Leberpforte sowie Verletzung der suprarenalen V. cava:** Rekonstruktion der Pfortader und der A. hepatica propria.

Nachbehandlung

- **Tuch-Tamponade mit second-look-Operation nach 48h** bei anhaltender Sickerblutung, z. B. nach Beckenfrakturen.

Prognose

- **Prognose:**
  - Freie intraperitoneale Blutungen führen in den meisten Fällen zum Tode.
  - Retroperitoneale Blutungen können sich bis zur operativen Intervention oft ausreichend tamponieren.
  - Verletzungen der venösen Gefäße haben aufgrund der niedrigeren Druckverhältnisse einen prognostisch günstigeren Verlauf.
- **Komplikationen:** Kontusionen oder Intimarisse führen zur Entstehung von Aneurysmen und Thrombose; Symptome können erheblich verzögert auftreten (nach Stunden bis Monaten, evtl. erst nach Jahren).

22.1 Nierenverletzungen

Grundlagen

- **Definition:** Traumatische Verletzung des Nierenparenchyms und/oder der Nierengefäße.
- **Häufigkeit:** Nierenverletzungen sind die häufigsten Verletzungen des Retroperitonealraumes und in bis zu 90% der Fälle mit Bauchtraumata vergesellschaftet (insbesondere die penetrierenden Nierenverletzungen).
- **Ursachen, Verletzungsmechanismus:**
  - *Offenes/perforierendes Nierentrauma* (nur selten auf die Niere begrenzt): Stich- (Abb. 67), Schuss-, Pfählungsverletzung oder An- bzw. Durchspießungsverletzungen bei Rippenfrakturen.
  - *Stumpfes Nierentrauma:*
    - Berstungsruptur durch direkte Gewalteinwirkung (Schlag, Stoß, Kompression, Crushtrauma).
    - Dezelerationstrauma durch indirekte Gewalteinwirkung.
    - *Cave:* Kindliche Nieren sind aufgrund der relativ großen Organmasse besonders gefährdet!
- **Begleitverletzungen:** Bei ca. 80% aller offenen und 30–50% aller stumpfen Nierentraumata (Abdomen, Becken, Thorax).
- **Klassifikation** (anhand der klinischen + bildgebenden Diagnostik): s. Tab. 28.

Tabelle 28 Schweregradeinteilung von Nierenverletzungen (modifiziert nach Hodges)

leicht (60–80%)	Ia	Kontusion mit subkapsulärem Hämatom
	Ib	Parenchymblutung
schwer (10–30%)	IIa	inkomplette Nierenruptur mit subkapsulärem Extravasat
	IIb	inkomplette Nierenruptur mit perirenalem Extravasat
	IIc	komplette Nierenruptur mit retroperitonealem Extravasat
kritisch (< 5%)	III	multiple Rupturen, Zertrümmerung, Nierenstielverletzung

Klinische Symptomatik

- Flankenschmerz, hämatombedingte Schwellung, Makrohämaturie.
- Blasentamponade, Peritonismus.
- Reaktiver paralytischer Ileus mit Übelkeit, Erbrechen, Meteorismus.
- Hypovolämischer Schock: Jedoch führt eine intakte Gerotafascie häufig zur Selbsttamponade. Daher ist ein progredienter Schock prinzipiell verdächtig für eine intraperitoneale Blutung.

Diagnostisches Vorgehen

- **Klinische Untersuchung:** Schockzeichen, Flankenschmerzen, Prellmarken, Subileuszeichen, Meteorismus? Wundinspektion.
- **Labor:**
  - *Blut:* Blutbild, Serumretentionswerte.
  - *Urinstatus:* Makro-/Mikrohämaturie, Koagelabgang?
    - *Hinweis:* Blutabgang im Urin ist ein sehr unsicheres Symptom einer Nierenverletzung!

22.1 Nierenverletzungen

- **Sonographie:** Einblutung, Kapselhämatom, Organzerreißung, freie Flüssigkeit? Abklärung einer Oligo-/Anurie (prä-/postrenal).
- **Konventionelles Röntgen:**
  - *Thorax:* Rippenfrakturen, Infiltrat, Erguss, Pneumothorax?
  - *Abdomenübersicht:* Nieren- und Psoasschatten, Skelett (Frakturen, Fehlstellungen)?
- **i.v.-Urographie:** KM-Austritt, Deformierung des Nierenhohlsystems, Organveränderungen (im Seitenvergleich!)?
- **Computertomographie** (mit KM): Ersetzt heute weitgehend die i.v.-Urographie, da gleichzeitig intraabdominale Verletzungen mit abgeklärt werden können (Abb. 67).
- **Angiographie:** Indiziert, wenn i.v.-Urographie und CT keine KM-Ausscheidung zeigen → V.a. Nierenstielverletzung.

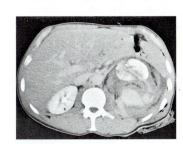

Abb. 67 Messerstichverletzung der linken Niere

Therapieprinzipien

- **Urologisches Konsil:** Ziel ist eine Weiter-/Mitbehandlung durch Urologen.
- **Konservativ:** Grad I bis IIb (95 % aller stumpfen Nierentraumata).
- **Operativ:** Grad IIc bis III. Indikationen für ein primär operatives Vorgehen:
  - Sich rasch ausdehnende perirenale Hämatome.
  - Starke Urinextravasationen.
  - > 40 % nicht perfundiertes Gewebe.
  - Gefäßverletzungen.
  - ◘ **Cave:** Vor Entscheidung zur Nephrektomie prinzipiell Funktion der kontralateralen Niere abklären.

Konservative Therapie

- Strenge Bettruhe für ca. 1 Woche.
- Antibiotische Abschirmung: Vor Vorliegen einer Urinkultur mit Resistenzbestimmung Aminopenicillin (z.B. Augmentan 3 × 1,2g i.v. oder 3 × 625mg p.o.) oder Chinolon (z.B. Ciprobay 2 × 200mg i.v. oder 2 × 500mg p.o.) oder Cotrimoxazol (z.B. Bactrim 2 × 2Amp. oder Bactrim forte 2 × 1Tbl. p.o.). Nach Erhalt der Urinkulturresultate (oder Blutkultur bei Sepsis) entsprechende Antibiotika-Therapie nach Resistenz. Therapiedauer abhängig von der Klinik (Infektverlauf, Leukozytose, BSG, CRP), bei Nierentraumata 1–3 Wochen.
- Engmaschige Kontrolle der klinischen Befunde (Puls, Blutdruck, Temperatur).
- Konsequente Wiederholung von Labor (Blutbild, Serumretentionswerte) und Sonographie.

22.1 Nierenverletzungen

Operationstechniken

- **4 Grundsätze:**
  1. Frühzeitige Kontrolle des Nierenstiels (*vor* Eröffnen der Gerota-Faszie).
  2. Débridement von avitalem Parenchym.
  3. Wasserdichter Verschluss des Nierenbeckens.
  4. Adaptation der Parenchymflächen.
- **Standardzugang:** Mediane Laparotomie (ermöglicht die Kontrolle der häufigen abdominellen Begleitverletzungen):
  - Dünndarm in feuchten Tüchern nach rechts oben weghalten.
  - V. mesenterica inf. aufsuchen.
  - Medial davon über der Aorta Inzision des Peritoneums.
  - Darstellung des Nierenstiels (für rechte und linke Niere möglich).
  - Nach präliminärer Nierenstielkontrolle Mobilisation des ipsilateralen Kolons von lateral her. Eröffnen der Gerota-Faszie, Darstellen der Niere.
  - Zur besseren Übersicht ggf. Abklemmen (maximal 30min abklemmen = warme Ischämiezeit).
- **Gefäßrekonstruktion:**
  - *Bei komplettem Venenriss* steht die Erhaltung der vitalen Parameter im Vordergrund, eine Nephrektomie ist zur Blutungskontrolle oft unvermeidbar (s. u.). Hilfreich ist die manuelle Okklusion oder Ballonokklusion der V. cava.
  - *Inkomplette Nierenarterieneinrisse* können bei temporärer Ausschaltung (Abklemmung) versorgt werden.
  - *Komplette Nierenarterienabrisse und arterielle Thrombosen* führen i.d.R. zur Nephrektomie (s. u.).
  - *Selten:* Heterotope Autotransplantationen oder aorto-renale Bypassoperationen.
- **Renorrhaphie:** Parenchymadaptation durch resorbierbares Netz.
- **Partielle Nierenresektion:** Indiziert bei tiefen Verletzungen des Nierenober- oder Unterpols mit Infrarotkoagulation und/oder Fibrinklebung.
- **Nephrektomie:** Bei kritischem Zustand des Patienten unter Berücksichtigung der Schwere der Gesamtverletzung. Dabei muss immer das Vorhandensein einer zweiten gesunden Niere (zumindest sonographisch) sichergestellt werden!

Nachbehandlung

- Parenterale Infusionstherapie.
- Tägliche Kontrolle von Hb, Hk, Elektrolyten und ggf. Substitution.
- Blasenkatheter, Flüssigkeitsbilanzierung.
- Antibiotikatherapie: Siehe S. 221. Bereits im OP beginnen. Dauer ca. 3–5 Tage.
- Entfernen des Nierendrains gegen Ende der ersten Woche postoperativ.

Komplikationen und Verlauf

- **Früh:** Retroperitoneale Urinphlegmone, infiziertes Hämatom, Sepsis.
- **Spät:** Funktionsverlust der Niere, renale Hypertonie, Nephrolithiasis, Schrumpfniere, persistierender Harnwegsinfekt.

22.2 Verletzungen der Ureteren

Grundlagen

- **Definition:** Extrem seltene traumatische Verletzung des Harnleiters.
- **Ursachen, Verletzungsmechanismus:** Praktisch ausschließlich Folge eines penetrierenden Traumas.
- **Klassifikation:** Einteilung entsprechend der Lokalisation:
  - Pyeloureteraler Anteil (am häufigsten).
  - Mittleres Drittel.
  - Distales Drittel.

Klinische Symptomatik

- **Cave:** Eine Ureterverletzung ist allgemein symptomarm, 2/3 aller Fälle werden verspätet diagnostiziert!
- **Unspezifische Spätsymptome:** Zunehmender Druckschmerz, kolikartige Flankenschmerzen, tastbare Raumforderung (Urinom), Fieber, Peritonismus, Sepsis, Hämaturie (unsicher und in 20–45 % der Fälle fehlend!).

Diagnostisches Vorgehen

- **Anamnese:** Entsprechende Traumatisierung?
- **Klinische Untersuchung:** s. o. Penetrierende Wunden an Bauchwand, Flanken, Rücken?
- **Sonographie:** Flüssigkeitsansammlung (Hämatom, Extravasat)?
- **i.v.-Urographie oder CT:** Extravasate, Obstruktion mit Harnleiterdeviation, fehlende Ausscheidung?
- **Retrograde Ureteropyelographie:** Exakte Lokalisation der Verletzung möglich.
- **Labor:**
  - *Blut:* Blutbild (Leukozytose als Spätzeichen) und Serumretentionswerte.
  - *Urinstatus:* Mikro-, Makrohämaturie? (Interpretation s. o.).

Therapieprinzipien

- **Urologisches Konsil:** i.d.R. Weiterversorgung durch Urologen.
- **Konservative Therapie:** Bei partieller Ruptur mit Kontinuitätserhalt.
- **Operationsindikation:** Bei komplettem Abriss.

Konservative Therapie

- Harnleiterschienung.
- Perkutane Nephrostomie.

Operationstechniken

- Wenn eine primäre Operation nicht möglich ist zunächst Harnableitung über Nephrostomie.
- **Vorgehen nach Läsionshöhe:**
  - *Pyeloureteraler Anteil* (häufigste Lokalisation): Nierenbeckenplastik.
  - *Mittleres Drittel:* End-zu-End-Anastomose (*cave* Nahtinsuffizienz, Nekrose, Stenose).
  - *Distaler Abschnitt:* Harnleiterreimplantation, bei Misslingen Nierenautotransplantation ins kleine Becken oder Nephrektomie.
- **Allgemeine operative Prinzipien:**
  - *Zugang:* Prinzipiell mediane Laparotomie wegen möglicher abdomineller Begleitverletzungen.

22.2 Verletzungen der Ureteren

- ◘ *Cave:* Keine Isolierung des Ureters aus dem Begleitgewebe (Blutversorgung!).
- Débridement.
- Spannungsfreie Anastomose.
- Präzise Mukosaadaptation.
- Innere Schienung des Ureters.
- Retroperitoneale Drainage.

Nachbehandlung
▶ Entfernen der Harnleiterschienung nach 1 Woche.

Komplikationen und Prognose
▶ **Bei Früh-Diagnose:** Abszesse, Urinom, Fisteln, Harnleiterstenosen.
▶ **Bei verspäteter Diagnose:** Verlust der Nierenfunktion, Sepsis.

22.3 Verletzungen der Harnblase

Grundlagen

- **Definition:** Traumatische Verletzung der Harnblase.
- **Ursachen, Verletzungsmechanismus:**
  - Häufig Begleitverletzung bei Beckentrauma (dann meist *extraperitoneal*), z. B. Perforationsverletzung durch Beckenfragmente.
  - Stumpfes Trauma – „Explosionsverletzung" der uringefüllten Blase, meist am Blasendach *(intraperitoneal)*, z. B. durch Sicherheitsgurt, Dezelerationstrauma.
  - Schuss, Stich, Pfählung.
- **Begleitend** in 50 % Verletzung der Harnröhre
- **Klassifikation:** Einteilung in intra- und extraperitoneale Blasenrupturen.

Klinische Symptomatik

- Hämaturie (oft nur Mikrohämaturie!).
- Unspezifische Miktionsstörungen bis zur Anurie (blutige Pseudoanurie) und lokale Schmerzen.

Diagnostisches Vorgehen

- **Klinische Untersuchung:** Prellmarken, Wunden, Abwehrspannung?
- **Sonographie.**
- **Retrograde Urethrozystographie:** Harnröhren- und Blasenverletzungen werden sicher erfasst.
- **Zystographie:** Genaue Lokalisation der Blasenverletzung *nach* Ausschluss einer Harnröhrenverletzung durch retrograde Urethrozystographie (*cave* immer Ablaufaufnahme abwarten, hier zeigen sich Extravasate; Abb. 68).

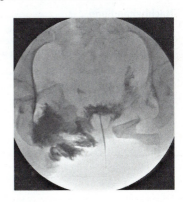

Abb. 68 Retrograde Zystographie bei schwerer Beckenverletzung mit Blasenruptur

- **i.v.-Urogramm:** Immer sinnvoll zum Ausschluss von Verletzungen von Niere und Harnleiter.
- **CT Becken und Abdomen mit KM:** Gleichzeitige Bilanzierung von Becken- und Bauchtraumen.

22.3 Verletzungen der Harnblase

Therapieprinzipien
- Intraperitoneale Rupturen und extraperitoneale Verletzugen mit operationspflichtigen Begleitverletzungen (Beckenfrakturen) werden operativ versorgt.
- Kleinere extraperitoneale Rupturen werden konservativ behandelt.

Konservative Therapie
- Bei kleineren extraperitonealen Rupturen.
- Drainage mit Dauerkatheter über 2–3 Wochen.

Operationstechniken
- **Zugang:** Eröffnung des Bauchraumes über Medianunterbauchschnitt.
- **Prinzip bei intraperitonealen Rupturen:**
  - Darstellen mittels Allisklemmen.
  - Inspektion der Blase.
  - Durchgreifende resorbierbare Einzelknopfnähte.
  - Mitfassen des Peritonealüberzugs.
- **Prinzip bei extraperitonealen Rupturen:**
  - Präparation des prävesikalen Retzius-Raums.
  - Eröffnen der Blase an der Vorderseite in der Mittellinie.
  - Inspektion.
  - Rupturversorgung von innen.
- **Vorgehen bei unsicherer Blutstillung oder „neglected trauma"** (verspätete Dagnostik bzw. insuffiziente Behandlung):
  - Primär Tamponadestreifeneinlage.
  - „second look" nach 1–2 Tagen.

Nachbehandlung
- Parenterale Flüssigkeitszufuhr, Flüssigkeitsbilanzierung.
- Spüldrainage: Zufuhr der Spülflüssigkeit (3–4 Liter/24 Stunden) über suprapubischen Blasenkatheter mit Ableitung über den Urethra-Dauerkatheter.

Komplikationen und Prognose
- Urinphlegmone, Blasendenervation mit Entleerungsstörungen, Blasendivertikel, Schrumpfblasenbildung.

22.4 Verletzungen der Urethra

Grundlagen

- **Definition:** Traumatische Verletzung der Harnröhre.
- **Ursachen, Verletzungsmechanismus:**
  - Häufige Begleitverletzung bei Beckentrauma.
  - Perineale Gewalteinwirkung (Motorrad-/Fahrradfahrer; Abb. 69).
  - Penetrierende Traumen.
- **Vorkommen, Lokalisation:** Überwiegend bei Männern, v.a. die hintere Harnröhre zwischen Pars prostatica und membranacea ist betroffen.
- **Klassifikation:** Einteilung in komplette und inkomplette Rupturen.

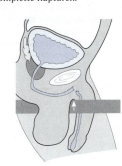

Abb. 69 Straddle-Verletzung (perineales Aufreittrauma) bei Sturz auf Fahrradrahmen mit Quetschung der Harnröhre gegen Unterseite des Schambeins

Klinische Symptomatik

- Blutaustritt aus dem Meatus urethrae externus (blutige Pseudoanurie).
- Volle Blase, hochstehender Blasenfundus.
- Starke Schmerzen, Prellmarke, Hämatom.
- Bei der rektalen Untersuchung schwammiges Hämatom anstelle der Prostata (Dislokation von Blase und Prostata nach kranial = „high-riding-prostate").

Diagnostisches Vorgehen

- **Sonographie:** Hochstehende Blase, Extravasate im kleinen Becken?
- **Glans-Urethrographie bzw. Urethroskopie.**
- **Retrograde Urethrozystographie:** Erhaltene Harnröhrenpassage, Extravasate, Höhe der Läsion, komplette oder inkomplette Ruptur?
  - *Cave:* Vor Katheterisierungsversuchen muss eine retrograde Urethrozystographie erfolgen, um eine zusätzliche Traumatisierung bzw. Keimverschleppung zu vermeiden!

Therapieprinzipien

- **Bei inkompletter Ruptur** einmaliger Katheter-Platzierungsversuch unter endoskopischer Kontrolle.
- **Bei instabilem Patienten** perkutane suprapubische Harnwegsableitung unter sonographischer Kontrolle.
- **Bei operationspflichtigen Begleitverletzungen** (Becken, Blase, Bauchorgane) Durchzugsoperation.
- *Cave:* Keine primären Nahtversuche der Harnröhre, sie führen zu schweren Strikturen!

22.4 Verletzungen der Urethra

Konservative Therapie
- Katheterisierung bzw. suprapubische Harnwegsableitung (S. 39).

Operationstechniken
- **Durchzugsoperation** (Abb. 70):
  - Blase suprapubisch eröffnen.
  - Transvesikales Einführen einer Sonde in den Blasenhals.
  - Tiemannkatheter von der vorderen Harnröhre zur Rupturstelle vorschieben.
  - Approximieren der Rupturstümpfe (a).
  - Tiemannkatheter über die Ruptur in die Blase vorschieben (b).
  - Ballonkatheter mittels Tiemannkatheter durch die Harnröhre durchziehen (c).
  - Einziehen eines zweiten Ballonkatheters in die Blase.
  - Adaptation des Blasenbodens an die Rupturstelle (distaler Katheter) (d).

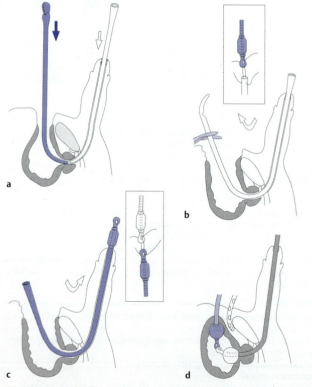

Abb. 70 Durchzugsoperation bei vollständiger Harnröhrenruptur im Bereich der Pars membranacea

22.4 Verletzungen der Urethra

- Suprapubische Harnwegsableitung (proximaler Katheter).
- Schienung mittels distalem Katheter für mindestens 3 Wochen.
- Anschließend ggf. Harnröhrenplastik.

Nachbehandlung

- Parenterale Flüssigkeitszufuhr und Flüssigkeitsbilanzierung.
- Permanentes Spülen der Blase zur Verhütung einer Blasentamponade.

Komplikationen und Prognose

- Harnröhrenstriktur.
- Erektile Dysfunktion.
- Harninkontinenz.

22.5 Verletzungen von Genitale und Perineum

Grundlagen

- **Ursachen, Verletzungsmechanismus:**
  - Meist stumpfes Trauma.
  - Ablederungsmechanismen.
  - Pfählungsverletzungen.
  - Masturbationshilfen.
  - Vergewaltigung.

Klinische Symptomatik

- Sehr unterschiedlich je nach Verletzungsmuster:
  - Ausgeprägte Hämatome.
  - Weichteilablederung.
  - Starke Blutungen.
  - Symptomarme innere Verletzungen.

Diagnostisches Vorgehen

- **Rektale Untersuchung:** Sphinktertonus, Blut, Fremdkörper?
- **Vaginale Untersuchung**
- **Röntgen-Beckenübersicht:** Fremdkörper, pathologische Gaseinschlüsse, Frakturen?
- **Sonographie:** Lage und Füllung der Blase, intraabdominale Flüssigkeit.
- **Urethrozystographie, Urethrographie:** Fremdkörper, Harnröhren-/Blasenverletzung?
- **Kavernosogramm:** Bei Verdacht auf Penisfraktur.

Therapie

- **Prinzipien:** Urologisches bzw. gynäkologisches Konsil, bei unklarem Befund Exploration bis hin zur Laparotomie bzw. Zystoskopie.
- **Konservative Therapie:** Bei Prellungen abschwellende Maßnahmen.
- **Operationstechniken:**
  - Wunddébridement.
  - Blutstillung.
  - Fremdkörperentfernung.
  - Ggfs. Laparotomie.
  - Versorgung von Begleitverletzungen von Urethra (S. 227), Harnblase (S. 225), Rektum und Anus.

23.1 Beckenringverletzung

Grundlagen

- **Definition:** Knöcherne und/oder ligamentäre Verletzung des Beckens.
- **Ursache, Verletzungsmechanismus:**
  - Grobe direkte oder indirekte Gewalteinwirkung auf das Becken, häufig bei Verkehrsunfall, Sturz aus großer Höhe oder Überrolltrauma.
  - Die frontale Kompression führt zum Auseinanderweichen, die seitliche zum Einwärtsdrehen und die axial gerichtete Kraft zur vertikalen Verschiebung der Fragmente.
  - Eher selten sind Apophysenabrisse durch plötzliche Kontraktion inserierender Muskeln bei Adoleszenten (z. B. bei Hochleistungssportlern).
- **Klassifikation** (Einteilung nach Vorhandensein und Richtung der Instabilität):
  - Typ A: Dorsaler Beckenring (sakro-iliakaler Komplex) *stabil*.
    - *A1:* Abrissfraktur vom Beckenrand (Spina iliaca anterior superior und anterior inferior oder Tuber ischiadicum).
    - *A2:* Frakturen der Beckenschaufeln und Schambeinäste.
    - *A3:* Querfrakturen des Os sacrum.
  - Typ B: Dorsaler Beckenring *partiell instabil* (= rotationsinstabil).
    - *B1* (Abb. 71a): Außenrotationsverletzung durch sagittale Gewalteinwirkung („open book") mit Symphysensprengung und Zerreißung der Ligg. sacroiliaca ventralia und interossea sowie sacrospinalia. Die Ligg. sacroiliaca dorsalia sind intakt!
    - *B2* (Abb. 71b): Innenrotationsverletzung durch laterale Kompression des Beckens mit Fraktur im vorderen Beckenring (z. B. Schambeinäste) und ventrale Impressionsfrakturen des Os sacrum, Bandapparat intakt.
    - B3 Bilaterale Außen- oder Innenrotationsverletzung.

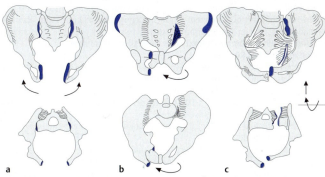

Abb. 71 a–c Instabile Beckenringverletzungen in Übersicht- und Inlet-Projektion
a) Typ-B-1-Verletzung. „Open-book"-Verletzung mit Symphysenruptur und Verletzung der ventralen Kapsel-Band-Strukturen an den Iliosakralgelenken
b) Typ-B-2-Verletzung. Laterale Kompressionsverletzung mit Impression an der Ventralseite des Iliosakralgelenks und Übereinanderschieben des gebrochenen vorderen Beckenrings
c) Typ-C-Verletzung. „Vertical-shear"-Verletzung mit völliger Dissoziation einer Beckenhälfte, die sich nach vertikal verschiebt und dabei um die Querachse rotiert

23.1 Beckenringverletzung

- *Typ C* (Abb. 71c): Dorsaler Beckenring *komplett instabil (= rotations- und vertikal instabil)* mit kompletter Dissoziation einer oder beider Beckenhälften („vertical-shear") und Zerreißung des Bandapparates.
  - *C1:* Unilateral, Gegenseite stabil.
  - *C2:* Unilateral, Gegenseite partiell instabil.
  - *C3:* Bilateral.

Klinische Symptomatik

- Äußere Verletzung, Kontusionsmarke, Hämatom (lokal, Skrotum, Labien oder Damm).
- Beckeninkongruenz, Beinlängendifferenz, Fehlstellung.
- Störung der Motorik, Durchblutung und Sensibilität eines oder beider Beine.
- Blutung aus Haut, After, Scheide, Harnröhre.
- Kreislaufinstabilität.
- Starker Druckschmerz, Instabilität bei gleichzeitiger Kompression beider Beckenkämme.

Diagnostisches Vorgehen

- **Klinische Untersuchung:** Mögliche Befunde siehe oben.
  - *Mögliche Begleitverletzungen beachten:*
    - Bei der rektalen Untersuchung: Prostata hochstehend oder nicht zu tasten, Blut am Fingerling, Kontinuitätsunterbrechung der Darmwand, Sphinktertonus abgeschwächt oder aufgehoben, mobiles Steißbein?
    - Abdomineller Druckschmerz?
    - Blutiger Urin, Harnverhalt?
- *Hinweis zum weiteren Vorgehen:* Weil die Zeit häufig wegen einer Mehrfachverletzung knapp ist, dürfen außer der Sonographie des Abdomens und der Beckenübersicht die weiteren Untersuchungen nur bei hämodynamisch stabilen Patienten mit begründetem Verdacht (Symptomatik!) und dann abzuleitender Konsequenz durchgeführt werden!
- **Sonographie Abdomen/Thorax:** Freie Flüssigkeit, Hämatome?
- **Konventionelles Röntgen:**
  - *Beckenübersicht* (a.p.; Abb. 72a): Essenziell, Standard bei jedem Poly- oder Beckentrauma. Querfortsatzfrakturen der unteren LWS weisen auf Instabilität des hinteren Beckenringes hin.
  - *Inletaufnahme* (Abb. 72b): Darstellung der Beckeneingangsebene zur Feststellung von Rotationsfehlstellungen.
  - *Outletaufnahme* (Abb. 72c): Zur Feststellung von Vertikalverschiebungen im Iliosakralgelenk.
  - *Ala-Aufnahme* (nicht-frakturierte Seite um 45° angehoben; Abb. 73a): Vorderer Azetabulumrand, Beckenschaufel, hinterer Pfeiler.
  - *Obturatoraufnahme* (frakturierte Seite um 45° angehoben; Abb. 73b): Hinterer Azetabulumrand, For. obturatum, vorderer Pfeiler.
  - *Thorax a.p., Abdomen in Linksseitenlage:* Zwerchfellruptur, freie Luft?
- **Computertomographie:** Beurteilung des hinteren Beckenrings und des Azetabulums. Bestimmung der Fragmentgröße und -dislokation. Knöcherne Gelenkinterponate, zusätzliche Femurkopffraktur, Repositionskontrolle, 3D-Rekonstruktion. Mit Kontrastmittel Beurteilung der Nieren möglich.

23.1 Beckenringverletzung

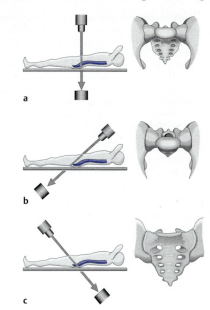

Abb. 72 a) a.p.-,
b) Inlet-,
c) Outlet-Projektion

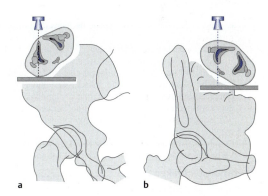

Abb. 73 Spezialaufnahmen zur Beurteilung des Azetabulums: a) Ala-Aufnahme und b) Foramen-obturatum-Aufnahme

23.1 Beckenringverletzung

- **Ausscheidungsurogramm:** 100ml Kontrastmittel (z.B. Urografin) können bereits nach Becken- und LWS-Aufnahmen i.v. zügig verabreicht werden. Darstellung der Nieren, der Ureteren und der Harnblase nach 15 Minuten in der Abdomenübersicht.
- **Urethrographie:** 20ml Kontrastmittel (z.B. Urografin) in die Harnröhre injizieren. Harnröhrenabrisse kommen praktisch nur beim Mann vor.
- **Zystographie:** 100ml Kontrastmittel (z.B. Urografin) + 100ml NaCl 0,9% über Harnblasenkatheter instillieren. Kontrastmittel-Austritt im Füllungs- (intra-) und Entleerungsbild (extraperitoneal).
- **Gastrografineinlauf:** Extra- oder intraperitonealer Kontrastmittel-Austritt?
- **Angiographie:** Nur in 10–15% kommen arterielle Blutungen vor, die embolisiert werden können. Darstellung von Intimaläsionen bei peripherer Ischämie.
- **Prokto-Rektoskopie:** Verletzung der Darmwand und/oder des Sphinkters.
- **Vaginale Spekulumuntersuchung:** Verletzung der Vagina? Perforation nach intra- oder extraperitoneal (Massenblutung meist aus Parametrien)?

Therapieprinzipien

- **Allgemein:** Wegen des hohen Thromboserisikos auf eine ausreichende Thromboseprophylaxe achten (z.B. mit Sandoparin 1 × 3000IE).
- **Konservative Therapie:**
    - *Indikation:* Beckenrandabrissfrakturen (Typ A1), stabile Beckenfrakturen (Typ A2/3) und laterale Kompressionsverletzungen (Typ B2/3) ohne grobe Dislokation (65%).
    - *Vorgehen:* Nach einigen Tagen Bettruhe wird der Patient unter Analgesie mobilisiert. Eine Teilbelastung der betroffenen Seite kann die Schmerzen lindern und deswegen für 2–3 Wochen sinnvoll sein.
- **Operative Therapie:**
    - *Indikationen:*
        - Absolut: Offene Frakturen sowie Beckenverletzungen mit Verblutungsgefahr.
        - Instabile Beckenringverletzungen (Typ B1 und C) mit Dislokation sollten operiert, d.h. nach Reposition stabilisiert werden (35%).
    - Die operative Behandlung ermöglicht eine suffiziente Blutstillung, die anatomische Rekonstruktion, die Wiederherstellung der Lagerungs- und Übungsstabilität sowie die Verkürzung der Immobilisierungsphase.
    - Bei lebensbedrohlicher Blutung wird der Beckenring reponiert, stabilisiert (Widerlager) und zusätzlich das Retroperitoneum bzw. kleine Becken tamponiert.
    - Definitive Osteosynthesen werden 5–7 Tage nach dem Unfall und erst bei Verbesserung des Allgemeinzustandes des Patienten vorgenommen.

Operationstechniken

- **Notfall-Beckenzwinge** (für Typ-B1- und -C-Frakturen; Abb. 74):
    - Einfachste Form der äußeren Stabilisierung (provisorisch).
    - Rückenlage, Verankerungsdorne in Höhe des Iliosakralgelenkes auf der Verbindungslinie Spina iliaca anterior superior und posterior superior sowie der verlängerten Hinterkante des Trochanter major durch eine Stichinzision einbringen.

23.1 Beckenringverletzung

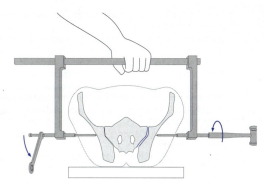

Abb. 74 Notfallstabilisation einer Illiosakralfugensprengung mit einer perkutan applizierten Beckenzwinge

- Nach geschlossener Reposition Spannarme zusammenschieben und Komprimieren des Beckens durch Eindrehen der Gewindehülsen, abschliessend Röntgenkontrolle.
- **Fixateur externe** (für Typ-B1-Verletzungen; Abb. 75):
  - Schnelle, minimal invasive Stabilisierung von vorne.
  - Rückenlage, Stichinzision auf der Verbindungslinie Spina iliaca anterior superior und Trochanter major.
  - Unter Bildwandlerkontrolle supraazetabuläres Einbringen je einer Schanz-Schraube durch die oder knapp oberhalb der Spina iliaca anterior inferior in das Os ilium mit Zielrichtung 45° nach innen und 30° nach oben.
  - Geschlossene Reposition und Verbindung der beiden Schanz-Schrauben durch eine gebogene oder zwei zeltförmig montierte Karbonstangen.

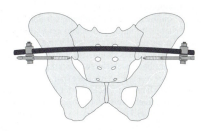

Abb. 75 Stabilisierung einer open-book-Verletzung des Beckens mit einem Fixateur externe, die beiden Schanzschrauben sind perkutan in der supraazetabulären Route eingebracht

- **Plattenfixation** (Iliosakralfuge, Symphyse, Schambeinäste, Os ilium):
  - *Allgemeine Vorteile der Plattenfixation:*
    - Durch die offene Reposition wird die anatomische Rekonstruktion eher ermöglicht als durch die geschlossene Reposition (vgl. oben).
    - Eine interne Fixation (Platte) erleichtert postoperativ die Pflege im Vergleich zur externen erheblich.

23.1 Beckenringverletzung

- *Bei Typ-C-Frakturen* hat die Stabilisierung des hinteren Beckenringes Priorität vor der des vorderen:
  - Nach transperitonealem Zugang Präparation des Sigmas bzw. rechten Kolons nach medial und Freilegen der Iliosakralfuge lateral der Ureteren sowie der Gefäß- und Nervenbündel.
  - Bei extraperitonealem Zugang nach Olerud wird nach Ablösen der lateralen Bauchwandmuskulatur vom Beckenkamm und Abschieben des M. iliacus von der Innenseite der Beckenschaufel das gesamte Abdominalpaket, ohne das Peritoneum zu verletzen, nach medial präpariert und weggehalten. Nach Reposition Fixation mit 2 kurzen (3-4-Loch) Rekonstruktions- oder LC-DC-Platten.
- *Symphysenrupturen:*
  - Rückenlage mit leichter Beugung und Innenrotation in Hüft- und Kniegelenk (geschlossene Vorreposition).
  - Nach Freilegung über eine mediane Laparotomie oder einen Pfannenstielschnitt offenes Nachreponieren und ebenfalls Fixation mit 4-Loch Rekonstruktions- oder LCDC-Platten.

▶ **Schraubenfixation** (Iliosakralfuge, Os sacrum längs, Schambeinäste, Os ilium):
- *Sprengungen der Iliosakralfuge oder laterale Sakrumlängsfrakturen* können von lateral mit dem Os ilium verschraubt werden. Direkter Zugang von dorsal in Seiten- oder Bauchlage. Verschraubung unter Durchleuchtung (a.p., Inlet- und Outletaufnahme) um Fehlplatzierungen (Nervenwurzel S1, Cauda equina, Iliakalgefäße) zu vermeiden.
- *Schambeinastfrakturen* können durch eine einzige sog. „Kriechschraube" stabilisiert werden. Als Zugang wird eine bereits bestehende Wunde, eine mediane Laparotomie, ein Pfannenstielschnitt oder eine Stichinzision (in Zukunft computerassistiert) genutzt.

▶ **Fixateur interne:** Bei transforaminalen Sakrumfrakturen kann eine Distanzosteosynthese mit einem Fixateur interne zwischen dem Tuber ossis ilii und den Pedikeln des 5. oder 4. Lendenwirbels durch Fixateur interne durchgeführt werden.

▶ **Tamponade** („packing"):
- *Indikation zur Laparotomie mit Bauchtuchtamponade:* Persistierende Kreislaufinstabilität trotz adäquater Volumensubstitution und äußerer Stabilisierung, z. B. mittels Beckenzwinge.
- Meist ist das stabilisierende Peritoneum durch das retroperitoneale Hämatom bereits zerrissen. Austamponierung des kleinen Beckens, des Spatium praevesicale sowie der parakolischen Rinnen beidseits, provisorischer Bauchdeckenverschluss mit Folie oder Reißverschlusssystem.

▶ **Hemipelvektomie:** Bei traumatischer Abtrennung einer Beckenhälfte mit Zerreißung der iliakalen Gefäße und des Plexus lumbosacralis ist die chirurgische Vervollständigung der Amputation die einzige lebensrettende Maßnahme.

Nachbehandlung

▶ **Indikationen für sog. „second-look"-Operationen** (S. 21):
- Geplante Umwandlung einer provisorischen in eine definitive Osteosynthese (z. B. Fixateur externe → Symphysenplatte).
- Wiederholte Wunddébridements bei offenen Frakturen oder Décollements.
- Versorgung oder Kontrolle von Beckenorganverletzungen.
- Wechsel oder Entfernung von Bauchtüchern.

23.1 Beckenringverletzung

- **Bei konservativer Therapie** s. Therapieprinzipien.
- **Bei operativer Therapie:**
  - Für 3 Monate ist eine Antikoagulation (z. B. Marcumar) zu empfehlen.
  - Operativ fixierte Beckenringverletzungen sind in der Regel übungsstabil. Nach etwa 1 Woche Bettruhe wird mit der aktiv assistierten Mobilisierung (Drehen auf die gesunde Seite und Bauch, Hüftbeweglichkeit, Sessel) begonnen.
  - Nach Abschluss der Wundheilung (2 Wochen) kann der Patient im Wasserbad erste Gehübungen machen.
  - Nach 3 Wochen sollte ein Laufen am Gehbarren unter Teilbelastung möglich sein.
  - Vollbelastung ist Fraktur- und Osteosynthese-abhängig sowie entsprechend der knöchernen Konsolidierung zu erlauben.
  - *Röntgenkontrollen:* Direkt postoperativ, nach Mobilisierung, 6 Wochen und 3 Monaten.
  - *Metallentfernung:* Äußere Spanner (max. 6 Wochen) und Symphysenplatten (6 Monate) werden entfernt, andere Osteosynthesematerialien in der Regel nicht.

Prognose und Komplikationen

- **Komplikationen:**
  - Verblutung, Sepsis, Multiorganversagen je nach Schweregrad der Verletzung.
  - Erhöhtes Thromboserisiko, heterotope Ossifikationen, schmerzhafte iliosakrale Arthrosen, Beinlängendifferenzen.
- **Prognose:**
  - Gehbehinderung, Inkontinenz, Potenzstörungen.
  - Minderung der Erwerbsfähigkeit (MdE) von 20–40 % bei knöchernen Folgeschäden.

23.2 Azetabulumfraktur

Grundlagen

- **Definition:** Knöcherne Verletzung der Hüftpfanne.
- **Ursache, Verletzungsmechanismus:** Starke Krafteinwirkung über den Schenkelhals und Femurkopf.
  - *Gewalt von vorne mit gebeugter Hüfte:* „dashboard-injury" mit hinterer Hüftluxation (Komplikation: Nervus-ischiadicus-Läsion – meist des fibularen Anteils) und Abscherung des dorso-kranialen Pfannenrandes.
  - *Gewalt von der Seite:* Zentrale Luxation mit Trümmerfraktur der Pfanne.
- **Klassifikation** (Abb. 76):
  - *Typ A:* Nur ein Pfeiler ist betroffen.
    - *A1:* Fraktur der hinteren Wand.
    - *A2:* Fraktur des hinteren Pfeilers.
    - *A3:* Fraktur der/des vorderen Wand/Pfeilers.
  - *Typ B:* Querfrakturen, ein Teil des Pfannendaches stabil am Os ilium.
    - *B1:* einfache Querfraktur mit oder ohne Fraktur der hinteren Wand.
    - *B2:* „T"-Fraktur (Querfraktur kombiniert mit vertikaler Fraktur).
    - *B3:* Fraktur der/des vorderen Wand/Pfeilers mit hinterer Querfraktur („Hemitransverse").
  - *Typ C:* Zwei-Pfeiler-Fraktur, das Azetabulum ist total instabil und komplett vom tragenden Teil des Os ilium abgetrennt.
    - *C1:* Hochauslaufende Frakturlinie.
    - *C2:* Tiefauslaufende Frakturlinie.
    - *C3:* Eine Frakturlinie bis zum Sakroiliakal-Gelenk.

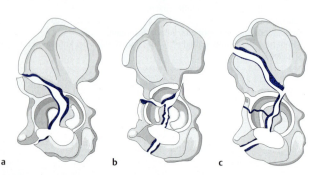

Abb. 76   Klassifikation der Azetabulumfraktur

Klinische Symptomatik

- Schmerzhafte Einschränkung der Hüftbeweglichkeit, das Bein kann nicht mehr belastet werden.
- Bei Luxation fixierte, federnde Fehlstellung des Beines.
- Bei komplizierender Ischiadikusläsion Sensibilitätsverlust am Fußrücken und Zehenheberschwäche.
- Eventuell Begleitverletzungen an Knie oder Fuß.

23.2 Azetabulumfraktur

Diagnostisches Vorgehen

- **Klinische Untersuchung:** Mögliche Befunde s. o.
- **Röntgen-Beckenübersicht und Ala-/Obturatoraufnahme** (Abb. 77 und S. 233): Zur Beurteilung, ob die Fraktur in den Pfannendom (hauptsächliche Kraftübertragung vom Femurkopf auf das Azetabulum) hineinreicht, dient der sog. Matta-Bogen in allen 3 Aufnahmen (Abb. 78): 45°-Winkel vom Zentrum des Hüftkopfes nach kranial-medial offen.
- **Computertomographie** (S. 232).

Therapieprinzipien

- Thromboseprophylaxe!
- **Konservative Therapie:**
  - *Indikation:* Minimal dislozierte Frakturen, bei älteren Patienten Frakturen, die außerhalb des Matta-Bogens liegen, nicht rekonstruierbare Frakturen.
  - *Vorgehen:*
    - Bei zentraler Luxation kann eine Extensionsbehandlung für maximal 3 Wochen indiziert sein.
    - Für insgesamt 6–12 Wochen ist Teilbelastung erforderlich.
    - Kann der ältere Patient eine Teilbelastung nicht einhalten, ist der Hüftgelenkersatz durch Totalendoprothese zu erwägen.
- **Operative Therapie:**
  - *Ziele:*
    - Anatomische Reposition dislozierter Frakturen, zumindest aber die Wiederherstellung der Gelenkkongruenz im Pfannendom (Matta-Bogen).
    - Stabile Osteosynthese.
    - Im Vergleich zur konservativen Therapie schnellere Mobilisation.
  - *Absolute Indikationen zur Operation:* Gelenkinstabilität mit Luxationsneigung oder artikuläre Fragmentinterponate.

23.2 Azetabulumfraktur

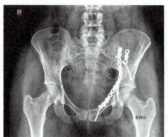

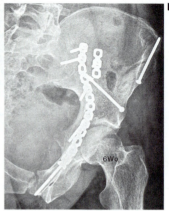

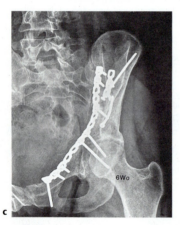

Abb. 77 a–c. Versorgung einer 2-Pfeiler-Fraktur des linken Azetabulums: a) Übersichtsaufnahme, b) Ala-Aufnahme, c) Obturator-Aufnahme

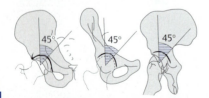

Abb. 78 Vermessung des Azetabulumdaches (Matta-Bogen)

Operationstechniken

> **Zugänge:**
> - *Dorsale Zugänge* (z. B. nach Kocher-Langenbeck; Abb. 79):

23.2 Azetabulumfraktur

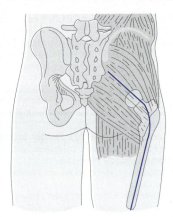

Abb. 79 Dorsaler Zugang zum Becken

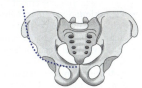

Abb. 80 Ventraler ilioinguinaler Zugang bei Azetabulumfraktur

- Seiten- oder Bauchlage, Beinabdeckung beweglich.
- Geeignet für Frakturen des dorsalen Pfeilers, Zwei-Pfeiler Frakturen und Querfrakturen mit Dislokation vor allem nach dorsal → alle Frakturen, die von der Beckenaußenseite aus fixiert werden.
- Eine kranio-ventrale Erweiterung durch digastrische Trochanterosteotomie („Trochanterflip") n. Mercati ist möglich.
- *Ventrale Zugänge* (z. B. nach Letournel [ilioinguinal]; Abb. 80, 81):
  - Rückenlage, Beinabdeckung beweglich.
  - Geeignet für Frakturen des ventralen Pfeilers, des Pfannendaches, des oberen Schambeinastes und des Os ilium → alle Frakturen, die von der *Innenseite* des Beckens her stabilisiert werden.
  - *Weitere ventrale Zugänge:* Nach Smith-Petersen (bzw. iliofemoraler Zugang nach Letournel) und nach Stoppa.

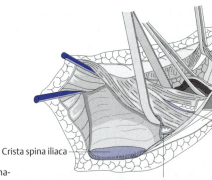

Abb. 81 Situs bei ilioinguinalem Zugang zum Becken

23.2 Azetabulumfraktur

- *Erweiterte Zugänge* (z. B. nach Judet und Letournel [erweiterter iliofemoraler Zugang]):
  - Seitenlage, Beinabdeckung beweglich, erlaubt die gleichzeitige Darstellung des ventralen und dorsalen Pfeilers sowie die Frakturreposition und Stabilisierung sowohl von der Außen- als auch von der Innenseite des Beckens her.
  - *Weitere erweiterte Zugänge und Modifikationen:* Maryland-Modifikation, Triradiate-Zugang.
  - ◐ *Merke:* Erweiterte Zugänge haben im Vergleich zu den einseitigen Zugängen eine erhöhte perioperative Morbidität!
- **Reposition:** Sorgfältiges Débridement der Frakturzonen, Zug am Bein bzw. Schenkelhals über perkutan eingebrachte Schanz-Schraube. Kniegelenk möglichst gebeugt lassen, um Ischiadikus-Überdehnung zu vermeiden.
- **Osteosynthese:** Nach der Reposition werden die Fragmente stabil mit Kortikalisschrauben oder Rekonstruktionsplatten fixiert.
- **Entfernung freier Gelenkkörper:** Konventionell offen – ggf. unter chirurgischer Luxation des Femurkopfes (Kocher-Langenbeck mit Trochanterflip n. Mercati).
- **Vorübergehende Oberschenkelextension:**
  - *Indikation:* Konservative Therapie einer zentralen Luxation.
  - *Vorgehen:* Einbringen eines 2,0mm starken Kirschnerdrahtes oder 4,5mm starken Steinmann-Nagels von medial nach lateral suprakondylär in Lokalanästhesie. Nach Spannen des Drahtes und Anlegen des Bügels Hochlagerung des Beines auf einer Giebel-Schiene und Zug in Längsrichtung mit 1/10 des Körpergewichtes (5–10 kg).

Nachbehandlung

- Bei konservativer Therapie: Siehe Therapieprinzipien (s. o.).
- Bei operativer Therapie:
  - Einige Tage Bettruhe (Wundheilung, Rückgang der Schmerzen).
  - Danach Mobilisation unter Teilbelastung mit 15kg für 12 Wochen.
  - Röntgenkontrollen: Direkt postoperativ, nach Mobilisierung, 6 Wochen und 3 Monaten.
  - Metallentfernungen sind nicht indiziert.

Prognose

- Hüftgelenkarthrose abhängig vom Verletzungsschweregrad und der operativ erzielten Gelenkkongruenz.
- Femurkopfnekrose abhängig von der Dauer einer Luxation.
- Die Rate an heterotopen Ossifikationen soll durch prä- bzw. postoperative Bestrahlung (bis 7–8 Gray) sowie Indometacin 50mg täglich über 3 Monate gesenkt werden können.

23.3 Innere Beckenverletzungen

Grundlagen

- **Definition:** Verletzungen der Beckenorgane, Leitungsbahnen (Gefäße und Nerven), Muskeln, Faszien und Haut.
- **Ursache, Verletzungsmechanismus:**
  - Schutzfunktion des Beckenringes durch grobe stumpfe oder perforierende Gewalt aufgehoben.
  - Mitzerreißung (Venenplexus, Urethra) und Einklemmung (*Plexus lumbosacralis*) bei groben knöchernen Verschiebungen oder Perforation (Blase) und Intimaläsion (Arterie) durch spitze Knochenfragmente sowie Berstungen durch schlagartige intraabdominelle Drucksteigerung (Zwerchfell, Beckenboden).
  - Sekundäre Rupturen (Peritoneum), Nekrosen (Rektumwand) oder Verschlüsse (Vene) durch Hämatomdruck.
  - Blutungen haben drei Quellen und deshalb häufig eine erhebliche Dynamik: präsakrale und paravesikale Venenplexus, spongiöse Frakturzonen sowie arterielle Kollateralen. Zahlreiche Leitstrukturen eröffnen Räume, in die sich die Blutungen wie über einen Kamin ausbreiten können.

Klinische Symptomatik, diagnostisches Vorgehen

- Siehe Beckenringverletzung S. 232.

Therapieprinzipien und Operationstechnik

- **Retro-, extra- und intraperitoneale Blutungen:**
  - Bei Kreislaufstabilität engmaschige sonographische Kontrolle.
  - Bei Kreislaufinstabilität operative Tamponade (S. 236).
  - Bei Symptomatik durch Druck (z. B. periphere Störung der Sensibilität und Motorik, mechanischer Ileus) chirurgische Hämatomausräumung. Gelegentlich können größere Gefäßverletzungen unterbunden oder übernäht werden.
- **Harnblasenrupturen** (Therapie je nach Ausdehnung):
  - Extraperitoneal, klein mit feinem Kontrastmittel-Austritt in der Zystographie: Konservativ.
  - Extraperitoneal, groß mit großem Kontrastmittel-Leck in der Zystographie: Übernähung.
  - Intraperitoneal: Übernähung.
- **Harnröhrenruptur:**
  - *Bei Schienbarkeit mit transurethralem Dauerkatheter von außen:* Konservatives Vorgehen mit zusätzlicher suprapubischer Harnableitung.
  - *Bei von außen mit transurethralem Dauerkatheter nicht zu erreichender Harnblase:* Operative Revision mit Darstellung der Ruptur und Auffädeln der Urethra von außen, ggf. auch von innen via Blaseneröffnung, Verbinden der beiden Katheter und Durchzug des äußeren von innen. Bei Totalruptur mit Dehiszenz leichten Dauerzug (200g) für eine Woche von außen installieren.
- **Verletzung der Ano-Rektums:** Indikation zur Anlage eines „defunctioning stomas" als doppelläufige, protektive Ileo- oder Kolostomie. Kleinere Verletzungen können nach einem intraoperativen „wash-out" übernäht und drainiert werden, Ausrisse machen eine Diskontinuitätsresektion bzw. die abdominoperineale Rektumexstirpation erforderlich.
- **Vaginalrupturen:** Übernähung, Durchstechungsligatur bei starker Blutung, Laparotomie bei intraperitonealer Ruptur.
- **Offene Verletzungen des Dammes:** „defunctioning stoma" wie bei anorektalen Verletzungen.

23.3 Innere Beckenverletzungen

- **Zwerchfellrupturen** werden genäht, der Thorax drainiert.
- **Beckenbodenverletzungen** werden bei fehlender Verschmutzung genäht, ansonsten gespült, offen gelassen, tamponiert und frühsekundär verschlossen.
- **Nervenläsionen:** Dekompression durch exakte Reposition und stabile Fixierung der Beckenringverletzung (s. 234). Bei Ausriss des Plexus lumbosacralis siehe Hemipelvektomie S. 236.

Nachbehandlung

- **Blutungen:** Bauchtücher sollten bei kontaminierten Wunden täglich, bei sterilen Verhältnissen nach Beherrschen der Blutgerinnungsstörung gewechselt werden. Die Tamponadenbehandlung wird abgeschlossen, wenn keine Blutungsneigung mehr besteht (vgl. Beckenringverletzung S. 236).
- **Harnblasenruptur:** Blasenspülung bis Urin klar, insgesamt 3 Wochen Urinkatheterdrainage.
- **Harnröhrenruptur:** Urinkatheterschienung für 4 Wochen.
- **Verletzungen des Dammes:** Sphinkter- und Beckenbodenverletzungen bedürfen sekundärer, aufwendiger Rekonstruktionen (z. B. „post-anal" oder „pre-anal repair").
- **Protektiv angelegte Stomata** werden frühestens 6 Wochen nach Anlage zurückverlegt. Vor der Rückverlegung muss man sich von der einwandfreien Integrität und Funktion des ausgeschalteten Dickdarmes überzeugen (rektale Untersuchung, Sphinktertonus, Prokto-Rekto-Koloskopie, Kolonkontrasteinlauf, Sphinktermanometrie, Quarkeinlauf).

Prognose

- Die Begleitverletzungen sind wichtige Vektoren für die Prognose der Beckenfraktur.
- Sepsis und Multiorganversagen werden durch offene Traumata und innere Verletzungen begünstigt.
- Harnröhrenstrikturen sind nach Rupturen häufig.
- Allgemein schlechte Rückbildungstendenz neurologischer Symptome (Plexusschaden, Kontinenz, Sexualfunktion).
- MdE bis 70 % bei neurologischen oder Organfolgeschäden.

24.1 Hüftgelenkluxation

Grundlagen

- **Definition:** Luxation des Femurkopfes aus der Hüftgelenkpfanne.
- **Ursache, Verletzungsmechanismus:** Einwirkung massiver Gewalt (Stoß- und Hebelkraft), z. B. bei Verkehrsunfällen oder Stürzen aus großer Höhe. Typisch sind sogenannte „dashboard-injuries" (= massives Knieanpralltrauma am Armaturenbrett bei PKW-Unfällen, wobei die Krafteinwirkung über die Vorderseite des gebeugten Kniegelenks oder bei gestrecktem Knie über die Fußsohle erfolgt und zur Luxation des Hüftgelenkes führt).
- **Klassifikation** (Abb. 82):
  - *Dorsale Luxationen:* Luxatio posterior iliaca, Luxatio posterior ischiadica.
  - *Ventrale Luxationen:* Luxatio anterior pubica, Luxatio anterior obturatoria.

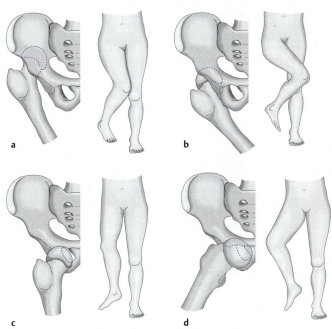

Abb. 82 Schematische Darstellung der Einteilung von Hüftgelenkluxationen (nach Wiedemann, Braun, Rüter). a) Luxatio posterior iliaca, b) Luxatio posterior ischiadica, c) Luxatio anterior pubica, d) Luxatio anterior obturatoria

24.1 Hüftgelenkluxation

Klinische Symptomatik und Befunde

- Starke Schmerzen, Unfähigkeit der aktiven Bewegung des Beines und Taubheitsgefühl im Bein, Fehlstellung (s. u.).
- Beinverkürzung bei dorsalen Luxationen.
- Mögliche Begleitverletzungen: Frakturen (Abscherungen am Femurkopf, Abbrüche des dorsalen Pfannenrandes), zentrale Hüftluxation, Ischiadikusparese durch Überdehnung oder Druck, selten Gefäßverletzungen.

Diagnostisches Vorgehen

- **Anamnese:** Hochenergetisches Trauma?
- **Klinische Untersuchung** (klinische Symptomatik s. o.):
  - Eingeschränkte Motorik und federnde Fixation des Beines in Fehlstellung.
  - Deutliche Fehlstellung des Beines:
    - Bei *dorsaler Hüftgelenkluxation* ist das Bein verkürzt, in der Hüfte in Flexion, Innenrotation und Adduktion fixiert.
    - Bei *ventraler Hüftgelenkluxation* ist das Bein in der Hüfte in Außenrotation mit leichter Flexion und Abduktion fixiert.
  - Unter Umständen ist der luxierte Femurkopf von außen tastbar.
  - Exakte neurologische Untersuchung und Gefäßstatus der unteren Extremität. Der N. ischiadicus ist in 10–20 % mitverletzt (durch Dehnung oder direkte Verletzung durch Fragmente). Wegen seiner exponierten Lage ist der fibulare Anteil des N. ischiadicus immer zuerst betroffen.
  - ○ *Prüfen des N. ischiadicus:*
    1. *Anteil* – N. peroneus profundus: *Motorisch* Dorsalflexion + Supination des Fußes (M. tibialis anterior, extensor digitorum longus et brevis) sowie Dorsalflexion der Zehen (M. extensor hallucis longus), *sensibel* Hautgebiet im Interdigitalraum Dig. I und II.
    2. *Anteil* – N. peroneus superficialis: *Motorisch* Pronation des Fußes (Mm. peronaei), *sensibel* Hautgebiet an der Außenseite des Unterschenkels und am proximalen Abschnitt des Fußrückens.
    3. *Anteil* – N. tibialis: *Motorisch* Plantarflexion (M. triceps surae), Adduktion und Supination des Fußes (M. tibialis posterior), Beugung der Zehen (Mm. flexor digitorum et hallucis longus), *sensibel* Versorgung von Wade, Beugeseite der Zehen, Außenseite des Fußes.
  - *Lokalisation von Begleitverletzungen:*
    - Fuß: Luxationsfrakturen des Lisfranc-Gelenkes oder Mittelfußfrakturen (S. 327, 330).
    - Kniegelenk: Binnenverletzungen des Kniegelenks (hinteres Kreuzband; s. S. 282), osteochondrale Frakturen des Kniegelenkes.
    - Femur: Fraktur des ipsilateralen Femurs (S. 262).
    - Becken: Azetabulumfraktur (s. S 238).
- **Bildgebende Verfahren in der Akutdiagnostik** → *Beckenübersicht:*
  - Symmetrische Darstellung der Oberschenkelköpfe in Größe und Lokalisation?
  - Symmetrischer Gelenkspalt?
  - Beurteilung der Rotationsstellung – Stellung von Trochanter major und minor?
  - Ab- oder Adduktionsstellung des Femurschaftes?
  - Schenkelhals-Fraktur?

24.1 Hüftgelenkluxation

▸ *Hinweis:* Keine weiteren Röntgenaufnahmen wegen zu starker Schmerzen beim Lagern des Patienten!
▸ **Bildgebende Diagnostik *nach* Reposition:**
  – *Konventionelles Röntgen:*
    • Beckenübersicht, Hüftgelenk in a.p.- und axialem Strahlengang, ggf. Ala- und Obturator-Aufnahmen (zum Ausschluss begleitender Azetabulumfrakturen).
    • Fragestellung: Exakte Reposition des Hüftkopfes und anatomische Stellung. Kalottenfragmente im Gelenkspalt? Verbreiterung des Gelenkspaltes als Zeichen von intraartikulär liegenden Fragmenten?
  – *Computertomographie:*
    • Indikation: Routinemäßige Untersuchung („Goldstandard") *nach Reposition* mit Knochen- und Weichteilfenster in 3-mm-Schichten.
    • Fragestellung: Stellung des Femurkopfes? Impressionsfrakturen? Subchondrale Frakturen? Osteochondrale intraartikuläre Frakturen/Fragmente? (wenn ja, exakte Lagebestimmung vornehmen). Impressionsfrakturen des Azetabulums → dorsale Randfragmente und deren Größe und Dislokationsgrad?
  – *Kernspintomographie:*
    • Indikation: Bei instabilem Hüftgelenk und/oder Verdacht auf Abriss des Labrum acetabulare und bei nicht erklärbarer Weitung des Gelenkspaltes.
    • Fragestellung: Eingeschlagene Anteile des Labrums ins Gelenk? Knorpelfragmente? Intraartikuläres Hämatom? Im weiteren Verlauf zur Früherfassung einer avaskulären Kopfnekrose.

Therapieprinzipien

1. **Sofortige Reposition (Zeitdruck!)** → wegen der Gefahr
   a) der Devitalisierung des Femurkopfes durch Zerreißung der Kapselgefäße,
   b) der Dehnung bzw. Schädigung des N. ischiadicus.
   → anschließend Stabilitätsprüfung, Extension und ggf. definitive Versorgung.
2. **Definitive Versorgung** *nach* sorgfältiger Reposition und weiterer diagnostischer Abklärung (Röntgen, CT und evtl. MRT).

Konservative Therapie

▸ Falls notwendig primäre Schockbehandlung und Sicherung der Vitalfunktionen.
▸ **Geschlossene Reposition „auf dem Brett" (Methode nach Böhler; Abb. 83):**
  – *Vorbereitung:* Allgemeinanästhesie und Muskelrelaxation.
  – *Vorgehen* (Abb. 83):
    • Der Patient wird in Rückenlage auf dem Röntgentisch oder am Boden auf einem Brett fixiert. Breite Gurte umfassen achtertourförmig das Knie des in Hüfte und Knie um 90° gebeugten Beines des Patienten und den Nacken des Operators, der über dem Patienten steht. Ein Assistent fixiert das Becken des Patienten auf der Unterlage.
    • Die Reposition erfolgt durch langsamen vertikalen Zug (= in Längsrichtung des Femur) und Innen- und Außenrotation am Unterschenkel sowie langsame Beugung des Hüftgelenkes auf 60–70 Grad.

24.1 Hüftgelenkluxation

- Durch geringfügige Rotationsbewegung und Adduktion in der Hüfte springt der Hüftkopf über das Azetabulum in das Gelenk (mit einem hörbaren „Schnappen"). Ein Lateralzug am proximalen Oberschenkel durch den Assistenten kann dabei hilfreich ein.
- Anschließend klinische Stabilitätsprüfung, Röntgen- und CT-Kontrolle. Nachbehandlung s. u.
- *Cave:* Bei Misserfolg umgehend offene Reposition anschließen!

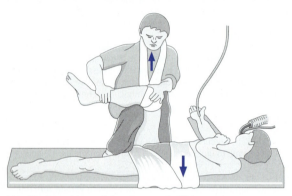

Abb. 83 Reposition auf dem Brett nach Böhler

Operative Therapie

- **Indikationen:**
  - Repositionshindernis (eine gedeckte Reposition ist hier nicht möglich).
  - Begleitverletzungen wie Azetabulumfraktur, Schenkelhalsfraktur, Femurkopf-Kalotten-Fraktur, instabiles Hüftgelenk, primäre Läsion des N. ischiadicus.
  - Sekundäre (nach der Reposition aufgetretene) Läsion des N. ischiadicus.
- **Operationstechniken:**
  - *Dorsaler Zugang (Kocher-Langenbeck):*
    - Indikation: Posterior liegende Fragmente im Azetabulum, große dorsale Labrumabrisse, Instabilitäten, dorsale Azetabulumrandfrakturen.
    - Vorgehen: Der Patient liegt in Seitenlage, „flexible Abdeckung" (das betroffene Bein wird so abgedeckt, dass es in Knie-und Hüftgelenk bewegbar bleibt).
  - *Ventraler Zugang (Smith-Peterson):*
    - Indikation: Ventral liegende Fragmente, Femurkopf-Kalotten-Fragmente.
    - Vorgehen: Der Patient befindet sich in Rückenlage, „flexible Abdeckung".
  - *Direkter lateraler und antero-lateraler Zugang (Watson-Jones):*
    - Indikation: Femurkopf-Kalotten-Fraktur mit gleichzeitiger Schenkelhalsfraktur, freie Gelenkkörper, Kopffraktur (zur Reposition und Fixation).
    - Vorgehen: Der Patient befindet sich in Rücken-, Halbseiten- oder Seitenlage. „Flexible Abdeckung". Der Zugang erfolgt lateral-transglutäal.

24.1 Hüftgelenkluxation

Nachbehandlung

- **Nachbehandlung bei konservativer Therapie:**
  - *A. Stabile Verhältnisse nach Reposition:*
    - Lagerung in flacher Schaumstoffschiene.
    - Mobilisation mit Teilbelastung (15kg) für 2 Wochen.
    - MRT-Kontrolle nach 3 Monaten zum Ausschluss einer Femurkopfnekrose.
  - *B. Bei instabilen Verhältnissen:*
    - Halten der Reposition in Extension.
    - Röntgendiagnostik und definitive operative Versorgung im Intervall (nach 2–7 Tagen).
- **Nachbehandlung bei operativer Therapie:**
  - Bettruhe bis zur Schmerzfreiheit. Medikamentöse Thromboembolie-Prophylaxe.
  - Teilbelastung 15kg für ca. 3 Wochen.
  - MRT-Kontrolle nach 3 Monaten.
- **Nachbehandlung bei Nervenläsionen:**
  - Wegen fehlender Hautsensibilität ist zur Dekubitus-Prophylaxe eine gute Pflege erforderlich.
  - 3–4 Wochen nach der Verletzung Elektromyographie (EMG) als Ausgangsinformation und prognostischer Parameter. Wiederholung 3 Monate nach dem Trauma. Ausschluss von Läsionen des Plexus lumbosacralis.

Prognose und Komplikationen

- **Prognose:** In 30–40 % der Fälle kommt es zu einer völligen Erholung, rezidivierende Luxationen sind selten.
- **Komplikationen:**
  - Nach verspäteter oder traumatisierender Reposition kann es zu einer Femurkopfnekrose kommen (in ca. 10 % der Fälle).
  - Häufigste Langzeitkomplikation ist die posttraumatische Arthrose (15 %), bei Kombination von Hüftluxation und Azetabulumfraktur in 90 % der Fälle.
  - Verletzungen des N. ischiadicus kommen in 10–20 % der Fälle vor.
  - Postoperative Komplikationen: Infektion, Läsion des N. ischiadicus, heterotope Ossifikation.

24.2 Femurkopffraktur

Grundlagen

- **Definition:** Manifeste oder stattgehabte Hüftluxation mit Femurkopffraktur.
- **Ursache, Verletzungsmechanismus:** Femurkopffrakturen treten auf bei dorsalen Hüftgelenkluxationen oder Hüftpfannenfrakturen. Ursache sind Abscherkräfte bzw. axial einwirkende Kräfte entlang der Femurachse bei Beugung des Hüftgelenkes um weniger als 60 Grad. Häufigster Unfallmechanismus ist die „dashboard-injury" (Knieanpralltrauma am Armaturenbrett). Seltener sind Impressionsfrakturen bei Hüftpfannenfrakturen.
- **Klassifikation:**
  - *Abscherfrakturen eines Kopfsegmentes* – Einteilung der Kalottenfraktur des Femurkopfes nach Pipkin (Abb. 84):
    - Typ I: Kaudal der Fovea, d. h. außerhalb der Belastungszone.
    - Typ II: Kranial der Fovea, d. h. innerhalb der Belastungszone.
    - Typ III: Typ I oder II in Kombination mit einer Schenkelhalsfraktur.
    - Typ IV: Typ I oder II in Kombination mit einer Azetabulumfraktur.

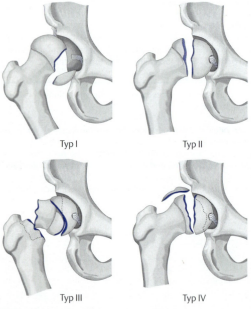

Abb. 84 Pipkin-Frakturen (Details siehe Text)

24.2 Femurkopffraktur

- *Impressionsfrakturen:*
  - Innerhalb der Belastungszone.
  - Außerhalb der Belastungszone.
  - „Bone bruises": In der Kernspintomographie deutlich erkennbare subchondrale/subkortikale „Knochenödeme" durch gesteigerte Flüssigkeitsansammlung und Hyperämie.
- *Knöcherne Ausrisse des Lig. capitis femoris.*

Klinische Symptomatik, diagnostisches Vorgehen

▶ Siehe Hüftluxation S. 245.

Therapieprinzipien

▶ **Siehe Therapieprinzipien bei Hüftgelenkluxation** S. 247: Sofortige Reposition, wenn möglich geschlossen.
▶ **Pipkin-I-Fraktur:**
  - *Das Kopffragment legt sich gut an* → konservative Therapie. Obligat Kontrolle durch konventionelles Röntgen und Computertomographie.
  - *Repositionshindernis bei Pipkin-I-Frakturen* → offene Reposition und Schraubenfixation oder Entfernung des Fragmentes.
▶ **Pipkin-II- bis -IV-Fraktur:** Offene Reposition und Osteosynthese.
▶ **Weitere Indikationen zum operativen Vorgehen:**
  - Instabilität mit Re-Luxationstendenz.
  - Impressionsfrakturen *in* der Belastungszone: Operative Anhebung der Gelenkfläche mit Unterfütterung mit Spongiosa.
  - Gelenkspalterweiterung mit eingeklemmtem Fragment (knöcherner Ausriss des Lig. capitis femoris).

Konservative Therapie

▶ Reposition, kurzfristige Ruhigstellung, und funktionelle Nachbehandlung (s. u.).

Operationstechniken

▶ **Vorbereitungen – Zugang:**
  - Am häufigsten ventraler Zugang nach Smith-Peterson.
  - Bei Frakturen im dorsalen Anteil oder bei zusätzlicher knöcherner Verletzung der dorsalen Pfannenregion erfolgt ein modifizierter dorsaler Zugang nach Kocher-Langenbeck (S. 248).
  - Bei begleitenden Schenkelhals- (S. 253) oder Azetabulumfrakturen (S. 238) werden entsprechende Zugänge gewählt.
▶ **Vorgehen:**
  - Der Femurkopf wird konzentrisch in die Pfanne reponiert, große Kopffragmente werden anatomisch reponiert und mit Titanschrauben fixiert, im Knorpelbereich wird der Schraubenkopf unter Knorpelniveau versenkt.
  - Kleinere Kopffragmente werden entfernt.

Nachbehandlung

▶ **Konservative Therapie:** Nach Reposition Lagerung in flacher Schaumstoffschiene. Frühfunktionelle Nachbehandlung mit Teilbelastung von 15kg über 2 Wochen. MRT nach 3 Monaten zum Ausschluss einer Femurkopfnekrose.

24.2 Femurkopffraktur

> **Operative Therapie:** Frühfunktionelle Nachbehandlung mit Teilbelastung von 15kg von 8 Wochen. Kontroll-MRT nach 3 Monaten zum Ausschluss einer Femurkopfnekrose.

Prognose und Komplikationen

> **Prognose:** Bei anatomischer Reposition und Ausbleiben einer avaskulären Kopfnekrose ist eine restitutio ad integrum möglich, ansonsten ist der weitere Verlauf abhängig vom Schweregrad der Verletzung, Dauer der Luxation, Anzahl der Repositionsversuche und Begleitverletzungen.
> **Komplikationen:**
> - *Läsion des N. ischiadicus:* Bei dorsaler Hüftluxation in 10–15% der Fälle, von denen sich 60–70% nach 6–8 Monaten zurückbilden.
> - *Avaskuläre Femurkopfnekrose:* In 25% der Fälle, abhängig von Dauer des Luxationszustandes. Kann bis zu 5 Jahre nach Luxation in Erscheinung treten. Frühzeitiges Erkennen durch MRT.
> - *Posttraumatische Arthrose:* In 10–30% der Fälle.
> - *Heterotope Ossifikationen:*
>   - Erhöhte Inzidenz bei offener Reposition mit zeitlicher Verzögerung, Patienten mit Schädel-Hirn-Verletzungen.
>   - Prophylaxe: Gabe von Indometacin und perioperative Bestrahlung (6–8 Gy).

24.3 Schenkelhalsfraktur

Grundlagen

- **Definition:** Fraktur des Femur-Schenkelhalses.
- **Ursache, Verletzungsmechanismus:** Sturz seitlich auf die Hüfte oder auf das gestreckte oder abgespreizte Bein. Im höheren Lebensalter (Osteoporose) häufig bei bereits geringer Krafteinwirkung. Ermüdungsfraktur bei extremer Coxa vara. Nur 5–7 % aller Schenkelhalsfrakturen durch Hochenergieverletzungen (Verkehrsunfälle, Sturz aus großer Höhe).
- **Klassifikation:** Schenkelhalsfrakturen werden unterschiedlich eingeteilt:
  - *Anatomische Einteilung:*
    - Mediale Schenkelhalsfraktur (intrakapsulär).
    - Basozervikale (= laterale) Schenkelhalsfraktur (extrakapsulär).
  - *Einteilung nach Dislokationsrichtung und Stabilität:*
    - *Abduktionsfraktur:* Valgus, meist verkeilt. Belastungsfähigkeit kann erhalten bleiben. Risiko der Kopfnekrose gering.
    - *Adduktionsfraktur:* Varus. Dislokation mit Verkürzung des Beines und Abkippen des Femurkopfes nach hinten (= Retrotorsion). Dorsaler Spongiosadefekt. Erhebliches Risiko der Femurkopfnekrose.
    - *Abscherfraktur:* Sehr instabil. Biomechanisch ungünstig: Pseudarthrosegefahr.
  - *Prognose-orientierte Frakturstadien (= Dislokationsgrade) nach Garden* (Abb. 85):
    - Garden I: Eingestauchte Abduktionsfraktur (gute Prognose).
    - Garden II: Axial leicht eingestauchte Fraktur ohne Dislokation.
    - Garden III: Dislozierte Adduktionsfraktur ohne Zertrümmerung der dorsalen Kortikalis.
    - Garden IV: Komplette Dislokation mit Unterbrechung der Gefäßversorgung, hohe Nekroserate des Hüftkopfes.

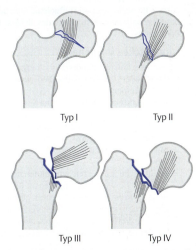

Abb. 85 Klassifikation nach Garden (Details siehe Text)

24.3 Schenkelhalsfraktur

- *Frakturtypen nach Pauwels* (Einteilung oft erst nach Reposition möglich) – Einteilung nach Neigung der Bruchebene zur Horizontalen (Abb. 86):
  - Typ I: Bis 30 Grad.
  - Typ II: 30–70 Grad.
  - Typ III: > 70 Grad.

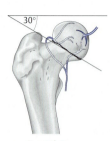 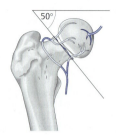 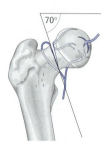

a Pauwels I **b** Pauwels II **c** Pauwels III

Abb. 86 Klassifikation nach Pauwels (Details siehe Text)

Klinische Symptomatik und Befunde

- **Instabile Frakturen:** Verkürzung (Trochanterhochstand) und Außenrotation des Beines. Schmerzen in der Hüfte und/oder Leiste, verstärkt besonders bei passiver Bewegung durch den Untersucher. Funktionsverlust des Beines. Eventuell lokales Hämatom oder Prellmarke.
- **Stabile Abduktionsfrakturen:** Keine Fehlstellung des Beines, schmerzfreie passive Beweglichkeit im Hüftgelenk, Anheben des gestreckten Beines möglich, häufig erhaltene Belastbarkeit des Beines. Eventuell lokales Hämatom oder Prellmarke.

Diagnostisches Vorgehen

- **Anamnese:** Entsprechenden Unfallhergang erfragen. Bei nur geringer Krafteinwirkung oder Ermüdungsbrüchen werden oft keine Besonderheiten vom Patienten bemerkt.
- **Klinische Untersuchung** (typische Symptomatik s. o.):
  - Funktionsausfall, d. h. Unvermögen, im Liegen das betroffene Bein anzuheben? Schmerzen bei aktiver und passiver Bewegung im Hüftgelenk? Stauchungs- oder Rotationsschmerz? Periphere Durchblutung intakt? Evtl. peripher-neurologische Defizite? Hämatom, Prellmarke?
  - *Cave:*
    - Klinische Frakturzeichen können bei eingestauchten Frakturen fehlen!
    - Möglicherweise nur Angabe von Kniegelenkschmerzen!
  - Bei polytraumatisierten Patienten gezielt nach möglichen Begleitverletzungen suchen, insbesondere nach Verletzungen des Fersenbeins und der Wirbelsäule, Verletzungen von Azetabulum oder Femurkopf, Bandverletzungen oder Frakturen im Hüft- oder Kniebereich.

24.3 Schenkelhalsfraktur

- **Röntgen:**
  - Beckenübersicht, Hüfte a.p. und axial.
  - Bei pathologischen Frakturen zusätzlich Ganzaufnahme des Oberschenkels zum Ausschluss distal gelegener Osteolysen.

Therapieprinzipien

- **Konservative Therapie:** Eingestauchte, stabile Abduktionsfraktur.
- **Operative Therapie:**
  - Alle instabilen Frakturen.
  - Eingekeilte Abduktionsfraktur, wenn eine Trümmerzone des dorsalen Schenkelhalses bzw. eine Retrotorsion über 30° vorliegt (axiales Röntgen).

Konservative Therapie

- Schmerztherapie: Lagerung des Beines in einer flachen Schaumstoffschiene.
- Atemgymnastik und Thromboseprophylaxe.
- Mobilisation: Sobald der akute Frakturschmerz abgeklungen ist (nach ca. 3 Tagen), Mobilisation unter krankengymnastischer Anleitung mit zwei Unterarmgehstützen unter Vollbelastung.
  - *Hinweis:* Außenrotation bei Lagerung und Mobilisation vermeiden!
- Enge radiologische Verlaufskontrolle (axialer Strahlengang zum Erkennen einer Dislokation), sofortige Röntgenkontrolle bei Schmerzen.

Operative Therapie

- **Operationszeitpunkt:**
  1. *Notfalleingriff:* Kopfhaltende Operation.
  2. *Geplante Operation:* Femurkopfprothese (bzw. bipolare Kopfprothese) meistens als programmierte Operation.
- **Osteosyntheseverfahren:**
  - *Kopfhaltend:*
    1. Verschraubung mit Spongiosaschrauben oder kanülierten Schrauben. Beim Kind, jüngeren Patienten und älteren Patienten mit guter Knochenqualität.
    2. DHS (Dynamische Hüftschraube, s. S. 259). Beim jüngeren und älteren Patienten mit guter Knochenqualität.
  - *Alloplastischer Ersatz:*
    1. Hemiarthroplastik mit Femurkopfprothese bzw. bipolarer (Duokopf-)-Prothese: Indiziert ab dem 60. bis 70. Lebensjahr unter Berücksichtigung des biologischen Alters; sofortige Vollbelastung.
    2. Totalendoprothese: Indiziert bei vorbestehender Koxarthrose.

Nachbehandlung

- **Bei konservativer, frühfunktioneller Therapie:** Vollbelastung und regelmäßige Röntgenkontrolle (nach 3 Tagen, 1/ 2/4/8/12 Wochen).
- **Bei Verschraubung bzw. Dynamischer Hüftschraube:** Teilbelastung 15kg für 10–12 Wochen bei kooperativen Patienten. Beim älteren Patienten sofort Vollbelastung.
- **Bei zementierter Prothese:** Sofortige Vollbelastung.

24.3 Schenkelhalsfraktur

Prognose und Komplikationen

- Konservativ behandelte Abduktionsfrakturen (Garden I): In 10–30% der Fälle sekundäre Dislokation, Femurkopfnekrose in 8–20% der Fälle.
- Garden III, IV: In 50–80% der Fälle Femurkopfnekrose.
- Eine Kopfnekrose kann bis zu 2 Jahre nach der Osteosynthese auftreten, insbesondere bei dislozierten intrakapsulären Frakturen. Seltener beim Jugendlichen und beim Kind.
- Lebensbedrohlich für ältere Patienten durch längere Bettlägerigkeit (Pneumonie, Urosepsis, Herzinsuffizienz, Dekubitus usw.).
- Pseudarthrose nach Osteosynthese von Abscherfrakturen → Valgisationsosteotomie und Osteosynthese mit Doppelwinkelplatten.
- Pfannendestruktion mit Protrusion oder „Impingement" des Prothesenkopfes, Lockerung des Prothesenschaftes (innerhalb Monaten bis Jahren). Prothesenluxation.

25.1 Pertrochantäre Fraktur

Grundlagen

- **Definition:** Proximale Oberschenkelfraktur, deren Bruchzone durch Trochanter major und minor zieht.
- *Abzugrenzen* ist dieser Bruchtyp von der lateralen Schenkelhalsfraktur (basozervikaler Typ) und von der subtrochantären Fraktur (die subtrochantäre Frakturzone beginnt unterhalb des Trochanter minor medial und unterhalb des Trochanter major lateral und reicht bis zum Übergang proximales – mittleres Schaftdrittel).
- **Ursache, Verletzungsmechanismus:**
  - *Direkter Sturz auf die Hüfte:* Typische Verletzung des höheren Lebensalters (Osteoporose), Begleitverletzungen sind selten.
  - *Hochrasanztrauma:* Hier als Teil einer Mehretagenfraktur des Femur.
  - *Polytrauma:* In Kombination mit Beckenverletzungen.
  - Pathologische Frakturen bei Tumorpatienten.
- **AO-Klassifikation** – Einteilung nach der „Stabilität" (Abb. 87):
  - *A1:* Einfache, stabile Fraktur, eine Bruchlinie, gute mediale Abstützung.
  - *A2:* Mehrfragmentfraktur, Tochanter minor völlig ausgebrochen, die mediale Abstützung fehlt.
  - *A3:* Intertrochantär, instabile Fraktur, Einfach- oder Mehrfragmentfraktur mit subtrochantärem Verlauf, „reversed fracture" mit quer verlaufender Bruchlinie.

Klinische Symptomatik und Befunde

- Verkürzung und Außenrotationsstellung des Beines.
- Lokal starke (Druck-)Schmerzen, Geh- und Stehunfähigkeit.
- Sensibilitätsstörungen, Hämatom, Prellmarke.

Diagnostisches Vorgehen

- **Klinische Untersuchung:** Typische Symptomatik s. o. Neurologische Untersuchung, Überprüfung der Durchblutungssituation (arteriell, venös).
- **Röntgen** Beckenübersicht, Oberschenkel a.p.
  - *Hinweis:* Die Lauensteinaufnahme ist sehr schmerzhaft und verzichtbar!

Therapieprinzipien

- **Konservative Therapie:** Nur bei undislozierter oder unvollständiger Fraktur.
- **Operative Therapie** bei jeder pathologischen und dislozierten Fraktur.

Konservative Therapie

- **Entlastung mit Gehstützen:**
  - Bei isolierter Fraktur des Trochanter major/minor schmerzorientierte Teilbelastung bis zur Beschwerdefreiheit.
  - Bei undislozierter pertrochantärer Fraktur Teilbelastung mit 20 kg für 4–6 Wochen nur beim jungen, kooperativen Patienten.
- *Cave:*
  - Sekundäre Dislokation möglich → Röntgenkontrollen!
  - Die konservative Behandlung dislozierter Frakturen mittels suprakondylärer Dauerextension ist obsolet!

25.1 Pertrochantäre Fraktur

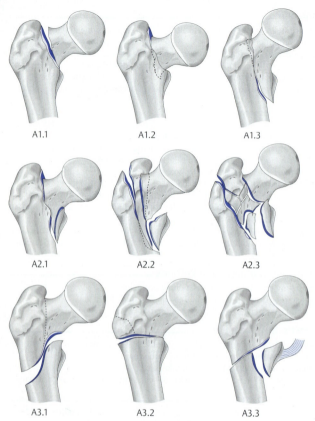

Abb. 87 AO-Klassifikation pertrochantärer Femurfrakturen

Operative Therapie – Allgemeines

- **Verfahrenswahl:** Die Auswahl richtet sich nach dem Frakturtyp. Ziel ist die frühe *Belastungsfähigkeit*.
- **Vorbereitungen:**
  - *Lagerung:* Rückenlage, Extensionstisch (Abb. 88), Reposition und Einstellung des Bildwandlers vor Beginn der Operation.
  - *Anästhesie:* Allgemeinnarkose oder Spinalanästhesie.
- **Zugang:** Hautlängsschnitt am lateralen proximalen Oberschenkel, die Ausdehnung nach kranial und kaudal hängt ab vom Operationsverfahren.
- **Stabile, einfache Frakturen** sind mit *allen* Operationstechniken sicher behandelbar (Techniken s. u.).
- **Instabile Frakturen:** Differenzierte Verfahrenswahl s. u.

25.1 Pertrochantäre Fraktur

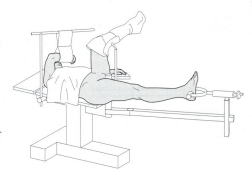

Abb. 88 Lagerung auf dem Extensionstisch zur Versorgung einer proximalen Femurfraktur. Der Bildwandler kann so ungehindert von der Gegenseite positioniert werden bei freier Schwenkmöglichkeit auch zur axialen Darstellung der Fraktur

Operative Verfahren bei instabilen Frakturen

1. Dynamische Hüftschraube (DHS; Abb. 89):
- *Vorteile:* Halb-geschlossenes Verfahren; „biologische" Osteosynthese ohne Frakturerötfnung, unter Belastung Kompression der Fraktur und damit schnellere Heilung.
- *Gefahren:* Bei ungenügender Reposition und fehlender medialer Abstützung kann die Fraktur in Varusstellung abkippen und die Schraube den Hüftkopf perforieren („cutting off"); ungeeignet für „reversed fractures" und subtrochantäre Frakturen.
- Die Platzierung des Führungsdrahtes ist der entscheidende Operationsschritt, das Schraubengewinde muss möglichst im medialen unteren Quadranten zu liegen kommen, der Schraubenschaft nahe am Adam-Bogen.
- Bei zusätzlicher Absprengung des Trochanter major ergänzende Schrauben-Osteosynthese, Trochanterabstützplatte oder Wechsel zu „*2.*"

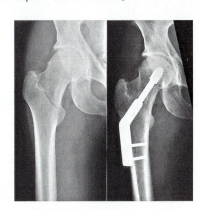

Abb. 89 Unverschobene trochantäre Femurfraktur, versorgt mit einer dynamischen Hüftschraube

25.1 Pertrochantäre Fraktur

2. **Intramedulläre Hüftschraubenosteosynthese** (Gamma-Nagel [Abb. 91], PFN – proximaler Femurnagel [Abb. 90]):
   - *Prinzip:* Kombination aus Hüftschraube und Femurmarknagel. Technisch aufwendiger und anspruchsvoller als die Hüftschraube. Da der Kraftträger intramedullär liegt, ist eine mediale Abstützung der Fraktur nicht notwendig, das Gleitschraubenprinzip bleibt dennoch gewahrt.
   - *Erweitertes Indikationsspektrum:* Alle instabilen und subtrochantären Frakturen.
   - *Gefahren:* Varuskippung des Schenkelhalses beim Einbringen des Nagels, laterales Ausbrechen des proximalen Nagelendes, Drehfehler bei ungenügender Reposition.
   - *Nachteile:* Beim langen Gamma-Nagel distale Freihandverriegelung.

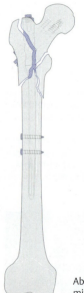

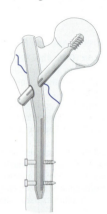

Abb. 91   Gamma-Nagel

Abb. 90   Per- und suptrochantäre Femurfraktur versorgt mit einem proximalen Femurnagel (PFN)

3. **Winkelplatten-Osteosynthese** (Abb. 92): Kondylenplatte oder 130°-Winkelplatte, stabile mediale Abstützung oder primäre Valgisation erforderlich.
4. **DCS-Platten-Osteosynthese.**
   - *Vorteile:* Optimale Frakturreposition möglich; geeignet für subtrochantäre Frakturtypen einschließlich „reversed fractures".
   - *Nachteile:* Offenes Verfahren, weite Frakturexposition, exakte Positionierung der Kondylenschraube trotz Platzierungshilfen schwierig, nicht belastungsstabil, für alte Patienten nur bedingt verwendbar, längere Nachbehandlung.

25.1 Pertrochantäre Fraktur

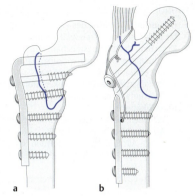

Abb. 92 a,b. Versorgungsmöglichkeiten trochantärer Femurfrakturen mit Winkelplatten.
a) mit Kondylenplatte bei intakter medialer Abstützung, b) mit 130°-Winkelplatte, spongiöser Zugschraube und Drahtzuggurtung des Trochanter-major-Fragmentes

5. **Bündelnagelung nach Ender:** „Historisches" Implantat, einfaches, frakturfernes Einbringen. Hohe Komplikationsrate: Drehfehler, Nagelperforationen, Nagellockerungen, sekundäre Dislokationen.
6. **Primäre Endoprothese:**
   - *Spezielle Indikation:* Ausgeprägte Koxarthrose, vorbestehende Hüftkopfnekrose oder ausgeprägte Osteoporose.
   - *Vorteile:* Primäre Belastungsstabilität.
   - *Nachteile:* Meist Zusatzosteosynthese am Trochanter major erforderlich, nur bedingt geeignet für subtrochantäre Frakturen.

OP-Nachbehandlung

- **Röntgenkontrollen:** Unmittelbar postoperativ, nach 1 Woche, vor und nach Beginn der Belastung.
- **Bündelnagelung, DHS, Gamma-Nagel und PFN:**
  - Eine Belastung vor Frakturkonsolidierung ist möglich.
  - Die Mobilisierung der meist sehr alten Patienten beginnt am ersten postoperativen Tag.
  - Beschwerde- und schmerzorientierte Teilbelastung bis zur Vollbelastung: Primär im sogenannten Gehwagen, später an Gehstützen.
- **Winkel- und DCS-Platten-Osteosynthese:**
  - Keine Frühbelastung!
  - Mobilisierung im Gehwagen oder an Gehstützen mit Fußsohlen-Boden-Kontakt und einer Teilbelastung von 20kg für 6–12 Wochen.
  - Bewegungsübungen der angrenzenden Gelenke, isometrische Kraftübungen, Gangschulung. Der alte, gehunsichere Patient ist nur bedingt mobilisierbar.
- **Metallentfernung:** Wird nur beim jungen Patienten (< 60.Lj.) empfohlen. Sie erfolgt nach radiologisch gesicherter Frakturheilung nach etwa 1 Jahr.

Prognose, Komplikationen

- **Prognose:** Konsolidierung der Fraktur in 6–8 Wochen.
- **Komplikationen:** Pseudarthrosen, Implantatbrüche/-ausrisse/-wanderungen.

25.2 Femurschaftfraktur

Grundlagen

- **Definition:** Frakturen des Femurschaftes, subtrochantär bis zum Übergang 5. bis 6. Sechstel suprakondylär lokalisiert.
- **Ursachen, Verletzungsmechanismus:**
  - Erhebliche Gewalteinwirkung, häufig bei Mehrfachfrakturen der unteren Extremität und bei Polytraumatisierten.
  - Verkehrsunfälle (PKW-Lenker, Motorradfahrer), Sturz aus großer Höhe.
  - Sportunfälle, pathologische Frakturen bei Tumorpatienten.
- **Klassifikation:**
  - *Weichteilschaden* nach Tscherne (geschlossen) und Gustilo (offen), S. 469.
  - *AO-Klassifikation* (s. Abb. 93):
    - A1–A3: Einfache Bruchformen mit 2 Fragmenten.
    - B1–B3: 2 Hauptfragmente (mit Kontakt zueinander) und 1 zusätzliches Keilfragment.
    - C1–C3: Komplexe Frakturen mit zusätzlichen Fragmenten, die Hauptfragmente haben keinen Kontakt mehr.

Klinische Symptomatik und Befunde

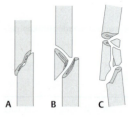

Abb. 93 Schema zur Frakturklassifikation der AO langer Röhrenknochen

- **Cave:** Hoher Blutverlust auch bei isolierter Femurfraktur, ein Polytrauma-Patient mit Femurfraktur hat immer einen Volumenmangel!
- Zeichen einer pathologischen Beweglichkeit.
- Starke Schmerzen.
- Beinverkürzung, Verformung des Oberschenkels.
- Unfähigkeit zur Hüft- und Kniebeugung.

Diagnostisches Vorgehen

- **Klinische Untersuchung:** Typische Symptomatik s. o.; Prüfung von Sensibilität und Durchblutung am Fuß.
- **Röntgen:**
  - Femur in 2 Ebenen.
  - Beckenübersicht.
  - Hüftgelenk und Kniegelenk müssen zumindest in einer Ebene notfallmäßig mitgeröntgt werden!
- **Angiographie:** Indiziert bei peripherer Pulslosigkeit und bei jedem Verdacht auf eine Gefäßläsion.
- **Logendruckmessung** bei V.a. Kompartmentsyndrom.

25.2 Femurschaftfraktur

Therapieprinzipien

1. **Volumenersatz,** ggf. weitere intensivmedizinische Therapie.
2. **Notfalloperation:** Nur in Ausnahmefällen (isolierte Femurfraktur, stabile Kreislaufsituation) Anlage einer Tibiakopfextension oder eines Fixateur externe bis zur möglichst frühzeitigen, definitiven operativen Versorgung.
3. **Konservativ** nur bei Kindern < 2–3 Jahre.

Operative Therapie – Allgemeines

- **Indikation:** Immer indiziert (außer bei Kindern < 2–3 Jahre). *Frühversorgung* anstreben!
- **Vorbereitungen:**
  - *Lagerung:* Rücken- oder Seitenlagerung mit oder ohne Extensionstisch (Abb. 94).

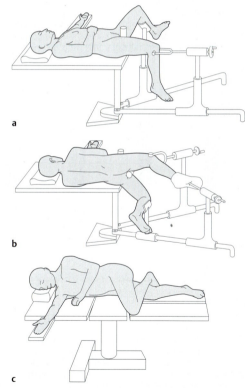

Abb. 94 a–c. Lagerungsoptionen zur Versorgung von Femurschaftfrakturen.
a) In Rücklagerung auf dem Extensionstisch, b) Seitenlagerung auf dem Extensionstisch, c) Seitenlagerung mit frei beweglicher Extremität

25.2 Femurschaftfraktur

- *Anästhesie:* Allgemeinnarkose.
- **Zugang:** Abhängig vom gewählten Operationsverfahren.

Operationstechniken

1. **Verriegelungsmarknagelung** *(Verfahren der Wahl)*, z. B. auch im „verzahnten Wechsel" nach primärer Anlage eines Fixateur externe nach Optimierung des Gesamtzustandes beim Polytraumatisierten, beim Schädel-Hirn-Trauma und/ oder zusätzlichen Thoraxtraumen (ARDS-Gefahr).

   ◉ *Hinweis:* Es gibt kein Marknagelsystem für alle Femurschaftfraktur-Typen!
   - *Allgemeine Grundlagen:*
     - Vorteile: Biologische Frakturheilung, geringe Infektionsgefahr, bestmögliche interne Stabilisierung, frühere Belastbarkeit, geringes Operationstrauma.
     - Probleme: Die distale Verriegelung erfolgt in Freihandtechnik → relativ häufig Drehfehler (Toleranz 15°).
     - Typen:
     a) *Ungebohrte Nagelsysteme* (= kein Aufbohren des Markraumes): Vorteile sind die geringere Markraumschädigung und der fehlende Totraum (unreamed femoral nail = UFN [Abb. 95], proximal femoral nail = PFN); von Nachteil ist die schwierige Führung des Nagels.

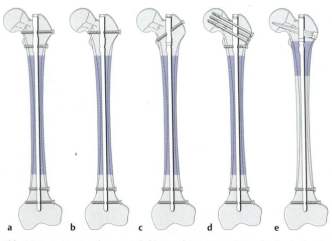

Abb. 95 a–e. Verriegelungsmöglichkeiten beim UFN: a) Standardtechnik mit statischer Verriegelung. b) Dynamische Verriegelung. c) Antegrade 130°-Verriegelung für subtrochantäre Frakturen („reversed type"). d) Bei ipsilateraler Schenkelhalsfraktur besteht die Möglichkeit der retrograden 130°-Verriegelung und der zusätzlichen Platzierung von Zugschrauben mit der miss-a-nail-Technik, um Kollisionen mit dem Marknagel zu vermeiden. e) „spiral-blade"-Verriegelung für subtrochantäre Frakturen

25.2 Femurschaftfraktur

   b) *Gebohrte Nagelsysteme* (= Aufbohren des Markraumes): Vorteile sind die Reposition über einen Führungsspieß und die bessere frakturnahe Verklemmung im Markraum.
  - *Subtrochantäre und proximale Femurfrakturen* → Marknagel mit Hüftkomponente:
    - Gamma-Nagel (S. 260).
    - Classic-Nagel.
    - UFN (unreamed femoral nail, s. o.) mit Spiralklinge.
    - PFN (proximal femoral nail, s. o.).
  - *Schaftfrakturen 2.–4. Fünftel des Schaftes:* Verriegelung bei stabilen Querfrakturen dynamisch; bei allen anderen Bruchformen statisch.
  - *Distale Femurschaftfrakturen:* Retrograde Verriegelungsnagelung. Einbringen des Marknagels durch das Kniegelenk von distal nach proximal (GSH-Nagel, retrograder ICN).
2. **Platten-Osteosynthese** (Abb. 96, 97):
   - *Hauptindikation:* Subtrochantäre Fraktur (→ Winkelplatte oder DCS), distale Femurfraktur. Allgemein bei Kontraindikationen einer Nagelosteosynthese.
   - *Vorteil:* Ubiquitär verfügbar, in Rückenlage möglich, Simultanoperation an anderen Gliedmaßen möglich.
   - *Nachteile:* Freilegen der Fraktur, Denudierung von Fragmenten, Gefahr des weiteren Blutverlusts, der Infektion und der Pseudarthrose, keine Belastungsstabilität.

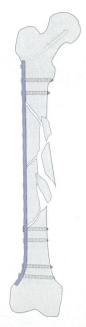

Abb. 96 Femurtrümmerfraktur, versorgt durch Überbrückungs-Ostheosynthese mit einer eingeschobenen Platte

25.2 Femurschaftfraktur

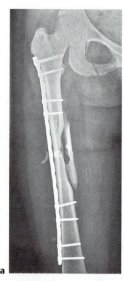 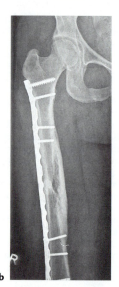

Abb. 97 a, b. Platten-Osteosynthese einer Femurschaftfraktur: a) Überbrückungs-Osteosynthese mit einer eingeschobenen Platte, b) Ausheilungsbild

- *Material, Möglichkeiten:* „Biologische" Implantate (LCDC-Platten aus Titan), evtl. Überbrückungs-Osteosynthese (Abb. 96, 97; ein Freilegen der Fraktur ist damit vermeidbar) bei ausgedehnten Trümmerfrakturen.
3. **Fixateur externe:** Als Erstbehandlung beim Polytraumatisierten, im Schock, bei offenen Frakturen Grad II–III, bei Kindern, sekundär bei Komplikationen als Ersatzverfahren oder aus logistischen Gründen.

OP-Nachbehandlung

► Abhängig von der Schwere der Gesamtverletzung und der Stabilität der Osteosynthese:
  - *Polytrauma (Fixateur externe):* Die Fraktur ist zunächst ausreichend stabil versorgt, der Patient kann intensivmedizinisch behandelt, z. B. in Bauchlage gebracht werden, die angrenzenden Gelenke können passiv beübt werden. Ein sekundärer Verfahrenswechsel auf eine Marknagel-Osteosynthese ist nach ausreichender Stabilisierung des Allgemeinzustandes immer anzustreben.
  - *Marknagel:*
    • Isolierte Femurfraktur, Querfraktur: Sofortige aktive und passive Physiotherapie; Vollbelastung sofort möglich.
    • Mehrfragmentfraktur: Aktive und passive Physiotherapie, Teilbelastung bis 15 kg für 6 Wochen, danach evtl. Dynamisierung und Aufbelasten.

- *Platten-Osteosynthese:* Nach 6 Wochen Röntgenkontrolle, zügiges Aufbelasten. Wenn nach 12 Wochen keine Konsolidierung eingetreten ist, zusätzliche Spongiosaplastik oder Verfahrenswechsel auf Marknagel.
- *Große Knochendefekte, mangelnde Kallusbildung:* Sekundäre Spongiosaplastik oder Verfahrenswechsel auf Marknagel.
▶ **Röntgenkontrollen:** Postoperativ, 1./6./12. Woche.
▶ **Metallentfernung:**
  - Nach 1,5–2 Jahren.
  - Bei Kindern nach 4–6 Monaten. Die Nachbehandlung bei Kindern ist abhängig vom Lebensalter und dem gewählten operativen Verfahren:
    - Platten-Osteosynthese: Teilbelastung für 4–6 Wochen.
    - Intramedulläre Implantate (Prevot-Nägel): Zügige, beschwerdeorientierte (Voll)belastung.

Konservative Therapie

▶ **Indikation:** Nur bei Kindern im Alter unter 2–3 Jahren.
▶ **Vorgehen:**
  - *Over-head-extension:* Beide Beine werden mittels Pflaster-Streckverbänden in 90°-Beugung und 20°-Abduktion im Hüftgelenk und gleichzeitiger Streckung im Kniegelenk gestreckt; das Gesäß muss dabei frei schweben.
  - *Röntgen-Kontrolle* nach 2–3 Wochen.
  - Bei Kallusbildung Umstellung auf Becken-Bein-Gips für weitere 2 Wochen.

Prognose und Komplikationen

▶ Frühe Komplikationen: Lagerungsschäden, Kompartmentsyndrom, tiefe Beinvenenthrombose, Schocklungensyndrom (ARDS).
▶ Späte Komplikationen: Infektion, Pseudarthrose, Achsenfehlstellungen, Drehfehler (Abb. 98).
  > *Hinweis:* Das „Implantatversagen" ist kein Materialfehler des Implantates (Platte oder Nagel), sondern das sichere Zeichen einer gestörten Bruchheilung!

25.2 Femurschaftfraktur

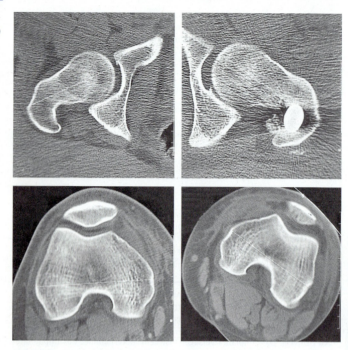

Abb. 98 Außendrehfehler nach Marknagelung einer linksseitigen Femurschaftfraktur. Drehfehler-Vermessung mit Hilfe der Computertomographie

25.3 Distale Femurfraktur

Grundlagen

- **Definition:** Frakturen im Bereich der Oberschenkelgelenkrollen mit oder ohne Beteiligung des Kniegelenkes.
- **Ursache, Verletzungsmechanismus:** Erhebliche Gewalteinwirkung erforderlich, PKW-Unfall mit Einklemmung der Insassen, Sturz aus großer Höhe. Bei 30 % der distalen Femurfrakturen liegt ein Polytrauma vor.
- **Klassifikation** (AO-Klassifikation; Abb. 99):
  - *A1–A3:* Extraartikuläre Fraktur (1 = einfach; 2 = Keil; 3 = Trümmerfraktur).
  - *B1–B3:* Intraartikuläre, monokondyläre Fraktur (1 = lateral/sagittal; 2 = medial/sagittal; 3 = frontal [inkl. sog. Hoffa-Fraktur]).
  - *C1–C3:* Intraartikuläre, bikondyläre Fraktur (1 = Spaltbruch; 2 = metaphysär mehrfragmentär/artikulär einfach; 3 = Trümmerbruch).

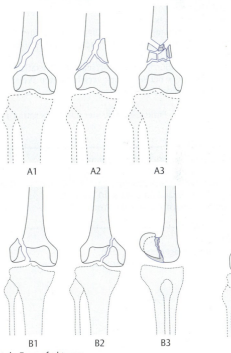

Abb. 99 Distale Femurfrakturen

Klinische Symptomatik und diagnostisches Vorgehen

- *Leitsymptom:* Schwellung, Gehunfähigkeit, starke Schmerzen
- **Klinische Untersuchung:**
  - *Lokales Verletzungsbild:* Verstrichene Kniekontur, Achsenabweichung, Weichteilverletzungen?

25.3 Distale Femurfraktur

  - *Mögliche Zusatzverletzungen beachten:*
    - Polytrauma: Vital bedrohliche Verletzungen?
    - Bei 15 % Patellafrakturen, bei 10 % Band-, Meniskus-, Knorpelverletzungen.
    - Nerven- und Gefäßverletzungen: Periphere Durchblutung, neurologischer Status?
- **Röntgen a.p. und seitlich:** Kniegelenk, zum Ausschluss von Begleitverletzungen auch proximales Femur, Becken.
- **Dopplersonographie, Angiographie:** Bei V.a. begleitende Gefäßverletzung.

Therapieprinzipien

- **Operative Therapie mit interner Osteosynthese** (Platte oder Nagel) ist die Therapie der Wahl. Prinzipien dieser Therapieform sind:
  - Weichteilschonung.
  - Keine ausgedehnte Frakturfreilegung.
  - Korrekte Lagebeziehung zwischen Kondylenachse und Femurlängsachse (7°), korrekte Rotation und geringe Antekurvation der Femurrollen gegenüber der Schaftachse.
  - Primäre Rekonstruktion des Gelenkes, sekundär Refixation an den Schaft.
- **Beim Polytrauma oder bei sehr stark verschmutzten Weichteilen,** die eine akute definitive Osteosynthese verbieten: Temporäre Transfixation mit Fixateur externe.
- **Undislozierte einfache Frakturen und/oder hohes Operationsrisiko:** Konservative Therapie (s. u.).

Konservative Therapie

- Zunächst Gipsschiene, evtl. Kniegelenkpunktion.
- Thromboseprophylaxe (S. 74).
- Nach Rückgang der Frakturschwellung am 6.–8. Tag zirkulärer Oberschenkelliegegips oder -tutorverband für etwa 8–10 Wochen.
- Röntgenkontrollen nach 1, 2, 4 und 8 Wochen.

Operative Therapie

- **Vorbereitungen:**
  - *Lagerung:* Rückenlagerung (Abb. 100).
  - *Anästhesie:* Allgemeinnarkose oder Spinalanästhesie.

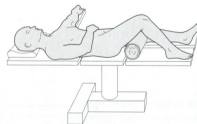

Abb. 100 Lagerung des Patienten zur operativen Versorgung einer distalen Femurfraktur (für retrograde Nagelung mit abklappbarer Fußplatte)

25.3 Distale Femurfraktur

- **Zugang:** Laterale Hautinzision bei Platten-Osteosynthese, mediale Kniearthrotomie bei Retrogradnagelung.
- **A-Frakturen:**
  1. *Kondylen- oder DCS-Platten-Osteosynthese* (Abb. 101): Freilegung der Fraktur nur, wenn offene Reposition und interfragmentäre Verschraubung bei einfacher Fraktur möglich ist. In allen anderen Fällen wird die Frakturzone nicht präpariert, sondern die „biologische" Tunneltechnik angewandt.

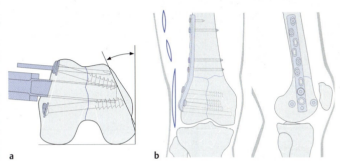

Abb. 101 Versorgung einer distalen Femurfraktur mit einer Kondylenplatte: a) Die Querschnittkizze zeigt die Platzierung der interfragmentären Zugschrauben und des Klingensitzes der Kondylenplatte. b) Ansicht der fertigen Montage in zwei Ebenen. In geeigneten Fällen können die Implantate in minimal-access-Technik eingebracht werden

  2. *Retrograd-Nagelung* (Abb. 102):
     - Vorteil: Geschlossene Reposition, intramedullärer Kraftträger.
     - Nachteil: Eröffnen des primär nicht verletzten Kniegelenkes.
- **B-Frakturen:**
  1. *B1, B2:* Offene Reposition und Zugschrauben-Osteosynthese (zwei 6,5mm-Spongiosaschrauben).
  2. *B3:* Offene Reposition und Kleinfragment-Spongiosaschrauben-Osteosynthese von vorne, gelegentlich bei maximaler Kniebeugung auch von dorsal (Schraubenköpfe im Knorpel versenkt). Empfehlenswert sind Titanimplantate.
- **C-Frakturen:** Als Verfahren kommen neben der Kondylenplatte auch die Kondylenabstützplatte (mangelnde Winkelstabilität!), DCS-Platten-Osteosynthese, Retrogradnagelung in Frage. Bei allen Techniken muss erst der Gelenkblock mittels Spickdraht- und Schrauben-Osteosynthesen rekonstruiert werden. Bei ausgedehnten suprakondylären Trümmerzonen ist die primäre Verkürzung eine Alternative zur primären oder sekundären Spongiosaplastik.
- **Optionen bei kindlichen Frakturen:** Die häufigste kindliche Frakturform ist die Aitken-I-Fraktur ohne Verletzung der Epiphysenfuge. Beim Kleinkind geschlossene Reposition und K-Draht-Osteosynthese, beim älteren Kind offene Reposition und Schrauben-Osteosynthese.

25.3 Distale Femurfraktur

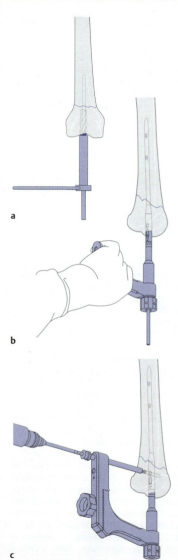

Abb. 102 a–c. Versorgung einer suprakondylären Femurfraktur mit einem distalen Femurnagel (DFN). a) Aufbohren des distalen Fragmentes und der distalen Markhöhle vom Kniegelenk her. b) Einbringen des distalen Femurnagels über den Führungsdraht. c) Distale Verriegelung über den aufgesetzten Zielbügel

25.3 Distale Femurfraktur

OP-Nachbehandlung

- Lagerung auf Schiene in ca. 30° Kniebeugung, Thromboseprophylaxe, abschwellende, schmerzlindernde Maßnahmen.
- Passive Mobilisierung ab 3./4. Tag post-OP (je nach Weichteilsituation).
- Passive und aktive, primär isometrische Physiotherapie.
- Teilbelastung 15–20kg je nach Frakturform für 6–8 Wochen (evtl. länger), danach Vollbelastung.
- Metallentfernung nach 1–1,5 Jahren.
- Bei Kindern: K-Draht- und Schrauben-Osteosynthese sind nicht übungsstabil → postoperative Gipsschiene, nach Wundheilung OS-Liegegips für 4 Wochen.

Prognose und Komplikationen

- **Komplikationen:**
  - *Achsenfehlstellungen:* v.a. Varus-Fehlstellungen > 5° sollten korrigiert werden.
  - *Behinderte Kniestreckung* bei Rekurvationsstellung der Kondylenrollen → suprakondyläre antekurvierende Korrekturosteotomie.
  - *Posttraumatische Arthrose* (abhängig vom primären Gelenkknorpelschaden).
  - *Retropatellararthrose* (verantwortlich für postoperative Schmerzen bei ca. 2/3 der Patienten).
  - *Implantatlockerung oder -bruch* → Spongiosaanlagerung und Verfahrenswechsel auf intramedullären Kraftträger.
  - *Bewegungseinschränkung* (Rezessusverklebung) → Arthroskopie, Arthrolyse.
  - Gelenk-Instabilitäten → Sekundärversorgung nach knöcherner Heilung, z.B. zum Zeitpunkt der Implantatentfernung.
- **Prognose:**
  - A-Frakturen heilen meist problemlos aus.
  - B-Frakturen führen selten zu posttraumatischen Atrhrosen, die laterale B-3-Fraktur hat häufig eine sekundäre Dislokation zur Folge mit lateraler Knieinstabilität und Valgusfehlstellung.
  - C-Frakturen haben eine hohe posttraumatische Arthrose-Rate.

26.1 Patellafraktur

Grundlagen

- **Ursache, Verletzungsmechanismus:**
  - Häufig direkte Gewalteinwirkung (Sturz auf das gebeugte Kniegelenk, Anprall an Armaturenbrett), eher selten indirekte Gewalt durch Zug.
  - Osteochondrale Abscherfraktur bei Patellaluxation.
- **Klassifikation:**
  - *Nach dem Bruchlinienverlauf, der Fragment-Anzahl und Gelenkbeteiligung:*
    - Polabriss (Abb. 103d): Oben, unten (extraartikulär!).
    - Querfraktur (Abb. 103a), Längsfraktur (Abb. 103e).
    - Mehrfragment- und Trümmerbrüche (Abb. 103b, c).

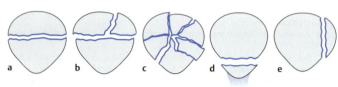

Abb. 103 Patellafrakturen. a) Querfrakturen, b) Mehrfragmentfraktur, c) Trümmerfraktur, d) Polfraktur, e) Längsfraktur

  - *Nach Dislokationsgrad und Knorpelbeteiligung:*
    - *Disloziert* (ab Stufenbildung > 2 mm oder einer Diastase > 3 mm): a) ohne Knorpelschaden (gute Prognose), b) mit Knorpelschaden (hohe Rate an postoperativen Femur-Patellar-Arthrosen).
    - *Undisloziert*: a) ohne Knorpelschaden (konservative Therapie), b) mit Knorpelschaden (z. B. auch Patellaluxation).

Klinische Symptomatik und diagnostisches Vorgehen

- **Leitsymptom:** Unfähigkeit, das Bein zu strecken bzw. gestreckt zu halten. Schmerzen, Instabilitätsgefühl.
- **Klinischer Befund:**
  - Lokale Frakturzeichen (Hämatom, Schmerzen), tastbare Fragmentdiastase.
  - Massiver (blutiger) Gelenkerguss, Schürfungen und Platzwunden über der Fraktur (direkte Gewalteinwirkung!), hoher Anteil von offenen Frakturen und Frakturen mit geschlossenem Weichteilschaden.
- **Röntgen in 2 Ebenen** (und eventuell tangential): Bei Ausschluss einer Patellafraktur zeigt ein Patellahochstand eine Ruptur des Lig. patellae, ein Patellatiefstand eine Ruptur der Quadrizepssehne.

Differenzialdiagnose

- **Patella bipartita oder auch tripartita:**
  - Typischerweise superior-lateral und beidseitig.
  - Vergleichsaufnahme mit Gegenseite; bei Unklarheiten evtl. Tomographie.

Therapieprinzipien

- **Undislozierte Frakturen und Längsfrakturen** (intraligamentäre Frakturen): Konservative Therapie (*cave* Patella bipartita, s. o.).
- **Dislozierte Quer- und Mehrfragmentfrakturen:** Operative Therapie; möglichst Früh-Operation!

26.1 Patellafraktur

Konservative Therapie

- *Hinweis:* Primär ambulante Behandlung möglich (abhängig von Alter, Compliance etc.).
- **Vorgehen:**
  - Abnehmbare Klettverschlussschiene.
  - Bei Gelenkerguss → Punktion (S. 31).
  - Gehstützen, Teilbelastung 20kg für 3 Wochen.
  - Thromboseprophylaxe (S. 74).
  - Nach 3 Wochen Beginn mit Aufbelastung, Motorschiene bis 60°.
  - Nach 6 Wochen Vollbelastung, Beugung über 90°.
  - Begleitende Physiotherapie (isometrische Übungen).
- **Alternative bei älteren Patienten:** Ruhigstellung im geschlossenen Tutor-Hartstoffverband bis zum Ende der 6. Woche unter Vollbelastung des Beines.

Operative Therapie

- *Hinweis:* Immer berücksichtigen, dass die Patella auf Zug beansprucht wird und dass nur ein übungsstabiles, aber *kein belastungsstabiles* Operationsergebnis erzielt werden kann!
- **Vorbereitungen:**
  - *Lagerung:* Rückenlagerung, das Kniegelenk ist gestreckt.
  - *Anästhesie:* Allgemeinnarkose oder Spinalanästhesie.
- **Zugang:** Längsschnitt oder Querschnitt über Patellamitte.
- **Vorgehen:**
  - *Zuggurtungs-Osteosynthese* (Abb. 104):
    - *Wahleingriff* bei Querfrakturen und Frakturen mit wenigen Fragmenten.

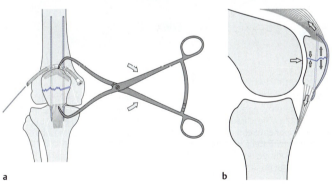

Abb. 104 a, b. Technik der Zuggurtungs-Osteosynthese bei einer Patellaquerfraktur. a) Die Fragmente werden mit einer spitzen Repositionszange adaptiert. Zwei parallele Kirschnerdrähte sichern Rotation und Translation, die Drahtzuggurtung wird über eine Hohlkanüle durch die Strecksehne geführt. b) Die Zuggurtungsdrahtschlinge muss über die Ventralseite der Patella geführt und angezogen werden. Bei physiologischer Bewegung entsteht so eine dynamische interfragmentäre Kompression

26.1 Patellafraktur

- Eine alleinige ventrale Drahtschlinge ist nicht ausreichend → zunächst Spickdrähte längs einbringen zur Sicherung gegen Rotation und Translation → um die Drahtenden eine Drahtschlinge in Achtertour legen.
- Damit liegt die Drahtschlinge maximal ventral, ist gegen Durchschneiden der Sehnen gesichert und kann den gewünschten Zuggurtungseffekt auf die Gelenkfläche ausüben.
  - *Schrauben-Osteosynthese* (Abb. 105):
    - Nur bei Querfrakturen, unterem Polabriss oder Frakturen mit max 4 Fragmenten geeignet.
    - Kann ggf. in gedeckter Technik und unter arthroskopischer Kontrolle bei gering dislozierten Frakturen durchgeführt werden.
    - Kombination mit ventraler Drahtzuggurtung möglich.

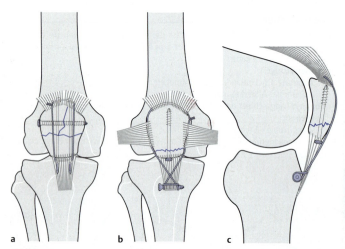

Abb. 105 a–c. Möglichkeiten der Schraubenosteosynthese bei Patellafrakturen. a) Die proximalen Patellafragmente werden zunächst durch eine interfragmentäre Zugschraube zu einem Fragment vereinigt, dann erfolgt über die Querkomponente eine klassische Drahtzuggurtung. b) Bei einem unteren Polabriss der Patella wird das distale Fragment mit einer Zugschraube fixiert und die Montage durch eine zusätzliche Drahtzuggurtung gesichert. c) Ansicht der Montage im Seitenbild

- *"Äquatoriale Zerklage"* (Abb. 106): Allenfalls als Zusatzmontage bei Mehrfragment- und Trümmerbrüchen anwendbar, ersetzt aber nicht die ventrale Zuggurtung.

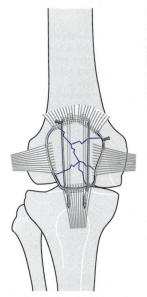

Abb. 106 Versorgungsmöglichkeit einer Patellatrümmerfraktur. Die Fragmente werden zunächst mit einer äquatorialen Zerklage zu einem Block komprimiert. Zum Ermöglichen einer funktionellen Nachbehandlung zusätzliche Sicherung mit einer klassischen Zuggurtungsosteosynthese

- *Partielle oder totale Patellektomie:*
  - Bei Mehrfragment- und Trümmerbrüchen richtet sich die Indikation zur akuten Patellektomie an den Möglichkeiten einer sinnvollen (!), übungsstabilen (!) Osteosynthese. Ist diese nicht möglich und somit die posttraumatische Femoropatellar-Arthrose unabweisbar vorprogrammiert, dann erspart die Sofort-Patellektomie dem Patienten unnötige langwierige und letztendlich erfolglose Folgebehandlungen.
  - Bei Trümmerbrüchen des unteren Pols mit oder ohne Abriss des Ligamentum patellae ist die Neuinsertion der Patellarsehnen nach unterer Polresektion sinnvoll.

OP-Nachbehandlung

- Hochlagerung auf Schiene, 10–20° Kniebeugung, Thromboseprophylaxe.
- Isometrische Quadrizepsübungen, schmerzorientierte passive Bewegungen (auf Motorschiene zunächst 0–20–60, zunehmend auf 0–0–90 steigern).
- Aktive Bewegungsübungen sobald wie möglich, Teilbelastung max. 15–20 kg für 6 Wochen, Gehstützen, danach Vollbelastung.
- Röntgenkontrolle: Postoperativ, nach 1 und 6 Wochen.
- In Ausnahmefällen bei älteren gehunsicheren Patienten Ruhigstellung im Hartstofftutor mit Vollbelastung.

26.1 Patellafraktur

Prognose und Komplikationen

- **Prognose:** Konsolidierung der Fraktur in 6–8 Wochen.
- **Komplikationen:**
  - Beugedefizit: Bis zur 12. Woche tolerabel.
  - Streckdefizit: Nicht tolerabel/erhöhter retropatellärer Anpressdruck → frühzeitiger Entschluss zur operativen Gelenklösung, evtl. arthroskopisch.
  - Pseudarthrose = fehlende Konsolidierung nach 8 Monaten. Spätestens zu diesem Zeitpunkt Reosteosynthese nach Pseudarthrosenresektion und Verkürzung der Patella oder Patellektomie.
  - Retropatellararthrose: Arthroskopisch sichern, Patellektomie empfehlen.
  - Infektion.
  - Sympathische Reflexdystrophie: Selten; im Röntgenbild bei Arthrose meist lokale feinfleckige Entkalkung (S. 495).
  - Belastungsabhängige Schmerzen, Dauerschmerzen.

26.2 Verletzungen des Kniestreckapparates

Grundlagen

- **Definition:** Quadrizepssehnenruptur, Patellarsehnenruptur, Patellaluxation.
- **Ursache, Verletzungsmechanismus:**
  - *Sehnenrupturen:*
    - Direkte (Schlag gegen die Sehne) und indirekte äußere Gewalt isoliert oder in Kombination mit Kapselbandläsionen.
    - Quadrizepssehnenruptur: Gehäuft beim älteren Patienten, meist liegen degenerative Veränderungen des Sehnengewebes vor.
    - Patellarsehnenruptur: Intraligamentäre Verletzung bei Knieluxationen, unterer Patellapolabriss, Abriss von der Tuberositas tibiae (selten).
  - *Patellaluxation:* Meist durch Muskelzug des Vastus lateralis bei Disposition (X-Beine, Patelladysplasie, Patellahochstand, Patellafehlgleiten) bei Jugendlichen im Wachstumsalter, selten als „traumatische" Verrenkung als Begleitverletzung bei Kapselbandläsionen.
- Keine Klassifikation.

Klinische Symptomatik und Befunde

- **Sehnenrupturen des Streckapparates:**
  - Schwellung, Bluterguss und lokale Druckschmerzhaftigkeit.
  - Unfähigkeit, das Knie zu strecken (*cave* Partialrupturen der Quadrizepssehne mit erhaltener Streckfähigkeit).
  - Lokal tastbare Delle an der Rupturstelle.
  - Unfähigkeit des sicheren Einbeinstandes.
- **Nicht reponierte Patellaluxation:** Fehlstellung tastbar, das Knie ist in Beugestellung, kann nicht gestreckt werden, sehr schmerzhaft.
- **(Spontan) reponierte Patellaluxation:** Lokaler Druckschmerz am medialen Retinakulum, abnorme Verschieblichkeit der Kniescheibe und Erguss (Hämarthros).

Diagnostisches Vorgehen

- **Klinische Untersuchung:** Typische Symptome s. o.
- **Röntgen** Knie in 2 Ebenen + Patella tangential – mögliche Befunde:
  - Patellahochstand bei Patellarsehnenruptur, nach Patellaluxation.
  - Patellatiefstand nach Quadrizepssehnenruptur.
  - Verkippung der Patella nach lateral in der Tangentialsicht nach Patellaluxation, Dysplasiezeichen.
- **Sonographie:** Darstellung der Ruptur.
- **Arthroskopie:** Bei reponierter Patella und Hämarthros unklarer Genese.

Therapieprinzipien

- **Partialruptur der Quadrizepssehne:** Konservative Therapie.
- **Komplette Sehnenruptur des Kniestreckapparates:** Operative Therapie.

Konservative Therapie

- Ruhigstellung im Tutor für 2 Wochen, dann funktionelle Therapie → Bewegungsübungen, Krafttraining, Stabilisierungsübungen.

26.2 Verletzungen des Kniestreckapparates

Operative Therapie

- **Prinzip:** Direkte Sehnennaht mit Augmentation und/oder Refixation an die Patella.
- **Vorbereitungen:**
  - *Lagerung:* Rückenlagerung, Kniegelenk gestreckt.
  - *Anästhesie:* Allgemeinnarkose, Spinalanästhesie.
- **Zugang:** Längsschnitt über Quadrizeps- oder Patellarsehne.
- **Vorgehen bei Quadrizepssehnenruptur**
  - Direkte Naht, Augmentation mit resorbierbarer Kordel (PDS), die als Cerclage durch ein Bohrloch der Patella gelegt wird.
  - Refixation an den oberen Patellapol durch 4–6 Bohrkanäle.
  - Das Kniegelenk – das bei einer solchen Ruptur immer eröffnet ist – wird durch fortlaufende Naht der Synovialmembran verschlossen.
  - Das seitliche Rissgebiet wird durch zusätzliche U-Nähte oder Flaschenzugnähte gesichert.
  - *Spezielle Nachbehandlung:*
    - Ruhigstellung des Kniegelenkes durch Kniehülse.
    - Medikamentöse Thrombembolieprophylaxe, solange die Hülse getragen wird.
    - Frühzeitig Physiotherapie; schon in der ersten Woche isometrische Quadrizepsübungen durchführen lassen.
    - Bis zur 8. Woche geht der Patient unter Entlastung mit der Kniegipshülse, von der 9.–12. Woche erfolgt ein zunehmender Belastungsaufbau bis zum Gehen ohne Gehstützen.
    - Entfernung der Fäden am 12.–14. Tag postoperativ.
- **Vorgehen bei Patellarsehnenruptur**
  - Es wird eine transossäre Sehnennaht durch Bohrlöcher in der Patella und der Tuberositas tibiae durchgeführt; verwendet wird kräftiges langzeitresorbierbares Nahtmaterial (z. B. PDS, Maxon).
  - Die Naht der Sehne wird zur Verminderung der Zugbelastung zusätzlich durch eine sog. McLaughlin-Drahtschlinge zwischen Patella und Tuberositas tibiae gesichert.
  - Bei distalem Polabriss transossäre Refixation über Bohrkanäle.
  - *Spezielle Nachbehandlung* (frühfunktionell ohne Gips):
    - Medikamentöse Thrombembolieprophylaxe (S. 74) bis zum Beginn der Teilbelastung (4. Woche).
    - Nach dem Ziehen der Redondrainage (48h) mit geführten Beuge- und Streckübungen des Knies beginnen.
    - Für 4–6 Wochen geht der Patient mit Teilbelastung (15kg), beginnend mit Sohlenkontakt, ab der 6. Woche zunehmender Belastungsaufbau (5kg pro Woche dazu) bis zur Vollbelastung in der 12. Woche.

26.2 Verletzungen des Kniestreckapparates

Vorgehen bei Patellaluxation

- **Arthroskopie:**
  - *Indikation:* Nach dem Erstereignis sollte immer eine Arthroskopie zur Beurteilung der Gelenkschäden (Knorpelfrakturen an der medialen Facette und am lateralen Femurkondylus?) durchgeführt werden.
  - *Vorgehen:*
    - Hämarthros ausspülen, Knorpelfragmente entfernen (nur sehr große Fragmente können refixiert werden).
    - Naht des rupturierten medialen Retinakulums (nach Yamamoto) – u.U. offene Rekonstruktion (die offene Naht hat eine niedrigere Rezidivquote [2%] als die arthroskopische [8%]).
    - ◘ *Hinweis:* Durch die Schwäche des medialen Retinakulums nach der Erstluxation erfahren die Anlagefaktoren eine weitere prädisponierende Komponente, die das Rezidiv vorprogrammiert → große Bedeutung der Rekonstruktion des medialen Retinakulums nach der Erstluxation! Eine zusätzlich laterale Retinakulotomie mindert die Rezidivrate nicht!
    - Weitergehende Eingriffe erst beim Rezidiv (s. u.).
- **Vorgehen bei anhaltenden Beschwerden und beim Rezidiv:**
  - Vor erneuten operativen Maßnahmen immer konservativ funktionelle Therapie zur Beseitigung muskulärer Defizite und einer Dysbalance der Quadrizepsmuskulatur!
  - Erneute diagnostische Arthroskopie zur Beurteilung des Patellagleitverhaltens.
  - Bei lateralisierter Patella erfolgt in offener Technik eine laterale Retinakulumplastik und Medialisierung der Tuberositas tibiae nach Elmslie.

Allgemeine Nachbehandlung

- **Tutor** in Streckstellung für 2 Wochen bis Abschluss Wundheilung, Vollbelastung soweit toleriert.
- **Passive Bewegungsübungen** (Beginn nach Tutorbehandlung):
  - 3.–4. Woche 0-0-60 Grad.
  - 5.–6. Woche 0-0-90 Grad.
- **Ab der 7. Woche** Wegnahme der Tutorschiene und Krafttraining, keine Beugeeinschränkung.

Prognose und Komplikationen

- **Quadrizepssehnenruptur:** Häufig durch eine degenerative Sehnenerkrankung mitverursacht, gelegentlich liegt auch eine Femoropatellarthrose oder zumindest ein Knorpelschaden an der Kniescheibe vor → durch die notwendige längere Ruhigstellung wird *keine* schmerzfreie Ausheilung erreicht.
- **Patellarsehnenruptur:** Heilt häufig unter Verkürzung (*cave* Patellatiefstand bei Anlage der Mc Laughlin-Schlinge). Nach Entfernen der Schlinge zunächst abwarten. Bei persistierendem Patellatiefstand und femoropatellärer Schmerzsymptomatik ist die Kranialisierung der Tuberositas tibiae indiziert.
- **Patellaluxation:** Hohe Rezidivrate nach Erstluxation → Vorgehen s. o.

26.3 Verletzungen des Kniebandapparates

Grundlagen

- **Betroffene Strukturen:**
  - *Mediale und laterale Stabilisatoren:* Ligamentum collaterale mediale (MCL), Ligamentum collaterale mediale obliqum (hinteres Schrägband, POL), dorsomediale Kapsel, Ligamentum collaterale laterale (LCL), Arkuatum-Komplex, Popliteussehne.
  - *Vorderes (ACL) und/oder hinteres Kreuzband (PCL).*
- **Ursache, Verletzungsmechanismus** (äußerliche direkte und indirekte Gewalteinwirkungen):
  - Außenrotation-Abduktion → MCL, ACL, Knieluxation.
  - Valgusverbiegung → MCL, POL, PCL, ACL, Knieluxation.
  - Varusverbiegung → Außenbandkomplex, Traktusruptur, Popliteussehnenruptur, ACL, PCL, Knieluxation.
  - Hintere Translation des Schienbeinkopfes (z. B. Sturz auf den Tibiakopf, Armaturenbrettanprall) → PCL, MCL, LCL, Knieluxation.
  - Extension-Innenrotation → isolierte ACL-Ruptur.
  - Hyperextension → dorsale Kapselruptur, ACL, MCL, LCL.
  - Hyperflexion → ACL.
- **Klassifikation** (es gibt keine einheitliche Klassifikation der Kniebandverletzungen und der Knieinstabilitäten):
  - *Orientierung am Grad der Aufklappbarkeit und dem Grad der translatorischen Verschieblichkeit* (nach Fetto-Marshall):
    - Grad I: 2–5mm.
    - Grad II: 6–10mm.
    - Grad III: > 10mm.
  - *Graduierung des Pivot-shift-Phänomens* nach Jakob (= Subluxationsphänomen bei isolierter vorderer Knieinstabilität) erlaubt eine Schweregradeinteilung der translatorischen und Rotationsinstabilitäten:
    - Siehe Tab. 29.
    - Vorgehen: Beim liegenden Patienten wird durch den Untersucher das Knie in Streckstellung gebracht. Unter Zug und Innenrotation des Kniegelenks am Schienbeinkopf wird eine Subluxation nach vorne ausgelöst. Dann wird das Knie durch den Untersucher gebeugt. Bei etwa 30° Kniebeugung erfolgt die „spontane" Reposition des Kniegelenks („Schnappen").

Tabelle 29 Graduierung des Pivot-shift-Phänomens nach Jakob

	medial	lateral	entspricht Pivot-shift
normal	2,8	4	
Instabilität Typ A	5	11	Grad I (+)
Instabilität Tyb B	10	18	Grad II (++)
Instabilität Typ C	15	22	Grad III (+++)
Instabilität Typ D	15–3	22–12	reversed Pivot-shift

26.3 Verletzungen des Kniebandapparates

Klinische Symptomatik

➤ Bei einem Distorsionstrauma wird ein Riss verspürt, manchmal ein Knacken oder ein Knall. Es kommt zu einem subjektiv bemerkbaren Subluxieren (Wegknicken) mit Instabilitätsgefühl, das Knie wird dick (Erguss), die Beweglichkeit dadurch eingeschränkt.

Diagnostisches Vorgehen

➤ **Klinische Untersuchung:**
  - *Lokalbefund:* Weichteilschwellung, Kontusionsmarken, Erguss, Hämatome, Bewegungsprüfung.
  - *Stabilitätsprüfung:* Patient in Rückenlage, möglichst entspannt, der Oberschenkel sollte der Untersuchungsliege aufliegen, das Hüftgelenk gestreckt sein.
    1. Varus-/Valgus-Stabilität in Streckung.
    2. Varus-/Valgus-Stabilität in 30°-Beugung.
    3. Lachman-Test: In Beugestellung von 20–30° vordere Schublade (Unterschenkel nach oben/vorne ziehen, dabei Oberschenkel fixieren) bezüglich Translation und Qualität des Anschlags prüfen (Abb. 107).

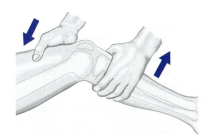

Abb. 107 Lachman-Test (siehe Text)

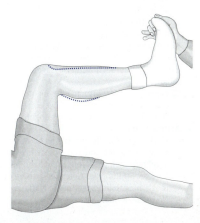

Abb. 108 Posterior-sag-sign (siehe Text)

26.3 Verletzungen des Kniebandapparates

4. Schwerkrafttest: Die Tibia fällt spontan in die hintere Schublade, die Tuberositas tibiae ist nicht mehr prominent (= posterior-sag-sign) (Abb. 108).
5. Hintere Schublade in 90°-Beugung: Der Patient liegt auf dem Rücken, das Knie 90° gebeugt. Bei Druck von vorne Translation nach hinten und Qualität des Anschlags prüfen (Abb. 109).

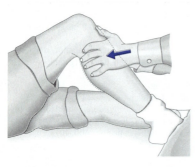

Abb. 109 Hintere Schublade (siehe Text)

- **Röntgen:**
  - *Kniegelenk in 2 Ebenen und Patella tangential* (evtl. Tunnelaufnahme nach Frik): Vor allem achten auf knöcherne Bandausrisse der Tuberositas tibiae, Kantenfragment am Tibiakopf („Segond"). Ein sog. Stieda-Pellegrini-Schatten (Verknöcherung am femoralen Innenbandansatz) zeigt alte Innenbandruptur an.
  - *Gehaltene Röntgenaufnahmen* sind nicht obligat für die frische Verletzung, sie sind aber zur Differenzierung chronischer Instabilitäten und zur Metrierung sehr wertvoll. Die Seitenbandinstabilitäten (analog auch die translatorischen Instabilitäten) werden nach dem Umfang des Aufklappens klassifiziert in
    - bis 5mm: +
    - 5–10mm: ++
    - > 10mm: +++
- **Kernspintomographie** (Abb. 110): Zur Diagnostik von Zusatzverletzungen an Menisken, Gelenkknorpel und Knochen („bone bruise") – *nicht* zur Diagnostik der Instabilität (auch wenn Aussagen über die Lokalisation der Bandverletzung möglich sind).

  Hinweis: Wenn primär eine nichtoperative Behandlung gewählt wird, ist die Kernspintomographie das einzige bildgebende Verfahren, in dem das Ausmaß des Gelenkschadens dokumentiert werden kann.

- **Arthroskopie:**
  - *Indikation:* Zur Diagnostik nicht mehr obligat. Bei unklarem klinischem Befund (stabiles Knie mit Hämarthros) oder unsicherem MRT-Befund (Aussagekraft bzgl. vorderem Kreuzband begrenzt).
  - *Vorteile:* Spülung des Gelenkes, sichere Aussage über das vordere Kreuzband möglich, Stabilitätsprüfung in Narkose.
  - *Nachteile:* Keine.

26.3 Verletzungen des Kniebandapparates

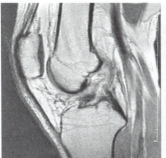 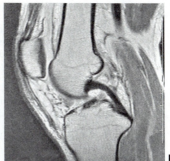

Abb. 110 a, b. Darstellung der Kreuzbänder im MRT: a) Ruptur des vorderen Kreuzbands, b) intaktes hinteres Kreuzband

Therapieprinzipien

- **Allgemein:** Die Wiederherstellung des Bandhaltes ist unabhängig vom Lebensalter und vom Ausmaß der Verletzung nichtoperativ und operativ möglich, wobei unabhängig von der Therapiewahl Residualinstabilitäten verbleiben können, die Folgeeingriffe notwendig machen. Eine generelle Therapieempfehlung für die Akutbehandlung von Kniebandverletzungen gibt es nicht.
- **Knieluxation mit begleitenden Nerven- und Gefäßschäden:** Wiederherstellung der Gefäßstrombahn, Revision von N. tibialis und N. peronaeus und als Mindestanforderung externe Stabilisierung mittels transfixierendem Fixateur externe.
- **Einbandverletzungen:** Konservativ gute Therapieerfolge. Die funktionelle Therapie der isolierten Innenbandruptur liefert sogar bessere Ergebnisse als die operative Behandlung.
- **Komplexe Bandverletzungen:**
  - *Derzeit nicht unumstrittener Strategiewandel:* Verzögerte Versorgung des Zentralpfeilers durch Ersatzplastik nach primär konservativer Therapie der Seitenbandverletzung. Vorteil: Geringe postoperative Morbidität; Nachteil: Verlängerung der Behandlungdauer.
  - *Grad-III-Verletzung, v.a. bei der translatorischen Instabilität:* Unumstrittene OP-Indikation.
  - *Mediale Aufklappbarkeit um mehr als 10mm* (= Indiz für die Mitverletzung der hinteren Gelenkkapsel und/oder des vorderen Kreuzbandes): Mindestens arthroskopische Abklärung.

Konservative Therapie

- **Indikation:**
  - Isolierte Seitenbandverletzung (vor allem Innenbandruptur).
  - Isolierte Ruptur des vorderen oder hinteren Kreuzbandes (beim hinteren Kreuzband bei einer hinteren Schublade von < 10mm).
  - Kontraindikation zum operativen Vorgehen: Alter, fehlende Compliance, Weichteilschäden etc.

26.3 Verletzungen des Kniebandapparates

- **Vorgehen bei isolierter Innenband- und Kreuzbandruptur:**
  - *1. Woche:*
    - Bewegunglimitierender Brace (0–20–90).
    - Gehstützen zur beschwerdeorientierten Belastung.
    - Physiotherapie mit schmerzlindernden und abschwellenden Techniken.
  - *2. Woche:*
    - Freigeben der Streckung (0–0–90).
    - Vollbelastung.
    - Physiotherapie mit aktiven und passiven Bewegungsübungen, isometrisches Muskeltraining.
  - *3.–6. Woche:*
    - Erreichen der vollen Beweglichkeit des Kniegelenks.
    - Kraft- und Koordinationstraining, Abnehmen des Brace nach Ende der 6. Woche.

Operative Therapie von Kreuzband-Verletzungen – *Naht*

- **Indikation:** Femoraler Kreuzbandausriss v.a. bei Jugendlichen mit offenen Epiphysenfugen, bei komplexen Bandverletzungen (z.B. Kniegelenksluxationen), bei einer zusätzlichen Ruptur des Lig. patellae.
- **Vorbereitungen:**
  - *Lagerung:* Rückenlagerung, Knie gebeugt (60–90°), Beinhalter.
  - *Anästhesie:* Allgemeinnarkose, Spinalanästhesie.
- **Naht des vorderen Kreuzbandes** (arthroskopische oder offene Technik):
  - Nach Marshall oder Kirchmeier unter Berücksichtigung der Isometrie und der differenten Insertion des anteromedialen und posterolateralen Bündels des ACL.
  - Transkondylärer Bohrkanal und „over the top"-Auszug.
- **Naht des hinteren Kreuzbandes** (offene Technik; Abb. 111):
  - Aufgrund der besseren Durchblutung des hinteren Kreuzbandes hat die Naht des PCL bessere Erfolgsaussichten als die Nahtrefixation des vorderen Kreuzbandes. (Die Ersatzplastik des PCL ist wesentlich schwieriger und die Wiedererzielung der Stabilität unsicherer).

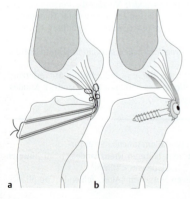

Abb. 111 a) Tibiale Naht des hinteren Kreuzbandes durch transossären Kanal. b) Verschraubung einer Abrissfraktur aus dorsalem Zugang

26.3 Verletzungen des Kniebandapparates

- Die Auszugsnähte werden durch zwei getrennte Bohrkanäle geleitet und über Knochenbrücken geknüpft. Um einem Dauerzug an der Naht durch das Zurücksinken des Schienbeinkopfes entgegenzuwirken, wird der Durchzug einer resorbierbaren Kordel (Antisubluxationsplastik) empfohlen.
- Beim tibialen Abriss des hinteren Kreuzbandes ist eine Naht nur bei gleichzeitig bestehender medialer Instabilität möglich, da sonst weder das Band gefasst noch die Bohrkanäle für die transossäre Naht korrekt gelegt werden können.

▶ **Prognose:** Insgesamt schlechtere Ergebnisse als bei Ersatzplastiken.

Operative Therapie von Kreuzband-Verletzungen – *Ersatzplastik*

▶ **Allgemeine Indikation:**
  - Primärversorgung bei komplexeren Kniebandverletzungen.
  - Verlust des vorderen oder hinteren Kreuzbandes mit/bei
    - Instabilitätssymptomatik.
    - Sekundärschäden am Innen- oder Außenmeniskus.
    - positivem Pivot-shift-Phänomen (S. 282).
    - hohem Aktivitätsniveau.
    - jugendlichen Patienten.

▶ **Vorbereitungen:**
  - *Lagerung:* Rückenlage, Kniegelenk um 90° gebeugt, Beinhalter.
  - *Anästhesie:* Allgemeinnarkose, Spinalanästhesie.

▶ **Zugang:**
  - *ACL offene Technik:* Längsschnitt über Patella.
  - *PCL offene Technik:* Längsschnitt über Patella, dorsaler Zugang über Kniekehle.

▶ **Mögliche Transplantate:** Ligamentum patellae (bone-tendon-bone-graft), Semitendinosus-Sehne (gedoppelt oder vierfach), Grazilis-Sehne (gedoppelt oder vierfach), Quadrizeps-Sehne, Allografts (aus Achillessehne oder Patellarsehne), Kunstbänder.

▶ **Vorderes Kreuzband** – Ligamentum-patellae-Drittel mit der gesamten tibialen und patellaren Knochenverankerung (am häufigsten) (Abb. 112):
  - *Indikation:* s. o.

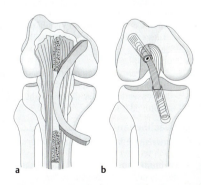

Abb. 112 a, b. Ersatzplastik des vorderen Kreuzbandes. a) Entnahme eines „bone-tendon-bone"-Transplantats aus dem mittleren Drittel des Lig. patellae mitsamt seiner tibialen und patellaren Knochenverankerung. b) Einziehen des Transplantats in vorbereitete Bohrkanäle, die Knochenblöcke werden mit Interferenzschrauben stabil im Knochenkanal verklemmt

26.3 Verletzungen des Kniebandapparates

- *Arthroskopische oder offene Technik?* → hinsichtlich des Ergebnisses gleichwertig, arthroskopische Technik mit geringerer Morbidität.
- *Einziehen des Transplantates* in vorbereitete Bohrkanäle, die Knochenblöcke werden mit Interferenzschrauben (Metall oder resorbierbar) stabil im Knochenkanal verklemmt.
- *Vorteil:* „Übungsstabilität".
- *Nachteil:* Erhöhte Morbidität durch die Transplantatentnahme (höhere postoperative Raten an femoropatellären Beschwerden und Streckproblemen).
- *Komplikationen:* Infektion, postoperative Bewegungseinschränkung (Streckdefizit), verbleibende symptomatische Instabilität, neurologische Störungen/Sensibilitätsstörungen (Ramus infrapatellaris des N. saphenus), femoro-patelläre Schmerzsymptomatik, Quadrizeps-Atrophie.

▶ **Hinteres Kreuzband:**
- *Indikation:* Entsprechende Instabilitätssymptome bei einer Translation nach hinten über 1 cm (→ gehaltene Röntgenaufnahmen).
- *Vorgehen:* Wesentlich schwieriger als bei vorderem Kreuzband. Es gibt ventrale und dorsale Techniken und Kombinationen mit intraoperativer Umlagerung des Patienten.

▶ **Knöcherne tibiale Ausrissverletzung des hinteren Kreuzbandes** (relativ häufig):
- *Direkt:* Dorsaler Zugang nach Trickey.
- *Indirekt:* Von ventral Refixierung mit Schrauben (die Refixierbarkeit von ventral richtet sich nach der Größe des Fragments und der Reponierbarkeit, z. B. durch ein Zielgerät).

▶ **Prognose:** Bei vorderem und hinterem Kreuzband der Naht überlegen.

Operative Therapie – Seitenbandverletzungen

▶ **OP-Indikation:** v.a. Ausrissverletzung (v.a. tibialer Abriss des medialen Kollateralbandes) und komplexe Seitenbandverletzungen (medial Mitverletzung des hinteren Schrägbandes und der dorsomedialen Kapsel, lateral Ruptur der Popliteussehne).

▶ **Vorbereitungen:**
- *Lagerung:* Rückenlagerung, Kniegelenk 30–60° gebeugt.
- *Anästhesie:* Allgemeinnarkose, Spinalanästhesie.

▶ **Zugang:**
- *Medial* Schrägschnitt im Verlauf des Lig. collaterale mediale.
- *Lateral* Schrägschnitt zwischen Fibulaköpfchen und lateralem Femurkondylus.

▶ **Vorgehen:**
- Allgemein: Freilegen der rupturierten Bandstrukturen.
- Intraligamentäre Rupturen: Direkte Naht (S. 541).
- Ausrissverletzungen: Rahmennaht und Fixierung mit Schrauben, Krallenplatte oder Anker.

OP-Nachbehandlung

◯ *Hinweis:* Sie kann nicht generell für alle Formen der Kniebandverletzungen gleich sein!

1. **Frühfunktionell:** Bei Naht oder Ersatzplastik des *vorderen Kreuzbandes* mit oder ohne Seitenbandversorgung:
   - Thromboseprophylaxe (*cave* Thromboserisiko ↑!; vgl. S. 74).

26.3 Verletzungen des Kniebandapparates

- Brace, bewegungslimitiert, Streckung sofort freigegeben (0–0–90).
- Gehstützen zur beschwerdeorientierten Teilbelastung, bei Schmerzfreiheit ist Vollbelastung möglich (siehe „konservative Therapie" S. 285).
- Physiotherapie (vgl. „konservative Therapie" S. 285):
  - 1. Woche: Schmerzlinderung.
  - 2. Woche: Besserung der Beweglichkeit.
  - 3. Woche: Beginn mit Kraft-/Koordinationstraining.
2. **Verzögert funktionell:** Bei Naht/Augmentation oder Ersatzplastik des *hinteren Kreuzbandes* mit/ohne Seitenbandverletzung *oder* bei isolierter Seitenbandverletzung:
   - Thromboseprophylaxe (S. 74).
   - Brace für eine Woche 0–20–20 blockiert.
   - Gehstützen, in der ersten Woche Teilbelastung 15kg.
   - Physiotherapie:
     - in der ersten Woche Gangschulung, PNF.
     - in der zweiten Woche Schmerzlinderung, Kniestreckung.
     - in der 3. und 4. Woche 0–0–60, Vollbelastung.
     - in der 5. und 6. Woche Kraft/Koordinationstraining.
     - ab der 7. Woche zunehmende Beugung bis 90°.
     - ab der 9. Woche Beugung unlimitiert.
   - Sport erst wieder nach 9 Monaten.

Prognose

- **Beste Heilungsaussichten** haben frühfunktionell behandelte isolierte Kollateralbandverletzungen.
- **Schlechteste Heilungsaussichten** haben die Ersatzplastiken des hinteren Kreuzbandes (50% nicht zufriedenstellende Ergebnisse).

26.4 Meniskusläsion

Grundlagen

- **Definition:** Symptomatischer Schaden des faserknorpeligen Kniegelenkmeniskus.
- **Altersverteilung:**
  - Im Kindesalter sehr selten (ausschließlich traumatische Ursache).
  - Häufigkeitsmaximum im 3. Lebensjahrzehnt, meist auf dem Boden einer fettigen, mukoiden Degeneration.
- **Ursache, Verletzungsmechanismus:**
  - *Primär traumatisch:*
    - Voraussetzung ist ein passives Verwindungstrauma mit/ohne Bandverletzung.
    - Typischerweise basisnaher Längsriss oder bis in die Basis reichender Radiärriss mit blutigem Gelenkerguss.
  - *Sekundär traumatisch* bei vorderer Instabilität; Schienbeinkopfbruch.
  - *Primär degenerativ:* Typischerweise Horizontalriss, Lappenriss, komplexe Rissformen.
- **Klassifikationen:**
  - Nach pathomorphologisch/ätiologischen (Groh), makrokopisch-morphologischen (Trillat), arthroskopisch-morphologischen Kriterien (Dandy).
  - 4 Grundtypen: Vertikalriss, Horizontalriss, Radiärriss, Lappenriss (Metcalf und Rosenberg).

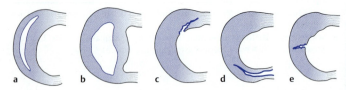

Abb. 113 Typische Meniskusrisse in Aufsicht. a) Längsriss, b) Korbhenkelriss, c) Hinterhornriss, d) Vorderhornriss, e) Querriss

Klinische Symptomatik und diagnostisches Vorgehen

- **Leitsymptom:** Schmerz, Blockierung, Schwellung, Reiben, Instabilitätsgefühl.
- **Klinische Untersuchung:**
  - Lokaler Druckschmerz, Überstreckschmerz, Überbeugeschmerz.
  - *Böhler/Krömer* (Adduktions- und Abduktionsschmerz): Bei Abduktion und Adduktion in Kniestreckung Auslösung eines Druck- oder Bewegungsschmerzes am inneren oder äußeren Gelenkspalt.
  - *Apley:* In Bauchlage wird bei um 90° gebeugtem Knie unter Zug oder Druck das Kniegelenk gedreht. Schmerz bei Außenrotation → Innenmeniskusschaden; Schmerz bei Innenrotation → Außenmeniskusschaden.
  - *Bragard:* Durch Beugung (Bragard I) und Außenrotation (Bragard II) gesteigerte Druckschmerzhaftigkeit am vorderen Kniegelenkspalt.
  - *McMurray:* Beim Stehen aus maximaler Beugung und Außenrotation provozierbares Schnappen.
  - *Steinmann I:* Schmerzen bei Außenrotation des Kniegelenks in 30°-Beugung.

26.4 Meniskusläsion

- *Steinmann II* (wandernder Druckpunkt): Ein lokaler Druckschmerz z. B. am medialen Gelenkspalt verlagert sich bei Beugung des Gelenkes nach hinten.
- *Payr:* Schmerzen beim Aufrichten aus dem Schneidersitz.
▶ **Röntgen:** Standardaufnahmen in 2 Ebenen, Tunnelaufnahme Frik, Patella tangential (zur Differenzialdiagnose – Ausschluss freier Gelenkkörper, Arthrose oder anderer Gelenkerkrankungen [Meniskusverkalkung, Chondrokalzinose, Osteochondrosis dissecans, Morbus Ahlbäck]).
▶ **Sonographie:** Erguss?, basisnaher Meniskus darstellbar.
▶ **Kernspintomographie** (Klassifikation nach Stoller): Indiziert bei unsicherer klinischer Diagnostik (die Aussagekraft des MRT bzgl. Meniskusschäden ist sehr hoch).

Tabelle 30 Klassifikation der Meniskusläsion im MRT nach Stoller

Schweregrad	Kriterien
Grad I	Signalanhebung im Meniskus ohne Kontakt zur Oberfläche
Grad II	lineare Hyperintensität ohne Verbindung zur Oberfläche
Grad III	Hyperintensität bis zur Meniskusoberfläche

▶ **Arthroskopie:** Zur Diagnostik nur als Alternative zur MRT, wenn ohnehin ein operatives Vorgehen geplant ist.
▶ **Arthrographie** (nicht mehr indiziert → MRT besser!).

Therapieprinzipien

▶ **Meniskusrefixation geht vor Meniskusresektion** (der Meniskus ist Drucküberträger, Stoßdämpfer und Stabilisator des Kniegelenks. Meniskusgewebe sollte – wenn irgend möglich – erhalten bleiben).
▶ **Für die Resektion gilt:** So viel wie nötig, so wenig wie möglich.

Konservative Therapie

▶ **Indikation:** Bei symptomatischen Meniskusläsionen zunächst mit konservativem Behandlungsversuch beginnen.
▶ **Kontraindikationen** (= nicht behandlungsbedürftig): Asymptomatische Meniskusläsionen (Zufallsbefunde bei Arthroskopien):
  - Stabiler inkompletter Längsriss.
  - Stabiler kompletter Längsriss < 1cm.
  - Radiärriss kleiner als die halbe Meniskusbreite.
  - Scheiben-Meniskus.
  - Lappenriss, der nicht über den Innenrand des Meniskus in den Gelenkspalt gezogen werden kann.
▶ **Vorgehen:**
  - *Kühlung, Entlastung, nichtsteroidale Antiphlogistika* (z. B. Diclofenac 3 × 50mg p.o.).
  - *Ggf. Repositionsmanöver zur Lösung einer Gelenkblockade:*
    - Kniegelenk maximal beugen → dann langsam strecken unter gleichzeitigem Aufklappen des betroffenen Gelenkspaltes (beim Innenmeniskusschaden Valgisation).
    - Bei starken Schmerzen Lokalanästhesie der Gelenkkapsel (z. B. 1ml Xylonest 1%).

26.4 Meniskusläsion

Operative Therapie

- **Indikationen:** Symptomatische Meniskusläsion, die der konservativen Therapie nicht zugänglich ist, Gelenkblockaden, Erguss.
- **Vorbereitungen:**
  - *Lagerung:* Rückenlage.
  - *Anästhesie:* Spinalanästhesie, Allgemeinnarkose, Lokalanästhesie.
- **Zugang:** Arthroskopische OP-Technik (S. 563).
- **Meniskusresektion** (Abb. 114):
  - *Total und subtotal (> 50 % Meniskussubstanz wird entfernt) – Indikationen:*
    - Nicht rekonstruierbarer, mehrfach zerrissener und/oder hochgradig degenerierter Meniskusschaden.
    - Scheibenmeniskus mit Längsriss bis in die Basis.
  - *Partielle Meniskusresektion (> 50 % des Meniskusgewebes bleibt erhalten) – Indikationen:* Therapie der Wahl bei allen nicht nahtfähigen Meniskusläsionen, also auch bei Korbhenkelrupturen, Horizontal- und Lappenrissen.
  - *Technik:*
    - Abgesehen von der Abtrennung des Korbhenkels vom Vorder- und Hinterhorn erfolgt die Resektion des Meniskusgewebes nach den Prinzipien von O'Connor in arthroskopischer Technik von zentral nach peripher, wobei nur der irreparabel beschädigte Meniskusanteil entfernt und in den stabilen Rand sparsam nachreseziert wird („Glätten", Débridement).
    - Arthroskopische Verfahren: Am häufigsten werden Stanzen verwendet, aber auch Scheren, miniaturisierte Meniskotome und Messer sowie rotierende Messer („Shaver"), Laser und Elektromesser.

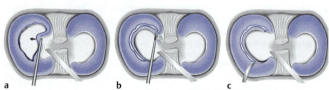

Abb. 114 a–c. Arthroskopische Resektion eines Korbhenkelrisses des Innenmeniskus. a) Luxation und Reposition des abgerissenen Korbhenkels mit dem Tasthäkchen. b) Abtragen der Anheftung am Hinterhorn. c) Abtrennen des Korbhenkels am Vorderhorn. Danach wird der resezierte Korbhenkelteil durch das Instrumentierportal extrahiert

- **Meniskusrefixation** (Heilung von Meniskusrissen ist möglich, wenn der Riss im oder am Randbereich der durchbluteten Zone liegt, die etwa an der 2/3-Grenze zur Kapsel liegt):
  - *Indikation:*
    - Alle breiten Korbhenkelrisse (Vertikal- oder Längsrisse).
    - Radiärrisse, die in den durchbluteten Randbereich reichen.
  - *Technik:*
    - Offene Naht (z. B. bei der Versorgung von Schienbeinkopfbrüchen oder bei basisnahen Längsrissen der Meniskushinterhörner),
    - Arthroskopische Naht in verschiedenen Techniken: outside-in, inside-out, all-inside, Kombinationen.

26.4 Meniskusläsion

- **Meniskustransplantation und -ersatz:** z. T. noch experimentelles Verfahren, vor allem allogene Transplantate werden verwendet.

OP-Nachbehandlung

- **Nach Resektion:**
  - Kühlung, nichtsteroidale Antiphlogistika (3 × 50mg Diclofenac für 1 Woche), Entlastung mit Gehstützen für einige Tage bis zur Schmerzfreiheit, bei Quadrizeps-Atrophie Krankengymnastik, Thromboseprophylaxe (S. 74).
  - Kontrolluntersuchungen am 2., 7. und 14. Tag postoperativ (Erguss, Beweglichkeit, Belastungsfähigkeit?).
  - Sportpause 4–6 Wochen.
- **Nach Meniskusrefixation:**
  - *Basisnaher Längsriss:* Nachbehandlung wie eine Innenbandruptur mit Orthese, beschwerdeorientierter Belastung und Krankengymnastik, 6 Wochen (siehe Nachbehandlung bei Innenbandruptur S. 288).
  - *Andere Rissformen:* Immobilisierung mit Orthese im Bewegungsausmaß 0–20–70, Teilbelastung für 4–6 Wochen.

Prognose

- **Der komplette Verlust des Meniskus** führt über einen Zeitraum von 20 Jahren in den meisten Fällen zur Postmeniskektomie-Arthrose des betroffenen Kompartiments.
- **Bei Erhalt des Randsaums und nach partieller Resektion** ist die Prognose wesentlich günstiger, unabhängig von der Operationsmethode. Der Vorteil der arthroskopischen Technik liegt in der kürzeren Morbidität.

27.1 Tibiakopffraktur

Grundlagen

> **Ursache, Verletzungsmechanismus:**
> - Stauchung, Translation, Rotation und Varus/Valgusverbiegung.
> - Kombination mit Kniebandverletzungen in 20–30 %.
> - Kombination mit Meniskusverletzungen lateral 13 %, medial 2,5 %.
> - Begleitverletzung (v.a. bei Luxationsfrakturen): Nerven 4 % (N. peronaeus), Gefäße 2 %.

> **Klassifikation:**
> - *AO-Klassifikation – intraartikulär/extraartikulär:*
>   - A extraartikulär.
>   - B monokondylär, Spalt- oder Impressionsfraktur.
>   - C bikondylär, Spalt- oder Impressionsfraktur.
> - *Luxationsfraktur – Moore-Klassifikation* (Abb. 115):
>   - Typ I: Spaltbruch der dorsomedialen Tibiakopfkondyle (Kondylenspaltbruch).
>   - Typ II: Kompletter Kondylenbruch = entire condyle (Einschluss der Eminentia).
>   - Typ III: Knöcherner Ausriss der lateralen Gelenkkapsel (rim-avulsion mit Segond-Fragment).
>   - Typ IV: Randimpression = rim-impression (mit Bandverletzung der Gegenseite).
>   - Typ V: Trümmerbruch mit Eminentia-Ausriss (four-part-fracture).

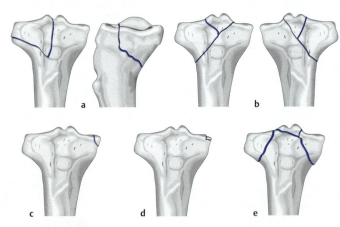

Abb. 115 Klassifikation der Luxationsfrakturen nach Moore (siehe Text)

Klinische Symptomatik und Befunde

> Schmerz, Schwellung, Hämatom, Belastungsunfähigkeit.
> Instabilität, Gelenkerguss.
> Selten: N. peronaeus-Schaden, Verletzung der A. und V. poplitea.

27.1 Tibiakopffraktur

Diagnostisches Vorgehen

- **Klinisch-apparative Untersuchung:**
  - Typische Symptome und Befunde s. o.
  - *Durchblutung:* Pulsstatus, Doppler, ggf Angiographie.
  - *Nervenfunktion* –sensibles und/oder motorisches Defizit?:
    - Direkte Verletzung des N. peronaeus durch hohe Fibulafraktur
    - Oder Defizit durch Kompartmentsyndrom → ggf Kompartmentdruckmessung! (S. 472).
  - *Weichteilschaden* (Tscherne/Gustilo G I–III, O I–III), geschlossen oft mit ausgedehntem Décollement (G III).
  - *Stabilitätsprüfung* ist wenig ergiebig und schmerzhaft.
- **Röntgen:**
  - *Standardmäßig* Kniegelenk a.p., seitlich und Schrägaufnahmen: Klassifikation der Frakturform.
  - *Konventionelle Tomographie* bei Impressionsfrakturen zur Darstellung des Imprimats und der Tiefe des Defektes.
- **Computertomographie** mit 3D-Rekonstruktion: Unterliegt hinsichtlich der Übersichtlichkeit der konventionellen Tomographie. Bei komplexer Luxationsfraktur hilft die 3-D-Rekonstruktion bei der OP-Planung.
- **Kernspintomographie** bei Luxationsfrakturen zur Beurteilung des Bandapparates und der Menisken.
- **Arthroskopie** bei minimal invasiver Osteosynthese (Spaltbrüche und wenig dislozierte Impressionsfrakturen).

Therapieprinzipien

- Wiederherstellung der korrekten Beinachse (wichtigstes Ziel), Prophylaxe sekundärer Achsabweichungen (Spongiosaunterfütterung, bei bikondylären Frakturen Doppelplattenosteosynthesen).
- Wiederherstellung der Gelenkflächen (radiologische Kontrolle in 2 Ebenen, ggf. Arthroskopie), Stufen und Spalte sind bis zu 2mm tolerabel.
- Spongiosaunterfütterung gehobener Imprimate.
- Weichteilschonendes Operieren, Vermeidung großer Inzisionen.
- Erhaltung der Menisken, besonders lateral.
- Nur knöcherne Bandausrisse primär refixieren, erst sekundär Kreuzbandersatz (falls erforderlich).

Konservative Therapie

- **Indikationen:** Nichtdislozierte, stabile Frakturen mit geringer Impression (bis 2mm); OP-Kontraindikationen (Weichteilprobleme, erhöhtes allgemeines OP-Risiko, Alter, Bettlägerigkeit, Lähmungen des betroffenen Beines o.ä.).
- **Vorgehen:**
  - Thromboseprophylaxe, Antiphlogistika.
  - Oberschenkelgipsschiene, ggf. Kniepunktion (Hämarthros!).
  - Passive Mobilisierung auf Motorschiene nach Abklingen von Schwellung und Schmerz.
  - Aktive Mobilisierung beschwerdeorientiert; erstes Ziel: volle Streckung des Kniegelenks, Beugung bis 90°.
  - Teilbelastung mit max. 15kg bis zur Frakturkonsolidierung (6–8. Woche je nach Frakturtyp).
  - Bei mangelnder Compliance und instabilen Frakturen Ausbehandlung im Gipsschienenverband (Liegegips oder Tutor).

27.1 Tibiakopffraktur

Operative Therapie

- **Indikationen:** Alle dislozierten Tibiakopffrakturen.
- **Vorbereitungen:**
  - *Lagerung:* Rückenlage, Kniegelenk ca. 20–30° gebeugt.
  - *Anästhesie:* Allgmeinnarkose, Spinalanästhesie.
- **Zugang:**
  - Laterale Inzision längs zwischen Tuberositas tibiae und Fibulaköpfchen.
  - Mediale Inzision schräg dorsal hinter dem medialen Kollateralband zum Anbringen der dorsalen Antigleitplatte.
- **Verfahrenswahl abhängig von Frakturtyp und Begleitschaden:**
  1. *„Klassisch" offen:* Platten, Schrauben, Spickdrähte und Spongiosaunterfütterung bei gehobenen Imprimaten.
  2. *„Minimal invasiv" halboffen:* Kanülierte Schrauben, Spickdrähte und Fixateursysteme (Hybrid-Fixateur).
  3. *Unter arthroskopischer Kontrolle wie 2.*
- **Spaltbrüche:** Offen oder minimal invasiv mir Schrauben, Abstützplatte oder Abstützschraube (Abb. 116).

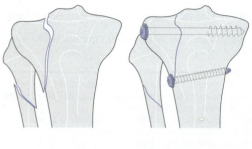

Abb. 116 Versorgung eines Spaltbruches des lateralen Tibiaplateaus mit interfragmentärer Zugschraube und Abstützschraube (distal)

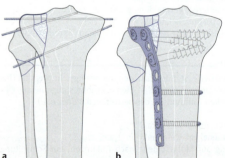

Abb. 117 a, b. Versorgungsschritte einer Tibiakopfimpressionsfraktur.
a) Die imprimierten Gelenkfragmente sind angehoben, der entstandene Knochendefekt ist mit einer Spungiosaplastik unterfüttert und die Fragmente temporär mit Kirschnerdrähten fixiert, b) Definitive Montage einer Abstützplatte mit integrierten Zugschrauben

27.1 Tibiakopffraktur

- **Impressionsbrüche:** Offen mit Anbebung der Gelenkfläche, Spongiosaunterfütterung und Abstützplatte, bei AO-B2-Fraktur minimal invasiv und unter arthroskopischer Kontrolle auch mit alleiniger Spongiosaschraubenosteosynthese (Abb. 117).
- **Four-part-fracture:** Offene Doppelplatten-Osteosynthese. Primär Reposition und Fixierung des medialen Fragmentes mit kurzem Implantat von dorsomedial, sekundär Anhebung, Spongiosaunterfütterung und Abstützplatte der lateralen Fraktur (Abb. 118).

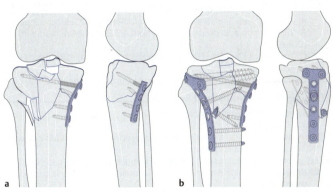

Abb. 118 a, b. Versorgungsschritte einer four-part-fracture des Schienbeinkopfes. a) Zunächst wird der mediale Kondylus reponiert und mit einer dorsomedialen Abstützplatte fixiert. b) Danach erfolgt die laterale und interkondyläre Rekonstruktionstabilisierung mit lateraler Abstützplatte und interfragmentären Zugschrauben

OP-Nachbehandlung

- Thromboseprophylaxe, Antiphlogistika.
- Lagerung auf hoher Braunscher Schiene, ggf. Gipsschienenverband.
- Nach Abschwellung, Schmerzreduktion und gesicherter Wundheilung Beginn mit passiver Mobilisierung mittels Motorschiene (Bewegungsausmaß 10–80°) und beschwerdeorientierter aktiver Übungsbehandlung, primäres Ziel ist die volle Streckfähigkeit.
- Teilbelastung 15kg bis 6. Woche, Weiterbelastung abhängig vom Röntgenbefund.
- Bei Luxationsfrakturen Versorgung mittels stabilisierender Orthese.

Prognose und Komplikationen

- Abhängig vom Schweregrad der Fraktur, möglichen Begleitverletzungen und möglichen Komplikationen (Infektion, Weichteilnekrosen, sekundäre Achsabweichung, Nervenschäden, abgelaufenem Kompartmentsyndrom).

27.2 Unterschenkelschaftfraktur

Grundlagen

- **Definition:** Proximale Unterschenkelfraktur ohne Kniegelenkbeteiligung bis hin zu distaler Unterschenkelfraktur ohne Sprunggelenkbeteiligung.
- **Ursache, Verletzungsmechanismus:** Alle Arten direkter und indirekter äußerer Gewalt, Sportunfälle und Hochrasanztraumen, häufig Begleitverletzung bei Polytrauma, besonders bei Zweiradfahrern, Kettenverletzungen mit Oberschenkel-und Fußfrakturen, Mehretagenbrüche.
- **Klassifikation:**
  - *AO-Klassifikation* (Abbildungen s. S. 262).
    A: Tibia Diaphyse, einfache Fraktur (A1 spiralförmig; A2 schräg; A3 quer).
    B: Tibia Diaphyse, Keilfraktur (B1 Drehkeil, B2 Biegungskeil, B3 Keil fragmentiert).
    C: Tibia distal, komplexe Fraktur (C1 spiralförmig, C2 etagenförmig, C3 irregulär).
  - *Weichteilschaden nach der Klassifikation von Gustilo oder der AO* (S. 109).

Klinische Symptomatik und Befunde

- Abnorme Beweglichkeit, Weichteilschaden.
- Durchblutung (periphere Pulse?).
- Innervation: Sensibiliät am Fuß (N. peronaeus superficialis, N. suralis); Motorik (N. tibialis, N. peronaeus profundus).
- Bei geschlossenen Frakturen: Hinweis auf Kompartmentsyndrom (S. 472)?
  - *Hinweis:* Die exakte Beurteilung des Weichteilschadens ist erst intraoperativ möglich.

Diagnostisches Vorgehen

- **Klinische Untersuchung:** Typische Symptome s. o.
- **Röntgen** in 2 Ebenen mit angrenzenden Gelenken.
- Kompartmentdruckmessung (S. 474) bei Hinweis auf erhöhten Logendruck.
- Dopplersonographie bei Minderdurchblutung.
- Angiographie bei Pulslosigkeit, sichtbarer Durchblutungsstörung und nicht eindeutiger Dopplersonographie zur Lokalisation der Gefäßverletzung.

Therapieprinzipien

- **Operative Versorgung als Regelbehandlung!** Vorteile sind die übungsstabile Osteosynthese und die bessere Versorgung des Weichteilschadens.
- **Konservatives Vorgehen** nur als Ausnahmebehandlung bei geschlossenen Frakturen:
  - Kindliche Frakturen ohne wesentliche Dislokation.
  - Inkomplette und undislozierte Frakturen (selten).
  - Lokale oder allgemeine Kontraindikationen zur operativen Therapie.
  - Als Überbrückungsmaßnahme bis zur Osteosynthese.

Konservative Therapie

- **Reposition und Oberschenkelliegegips** (vor allem bei Kindern): Konsolidierungszeit altersabhängig 4–8 Wochen.
- **Reposition und Retention unter Extension:**
  - Thromboseprophylaxe, Antiphlogistika, Krankengymnastik.
  - Kalkaneusextension mit Steinmann-Nagel (S. 53).

27.2 Unterschenkelschaftfraktur

- Bei Weichteilschäden als freie Extension, ohne Weichteilschäden mit gespaltenem Oberschenkelgips nach Reposition.
- Extensionszeit 3–4 Wochen, dann Oberschenkel-Gehgips, Mobilisierung im Gehwagen und auch mit Gehstützen.
- Nach 6 Wochen Vollbelastung im Oberschenkelgehgips.
- Konsolidierungszeit 8–12 Wochen.

Operative Therapie

- ➤ **Verfahrenswahl** abhängig von Allgemeinzustand (Polytrauma), Weichteilschaden, Erfahrung des Operateurs und Logistik.
- ➤ **OP-Zeitpunkt:** Notfall bei offenen Frakturen, innerhalb 6–8 h bei anderen Indikationen (wenn mit Schwellung noch möglich).
- ➤ **Vorbereitungen:**
  - *Lagerung:* Rückenlage, für Fixateur-Anlage und Platten-Osteosynthese normaler OP-Tisch, für Nagelung Extensionstisch oder Distraktor (Abb. 119).
  - *Anästhesie:* Allgemeinnarkose, Spinalanästhesie.
- ➤ **Zugang:** Abhängig vom operativen Vorgehen.
- ➤ **Versorgung des Weichteilschadens:**
  - Elementar ist das kompromisslose Débridement der Weichteile mit mindestens einem Wiederholungsdébridement (second look) nach 48 Stunden mit Entfernung der gesamten avitalen Muskulatur!
  - Niemals primärer Hautverschluss bei offenem oder hochgradigem geschlossenem Weichteilschaden!
  - Definitiver Verschluss ab 6.–8. Tag (direkter Verschluss, Fasziokutanlappen, freie mikrovaskulär angeschlossene Haut-Muskel-Lappen, Spalthaut).
  - ◘ *Hinweis:* Besonders bei Gefäßschaden und Beteiligung des N. tibialis ist bei ausgedehnten Weichteilzerstörungen an die primäre Amputation zu denken!

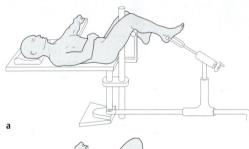

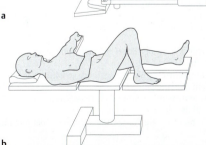

Abb. 119 a–c. Lagerung und Repositionshilfen für die Tibiamarknagelung.
a) Auf dem Extensionstisch.
b) Lagerung für die Nagelung nach Applikation eines Distraktors.

27.2 Unterschenkelschaftfraktur

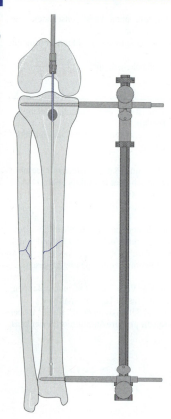

Abb. 119 c) Schema der Marknagelung nach Reposition mit einem Distraktor

- **Marknagel-Osteosynthese** (Abb. 120, 121):
  - *Anwendung:* An der Tibia Implantat der Wahl – primär, verzögert und als verzahnter Verfahrenswechsel nach primärer Fixateurbehandlung.
  - *Voraussetzung:* Geschlossene Weichteilverhältnisse, evtl. nach oder unmittelbar vor freier Lappentransplantation.
  - *Formen:*
    - Gedeckte (in der Regel möglich), offene Marknagelung (nur selten notwendig).
    - Ungebohrte/geführte Nagelung, gebohrte Nagelung (je nach verwendetem Implantat).
    - Komplementäre Schrauben-Osteosynthesen (bei Schienbeinkopffraktur und distaler Tiabiafraktur).
    - Komplementäre Platten-Osteosynthese (bei proximaler Tibiafraktur).

27.2 Unterschenkelschaftfraktur

Abb. 120 Tibiafraktur, versorgt mit einem Verriegelungs-Marknagel

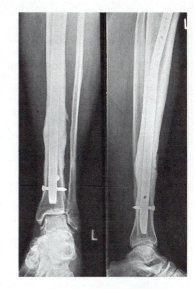

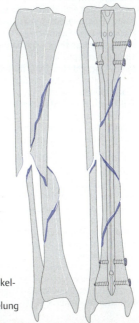

Abb. 121 Versorgung einer Unterschenkelfraktur mit einem UTN (unaufgebohrter Tibia-Marknagel) mit statischer Verriegelung

27.2 Unterschenkelschaftfraktur

2. Fixateur externe:
- *Anwendung:*
  - Bei hochgradigen offenen und geschlossenen Weichteilschäden.
  - Als Erstversorgung bei Polytrauma.
  - Bei unfallchirurgisch unerfahrenem Operateur.
- *Verwendete Fixateurtypen:* Bei der Erstversorgung ist eine einfache Klammerfixateurkonstruktion völlig ausreichend (z. B. auch der Pinless-Fixateur). Die Ausbehandlung einer Unterschenkelfraktur mit Fixateur ist nur bei Komplikationen indiziert, in diesen Fällen muss eine belastungsstabile Konstruktion angelegt werden (Rohrfixateur, dynamische axiale Fixateursysteme, Rahmenfixateur, V-Fixateur).
- *Wünschenswert* ist in jedem Fall der Verfahrenswechsel auf interne Implantate.

3. Platten-Osteosynthese – *Anwendung:*
- Geschlossene Weichteile ohne wesentliche Schwellung und bei guter Weichteilbedeckung der Implantate (laterale Plattenlage).
- Wenn Marknagelung nicht verfügbar ist.
- Weit proximale und weit distale Frakturen mit oder ohne Gelenkbeteiligung.
- ◘ *Hinweis:* Eine begleitende Fibula-Fraktur ist mitzuversorgen, wenn die Tibia- und Fibulafraktur im unteren Unterschenkel-Viertel liegt.

Postoperative Nachbehandlung

▶ Unabhängig vom verwendeten Implantat richtet sich die Nachbehandlung in erster Linie nach dem Weichteilschaden!
  - Röntgenkontrollen, evtl. Antibiose, Kontrolle der Entzündungsparameter.
  - Hochlagerung, engmaschige Durchblutungs- und Sensibilitätskontrollen zum Ausschluss eines sekundären Kompartmentsyndroms.
  - Thromboseprophylaxe.
  - Motorschienenbehandlung für Knie- und Sprunggelenk.
  - Bei instabilen Weichteilverhältnissen Mobilisierung an Gehstützen mit Fußsohlen-Boden-Kontakt.
  - Teilbelastung nach Marknagel-Osteosynthesen generell etwas früher als bei Platten-Osteosynthesen.
  - Frühe Vollbelastung nur bei durch Nagel versorgter Tibiaquerfraktur.
▶ Marknagel- und Metallplattenentfernung nach 1–2 Jahren.

Prognose und Komplikationen

▶ **Prognose:**
  - In erster Linie abhängig vom Weichteilschaden: Die Prognose der Knochenbruchverletzung allein ist bei intakten Weichteilen gut, die Konsolidierungszeit nach Marknagelung kürzer.
  - Alle Marknagelsysteme sollten bei Bedarf nach 6–8 Wochen dynamisiert werden können, andernfalls ergänzende operative Maßnahmen (Spongiosaplastik) erwägen.
▶ **Komplikationen:**
  - Gefäß-Nerven-Schaden, Pseudarthrose, Infektion.
  - Kompartmentsyndrom (S. 472).
  - Torsionsfehlstellung, Varus-, Valgusfehlstellung.
  - Refraktur (Plattenbruch).

27.3 Distale intraartikuläre Tibiafraktur (Pilonfraktur)

Grundlagen

- **Definition:** Verletzungen der distalen Tibia mit Beteiligung der Gelenkfläche der Tibia werden auch als *Pilon-tibial-Frakturen* bezeichnet (sie unterscheiden sich hinsichtlich ihrer Prognose von den Knöchelbrüchen und von distalen Tibiafrakturen ohne Beteiligung der Tibiagelenkfläche).
- **Ursache, Verletzungsmechanismus:**
  - Stauchung der distalen Tibia durch Sturz aus großer Höhe, Hochrasanzeinwirkung bei Motorradsturz oder bei der Pkw-Frontalkollision.
  - In 25% der Fälle handelt es sich um offene Frakturen, bei ca. 50% der Fälle besteht ein 2.–3.gradiger Weichteilschaden.
- **Klassifikation:**
  - *AO-Klassifikation* der distalen Tibiafrakturen (Abb. 122):
    - *A:* Extraartikulär.
    - *B:* Frakturlinie ins Gelenk.
    - *C:* Frakturtrümmerzone der Gelenkfläche.

Klinische Symptomatik und Befunde

- **Abschätzen des Weichteilschadens** (S. 108):
  - Meist ausgeprägte Weichteilschwellung, Schmerzen, Fehlstellung, Spannungsblasen, Bluterguss.
  - Parese/Sensibilitätsstörungen → begleitende Nervenschäden?
  - Durchblutung: Periphere Pulse → begleitende Gefäßschäden?
  - Zusatzfrakturen an Talus und Kalkaneus?

Diagnostisches Vorgehen

- **Klinische Untersuchung:** Typische Symptome s.o.
- **Röntgen:** Unterschenkel mit Sprunggelenk in 2 Ebenen.
- **CT** bei begleitenden Talus-, Kalkaneusfrakturen, zur besseren OP-Planung (z.B. für Hybrid-Fixateur).
- **Doppler/Duplex** (ggf. auch Angiographie) bei sichtbarer Durchblutungsstörung und Pulslosigkeit.
- **Kompartmentdruckmessung** bei V.a. erhöhten Logendruck (S. 474).

Therapieprinzipien

- **Nicht dislozierte, leicht reponierbare und retinierbare Frakturen:** Konservative Therapie.
- **Alle dislozierten Pilon-tibial-Frakturen:** Operative Therapie.

Konservative Therapie

- **Vorgehen:** Geschlossene Reposition in Kurznarkose, Ruhigstellung im gespaltenen Oberschenkelgipsverband.
- **Nachbehandlung:**
  - Nach Abschwellen zirkulärer Unterschenkelliegegips, Gehstützen, Thromboseprophylaxe, Krankengymnastik für angrenzende Gelenke und Gangschulung.
  - Nach 6 Wochen zunehmende Belastung im Hartstoffverband bis zur 8. Woche, dann Abnahme des Verbandes und elastische Binde, evtl. abnehmbare Orthese für das OSG, Intensivierung von Krankengymnastik und physikalischer Therapie.
  - Röntgenkontrollen nach 1 Woche, 2 Wochen, 6 Wochen und nach Abnahme des Hartstoffverbandes.

27.3 Distale intraartikuläre Tibiafraktur (Pilonfraktur)

43-A Tibia distal, extra-artikuläre Fraktur

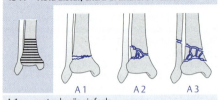

A 1 ..., metaphysär einfach
A 2 ..., mit metaphysärem Keil
A 3 ..., metaphysär komplex

43-B Tibia distal, partielle Gelenkfraktur

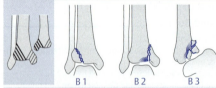

B 1 ..., reine Spaltung
B 2 ..., Impression mit Spaltung
B 3 ..., mehrfragmentär mit Impression

43-C Tibia distal, vollständige Gelenkfraktur

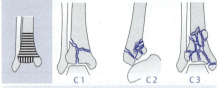

C 1 ..., artikulär einfach, metaphysär einfach
C 2 ..., artikulär einfach, metaphysär mehrfragmentär
C 3 ..., mehrfragmentär

Abb. 122 AO-Klassifikation der distalen Tibiafrakturen

Operative Therapie

➤ **Verfahren** (die Verfahrenswahl hängt ab vom Schweregrad der Knochen- und Weichteilverletzung und von der Erfahrung des Operateurs.):
  – *Extension und Transfixation des oberen Sprunggelenks* mittels Fixateur externe (mit oder ohne Komplementärosteosynthese am Gelenk).
  – *Offene Reposition und interne Fixierung* mittels Platten und Schrauben (mit oder ohne Spongiosaplastik).
➤ **Vorbereitungen:**
  – *Lagerung:* Rückenlage, normaler OP-Tisch.
  – *Anästhesie:* Allgemeinnarkose, Regionalanästhesie.

27.3 Distale intraartikuläre Tibiafraktur (Pilonfraktur)

- **Zugang:** Abhängig vom gewählten Verfahren.
- **Einfache Frakturformen ohne wesentlichen Weichteilschaden** (z. B. Knöchelbruch mit großem hinterem Volkmann-Bruchstück): Osteosynthese wie bei Malleolarfrakturen (Kleinfragment-Schrauben-Osteosynthese).
- **Sehr komplexe Frakturen mit hochgradigem Weichteilschaden:**
  - Notfallmäßige Stabilisierung mit talokruralem *Fixateur externe* (Abb. 123).
  - *Cave:* Die Entscheidung über die definitive Osteosynthese erst bei stabilen Weichteilverhältnissen fällen (kann mehrere Tage dauern)!
  - Die Fixateur-Anlage so sorgfältig durchführen, als sei dies die endgültige Behandlung:
    - Weichteile sorgfältig, sparsam, aber kompromisslos debridieren.
    - Hautdefekte mit Kunsthaut decken.
    - Auf einen primären Wundverschluss wird *immer* verzichtet.
    - Second look nach 48h ist obligat, die Notwendigkeit weiterer Revisionen richtet sich nach dem Befund.

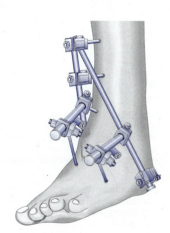

Abb. 123 Gelenküberbrückende Montage des Fixateur externe bei der Pilonfraktur

- **Geschlossene Pilon-tibial-Fraktur** (Regelfall!) Typ AO B und C mit geschlossenen Weichteilverhältnissen:
  - *Primär:* In gepolstertem Gipsschienenverband ruhigstellen, hoch lagern, lokal und systemisch abschwellende Maßnahmen, Thromboseprophylaxe.
  - *Nach 5–7 Tagen* kann meist operiert werden (es kann auch 2 Wochen gewartet werden). Die Versorgung erfolgt nach strengen Regeln (Abb. 124):
    1. Versorgung der Fibulafraktur (Platten-Osteosynthese). Ziel: Wiederherstellung der korrekten Außenknöchellänge.
    2. Rekonstruktion der Tibiagelenkfläche ausgehend vom anterolateralen Kantenfragment. Die vordere Syndesmose ist meistens intakt. Vorübergehend Spickdrahtfixierung.
    3. Spongiosaplastik. Die nach Entstauchung der Fraktur und Reposition der Gelenkflächen verbliebenen Knochendefekte mit autologer Spongiosa auffüllen.

27.3 Distale intraartikuläre Tibiafraktur (Pilonfraktur)

4. Osteosynthese des Innenknöchels und der distalen Tibia (Kleinfragment-Platten-Osteosynthese).
5. Der Weichteilverschluss sollte locker möglich sein, nicht erzwingen! Verbleibende Defekte zunächst mit Kunsthaut decken und später sekundär verschließen.

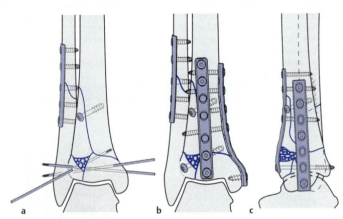

Abb. 124 a–c. Versorgungsschritte bei Pilonfrakturen. a) Zunächst Rekonstruktion des Außenknöchels mit Plattenosteosynthese, dann Aufbau der Pilon-Gelenkfläche mit Spongiaplastik in die entstandenen Knochendefekte, temporäre Fixation mit Kirschnerdrähten. b) Ansicht nach fertiger Osteosynthese in a.p.-Projektion, c) In seitlicher Projektion

> „Verzahnter Wechsel":
> - Nach primärer Fixateur-Anwendung gleiches Vorgehen wie bei geschlossenen Pilon-tibial-Frakturen (s. o.).
> - Der Fixateur kann nach der internen Osteosynthese noch bis zur Wundheilung belassen bleiben, da er die Lagerung der verletzten Region und die Pflege der Weichteile erleichtert.
> **Alternative:** Hybrid-Fixateur (Abb. 125).

OP-Nachbehandlung

> **Nach operativer Behandlung mit Spongiosaplastik:**
> - Postoperativ Anlage einer Gipsschiene bis zur Wundheilung.
> - Medikamentöse Thromboseprophylaxe, nichtsteroidale Antiphlogistika.
> - Krankengymnastik aus der Schiene heraus:
>   - Aktive Bewegungen ohne Einschränkungen, passive Dehnungen des oberen und unteren Sprunggelenks, abschwellende und schmerzlindernde Techniken.
>   - Gehstützen, Teilbelastung: Abrollen der Fußsohle, aktiver Druck gegen die Gipsschiene zur Entleerung des plantaren Venenplexus.
> - Nach Wundheilung Abnahme des Gipsschienenverbandes. Patienten, die nicht zuverlässig mit Gehstützen entlasten können, erhalten einen Allgöwer-

27.3 Distale intraartikuläre Tibiafraktur (Pilonfraktur)

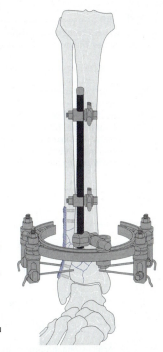

Abb. 125 Behandlung einer Pilonfraktur mit einem Hybridfixateur. Rekonstruktion des Außenknöchels mit einer Platte, perkutane bzw. minimalinvasive Rekonstruktion der Pilon-Gelenkfläche mit metaphysärer Abstützung über einen Hybridfixateur mit der Möglichkeit, das obere Sprunggelenk funktionell weiter zu behandeln

Gehapparat für 6 Wochen; Fortsetzen von Krankengymnastik, Schwimmen, Bewegungsbäder.
- 6 Wochen nach der Operation Teilbelastung 30 kg.
- 8 Wochen nach der Operation zunehmende Belastung. Zu diesem Zeitpunkt ist die Fibulafraktur meistens geheilt. Sekundäre Varusfehlstellungen entstehen bei unzureichender medialer „Abstützung" oder bei nicht aufgefüllten Knochendefekten medial. Vor der Vollbelastung ist deshalb das Röntgenbild kritisch danach zu beurteilen, ob auf eine sekundäre Spongiosaplastik verzichtet werden kann.

Prognose und Komplikationen

- **Prognose:** In ca 65 % gutes bis sehr gutes, in 25 % schlechtes Endresultat.
- **Komplikationen** (nach Rommens):
  - Wundheilungsstörungen: 12,3 %.
  - Tiefe Infektion: 13,6 %.
  - Weichteilinfektion: 3,7 %.
  - Kompartmentsyndrom: 1,2 %.
  - Verzögerte Frakturheilung: 8,6 %.
  - Pseudarthrose: 7,4 %.
  - Späte tiefe Infektion: 9,9 %.
  - Varus/Valgusfehlstellung > 5°: 19,7 %.

28.1 Achillessehnenriss

Grundlagen

- **Ursache, Verletzungsmechanismus:**
  - Indirektes Trauma (90%): Schneller Antritt, Auf- oder Absprung (typische Sportverletzung, z. B. Fußball, Tennis).
  - Direktes Trauma (10%): Schlag, Stoß oder Tritt gegen die gespannte Sehne.
  - Offene Verletzung (Durchtrennung) selten.
  - *Hinweis:* Die Bedeutung degenerativer Sehnenschäden bei der Entstehung der Verletzung wird meist überschätzt!
- **Altersgipfel:** 31.–40. Lebensjahr.
- **Klassifikation** (Abb. 126):
  - Komplette oder inkomplette Sehnenruptur.
  - Intratendinöse oder Ruptur im Übergangsbereich zum M. triceps surae.
  - Ausrissverletzung aus dem Fersenbein.

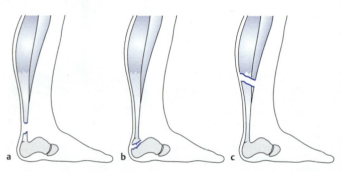

Abb. 126 Achillessehnenrupturen. a) Ruptur im sehnigen Anteil, b) Ausrissfraktur, c) Ruptur am tendinomuskulären Übergang

Klinische Symptomatik

- „Knall" oder „Schlag" bei einem Riss durch indirekte Gewalt.
- Sofortiger Kraftverlust bei der Fußsenkung bei erhaltener Gehfähigkeit, Zehenstand ist nicht möglich.
- Wenig Schmerzen.

Diagnostisches Vorgehen

- **Klinische Untersuchung** (typische Symptomatik s. o.):
  - Tastbare Delle.
  - Thompson-Test negativ: Bei Kompression der Wade erfolgt bei Achillessehnenriss keine Plantarflexion des Fußes.
  - Fehlender Achillessehnenreflex.
- **Sonographie** (Methode der Wahl): Ruptur oder Teilruptur darstellbar, Distanz der Sehnenenden messbar.
- **Röntgen Fersenbein seitlich:** Ausschluss einer knöchernen Ausrissverletzung.
- **MRT:** Weder zur Erstdiagnostik noch zur Verlaufskontrolle notwendig.

28.1 Achillessehnenriss

Therapieprinzipien

- **Therapie der Wahl:** Operative Therapie mit Naht und anschließender Ruhigstellung.
- **Ausnahmen = mögliche Indikationen für konservatives Vorgehen** (Voraussetzungen s. u.): Ältere Patienten, schlechte Hautverhältnisse, hohes OP-Risiko, OP-Kontraindikationen (z. B. pathologische Rupturen nach Kortisongabe → Infektionsgefahr ↑).

Konservativ-funktionelle Therapie

- **Voraussetzungen:** Die Distanz der rupturierten Sehnenenden beträgt in Neutralstellung < 1cm (Sonographie!) und durch 20°-Plantarflexion wird eine Annäherung der Sehnenenden erreicht.
- **Vorgehen:**
  - Unterschenkelgipsschiene in 20°-Plantarflexionsstellung für einige Tage.
  - Nach Abschwellen der Weichteile Spezialschuh (z. B. adipromed Variostabil) anpassen + Vollbelastung:
    - Initiale Absatzerhöhung 3cm.
    - Nach 4 Wochen Reduktion der Absatzerhöhung auf 2cm.
    - Nach 6 Wochen Reduktion der Absatzerhöhung auf 1cm.
    - Nach 8 Wochen den Schuh abnehmen.
  - Begleitend: Krankengynmastik ab 1. Woche. Alle 2 Wochen klinische + sonographische Verlaufskontrolle.

Operative Therapie

- **Vorbereitungen:**
  - *Lagerung:* Bauchlage, Blutsperre.
  - *Anästhesie:* Allgemeinnarkose, Regionalanästhesie.
- **Zugang:** Hautinzision medial der Sehne zur Schonung von N. suralis und V. saphena parva sowie des Gleitgewebes.
- **Direkte Naht:**
  - Die Sehne wird durch eine Criss-Cross-Naht (Durchflechtungsnaht) versorgt. Als Nahtmaterial wird ein langzeitresorbierbarer Faden (z. B. PDS, Maxon) der Stärke 1-0 oder 2-0 oder die Sehne des M. plantaris longus verwendet. Wenn nötig können zerfranste Stümpfe an dieses Nahtgerüst mit Fibrinkleber adaptiert werden. Da bei Verwendung der Plantaris-longus-Sehne eine zusätzliche Traumatisierung und ein funktioneller Verlust eintritt, sollte bei der Verfügbarkeit von entsprechendem Nahtmaterial dieses vorgezogen werden.
  - Anschließend wird das Peritendineum mit einer fortlaufenden Naht (feiner, resorbierbarer Faden, z. B. Stärke 4-0) verschlossen.
  - Danach Anlage eines Oberschenkelgipsschienenverbandes in Kniebeugung und Spitzfußstellung.
- **Bei knöchernem Ausriss** Refixierung mit Schraube, Nachbehandlung im Schuh.
- **Bei Rerupturen** sind *plastische Maßnahmen* erforderlich (Beispiele):
  - *Umkipp-Pastik:* Aus der Sehne proximal der Ruptur wird die dorsale Hälfte als Lappen entnommen und um 180° nach unten umgekippt und in Spitzfußstellung mit dem distalen Anteil der Sehne vernäht.
  - Griffelschachtel-Plastik.
  - Peronaeus-brevis-Plastik.

28.1 Achillessehnenriss

OP-Nachbehandlung

- **Allgemein:**
  - Solange ein Gips getragen wird, muss eine medikamentöse Thrombembolieprophylaxe durchgeführt werden (S. 74).
  - Entfernung der Redon-Drainage am 2. Tag postoperativ.
  - Nahtentfernung am 10.–14. Tag postoperativ.
- **Alternative I:**
  - 2 Wochen Oberschenkelgipsschienenverband in Kniebeugung und Spitzfußstellung bis zur Wundheilung mit vollständiger Entlastung.
  - 2 Wochen Unterschenkelhartstoffverband in Spitzfußstellung mit zunächst Teilbelastung.
  - 2 Wochen Unterschenkelhartstoffverband in Neutralstellung mit Vollbelastung.
  - Nach Abnahme des Verbandes Krankengymnastik und Schuhabsatzerhöhung um 1 cm für 6 Monate.
- **Alternative II:** Funktionelle Nachbehandlung im Spezialschuh (s. o.).

Prognose und Komplikationen

- Allgemeines Risiko einer tiefen Beinvenenthrombose: 3 %.
- Konservativ-funktionelle Therapie: Reruptur in 5–18 % der Fälle.
- Operative Behandlung:
  - Reruptur in 2 %, tiefe Infektion 0,7–3,6 % der Fälle.
  - Weitere Komplikationen: Einschränkung der Sprunggelenk-Beweglichkeit, Narbenirritaionen, N.-suralis-Schäden.

28.2 Malleolarfraktur

Grundlagen

- **Definition:** Frakturen des Innenknöchels, der distalen Fibula, der hinteren oder vorderen Tibiakante (Volkmann-Fraktur = knöcherner Ausriss des vorderen oder hinteren Syndesmosen-Bandes mit oder ohne Riss der Außenbänder, des Innenbandes, der Syndesmosenbänder; Begleitverletzungen am Talus [Knorpel, flake-fractures]).
- *Hinweis:* Bei Beteiligung der distalen Tibiagelenkfläche (pilon-tibial, S. 294) handelt es sich nicht mehr um eine Malleolarfraktur, sondern um eine distale Tibiafraktur (*ausgenommen* die Ausrissverletzungen der Syndesmosen-Bänder).
- **Ursache, Verletzungsmechanismus:** Pronations- oder Supinationsmechanismus mit Subluxation oder Luxation der Talusrolle aus der Knöchelgabel.
- **Klassifikation:**
  - *Danis und Weber* – Orientierung an der Höhe der Außenknöchelverletzung (Abb. 127):
    A: Unterhalb der OSG-Gelenklinie/Syndesmose (→ keine Syndesmosenverletzung).
    B: Innerhalb der Syndesmose (→ mögliche Syndesmosenverletzung).

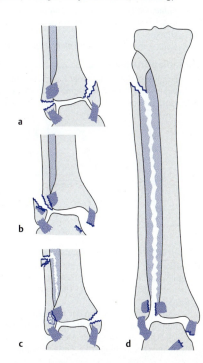

Abb. 127 Frakturen des oberen Sprunggelenks.
a) Typ Weber A,
b) Typ Weber B,
c) Typ Weber C,
d) Maisonneuve-Fraktur

28.2 Malleolarfraktur

C: Oberhalb der Syndesmose mit Verletzung der Membrana interossea (Sonderform der C-Verletzung: **Maisonneuve-Fraktur** = hohe Fibulafraktur oder Luxation des proximalen Tibio-Fibular-Gelenks mit Ruptur der Membrana interossea der Syndesmose, der Gelenkkapsel und des Innenbandes am Sprunggelenk).
- *Lauge-Hansen* – nach der Entstehung der Verletzung:
  - Supination – Pronation.
  - Adduktion – Abduktion.
  - Rotation.

Klinische Symptomatik und diagnostisches Vorgehen

- *Leitsymptom:* Schmerz, Schwellung, Fehlstellung (dann eindeutig).
- **Anamnese:** Umknicken oder Stauchung im oberen Sprunggelenk.
- **Klinische Untersuchung:**
  - Klinisches Leitsymptom s. o., Belastungsunfähigkeit.
  - Weichteilschaden offen/geschlossen.
  - Begleitverletzungen.
- **Röntgen:**
  - *Standard:* Oberes Sprunggelenk a.p. und seitlich.
  - *Aufnahme bei 15°-Innenrotation und 45°-Schrägaufnahmen* zur Feststellung knöcherner Bandausrisse (*cave* bei frischen Verletzungen nicht generell sinnvoll!).
  - *Unterschenkel mit Kniegelenk in 2 Ebenen* bei V.a. Maisonneuve-Fraktur.

Therapieprinzipien

- Exakte Wiederherstellung der Kongruenz der Knöchelgabel.
- Korrekte Länge der Fibula und die korrekte Positionierung der Fibula in der Incisura fibulae der Tibia (sog. distale tibiofibulare Linie s. Abb. 128).

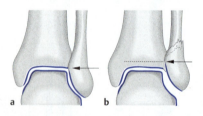

Abb. 128 Distale tibiofibulare Linie als Maß für die korrekte Reposition der distalen Fibulafraktur

Konservative Therapie

- **Indikation:** Undislozierte Frakturen, gering dislozierte Frakturen im höheren Lebensalter (= Weber A 1–3 + Weber B 1), erhebliche Durchblutungsstörung (bei AVK, Diabetes mellitus), Ulcus cruris, Vorfußinfektion.
- **Vorgehen:**
  - Akut immer Reposition der Fehlstellung (evtl. in Narkose).
  - Ruhigstellung im gespaltenen, gepolsterten Unterschenkelliegegips, Hochlagerung, abschwellende Medikation, Thromboseprophylaxe (auch medikamentös), Antiphlogistika, Entlastung mit Gehstützen.

28.2 Malleolarfraktur

- Röntgenkontrollen sofort, nach 1 Woche, nach 4 Wochen und zum Abschluss der Behandlung.
- Belastung im Gehgipsverband:
  - Weber-A-Querfraktur des Außenknöchels: Ab der 2. Woche.
  - Weber-B/C-Fraktur mit langer Schrägfraktur der distalen Fibula: Ab der 6. Woche.

Operative Therapie

- **Indikation, Ziel:** Alle dislozierten Malleolarfrakturen. Ziel ist die Übungsstabilität der Osteosynthese, um eine funktionelle Weiterbehandlung zu ermöglichen.
- **OP-Zeitpunkt:** Am günstigsten relativ kurz nach dem Trauma (6–8h).
- **Methoden:** Kleinfragment-Implantate, Zuggurtungstechniken am Innen- und Außenknöchel.
- **Vorbereitungen:**
  - *Lagerung:* Rückenlagerung.
  - *Anästhesie:* Allgemeinnarkose, Regionalanästhesie.
- **Zugang** (Abb. 129):
  - *Außenknöchel:* Inzision vor oder hinter der Fibulakante (*cave* N. peronaeus superficialis).
  - *Innenknöchel:* Bogenförmige Inzision von kranial hinter dem Innenknöchel nach vorne verlaufend.

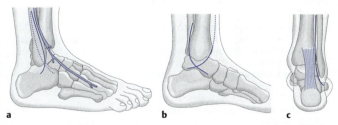

Abb. 129 Zugangswege a) lateral zum Außenknöchel, b) zum Innenknöchel und c) zum hinteren Kantendreieck

- **Vorgehen:**
  1. Primär **immer** *Außenknöchel-Osteosynthese:*
     - Implantat der Wahl: Drittelrohrplatte. Bei Weber-A-Fraktur Zuggurtungs-Osteosynthese oder Malleolarschrauben.
     - Auf korrekte Länge achten! (im Röntgen-Bildverstärker Gelenklinie zur Tibiabasis beachten, s. Abb. 130).
     - Ein evtl. vorhandenes dorsales Volkmann-Fragment ist durch die Außenknöchel-Osteosynthese meist perfekt reponiert.
  2. *Sekundär Innenknöchel-Osteosynthese:*
     - Querfraktur → Zuggurtung.
     - Schrägfrakturen → Schrauben-/Spickdraht-Osteosynthese.

28.2 Malleolarfraktur

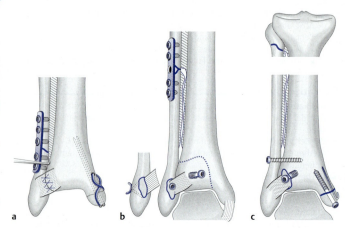

Abb. 130 a–c. Unterschiedliche Formen der Versorgung von Sprunggelenkfrakturen und der begleitenden Weichteilverletzungen. a) Vordere Syndesmose ligamentär, b) knöcherner Ausriss der vorderen Syndesmose und hohe Fibulafraktur, c) knöcherne Refixation der vorderen Syndesmose, Stellschraube, Innenknöchelosteosynthese

3. *Fixierung der hinteren Fragmente:* Auch sinnvoll, wenn weniger als ein Drittel der Gelenkfläche betroffen ist, da es sich um einen Bandausriss der Syndesmose handelt. Die Fixierung erspart die unphysiologischen Syndesmosenstellschraube.
  → **unter Einhaltung des 3-Stufen-Vorgehens** ist eine Wiederherstellung des Sprunggelenks meistens möglich, selbst bei ausgeprägter Osteoporose.
  Cave: Eine primäre Arthrodese ist *niemals* indiziert!
- **Vorgehen bei der Maisonneuve-Verletzung:** Wiederherstellung der korrekten Fibulalänge durch Zug, 2 Stellschrauben fibulo-tibial. Bei ungenügender Reposition offene Freilegung und Naht der Syndesmose.

Postoperative Nachbehandlung

- Nach Abklingen der fraktur- und operationsbedingten Schwellung sollte die *aktive* Übungsbehandlung unter einer Teilbelastung von 10–15 kg möglich sein. Bei Unsicherheit über die Übungsstabilität der Osteosynthese besser abwarten!
- Abschwellende Maßnahmen, Thromboseprophylaxe und Hochlagerung wie bei der konservativen Therapie (s.o.).
- Röntgenkontrolle postoperativ, nach der 1./4./6. Woche.
- Bei postoperativ unzureichender Stellung frühzeitig Korrektur-Operation planen.
- Die volle Belastungsfähigkeit operativ stabilisierter Knöchelbrüche wird in der Regel nach der 6. Woche erreicht.
- Metallentfernung frühestens nach 4–6 Monaten.

28.2 Malleolarfraktur

Prognose und Komplikationen

- **Prognose:**
  - Isolierte, „stabile" Außenknöchelfrakturen Typ Weber A und B heilen meist komplikationslos aus.
  - Weber-B-Frakturen mit Syndesmosenverletzung und Weber-C-Frakturen haben eine Rate posttraumatischer Arthrosen von 20–45 %.
- **Komplikationen:**
  - *Intraoperativ:* Verletzung des N. peronaeus superficialis/N. saphenus, instabile Osteosynthese bei Osteoporose, Verkürzung des Außenknöchels, Klaffen der Syndesmose.
  - *Postoperativ:* Pseudarthrose (v.a. des Innenknöchels), Infektion, Thrombose, Neurom, sympathische Reflexdystrophie.

28.3 Bänderriss am oberen Sprunggelenk

Grundlagen

- **Betroffene Strukturen:**
  - Ruptur des Ligamentum fibulotalare anterius, fibulocalcaneare und fibulotalare posterius (selten) – isoliert oder in Kombination.
  - Ruptur des Syndesmosenbandes.
  - Ruptur des Innenbandes.
- **Ursache, Verletzungsmechanismus:**
  - *Laterale Seitenbandrisse* entstehen beim „Umknicken" (Supinationstrauma), bei Hochrasanztraumen, bei Innenknöchelfrakturen.
  - *Syndesmosenbandrisse* können isoliert auftreten bei Hyperplantarflexion, beim „Umknicken" oder in Kombination mit Knöchelbrüchen.
  - *Isolierte Rupturen des Innenbandes* kommen nicht vor. Innenbandrupturen entstehen bei der Luxation (Maisonneuve, s. S. 312) oder bei Luxationsfrakturen des oberen Sprunggelenks.
  - „Flake fractures" treten als Begleitverletzung vor allem an der lateralen Taluskante auf.
- **Klassifikation** (Abb. 131):
  - *Anzahl der gerissenen Bänder:* Operativ versus konservativ → nur die Mitverletzung des Lig. fibulotalare posterius ist eine Operationsindikation.
  - *Grad der Aufklappbarkeit und des Talusvorschubs* bei der gehaltenen Aufnahme: > 15–20° = OP-Indikation.

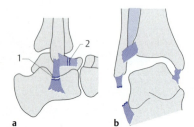

Abb. 131 a, b. a) Bandrupturen am Außenknöchel (1 Ligamentum fibulocalcaneare, 2 Lig. fibulotalare anterius), b) die laterale Aufklappbarkeit im Supinationsstress kann als gehaltene Stressaufnahme radiologisch dokumentiert werden (vgl. Abb. 132)

Klinische Symptomatik und diagnostisches Vorgehen

- **Leitsymptom:** Hämatom, Schmerzen, Schwellung, Instabilitätsgefühl.
- **Anamnese:** Unfallhergang, Vorschädigungen?
- **Klinische Untersuchung:** Druckschmerz im Bandverlauf, laterale Aufklappbarkeit und vordere „Schublade" (wegen Schmerz und reflektorischer Anspannung der Peronäalmuskulatur bei der frischen Verletzung unsicher).
- **Röntgen:**
  - *Standard:* a.p., bei 20°-Innenrotation, seitlich.
  - *Gehaltene Aufnahmen* zum Frakturausschluss (nach Analgesie!; Abb. 132):
    → Aufklappbarkeit > 10° → Zweibandverletzung mit Teilruptur.
    → Aufklappbarkeit > 20° → „komplette" Zweibandverletzung.

28.3 Bänderriss am oberen Sprunggelenk

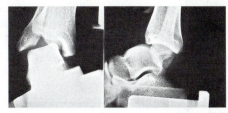

Abb. 132 Instabiles, oberes Sprunggelenk nach Kapselbandrupturen, gehaltene Aufnahmen im Supinations- und Sagittalstress

- **Computertomographie:** Bei Taluskantenverletzungen.
- **MRT:** Bei unklarer Diagnose zur Abgrenzung frisch-alt (zum Ausschluss von Knorpelverletzungen).
- **Arthroskopie:** Zur Abgrenzung frisch-alt, bei Taluskantenläsionen, bei fraglichen Syndesmosenverletzungen und vor der Plastik bei chronischer Instabilität.
- *Cave:* Übersehen von Begleitverletzung der Supinationskette.
  - Bandverletzung des Subtalargelenkes.
  - Außenknöchelfraktur.
  - Fraktur des Processus anterior calcanei.
  - Abrissfraktur der Basis des Os metatarsale V.

Therapieprinzipien – konservativ-funktionell versus operativ

- Die generelle Operationsempfehlung ist verlassen. Studien zur Heilung von Kollateralbändern haben ergeben, dass die Bandheilung unter funktioneller Belastung und bei Vermeidung einer Zugbeanspruchung durch Orthese sicher ist.
- **Operationsindikation:**
  - Laterale „Dreiband"-Verletzung.
  - Laterale Aufklappbarkeit > 15–20°.
  - Laterale flake-fracture.
  - Chronische Instabilität mit häufigem Umknicken.
- **Relative Operationsindikationen:**
  - Verletzung des Syndesmosenbandes ohne Instabilität.
  - Innenbandrupturen bei Knöchelbrüchen oder der Maisonneuve-Verletzung des oberen Sprunggelenks.

Konservative Therapie

- **Belastungsunfähigkeit + stark schmerzhafte Schwellung:** Ruhigstellung im Gipsschienenverband (Fußgelenke in Pronationsstellung), Hochlagerung, lokale Kälteanwendung, nichtsteroidale Antiphlogistika (z.B. Diclofenac 3 × 50mg p.o.), Thromboseprophylaxe (auch medikamentös, z.B. 3 × 5000IE Heparin s.c.), Entlastung mit Gehstützen.

28.3 Bänderriss am oberen Sprunggelenk

- **Nach Abschwellung** der Weichteile, Anlage einer konfektionierten Orthese (Aircast, Malleoloc, MHH-Knöchelschiene o. a.), Belastung soweit tolerabel im normalen Schuh. Orthese für 6 Wochen, danach kann von einer stabilen Bandheilung ausgegangen werden.
- Keine spezielle Krankengymnastik bis zur Bandheilung, dann bei Funktionsdefiziten und Muskelatrophie Kraft- und Koordinationstraining sowie Stabilisierungsübungen.

Operative Therapie

- **Vorbereitungen:**
  - *Lagerung:* Rückenlagerung, Gesäß angehoben.
  - *Anästhesie:* Regional-, Spinal-, Allgemeinanästhesie.
- **Zugang:** Längs-epimalleoläre Schnittführung.
- **Vorgehen:**
  - *Außenbandriss* (Abb. 133): Direkte Bandnaht oder Refixation des ausgerissenen Bandes z. B. über Bohrkanäle am Außenknöchel. Das Lig. fibulocalcaneare reißt meist vom Fersenbein ab → Refixation unter den Sehnen der Mm. peronaei! Bei der Dreibandverletzung immer erst die Fäden für das Lig. fibulotalare posterius legen.
  - *Innenbandriss:* Direkte Naht oder Refixation über Bohrkanäle am Innenknöchel.
  - **Cave:** Das Innenband besteht aus einer oberflächlichen und einer tiefen Schicht. Wenn die tiefe Schicht nicht gefasst ist, kann sie in den Gelenkspalt einklemmen (→ Impingement).
  - *Syndesmosenriss mit Instabilität:* Direkte Naht und Stellschraube; bei hoher Fibulafraktur korrekte Wiederherstellung der Fibulalänge und zwei Stellschrauben (damit sich der Außenknöchel nicht um die Schraube dreht).

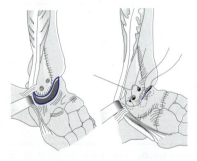

Abb. 133 Transossäre Naht des Lig. fibulotalare anterius, Lig. fibulocalcaneare und der Gelenkkapsel

OP-Nachbehandlung

- Konventionell: 2 Wochen Liegegips und 4 Wochen Gehgips.
- Früh-funktionell: 2 Wochen Gipsschiene, nach Wundheilung Orthese mit schmerzorientierter Belastung und Bewegungstherapie.

28.3 Bänderriss am oberen Sprunggelenk

Prognose

- **Konservativ-funktionelle + operative Therapie:** Gute Erfolge in ca. 80% der Fälle.
- **Komplikationen:**
  - *Anhaltende Belastungsschmerzen* im Sinne eines vorderen Sprunggelenkimpingement (bei ca. 10% der Patienten) → evtl. Arthroskopie und Débridement des vorderen Gelenkraumes.
  - *Anhaltendes Instabilitätsgefühl* (bei ca. 10% der Patienten):
    - In erster Linie konservative Weiterbehandlung.
    - Bei häufigen Umknick-Ereignissen Bandplastik: Bei Jugendlichen und jungen Erwachsenen Periostlappenplastik, bei Erwachsenen oder nicht ausreichendem Material Ersatz durch die halbierte Peronäus-brevis-Sehne. Alte Rissanteile werden durch einfache Naht nicht immer genügend fest und erfordern dann eine plastische Verstärkung. Alternative: Distal gestielter Periostlappen von der Fibula.
  - *Instabilitätsarthrose des oberen Sprunggelenks (Rarität)* bei Knorpel-Knochen-Läsionen durch wiederholtes Umknicken oder durch unnatürliche Scherbewegungen bei einer Knöchelgabel-Instabilität.

28.4 Talusfrakturen

Grundlagen

- **Frakturlokalisationen, -formen:**
  - Zentral: Taluskopf, -hals und -körper.
  - Peripher: Processus posterius/lateralis, Abscherfraktur (durch Inversion des Fußes) kombiniert mit Bandverletzungen und Verrenkungen im Chopart-Gelenk.
  - Luxationsfraktur im Subtalargelenk.
- **Ursache, Verletzungsmechanismus:** Axiale Kompression, Dorsalextension im oberen Sprunggelenk. Sturz aus großer Höhe, Fußeinklemmung bei Pkw-Kollision. Je nach Intensität und Dauer der Gewalteinwirkung kommt es zur Luxation im Subtalargelenk und zur Mitfraktur des Innenknöchels und des Fersenbeins.

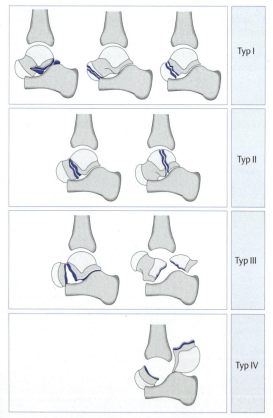

Abb. 134 Klassifikation der Talusfrakturen nach Marti und Weber

28.4 Talusfrakturen

- **Klassifikation:**
  - *Nach Hawkins:*
    - Typ I: Nicht dislozierte Halsfraktur.
    - Typ II: Halsfraktur mit Dislokation im Subtalargelenk.
    - Typ III: Halsfraktur mit Dislokation im oberen und unteren Sprunggelenk, komplette Luxation des Taluskörpers.
    - Typ IV: Halsfraktur wie Typ III mit Luxation im Talonavikulargelenk.
  - *Nach Marti und Weber* (Abb. 134):
    - Typ I: Periphere Frakturen (z. B. „flake", distale Halsfrakturen).
    - Typ II: Undislozierte „zentrale" Frakturen.
    - Typ III: Dislozierte „zentrale" Frakturen.
    - Typ IV: Zusätzliche Luxation des Talus.

Klinische Symptomatik und diagnostisches Vorgehen

- **Symptomatik, klinische Untersuchung:**
  - *Allgemein:* Schwellung, Hämatom, Belastungsunfähigkeit.
  - *Zentrale Talusfraktur:* Schwere Verletzung des Fußes, als solche erkennbar durch Schwellung, Hämatom und Belastungsunfähigkeit (*cave* Kompartmentsyndrom!).
  - *Periphere Fraktur:* Frische Verletzungszeichen können primär fehlen und die Gehfähigkeit kann erhalten sein. „Flake fractures" entstehen meist bei der Umknickverletzung mit oder ohne Stabilitätsverlust des OSG. Im Vordergrund der Symptomatik stehen die Folgen der Bandzerrung oder Bandruptur.
- **Röntgen** a.p. und lateraler Strahlengang, evtl Schrägaufnahme zur Beurteilung des Subtalargelenkes und a.p.-Aufnahme in 30° Innenrotation und Plantarflexion zur Beurteilung der Talusschultern.
- **Computertomographie:** Bei *allen* frischen Verletzungen des Talus empfehlenswert (bei Luxationsfrakturen nur nach notfallmäßiger Reposition sinnvoll):
  - Koronare Schichtung zur Beurteilung des Subtalargelenkes.
  - Axiale Schichtung zur Beurteilung von längs verlaufenden Frakturkomponenten und des Talo-Navikulargelenkes.

Therapieprinzipien

- **Alle dislozierten Frakturen:** Operatives Vorgehen. Ziel ist die stufenfreie Wiederherstellung und Kongruenz der Gelenkflächen.
- **Cave:**
  - Luxationsfrakturen (Hawkins III und IV) müssen notfallmäßig geschlossen oder auch offen reponiert werden: Ruckartige Plantarflexion des Vorfußes.
  - Bei zentralen Frakturen vermindert die möglichst frühzeitige Operation des Nekroserisiko.
- **Nicht dislozierte Frakturen:** Konservative Therapie (s. u.).

Operative Therapie

- **Vorbereitungen:**
  - *Lagerung:* Rückenlage, Gesäß der verletzten Seite angehoben.
  - *Anästhesie:* Allgemein-, Regionalanästhesie.
- **Zugang:** Anteromedial – proximal des Innenknöchels → am Vorderrand des Innenknöchels vorbei nach distal zur Tuberositas ossis navicularis.

28.4 Talusfrakturen

> **Vorgehen** (Abb. 135):
> - *Einfache Talushalsfrakturen:* Schrauben-Osteosynthese über anteromedialen Zugang, zwei bis drei Kleinfragmentschrauben nach offener Reposition (vorzugsweise Titanimplantate).
> - *Komplexe Talusfrakturen mit Beteiligung des „Domes":* Innenknöchel-Osteotomie als Repositions-/Expositionshilfe, Osteosynthese mit 2–3 Kleinfragmentschrauben.
> - *Frakturen des Processus lateralis:* Lateraler Zugang zum Subtalargelenk.
> - *Frakturen des Processus posterior:* In Bauchlage von posterolateral direkt verschrauben.

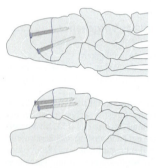

Abb. 135 Zugschrauben-Osteosynthese einer Talusfraktur von dorsolateral

Konservative Therapie
> Vorgehen siehe „Nachbehandlung".

Nachbehandlung
> Ruhigstellung im Gipsschienenverband für eine Woche, lokale Kälteanwendung, nichtsteroidale Antiphlogistika, Hochlagerung.
> Nach Abschwellen der Weichteile je nach Frakturtyp funktionelle Weiterbehandlung unter Entlastung (Teilbelastung 15kg) oder Ruhigstellung im geschlossenen, gut modellierten Gipsverband für max. 6 Wochen.
> Entlastungszeit je nach Frakturtyp 6–12 Wochen.
> *Hinweis:* Eine mehrmonatige (bis 6 Monate) Entlastung zur Verringerung des Talusnekrosenrisikos ist nicht gerechtfertigt. Die Nachteile überwiegen die Vorteile.

Prognose und Komplikationen
> Abhängig vom Frakturtyp: Zentrale Frakturen haben ein hohes Risiko einer aseptischen Nekrose, periphere Frakturen allenfalls ein lokales Arthroserisiko. Nekroserate bis 25 % bei undislozierten Halsfrakturen, bis 50 % bei dislozierten Hals- oder Korpusfrakturen.
> Früharthrodese des oberen Sprunggelenks bei Talusdom-Nekrose.
> Spätarthrodese bei sekundärer Arthrose im oberen oder unteren Sprunggelenk.

28.5 Fersenbeinfraktur

Grundlagen

- **Ursache, Verletzungsmechanismus:**
  - Sturz aus großer Höhe → Fersenbein-Impressionsfraktur.
  - Umknicken → Fersenbeinrandfraktur.
- **Klassifikation** meist nach einer koronaren und axialen CT-Darstellung der Fraktur. Kriterien sind vor allem die Anzahl der Fragmente, der beteiligten Gelenke sowie der Dislokationsgrad und mögliche Weichteilschäden. Sie haben prognostischen Wert und dienen somit vor allem der Therapieentscheidung konservativ versus operativ):
  - *Extraartikulär:* Abrissfraktur des Prozessus anterior, Abriss Achillessehne.
  - *Intraartikulär:* Subtalargelenk und/oder Kalkaneokuboidgelenk.
  - *Nach Essex-Lopresti* (Röntgen in 2 Ebenen ausreichend; Abb. 136):
    - Undislozierte Fraktur.
    - „Tongue type"-Fraktur.
    - „Joint-depression type"-Fraktur.
    - Trümmerfraktur.

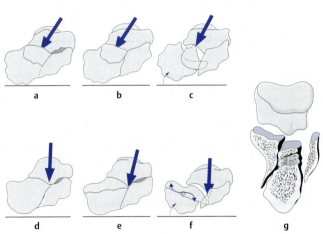

Abb. 136 a–g. Entstehung typischer Kalkaneusfrakturen je nach Richtung und Größe der Gewalteinwirkung (nach Essex-Lopresti). a–c „joint-depression-type", d–f „tongue-type". g) Im koronaren CT zeigt sich die Zerstörung der hinteren Gelenkfacette

Klinische Symptomatik und diagnostisches Vorgehen

- **Klinische Untersuchung:**
  - Verbreiterung/Schwellung des Rückfußes, Abflachung des Fußgewölbes, Hämatom an der Fußsohle, Belastungsunfähigkeit, aufgehobene Beweglichkeit im Subtalargelenk.

28.5 Fersenbeinfraktur

- Mögliche Begleitverletzungen: Talusfrakturen, Zusatzfrakturen in der Chopart- oder Lisfranc-Gelenklinie, Weichteilschäden Grad I–III (S. 469). Nerven- und Gefäßläsionen sind relativ selten. Ein Kompartmentsyndrom der Fußsohle führt im weiteren Verlauf zu Muskelnekrosen, Muskelverkürzungen und sekundären Zehenfehlstellungen (Krallenzehen).
- Periphere Durchblutung und Sensibilität prüfen.
- **Röntgen:** Fersenbein seitlich und axial.
- **Computertomographie:** Zur Fraktur-Klassifikation und zur OP-Planung zwingend erforderlich. Koronare und axiale Schichtführung zur Beurteilung des Subtalargelenkes und des Kalkaneo-Kuboid-Gelenkes.

Therapieprinzipien

- **Konservatives Vorgehen bei:**
  - Kontraindikation zum operativen Vorgehen (Alter, Allgemeinzustand, Weichteilinfektion, fehlende Compliance).
  - undislozierten Frakturen (Stufe in der Gelenkfläche < 2mm).
  - ausgesprochenen Trümmerfrakturen.
- **Operatives Vorgehen bei** dislozierten Frakturen mit wenigen großen Fragmenten.

Konservative Therapie

- Geschlossene Reposition und Gipsverband (Böhler, Wendt) bei grober Varus-/Valgusverbiegung.
- **Keine** Reposition und frühfunktionelle Therapie (abschwellende/schmerzlindernde Maßnahmen, aktive Übungsbehandlung) bei Trümmerfrakturen.
- Entlastung mit Gehapparat (für 6 Wochen), danach Wiederbelastung.
- Je nach Fußdeformität Schuhzurichtung, Einlagen oder orthopädische Maßschuhe.

Operative Therapie

- **Vorbereitungen:**
  - *Lagerung:* Seitenlage.
  - *Anästhesie:* Allgemein-, Regional-, Spinalanästhesie.
- **Zugang:** Ausgedehnter lateraler Zugang.

1. **Geschlossene Reposition und Spickdraht-Osteosynthese:**
   - *Indikation:* Trümmerfrakturen, ausgeprägte Varus-/Valgusverbiegung, ältere Patienten mit Osteoporose.
   - *Technik:*
     - Manuelle Kompression, Aufrichtung mit Steinmann-Nagel und Fixierung mit Kirschnerdrähten, die in Talus und Kuboid platziert werden und somit eine temporäre Transfixation dieser Gelenke bewirken.
     - Bei Trümmerfrakturen, Zusatzverletzungen an Talus und Kuboid und ohnehin drohender Gelenkversteifung im Subtalargelenk wird der Rückfuß aufgerichtet und das Fersenbein verschmälert.
   - *Vorteile:* Bei erheblichem Weichteilschaden minimierte Wundinfektionsgefahr, auch bei schlechtem Allgemeinzustand möglich.
   - *Nachteile:* Einsteifung des Subtalargelenkes meist definitiv, hohe Rate posttraumatischer Arthrosen des Subtalargelenkes, sekundäre Arthrodese.

28.5 Fersenbeinfraktur

2. Offene Reposition und Minimalosteosynthese:
- *Indikation:* Abrissfrakturen, sog. Entenschnabelfraktur, einfache Gelenkfraktur.
- *Technik:*
  - Über laterale Inzision Anhebung der imprimierten Gelenkfläche, Spongiosaunterfütterung, Fixierung mit Einzelschrauben oder Spickdrähten (Abb. 137).
  - Verschraubung oder Zuggurtung von Abrissfrakturen.

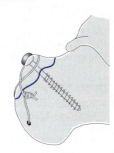

Abb. 137 Schrauben und Zuggurtungsosteosynthese einer Abrissfraktur der Achillessehne

3. Offene Reposition und Spongiosaplastik/Platten-Osteosynthese:
- *Indikation:* Alle Impressionsfrakturen mit Beteiligung des Subtalargelenks.
- *Technik:*
  - Lateraler (evtl. zusätzlich medialer) Zugang, evtl erweitert zum Kuboid (Abb. 138).

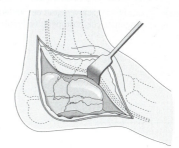

Abb. 138 Erweiterter lateraler Zugang zur Rekonstruktion einer Fersenbeinfraktur

  - Reposition der Gelenkfragmente an das „Sustentakulumfragment".
  - Spongiosaunterfütterung, Platten-Osteosynthese (Abb. 139).
- *Vorteile:* Wiederherstellung der Gelenkfläche, Wiederherstellung der „Geometrie" des Rückfußes.
- *Nachteile:* Wundrandnekrosen, Infektionsgefahr.

28.5 Fersenbeinfraktur

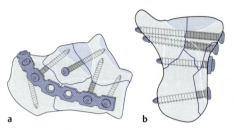

Abb. 139 a, b. Fixationsmöglichkeiten bei Fersenbeinfrakturen. a) Rekonstruktionsplatte und Zugschrauben in der Ansicht von lateral. b) Lage von Implantaten im koronaren Schnittbild

OP-Nachbehandlung

➤ Nach allen operativen Verfahren funktionelle Weiterbehandlung:
  - Schmerzlinderung, abschwellende Maßnahmen.
  - Hochlagerung bis zur Wundheilung.
  - Entlastung (max. 10–15kg) bis Ende 6. Woche, evtl bei älteren Patienten und bei doppelseitiger Verletzung Gehbügelapparat.
  - Übungsbehandlung aller Gelenke.
  - In der Phase der Wiederbelastung Wassertherapie, Koordinationstraining, Krafttraining.
  - Schuhversorgung bei Bedarf.
  - Berufshilfemaßnahmen häufig bei Zimmerern und Bauleuten notwendig.

Prognose

➤ Abhängig vom Schweregrad der Verletzung.
➤ Posttraumatische/postoperative Probleme: Sekundäre Arthrodese.

28.6 Verletzungen in der Chopart-/Lisfranc-Gelenklinie

Grundlagen

- **Definition:**
  - Die *Chopart-Gelenklinie* (Francois Chopart 1743–1795) umfasst das Gelenk zwischen Talus und Navikulare sowie das Gelenk zwischen Kalkaneus und Kuboid.
  - Die *Lisfranc-Gelenklinie* (Jacques Lisfranc 1790–1847) umfasst die Tarsometatarsalgelenke zwischen Cuneiformia I–III und Kuboid einerseits und der Basis der Metatarsalia I–V andererseits.
- **Ursache, Verletzungsmechanismus:** Reine und vollständige Luxationen der genannten Gelenke sind selten, häufiger sind Luxationsfrakturen (Lisfranc) und Subluxationen (Chopart). Ursache ist einerseits eine Verwindung des Vorfußes gegen den Rückfuß im Supinationssinn, andererseits eine Stauchung des Fußes in der Längsachse (z. B. beim Einklemmen des Fußes in der Pedalerie eines Pkw).
- **Häufigkeit:** Insgesamt selten, am häufigsten bei polytraumatisierten Patienten (deshalb werden sie auch häufig übersehen oder die Schwere der Verletzung unterschätzt).
- **Klassifikation:**
  - *Chopart-Verletzung* (Klassifikation nach Zwipp; Abb. 140):
    - Transnavikulär.
    - Transtalar.
    - Transkuboidal.
    - Transkalkanear.
    - Transligamentär.
  - *Lisfranc-Verletzung* (Klassifikation nach Wilson [Unfallmechanismus, 5 Typen] oder nach Hardcastle bzw. Quénu/Küss [Gelenkinkongruenzstellung]; Abb. 141):
    - Typ A: Totale Inkongruenz.
    - Typ B: Inkongruenz eines Teiles des Lisfranc-Gelenks.
    - Typ C: Divergierende Inkongruenz, entweder total oder subtotal.

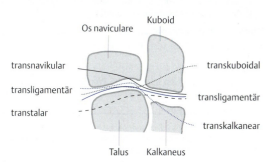

Abb. 140 Klassifikation der Chopart-Luxationsfrakturen (nach Zwipp)

28.6 Verletzungen in der Chopart-/Lisfranc-Gelenklinie

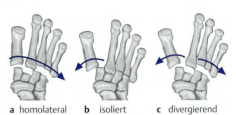

a homolateral   b isoliert   c divergierend

Abb. 141 a–c. Klassifikation der Lisfranc-Luxationsfrakturen (nach Quenu und Küss). a) homolateral, b) isoliert, c) divergierend

Klinische Symptomatik und diagnostisches Vorgehen

- *Hinweis:* Am wichtigsten ist es, beim polytraumatisierten nicht kontaktfähigen Patienten an die Verletzung zu denken und eine sorgfältige Röntgendiagnostik durchzuführen. Beim zentralisierten Verletzten ist die periphere Weichteilschwellung auch bei einer schweren Verletzung des Fußes oft nicht sehr ausgeprägt.
- **Röntgen des Fußes in 3 Ebenen:** Dorsoplantar, exakt seitlich, schräg mit 45° angehobenem Fußrand. Im seitlichen Röntgenbild ist einerseits auf die sog. Cyma-Linie zu achten (physiologischerweise S-förmiger Verlauf der Chopartlinie), andererseits auf die Fußachse (normalerweise ergibt die Verbindung der mittleren Talusachse mit der Achse von Metatarsale I eine gerade Linie).
- **Computertomographie:** Nach Repositionsmanövern empfehlenswert.

Therapieprinzipien

1. **Primär bei allen dislozierten Verletzungen** geschlossene Reposition anstreben.
2. **Ist eine geschlossene Retention durch einen Gipsverband nicht möglich,** so ist ein operatives Vorgehen notwendig (im Rahmen einer Polytraumaversorgung zum frühestmöglichen Zeitpunkt).

Konservative Therapie

- **Vorgehen:** Geschlossene Reposition und Retention im Gipsverband für 6 Wochen.
- **Nachbehandlung:**
  - Röntgenkontrollen nach 1/2/4/6 Wochen (Gefahr der Redislokation!).
  - Teilbelastung im Gehgips ab der 4. Woche, gipsfrei ab 7. Woche.

Operative Therapie

- **Vorbereitungen:**
  - *Lagerung:* Rückenlagerung, Blutsperre (*cave* Kontraindikationen).
  - *Anästhesie:* Allgemein-, Spinal- oder Periduralanästhesie.
- **Zugang:**
  - *Chopart-Gelenklinie:* Zum Talonavikulargelenk Inzision anteromedial, zum distalen Kalkaneus und Kuboid Längsinzision auf halber Höhe dieser Knochen.
  - *Lisfranc-Gelenklinie:* Lange mediane Inzision.

28.6 Verletzungen in der Chopart-/Lisfranc-Gelenklinie

- **Vorgehen:**
  - *Gedeckte Spickdraht-Osteosynthese bzw. Spickdrahttransfixation* (primär *immer* geschlossene Verfahren anstreben!):
    - Am 1. Strahl beginnen, wobei die Metatarsale-I-Längsachse und Talus-Längsachse eine Linie bilden müssen.
    - Auf A. dorsalis pedis und N. peronaeus profundus achten!
  - *Offene Reposition und Spickdraht- und/oder Schraubenosteosynthese/-transfixation* (wenn geschlossene Reposition nicht möglich ist).
  - *Geschlossene/offene Reposition* + **Fixateur externe** mit/ohne zusätzliche K-Draht-Spickung. Mittels Fixateur ist es vor allem möglich, die Fußverkürzung bei Trümmerfrakturen des Os naviculare und/oder der Ossa cuneiforma auszugleichen.
  - *Primäre Arthrodesen* (selten als Erstmaßnahme notwendig) bei ausgeprägter Zertrümmerung der Ossa cuneiformia oder des Os naviculare.

OP-Nachbehandlung

- Nach der OP Anlage einer dorsalen Unterschenkel-Gipsschiene bis zur Wundheilung.
- Danach geschlossener, gut modellierter Gipsverband bis zum Ende der 6. Woche, Teilbelastung mit 15kg.
- Nach Gipsentfernung Entfernung der K-Drähte und zunehmende Belastung, Krankengymnastik, physikalische Therapie.
- Bei verbliebenen Fußdeformitäten Schuheinlagen nach Maß oder Orthopädische Schuhe.
- Wurde ein Fixateur externe angelegt, bleibt dieser bis zur 6. Woche, dann weiter wie oben.

Prognose und Komplikationen

- Die Behandlungsergebnisse hängen ab vom Behandlungsbeginn (Unfalltag oder später) und von der Schwere der Verletzung.
- Die Verletzungen der Chopart-Linie haben eine bessere Prognose als die Verletzungen im Lisfranc-Bereich. Sehr häufig sind arthrotische Veränderungen, vor allem um das Os naviculare in den Mittelfußgelenken, die funktionellen Einbußen und die verbleibenden Schmerzen korrelieren aber nicht mit dem Ausmaß der Arthrose und der Deformität.
- In 30–50% der Fälle kann eine überwiegend stehende Tätigkeit oder schwere körperliche Arbeit nicht mehr verrichtet werden.

28.7 Metatarsalfrakturen

Grundlagen

- **Vorbemerkung:** Die Metatarsalia bilden zusammen mit Kuboid, Navikulare und den Cuneiformia das Fußlängs- und Quergewölbe. Besondere Bedeutung haben der 1. und der 5. Mittelfußstrahl, bei Deformierungen und Verkürzungen dieser beiden tragenden Pfeiler kann es zu erheblichen Gangstörungen kommen.
- **Ursache, Verletzungsmechanismus:**
  - Direkte äußere Gewalt auf den Fuß, meist sind mehrere Mittelfußknochen betroffen. Isolierte Frakturen sind selten. Die Basisfraktur des Metatarsale V ist eine Ausrissfraktur der Peronäalsehnen.
  - Ermüdungsfrakturen als sog „Marschfraktur" bei Soldaten und Langläufern.
- **Klassifikation:**
  - AO-Klassifikation der Röhrenknochen (S. 262).

Klinische Symptomatik und diagnostisches Vorgehen

- *Leitsymptom:* Schmerz, Schwellung, Belastungsunfähigkeit.
- **Klinische Untersuchung:**
  - Bei nicht kontaktfähigen Polytraumatisierten werden Fußverletzungen häufig primär übersehen.
  - Bei starker Schwellung des Fußes immer an die Möglichkeit eines Fußkompartmentsyndroms denken. Eine Logendruckerhöhung über 30 mmHg ist eine Indikation zur notfallmäßigen Dekompression.
- **Röntgen:** Dorsoplantar, exakt seitlich und schräg mit 45° abgehobenem Fußaußenrand.

Therapieprinzipien

- **Undislozierte, gering dislozierte Frakturen:** Konservative Therapie (s. u.).
- **Alle dislozierten Frakturen:** Ziel ist eine offene/geschlossene Reposition und operative Stabilisation, wobei vor allem bei Metatarsale-I- und -V-Frakturen die korrekte Wiederherstellung von Achse und Länge zu beachten ist.

Konservative Therapie

- Gipsschiene mit gut ausmodelliertem Fußgewölbe.
- Thromboseprophylaxe (S. 74).
- Entlastung mit Gehstützen.
- Nach Abschwellen der Weichteile zirkulärer Unterschenkelgipsverband, Teilbelastung beschwerdeorientiert.
- Nach 4–6 Wochen sind die Frakturen konsolidiert.

Operative Therapie

- **Vorbereitungen:**
  - *Lagerung:* Rückenlage, Blutsperre.
  - *Anästhesie:* Regional- oder Allgemeinanästhesie.
- **Vorgehen** (Abb. 142):
  - *Metatarsale-I-Fraktur:*
    - Schaftfraktur (am häufigsten): Offene Reposition und interne Fixierung mittels Platten-Osteosynthese.
    - Subkapitale Frakturen und Frakturen der Basis: Schrauben-Osteosynthese oder Spickdrahtosteosynthese mit oder ohne Transfixation des angrenzenden Gelenkes.

28.7 Metatarsalfrakturen

- *Metatarsale-II-/-III-/-IV-Fraktur*:
  - Dislozierte Schaftfrakturen, meist nach plantar dislozierte subkapitale Frakturen: Geschlossen reponieren und auf einen dicken (2er) K-Draht auffädeln.
  - Basisfrakturen entstehen meist im Zusammenhang mit Lisfranc-Luxationen und werden im Zuge der Therapie dieser Verletzung mitbehandelt (S. 327).
- *Metatarsale-V-Fraktur:*
  - Schaftfraktur: Platten-Osteosynthese.
  - Basisabrissfraktur: Zuggurtungs-Osteosynthese oder Zugschrauben-Osteosynthese.

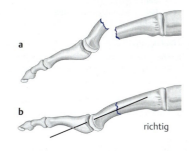

Abb. 142 Bei der perkutanen Spickdrahtfixierung von Frakturen der Metatarsalia ist auf die physiologische Stellung der Zehengrundgliedbasis zu achten, die gegenüber dem Mittelfußköpfchen temporär mitfixiert werden soll

OP-Nachbehandlung

➤ Bei Transfixation von Gelenken des Fußes durch Drähte kann es bei Frühbelastung zum Drahtbruch kommen.
➤ Bei allen anderen Verfahren kann nach Heilung der Wunden und Abschwellen der Weichteile in einem Hartstoffverband beschwerdeorientiert belastet werden.
➤ Ruhigstellung im Hartstoffverband nicht über die 6. Woche hinaus.
➤ Je nach Ausheilungsergebnis und vorbestehenden Fußdeformitäten Versorgung mit Einlagen nach Maß.

Prognose und Komplikationen

➤ **Prognose:** Bei korrekter Wiederherstellung von Länge und Achse des 1. und 5. Strahles ist meist mit einem guten bis sehr guten Ausheilungsergebnis zu rechnen.
➤ **Komplikationen:** Posttraumatischer Spreiz- und Plattfuß, schmerzhafte Druckstellen unter den Metatarsaleköpfchen, Weichteilschaden, Kompartmentsyndrom, posttraumatische Osteitis nach offenen Frakturen und Pseudarthrose nach Metatarsale-V-Basisfrakturen.

28.8 Zehenfrakturen

Grundlagen

- **Ursache, Verletzungsmechanismus:**
  - Meist isolierte Verletzungen durch direkte äußere Gewalt.
  - Am häufigsten ist die Grundphalanxfraktur der Großzehe mit oder ohne Gelenkbeteiligung.
- **Klassifikation:** AO-Klassifikation der Schaftfrakturen (S. 262).

Klinische Symptomatik und diagnostisches Vorgehen

- *Leitsymptom:* Subunguales Hämatom, Schmerzen, Belastungsunfähigkeit.
- **Klinische Untersuchung:** Typische Symptomatik s. o.
- **Röntgen:**
  - *Bei Verletzungen der Großzehe* Röntgen in 2 Ebenen.
  - *Bei Verletzungen der anderen Zehen* reicht meist die dorsoplantare Übersichtsaufnahme des Vorfußes aus.

Therapieprinzipien

- **Nicht oder gering dislozierte Frakturen:** Konservative Therapie (s. u.).
- **Dislozierte Grundphalanxfraktur der Großzehe mit Gelenkbeteiligung:** Operative Therapie (s. u.).

Konservative Therapie

- **Einzehenverletzung:** Pflasterzügelverband (die verletzte Zehe wird durch die danebenliegende unverletzte geschient) für 2 Wochen, beschwerdeorientierte Teilbelastung.
  - *Cave:* Verband erst nach dem Abschwellen anlegen!
- **Mehrzehenverletzung, Verletzung der Großzehe:** Auch Hartstoffverband möglich (Geisha-Schuh), in dem voll belastet werden kann.

Operative Therapie

- *Hinweis:* Bei ausgedehnten Quetschverletzungen der Kleinzehen muss die primäre Amputation erwogen werden, an der Großzehe ist primär immer ein Erhaltungsversuch notwendig!
- **Vorgehen:**
  - *Kleinzehenfraktur:* Axiale K-Draht-Schienung mit Gelenktransfixation.
  - *Großzehenfraktur:* Gekreuzt eingebrachte Spickdraht-Osteosynthese oder Schrauben-Osteosynthese mit Minischraubenimplantaten. Das Großzehengrundgelenk sollte wegen seiner großen Bedeutung für das Abrollen beim Gehen möglichst exakt wiederhergestellt werden.

Nachbehandlung

- Konservativ – Pflasterzügelverband: Meist ist Gehen mit bequemem und weitem Schuhwerk möglich.
- Nach operativen Eingriffen ist ein Hartstoffverband notwendig, in dem voll belastet werden kann. Entfernung transfixierender Drähte nach 6 Wochen.

Prognose

- Die meisten Zehenverletzungen heilen folgenlos aus. Bei posttraumatischer Arthrose im Großzehengrundgelenk Resektionsarthroplastik.

29.1 Klavikulafraktur

Grundlagen

- **Definition:** Kontinuitätsunterbrechung der Klavikula.
- **Ursachen, Verletzungsmechanismus:** Häufige Fraktur durch indirektes Trauma (Sturz auf die Schulter) oder direkten Aufprall (Verkehrsunfall).
- **Klassifikation:**
  - *Lokalisation:* Laterales, mittleres (am häufigsten – zu 70 %) mediales Drittel.
  - *Bruchform und Dislokationsrichtung* der Fragmente.
  - *Klassifikation der lateralen Klavikulafraktur nach Jäger und Breitner:*
    - *Hinweis:* Laterale Klavikulafrakturen machen wegen ihrer unterschiedlichen Beziehungen zum korakoklavikulären Bandkomplex eine zusätzliche Unterscheidung erforderlich.
    - *Typ 1:* Fraktur lateral der Bänder. Stabile Fraktur.
    - *Typ 2:* Fraktur zwischen Pars trapezoidea und Pars coronoidea des Lig. coracoclaviculare. Wegen Ruptur der Pars trapezoidea weicht das zentrale Fragment unter dem Zug des M. sternocleidomastoideus nach kranial, das distale Fragment sinkt durch das Gewicht des Armes nach kaudal-proximal.
    - *Typ 3:* Fraktur liegt medial der Bandansätze. Instabil wie Fraktur des mittleren Drittels (Typ 2).
    - *Typ 4:* Im Kindes- und Jugendalter. Aus dem noch kräftigen Periostschlauch ist das laterale Drittel der Klavikula ausgeschält, aber nicht gebrochen. Am Periost inseriert unverletzt der Kapsel-Band-Apparat.
  - *„Floating shoulder":* Siehe unter „diagnostisches Vorgehen".

Klinische Symptomatik

- Druckdolenz, Schwellung und Schmerzen bei Armbewegungen.
- Herunterhängen der Schulter.
- Verminderte Schulterbreite.

Diagnostisches Vorgehen

- **Anamnese:** Unfallmechanismus. Abschätzen der Gewalteinwirkung.
- **Klinische Untersuchung:**
  - *Inspektion* der Schulterkontur inkl. Sternoklavikular- und Akromioklavikulargelenke im Seitenvergleich: Weichteilschwellung? Deformität? Verfärbungen? Abschürfungen? Prellmarken? Hautperforation?
  - *Palpation:* Stufe über der Klavikula? Häufig Hochstand des medialen Fragmentes durch Zug des M. sternocleidomastoideus. Drohende Perforation?
  - *Obligatorisch Überprüfung des Gefäß-Nervenstatus* des gleichseitigen Armes inkl. Hautsensibilität am M. deltoideus (N. axillaris).
- **Ausschlussdiagnostik:**
  - *Begleitende Luxationen* im Akromioklavikular- oder Sternoklavikulargelenk → v.a. röntgenologische Diagnostik.
  - *Instabiler Schultergürtel – „floating shoulder"* (Abb. 143a)? (= klavikuloskapuläre Instabilität nach Frakturen der Klavikula und des Halses des Schulterblattes. Das Schultergelenk hat jeden Kontakt zum Schultergürtel verloren) → v.a. röntgenologische Diagnostik.
  - *Bei Begleitfrakturen der ersten Rippen:*
    - Hämato-/Pneumothorax?
    - Schädigungen des Armplexus (v. a. N. ulnaris und A. subclavia)?
    - Tracheal- und Bronchuseinrisse?

29.1 Klavikulafraktur

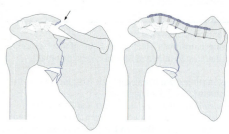

Abb. 143 a, b. Versorgung einer Floating-shoulder: a) Vordere und hintere Dissoziation des Schultergürtels. b) Stabilisierung der vorderen Komponente durch Plattenostheosynthese der Klavikula

- **Röntgen:**
  - a.p.-Aufnahme.
  - Die ergänzende Aufnahme erfolgt in einer um 45° versetzten Projektion bei kranio-dorsal angelegter Röntgenplatte.
- **Angiographie:** Bei klinischem Verdacht auf Gefäßschädigung.

Therapieprinzipien

- **Konservative Therapie:** In den meisten Fällen möglich (v.a. bei bei lateralen Frakturen Typ 1 und wenig disloziertem Typ 2/3). Kontraindikationen: Zusätzliche Nerven-, Gefäß- oder schwere Weichteilschädigungen, starke Verkürzungen (< 20–25mm), Knickbildung über 20–25 Grad.
- **Operative Therapie:**
  - *Notfallindikationen:* Verletzungen der A. subclavia, offene Fraktur, Durchspießungsgefahr.
  - *Allgemeine Indikationen:* Verletzung des Plexus brachialis, gelenknahe Brüche mit erheblicher Dislokation, Intermediärfragment, beschwerdeauslösende Frakturen nach 4–5 Wochen konservativer Behandlung, pathologische Frakturen und Pseudarthrosen.
  - *„Floating shoulder":* Die Versorgung der Klavikula bzw. des Akromioklavikulargelenkes stabilisiert in der Regel die Situation ausreichend, so dass die Skapulafraktur konservativ behandelt werden kann, sofern nicht eine Gelenkbeteiligung eine operative Rekonstruktion des Glenoids erfordert (Abb. 143b).
  - *Ausgedehnte gleichseitige Rippenserienfrakturen:* Operative Stabilisierung der Klavikula, um der auxiliären Atemmuskulatur eine schmerzfreie Verankerung zu bieten.
- **Laterale Klavikulafrakturen:**
  - *Typ 1:* 10–14 Tage Traumaweste, während dieser Zeit Übungen aus der Weste heraus, anschließend Belastung nach Beschwerden.
  - *Typ 2:* Bei wenig dislozierten Frakturen konservativ, Ruhigstellung im Gilchrist- oder Desault-Verband bzw. Traumaweste. Bei starker Dislokation operative Therapie.
  - *Typ 3:* Wie Frakturen im mittleren Klavikuladrittel.
  - *Typ 4:* Offene Reposition und Halten mit Spickdrähten, die frühzeitig entfernt werden müssen (3 Wochen).

29.1 Klavikulafraktur

Konservative Therapie
- Falls Reposition notwendig: Bruchspaltanästhesie, anschließend Ruhigstellung im Rucksackverband = Extensionsverband, der die Schulter nach hinten und außen zieht (Abb. 144). Dadurch wird das mediale Fragment gegen den Zug des M. sternocleidomastoideus nach distal gedrückt und die Schulter und damit das laterale Fragment angehoben.

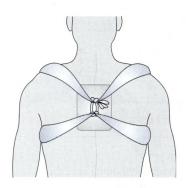

Abb. 144 Rucksackverband

Operationstechniken
- **Frakturen im mittleren Drittel:**
  - *Schritt 1:* Rückenlage, Intubationsnarkose.
  - *Schritt 2:* Parallel zur Klavikula und ca. 2cm infraklavikulär 10cm langer Hautschnitt. *Alternativ* Säbelhiebschnitt in der Mitte der Klavikula.
  - *Schritt 3:* Darstellen der Fragmente, Reposition und Anmodellieren einer 3,5mm-Rekonstruktionsplatte, je 3 Schrauben bikortikal in beide Hauptfragmente. Platte kommt auf der *Zuggurtungsseite* zu liegen.
  - *Schritt 4:* Redoneinlage, Hautverschluss.
- **Frakturen im lateralen Drittel** (Abb. 145):
  - *Zugang:* Schnitt über der Fraktur, Länge und Verlauf nach Notwendigkeit.
  - *Großes distales Fragment:* Wenn eine Verankerung von mindestens 2 Schrauben möglich ist, sollte eine Platten-Osteosynthese mit 3,5-mm-Rekonstruktions- oder T-Platten durchgeführt werden. Eine Naht des Lig. conoideum ist nicht notwendig.
  - *Kleines distales Fragment:* Zuggurtungs-Osteosynthese, bei der die Drähte vom Akromion aus eingebracht werden. Entfernen der Drähte nach 6–8 Wochen.
  - *Alternative:* Bosworth-Schraube zur Transfixation der Klavikula gegen den Rabenschnabelfortsatz.

29.1 Klavikulafraktur

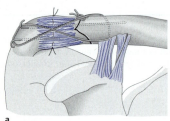

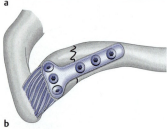

Abb. 145 Versorgung einer lateralen Klavikulafraktur

Nachbehandlung

- **Konservativ:**
  - *Ruhigstellung im Rucksackverband* (S. 335) für 3–4 Wochen. Den Verband alle 2 Tage nachspannen.
  - *Die volle Mobilisation* der Schulter und des Armes hängt ab von den Beschwerden des Patienten. Bei Dysästhesien oder peripheren Weichteilschwellungen sofortige ärztliche Kontrolle!
- **Operativ:**
  - *Frühfunktionelle Nachbehandlung* nach Ruhigstellung über 3–4 Tage (Traumaweste). Kraftvolle Belastungen und Sport erst nach 3 Monaten.
  - *Metallentfernung:*
    - Zuggurtungsdrähte nach 6 Wochen.
    - Platten nur bei störendem Weichteilrelief, aber nicht vor dem 7. Monat postoperativ.

Komplikationen und Prognose

- **Operative Komplikationen:**
  - Direkte Verletzungen: Großen Gefäße, Plexus brachialis, Pleura (bei Verdacht auf Pleuraverletzung Röntgen-Thorax und evtl. Thoraxsaugdrainage).
  - Implantatausrisse: Reosteosynthese.
  - Kirschnerdraht-Wanderung (Drähte durch Verbiegen sichern).
  - Pseudarthrose (allgemeine Komplikation).
  - Narbenkeloid.
- **Prognose:**
  - *Bei konservativem Vorgehen:* In den meisten Fällen gute Ausheilung. Eine evtl. auftretende Schulterverschmälerung hat keine funktionellen Nachteile. Schmerzen und Schultersteife nach 8 Wochen sprechen für persistierende Instabilität und die Entwicklung einer Pseudarthrose (in 7 % nach konservativer Behandlung).
  - *Bei operativem Vorgehen:* Frühzeitig volle Funktionsfähigkeit.

29.2 Akromioklavikularluxation

Grundlagen

- **Definition:** Komplette oder partielle Luxation der distalen Klavikula aus dem Akromioklavikulargelenk (AC-Gelenk).
- **Ursachen, Verletzungsmechanismus:** Sturz auf die dorso-kraniale Seite der Schulter mit einem kombinierten Hebel-Scher-Mechanismus.
- **Klassifikation:**
  - *Einteilung der AC-Gelenkverletzungen nach Tossy* (Abb. 146):
    - *Typ I:* entspricht einer Distorsion. Nur *gedehnte* akromio- und korako-klavikuläre Bänder. Kein Höhertreten des peripheren Klavikularandes.
    - *Typ II:* Subluxation im AC-Gelenk mit Ruptur der akromio-klavikulären Bänder bei nur gedehnten korako-klavikulären Bändern.
    - *Typ III:* Luxation im AC-Gelenk mit kompletter Ruptur aller Bänder (Lig. acromioclaviculare, Ligg. coracoclavicularia).

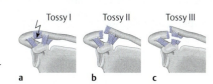

Abb. 146 Akromioklavikularluxationen

  - *Erweiterung der Klassifikation nach Post and Rockwood:*
    - *Typ IV:* Dorsale Einklemmung (Entrapment) der Klavikula in einem Schlitz des M. trapezius.
    - *Typ V:* Ausgedehnte Dislokation in der Frontalebene; Abstand zwischen der Klavikula und dem Korakoid mindestens doppelt so groß wie auf Gegenseite.
    - *Typ VI:* Laterale Klavikula ist unter das Akromion oder das Korakoid luxiert.
  - **Besonderheit im Kindesalter:** *Akromioklavikulargelenksprengung:* die distale Klavikula löst sich aus dem kranial längs eingerissenen Periostschlauch, nicht selten in der Epiphysenplatte, wobei alle Bänder intakt am Periost inserieren. Entspricht Typ IV der lateralen Klavikulafrakturen (S. 333).

Klinische Symptomatik

- Druckdolenz, Schwellung, Bewegungsschmerzen.
  - *Cave:* Bei der Luxation der Klavikula nach dorsal kann eine Kompression der Gefäße des Armes entstehen!

Diagnostisches Vorgehen

- **Anamnese:** Entsprechender Unfallmechanismus.
- **Klinische Untersuchung:** Bei kompletter Zerreißung aller Bänder (Tossy III) „Klaviertastenphänomen" = auf Druck lässt sich die in Fehlstellung (distales Ende nach kranial luxiert) stehende Klavikula wie eine Klaviertaste herunterdrücken und schnellt danach wieder hoch.

29.2 Akromioklavikularluxation

▶ **Röntgen:**
- *Nativaufnahme und Panorama-Aufnahme* (simultanes beidseitiges a.p.-Röntgen beider Schultergelenke mit 10kg Zug an beiden Händen, Abb. 147). Alternativ Aufnahme mit verschränkten Armen.
- *Beurteilung:* Bei vergrößertem Abstand Korakoid-Klavikula liegt ein vollständiger Bandabriss vor.
  - *Typ I:* Die Abstände der distalen Klavikula zu Akromion und Korakoid sind auch unter Belastung symmetrisch (Toleranz: 2mm).
  - *Typ II:* Das Akromioklavikulargelenk zeigt spontan oder bei Belastung eine mäßige Verbreiterung und Stufenbildung, die Gelenkflächen haben ihren Kontakt zueinander nicht vollständig verloren (Toleranz: < ½ Schaftbreite).
  - *Typ III:* Schulterblatt und Akromion stehen tiefer. Die Dislokation nimmt unter Belastung zu (Toleranz: > ½ Schaftbreite).
  - *Typ IV-VI:* Entsprechend ihrem klinischen Korrelat (s.o.).
▶ **Differenzialdiagnose:** Laterale Klavikulafraktur, Distorsion, Kontusion, Subluxation.

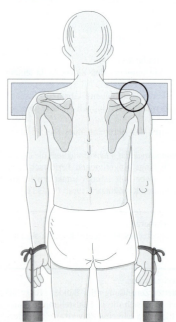

Abb. 147 Funktionell vergleichende Röntgenaufnahme mit breitem Film unter Aushängen mit Gewichten

29.2 Akromioklavikularluxation

Therapieprinzipien

- **Konservative, symptomatische Therapie** immer bei Tossy I, ebenso empfohlen bei Tossy II und III.
- **Fakultativ operativ:** Nur bei ausgeprägter Luxation (Tossy III) und spezieller beruflicher („Über-Kopf-Arbeiten") und sportlicher Exposition.
- **Operative Verfahren** immer bei Typ IV–VI.

Konservative Therapie

- Kurze Ruhigstellung in Trauma-Weste für 1 Woche, symptomatisch-analgetische und anschließend funktionelle Therapie.

Operationstechniken

- Direkte Naht bzw. Adaptation der Bänder. Temporäre Transfixation des AC-Gelenkes mit Zerklage, Kirschnerdraht, Stellschraube oder Balserplatte.
- Da über 100 Operationsmethoden und deren Variationen beschrieben sind, wird auf die entsprechende Fachliteratur verwiesen.

Nachbehandlung (postoperativ)

- Nach Schmerzlinderung funktionelle Nachbehandlung.
- Gilchrist-Verband für 1 Woche.
- Bis 6 Wochen < 70–80° Abduktion.
- Metallentfernung methodenabhängig.

Prognose und Komplikationen

- In den meisten Fällen unproblematischer Verlauf mit Ausheilung, v.a. bei Typ I. Bei Typ II und III nach konservativer Behandlung trotz verbleibender (Sub-)Luxationen in 80 % der Fälle gute bis sehr gute Prognose.
- Bei operativen Eingriffen Komplikationsrate von bis zu 20 %. Vorgehen im Zusammenhang mit einer „floating shoulder" siehe S. 333.
  - *Hinweis:* Bei Kampfsportlern ist eine Operation nicht angezeigt, da es bei Beibehalten des Sportes sehr häufig und rasch zu Rezidiven kommt.
- Konturänderungen der betroffenen Schulter bleiben ohne funktionelle Einschränkungen, können aber kosmetisch störend sein.
- Sowohl nach operativer als auch konservativer Behandlung zeigen sich in 50 % Verknöcherungen in den korako-klavikulären Bändern.
- In der gleichen Häufigkeit zeigen sich röntgenologisch degenerative Veränderungen des Akromioklavikulargelenkes, sofern Akromion und Klavikula noch Kontakt haben.
- Schmerzhafte Verkalkungen und Arthrosen sind möglich.
- Komplikationen: Drahtwanderungen, Ermüdungsfraktur von Drahtschlingen, Narbenkeloid.

29.3 Sternoklavikularluxation

Grundlagen

- **Definition:** Komplette oder partielle Luxation der medialen Klavikula aus dem Sternoklavikulargelenk.
- **Ursachen, Verletzungsmechanismus:** Sturz auf die Schulter mit Scher-Hebel-Mechanismus.
- **Klassifikation:** Luxation nach vorne und nach hinten.

Klinische Symptomatik

- Deutliche Schwellung über dem Sternoklavikulargelenk, Druckdolenz, Bewegungsschmerz.
  - *Cave:* Bei hinterer Luxation: Begleitverletzungen an Trachea, Pleura sowie großen Gefäßen möglich. In Zweifelsfällen Angiographie durchführen.

Diagnostisches Vorgehen

- **Röntgen:** Thorax in 2 Ebenen, Sternum seitlich, konventionelle Tomographie (v.a. zur Differenzierung Fraktur–Luxation).
- **Computertomographie:** Bei nicht sicher auszuschließender Luxation v.a. zur Differenzierung vordere/hintere Luaxtion.
- **Differenzialdiagnose:** Mediale Klavikulafraktur, aseptische Nekrose des medialen Endes der Klavikula (Friedreich-Erkrankung), Postmenopausenarthritis, Tietze-Syndrom (Chondropathia tuberosa, schmerzhafte Verdickung der Rippenknorpel am Sternalansatz der 2. und 3. Rippe unklarer Ätiologie).

Therapieprinzipien

- **Konservative Therapie:** *a)* bei Distorsionen bzw. nicht massiver vorderer Luxation, *b)* bei hinterer Luxation, wenn keine Zusatzverletzungen bestehen und das Gelenk nach Reposition stabil ist.
- **Operative Therapie:**
  - Indikationen: Nicht retinierbare vordere und hintere Luxation.
- *Hinweis:*
  - Generell gilt, dass die hintere Luxation schwer zu reponieren, aber leicht zu retinieren ist, die vordere Luxation dagegen ist leicht zu reponieren, aber schwer zu retinieren.
  - Vordere Luxationen, die nicht operationspflichtig sind, werden wie hintere Luxationen behandelt.

Konservative Therapie

- **Reposition der nach hinten luxierten Klavikula:**
  - Der narkotisierte und relaxierte Patient liegt mit einem Sandsack zwischen den Schulterblättern auf dem OP-Tisch.
  - Den Arm der verletzten Seite unter Abduktion nach hinten unten ziehen.
  - Die erfolgreiche Reposition ist erkennbar an einem hörbaren Schnappen.
  - Überprüfung der Retention und Stabilität.

Operationstechniken

- **Vordere Luxation:** Rückenlage, Zugang über einen direkten Schnitt über dem Sternoklavikulargelenk.
- **Überprüfen der Reposition,** Stabilisierung durch „Gelenkplatte" mit gleichzeitiger Naht des Ligamentum costoclaviculare und der beiden Anteile des Ligamentum sternoclaviculare.

29.3 Sternoklavikularluxation

- *Alternative:* Stabilisierung des Gelenks durch 8-förmig geführte Schlinge aus geflochtenem Draht oder PDS-Kordel. Transfixation mit Platte.

Nachbehandlung

- **Konservative Therapie** (nach Reposition): Ruhigstellung des Armes in Trauma-Weste für 3 Wochen, anschließend funktionelle Nachbehandlung. Keine Extrembewegungen, keine starken Belastungen und sportliche Aktivitäten für 3 Monate.
- **Operative Therapie:** Kurzfristige postoperative Ruhigstellung, anschließend funktionelle Nachbehandlung. Implantatentfernung nach 4 Monaten, da sonst mit einem Bruch des Osteosynthesematerials zu rechnen ist.

Prognose

- Gut, wenn konsequent die frische Luxation behandelt wird. Die bandplastische Stabilisierung alter Luxationen hat eine hohe Misserfolgsrate.
- Komplikationen:
  - Reluxation.
  - Drahtwanderung.
  - Schlingenbruch.
  - Narbenkeloid.
  - Tumorartige Narbenbildung.

29.4 Schulterluxation

Grundlagen

- **Definition:** Verrenkung des Schultergelenkes.
- **Ursachen, Verletzungsmechanismus:** Sturz auf den ausgestreckten und abduzierten Arm. Brüske Bewegungen im Schultergelenk bei gewaltsamer Außenrotation und Abduktion.
- **Klassifikation** (häufigste Luxation des Körpers; ca. 50 % aller Luxationen):
  - *Luxationsrichtung:*
    - *Nach vorne* als Luxatio subcoracoidea am häufigsten (80–90 %; Abb. 148).
    - *Nach hinten* (in 4 %).
    - *Nach unten (Luxatio erecta) und intrathorakal,* häufig mit neurovaskulären Schäden verbunden (seltene Formen).

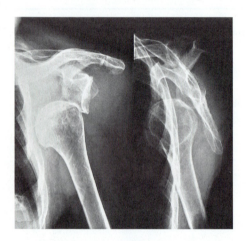

Abb. 148 Vordere Schulterluxation

  - *Luxationshäufigkeit:* Unterscheidung in Erstluxation, Reluxation (2. echtes Unfallereignis) und habituelle Luxation (wiederholt auftretende Luxationen *ohne* adäquates Unfallereignis).
- **Mögliche Begleitverletzungen:**
  - *Bankart-Läsion:* Läsion des ventralen Pfannenrandes mit Abriss des Labrum glenoidale.
  - *Hill-Sachs-Läsion:* Dorso-laterale Impression am Humeruskopf, die während der ventralen Luxation durch den Glenoidrand verursacht wird.
  - *Reversed-Hill-Sachs-Läsion:* Ventrale Impression am Humeruskopf bei dorsaler Luxation.
  - *Abrissfraktur* des Tuberculum majus.
  - *Luxationsfrakturen* des Humeruskopfes.
  - *Verletzung* der A. axillaris und/oder des N. axillaris.

29.4 Schulterluxation

Klinische Symptomatik

- **Allgemein:** Massive Schmerzen im Bereich des Schultergelenkes mit Bewegungsunfähigkeit und federnd fixierter Zwangshaltung des Armes.
- **Fehlstellungen abhängig von der Luxationsrichtung:**
  - *Bei vorderer Luxation:* Abduktion und Außenrotation.
  - *Bei hinterer Luxation:* Adduktion und Innenrotation.
  - *Bei Luxatio erecta:* Der Arm ist nach oben fixiert. Seltene Form der Luxation, aber häufig mit neurovaskulären Schäden verbunden.

Diagnostisches Vorgehen

- **Klinische Untersuchung:**
  - *Tasten einer Epaulettenform der Schulter* mit „leerer" Pfanne und veränderter Schulterkontur.
  - *Obligate Prüfung der Gefäß-Nerven-Versorgung:*
    1. N. axillaris (sensibles Gebiet über dem M. deltoideus).
    2. Plexus brachialis mit Kennmuskeln/„-bewegungen" des *N. radialis* (Hand-Dorsalextension, Fingerstreckung), *N. ulnaris* (Fingerspreizen), *N. medianus* (Beugung der Finger).
    3. Aa. radialis und ulnaris (Durchblutung des betroffenen Armes).
- **Röntgen:** *Schulter a.p. (Abb. 149) und Skapula-Y-Aufnahme (Abb. 150).* Vor der Reposition durchzuführen zum Ausschluss zusätzlicher Frakturen, z. B. Abriss des Tuberculum majus.

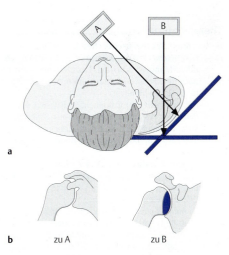

Abb. 149 Röntgen Schultergelenk a.p.

29.4 Schulterluxation

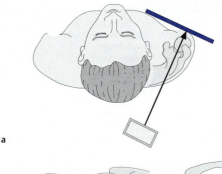

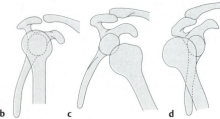

Abb. 150
a) Projektionsrichtung für Skapula-Y-Aufnahme
b) reguläre Gelenkstellung
c) vordere Luxation
d) hintere Luxation

Therapieprinzipien

- **Zeitpunkt des therapeutischen Eingriffs:**
  - *Luxationen:* Notfallmäßig so schnell wie möglich. Reposition (einzelne Techniken/Manöver s. u.) der Luxation unter Analgesie oder i.v.-Kurznarkose nach dem Prinzip Längszug am Arm, Gegenzug am Thorax und leichte Rotations-Hebel-Manöver.
  - *Nicht retinierbare Luxationen:* So früh wie möglich.
  - *Refixation des Tuberculum majus und Bankartfragmentes* binnen Tagen.
  - *Rotatorenmanschettenrekonstruktion* innerhalb weniger Wochen
- **Konservative Behandlung nach Reposition:** Bei älteren Patienten mit Erstluxation.
- **Operative Verfahren nach Reposition:**
  - *Schulterarthroskopie:* Bilanzierung bei jungen Patienten mit Erstluxation und Versorgung von Limbusausrissen.
  - *Offene Operationsverfahren:*
    - *Indikationen:* Interposition des abgerissenen Tuberculum majus, irreponible Luxationsfraktur, rezidivierende posttraumatische Luxationen.
    - *Ziele:* Beseitigung oder funktionelle Ausschaltung einer Kopfimpression; Rekonstruktion des Kapsel-Labrum-Komplexes; Vergrößerung des Glenoids (bei habitueller Luxation).

29.4 Schulterluxation

Repositionen (unter Analgesie)

- **Reposition nach *Arlt*** (Abb. 151): Der verletzte Arm liegt auf einer gepolsterten Stuhllehne. Es erfolgt Dauerzug bei flektiertem Ellbogen. Nach völliger Entspannung schnappt die Schulter ein, erleichtert durch intraartikuläre Lokalanästhesie (z. B. 20ml Scandicain oder Mepivacain).

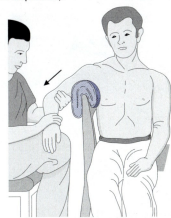

Abb. 151 Reposition über der Stuhllehne (nach Arlt)

- *Nach erfolgter Reposition* obligatorische Kontrolle der peripheren Durchblutung und Innervation, Röntgen a.p. und Skapula-Y-Aufnahme.
- **Reposition nach *Hippokrates*** (Abb. 152): Der Patient liegt auf dem Rücken. Mit Zug am Arm und in die Axilla eingestemmter Ferse (als Gegenzug und Hypomochlion) wird der Humeruskopf eingehebelt.

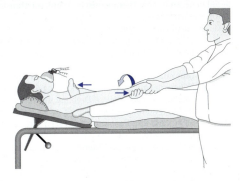

Abb. 152 Reposition nach Hippokrates

29.4 Schulterluxation

> **Reposition nach *Kocher*** (Abb. 153): Der Patient liegt auf dem Rücken. Die Reposition erfolgt in vier Phasen am rechtwinkelig gebeugten Arm: Adduktion → Außenrotation → Elevation → Innenrotation.

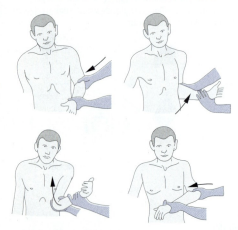

Abb. 153 Reposition nach Kocher

Konservative Therapie

> Nach Reposition Ruhigstellung:
  - Bei jungen Patienten (< 30 Jahre) für 3 Wochen in Desaultverband.
  - Bei älteren Patienten (> 40 Jahre) 3–4 Tage.
> Anschließend funktionelle Nachbehandlung.

Operationstechniken

> **Bilanzierende bzw. therapeutische Schulterarthroskopie** s. S. 567.
> **Offene Verfahren:**
  1. *Bei Kopfimpressionen:*
     - Standard-Zugang zur Schulter durch den Sulcus deltoideopectoralis unter Durchtrennung der Sehne des M. subscapularis (siehe Skapulafraktur S. 353).
     - Längsinzision der Kapsel zwischen Humeruskopf und Glenoid.
     - Heben und knöcherne Unterfütterung der Impression. Subkapitale Drehosteotomie nach Weber. Drehung des Armes um 25 Grad nach außen. Dadurch kommt der Kopfdefekt so weit nach hinten zu liegen, dass er nicht mehr am Glenoidrand einhaken kann, wodurch die Reluxation verhindert wird.
  2. *Rekonstruktion des Kapsel-Labrum-Komplexes:*
     - Lagerung des Patienten im „beach chair".
     - Refixation des Labrums und der Kapsel unter Verwendung von Knochen-Ankern (z. B. Mitec-Ankern):
     - Anfrischen des Pfannenrandes und Setzen der Bohrkanäle für die Knochenanker. Mit verzögert resorbierbarem Nahtmaterial werden Kapselansatz und Labrum U-förmig gefasst. Durchführen eines „Kapselshifts", d. h. die Raffung der Kapsel durch Übereinandersteppen der Kapselanteile.

29.4 Schulterluxation

3. *Vergrößerung des Glenoides:* Ein sogenannter „J-Span" wird über eine Nut im subchondralen Knochen des Glenoides eingemeißelt. *Alternativ* Aufbringen eines quaderförmigen Spans mit 2 Kleinfragmentschrauben auf das Glenoid.

Nachbehandlung
- **Konservative Therapie:** Siehe oben.
- **Operative Therapie:** Ruhigstellung in Trauma-Weste unter vorübergehender Freigabe zu physiotherapeutischen Übungen vor allem des Ellbogengelenkes. Ab 4. Woche vollständige Freigabe. Keine kraftvollen Außenrotationsbewegungen in den ersten 8 Wochen.

Prognose
- Der Nachweis einer Bankart-Läsion bei jungen Patienten erfordert eine operative Versorgung, um eine Reluxation oder habituelle Schulterluxation zu vermeiden.
- Zur Wiederherstellung der Schulterfunktion ist oft eine längerdauernde physikalische Therapie erforderlich.
- Die Rezidivrate beträgt bei Patienten < 30 Jahre fast 100%, wenn radiologisch ein disloziertes Pfannenrandfragment von > 5mm nachgewiesen wird und weiterhin „Über-Kopf-Arbeiten" durchgeführt werden.

29.5 Rotatorenmanschettenruptur

Grundlagen

> **Definition:** Riss oder Defektschaden der Schultersehnenkappe, bestehend aus Teres minor-, Infraspinatus-, Supraspinatus- und Subskapularis-Sehne (Abb. 154).

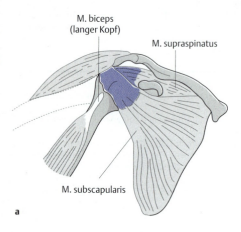

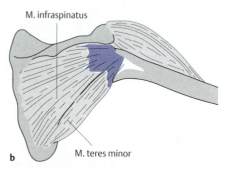

Abb. 154 Muskuläre Komponenten der Rotatorenmanschette
a) vorderer Teil
b) hinterer Teil

> **Ursache, Verletzungsmechanismus:**
> - *Sehnendegeneration:*
>   - Intrinsische Tendinopathie: Sehnengewebsnekrose aufgrund einer Durchblutungsstörung durch mechanischen Druck, beginnend ab 4. Lebensjahrzent (Überkopfarbeiter, dominanter Arm).
>   - Extrinsische Tendinopathie: Einengung des subakromialen Raumes mit mechanischer Irritation der Sehnen von außen: Kongenitale Stenose, Akromion Typ III, AC-Gelenkarthrose, Verdickung des Lig. coracoacromiale, Bursitis subacromialis.

29.5 Rotatorenmanschettenruptur

- *Unnnatürliche Zugbelastung des Sehnengewebes* (geeignete Unfallmechanismen):
  - Passive Adduktion des Armes.
  - Zug auf den nach hinten und innen rotierten Arm.
  - Verletzungen mit knöchernen Abrissfrakturen der Tuberkula.
  - Traumatische Schulterluxation.
  - Zugbelastung mit gewaltsamer Rotation des Armes.

▶ **Klassifikation:**
  - *Nach Patte* (Einteilung nach der Lokalisation der Ruptur):
    - Sektor A: Subskapularissehne.
    - Sektor B: Supraspinatussehne.
    - Sektor C: Infraspinatus- und Teres-minor-Sehne.
  - *Bateman* (Einteilung nach Defektgröße): I = bis 1 cm, II = 1–3 cm, III = 3–5 cm, IV = > 5 cm.
  - *Partialruptur:* Keine Verbindung zwischen Glenohumeralgelenk und Subakromialraum, akromialseitig, gelenkseitig oder intratendinös.
  - *Komplettruptur:* Vollständige Verbindung zwischen Glenohumeralgelenk und Subakromialraum.
  - *Neer 1972 und 1983* (Einteilung nach makroskopischem Sehnenbefund):
    - I: Ödem und Einblutung.
    - II: Fibrose und Verdickung.
    - III: Sehnendefekt.
  - *Neer 1990* (Einteilung nach Entstehung):
    - A: Traumatischer Riss < 35. Lebensjahr.
    - B: Intervallriss bei Luxation > 40. Lebensjahr.
    - C: Intervallriss mit multidirektionaler Instabilität (< 35. Lebensjahr).
    - D: „Impingement"-Riss > 40. Lebensjahr (degenerativ).

Klinische Symptomatik

▶ **Chronisches Rotatorenmanschettensyndrom, Impingement:**
  - Nachtschmerzen, Schulterschmerzen bei Überkopftätigkeiten.
  - „painful arc": Bewegungsschmerz bei aktiver Hebung des Armes zwischen 70° und 130°; verschwindet bei passiver Unterstützung des Armes. (*Differenzialdiagnostisch:* hoher schmerzhafter Bogen zwischen 110° und 160°, keine Besserung bei passiver Unterstützung → Akromioklavikulargelenk-Erkrankung).
  - Kraftminderung mit Atrophie der Mm. supra- und infraspinatus (Inaktivitätsatrophie).

▶ **Akute Rotatorenmanschettenruptur:** Akut Unfähigkeit, den Arm zu heben (Pseudoparalyse). Lokaler Druckschmerz am Korakoid.

Diagnostisches Vorgehen

▶ **Klinische Untersuchung – Tests** (typische Symptomatik s. o.):
  - *Supraspinatustest* (Jobe): 90°-Abduktion, 30°-Horizontalflexion, Innenrotation (Daumen zeigt zum Boden). Spontanschmerz oder Schmerz bei weiterem Anheben gegen Widerstand.
  - *0°-Abduktionsschmerz:* Der herabhängende Arm muss gegen den Widerstand des Untersuchers abduziert werden.
  - *Drop-arm-sign*: Der passiv um 90° abduzierte Arm kann aktiv nicht gehalten werden.

29.5 Rotatorenmanschettenruptur

- *Subskapularistest:* Innenrotation gegen Widerstand in 0°-Stellung und 90°-Abduktion.
- *Impingement-Test* (Hawkins): Forcierte Innenrotation des flektierten und adduzierten Armes.

➤ **Röntgen Schulter** a.p., axial und in der Projektion nach Bigliani/Morrison:
  - Ausschluss einer Fraktur oder Luxation.
  - Arthrose des Akromioklavikulargelenks?
  - Osteophyten?
  - Oberarmkopf-Hochstand?
  - Tendinosis calcarea?
  - Konturunregelmäßigkeiten am Tuberculum majus?
  - Knochenatrophie am Tuberculum majus?
➤ **Sonographie:** Bursitis subacromialis, Sehnendefekt, Sehnenausdünnung (Konkavitätsphänomen)?
➤ **Kernspintomographie:** Sehnendefekt, Sehnendegeneration, Bursitis, Muskelretraktion, AC-Gelenk-Impingement, fettige Muskeldegeneration?

◘ *Differenzierung* akut-traumatische oder chronisch-degenerative Rotatorenmanschettenverletzung (frühzeitig wichtig wegen der therapeutischen Konsequenzen!): s. Tab. 31.

Tabelle 31 Differenzierung einer akut-traumatischen von einer chronisch-degenerativen Rotatorenmanschettenverletzung

Parameter	akut-traumatisch	chronisch
Anamnese	geeigneter Unfallmechanismus	ungeeigneter Hergang (Prellung, Stauchung)
Schmerz	sofort Schmerzen, die später abnehmen	später einsetzender Schmerz, langanhaltend
Funktionstest, sonstige Symptomatik	Drop-arm-sign (s. o.)	Impingementzeichen (Nachtschmerz, schmerzhafter Bogen, Supraspinatustest positiv)
Röntgen	unauffälliger Skelettbefund	Oberarmkopf-Hochstand, Osteophyten, AC-Gelenk-Arthrose
Sono	Gelenkerguss, schmaler Riss	kein Erguss, großer Defekt
MRT	Sehne gut abgrenzbar, Muskel nicht retrahiert, schmaler Riss	AC-Gelenk-Arthrose, retrahierter Muskel, fettige Muskeldegeneration

Therapieprinzipien

➤ Bestehen nach einem äußeren Ereignis mit heftigen Schulterschmerzen keine ausreichenden Hinweise auf eine traumatische Rotatorenmanschettenruptur, so gibt es primär keine Indikation zur operativen Therapie.
➤ **Indikationen zum operativen Vorgehen:**
  - *Sehnenrekonstruktion:*
    • Traumatische Rotatorenmanschettenruptur (Kriterien s. o.).
    • Spannungsfrei rekonstruierbarer chronischer Defektschaden bei fehlgeschlagener konservativer Therapie.
  - *Akromioplastik:*
    • Impingementsymptomatik bei degenerativem Defektschaden.
    • Ergänzender Eingriff bei allen Manschettenrekonstruktionen.

29.5 Rotatorenmanschettenruptur

Konservative Therapie

- Immobilisation im Schulterverband nicht über 1 Woche.
- Begleitend lokale und systemische antiphlogistische Therapie.
- Nach Schmerzreduktion Krankengymnastik und physikalische Therapie (z. B. lokale Kälteanwendung, Schwimmen).
- Bestehen nach 6–8 Wochen noch immer erhebliche Beschwerden, sollte nach Sicherung der Diagnose (MRT!) die Indikation zur Operation erneut überprüft werden.

Operative Therapie

- **Arthroskopischer Eingriff:**
    - *Lagerung:* Seitlagerung, Armhalter mit leichter Traktion oder Beach-chair.
    - *Anästhesie:* Allgemeinnarkose.
    - *Zugang:* Standardzugang für das Arthroskop dorsal, Arbeitszugänge ventral und lateral. Wechsel der Zugänge je nach speziellen Erfordernissen.
    - *Vorgehen:*
        - Diagnostische Arthroskopie und Bursoskopie.
        - Subakromiale Dekompression mit Shaver und Akromionizer, wahlweise Elektrochirurgie oder Laser.
        - Rotatorenmanschettennaht mit Spezialinstrumentarium (mehrere Methoden).
- **Offenes Verfahren:**
    - *Lagerung:* Beach-chair-Position, frei beweglicher Arm.
    - *Anästhesie:* Allgemeinnarkose.
    - *Zugang:* Schräger Hautschnitt vom AC-Gelenk zum Tuberculum majus. Falls erforderlich *Deltoideussplitting:* Ablösen des Deltoideus mit Knochenschuppe vom Akromion, Resektion des Lig. coracoacromiale, vordere Akromioplastik mit Meißel, Teilresektion der Bursa subacromialis, Exposition des Rotatorenschadens.
    - *Vorgehen:*
        - *Frische traumatische Ruptur:* Transossäre Refixation oder direkte Naht. Reinsertionshilfen: Schraubenanker, Titananker oder Anker aus resorbierbaren Materialien.
        - *Chronischer Rotatorendefekt:* Mobilisierung der retrahierten Sehne, Schaffen einer Knochennut im Tuberculum majus, gegenläufige U-Naht nach Walch, transossärer Auszug der Naht oder Reinsertionshilfen (s. o.).

OP-Nachbehandlung

- **Akromioplastik ohne Sehnenrekonstruktion:** Funktionelle Weiterbehandlung ohne Einschränkungen, schmerzorientiert, nichtsteroidale Antiphlogistika.
- **Rekonstruktion der Rotatorenmanschette:**
    - *Bei spannungsfreier Naht* funktionelle Weiterbehandlung unter Vermeidung der aktiven Abduktion, Schlingentisch, Anteversion ist bis 90° erlaubt. Nach 4–6 Wochen aktive Übungsbehandlung, Krafttraining, Schwimmen.
    - *Bei aufwendiger Sehnenrekonstruktion:* Abduktionskissen oder Abduktionsschiene für 4 Wochen, passive Bewegungsübungen, danach Vorgehen wie bei spannungsfreier Naht (s. o.).

29.5 Rotatorenmanschettenruptur

Prognose und Komplikationen

- **Intraoperative Komplikationen:** Sehr selten Nervenverletzungen (N. axillaris, N. suprascapularis), gelegentlich Akromionfraktur (Schrauben-Osteosynthese).
- **Postoperative Komplikationen:** Nachblutung (→ operative Hämatomausräumung), Infektion (→ wiederholte operative Débridements und Spülungen), Schultersteife (→ Mobilisation in Narkose), Deltoideusschwäche.
- **Prognose:**
  - *Reruptur:* Nach 1-Sehnenrekonstruktion 10–20 %, nach 2-Sehnenrekonstruktion 41–43 %, nach 3-Sehnenrekonstruktion 68–89 %.
  - Frische traumatische Rotatorenrupturen heilen meist folgenlos aus.
  - Beim chronischen Defektschaden ist die Prognose abhängig von zahlreichen Einzelfaktoren und im Einzelfall ungewiss. Parameter für eine eher schlechte Prognose sind:
    - Fortgeschrittenes Alter.
    - Großer Defekt.
    - Muskelatrophie.
    - Schultersteife.
    - Vorbestehende Spontanruptur der langen Bizepssehne.
    - Rauchen.
    - Arbeitsunfall.
    - AC-Gelenkarthrose.
    - Hakenförmiges Akromion Typ III.
    - Oberarmkopf-Hochstand.
    - Langer Zeitraum zwischen Erstmanifestation und Operation.
    - Vorausgehende Kortisoninjektionen.

29.6 Skapulafraktur

Grundlagen

- **Definition:** Frakturen der durch einen kräftigen Muskelmantel geschützten Skapula.
- **Ursachen, Verletzungsmechanismus:** Massive Gewalteinwirkung durch direktes Trauma. Abrissmechanismen an den Skapulafortsätzen.
- **Klassifikation:**
  - Einteilung in Frakturen des Korpus, Skapulahalses, der Schultergelenkpfanne, des Akromions und Processus coracoideus.
  - *Klassifikation der Skapulafrakturen nach Habermayer:*
    - *Gruppe A:* Korpus- und Fortsatzfrakturen (Korpusfrakturen, Spinafrakturen, Processus-coracoideus-Abrisse, Akromionabrisse).
    - *Gruppe B:* Kollumfrakturen (Collum anatomicum, Collum chirurgicum isoliert, Collum chirurgicum mit akromio-klavikulärer Instabilität: („floating shoulder", s. S. 333) bei begleitender Klavikula- und Akromionfraktur oder durch begleitende Ruptur der Ligg. coracoclaviculare und coracoacromiale.
    - *Gruppe C:* Gelenkfrakturen (Pfannenrandbrüche, Pfannenbrüche mit *a)* unterem Pfannenfragment, *b)* horizontaler Pfannenspaltung, *c)* korakoglenoidaler Blockbildung, *d)* Trümmerfrakturen, Kombination von Kollum- und Korpusfrakturen).

Klinische Symptomatik

- Schmerzhafte Bewegungseinschränkung im Schultergelenk.
- Druck- und Stauchungsschmerz im Frakturbereich.

Diagnostisches Vorgehen

- **Röntgen:** Schulter a.p. und tangential.
- **Computertomographie:** bei Frakturen der Gelenkpfanne und des Skapulahalses, zur Beurteilung des Frakturverlaufes und seiner Ausdehnung.
- **Elektromyographie (EMG):** bei Frakturen im Collum chirurgicum der Skapula, wegen möglicher Schädigung des N. suprascapularis. Versorgt sensibel kein Hautareal, aber Mm. supra- und infraspinatus.
- **Cave:** Begleitverletzungen im Thoraxbereich ausschließen!

Therapieprinzipien

- **In den meisten Fällen** konservativ mit temporärer Ruhigstellung.
- **Indikationen zur operativen Rekonstruktion:**
  - *Frakturen des Korakoids und des Akromions:* Nur bei starker Dislokation.
  - *Dislozierte Pfannenbrüche und Kollumfrakturen* mit starker Dislokation.
  - *Frakturen durch die Incisura scapulae* mit Störungen des N. suprascapularis.
  - *„Floating shoulder":* siehe Klavikulafraktur S. 333.
  - **Hinweis:** Bei gleichzeitig vorliegenden Hämato- und Pneumothoraces sollte vor lang dauernden Operationen eine Pleurasaugdrainage gelegt werden (S. 42).

29.6 Skapulafraktur

Konservative Therapie
- Analgesie (S. 71), Ruhigstellung für 3–4 Tage in der Trauma-Weste oder im Gilchrist- oder Desaultverband, anschließend frühfunktionelle Behandlung.

Operationstechniken
- **Ventraler Zugang:** Bei knöchernen Absprengungen vom vorderen und unteren Pfannenrand, Frakturen des Korakoids.
  - *Schritt 1:* Rückenlage. Hautschnitt über dem Sulcus deltoideopectoralis; die Leitstruktur V. cephalica dabei nach lateral halten.
  - *Schritt 2:* Haltefäden durch den Ansatz des M. subscapularis am Tuberculum minus legen und 1 Querfinger proximal seines Ansatzes durchtrennen (*cave* unteres Viertel belassen wegen N. axillaris und A. circumflexa). Falls der Zugang vergrößert werden muss: Osteotomie des Korakoids (1,5cm großes Segment) und zusammen mit den inserierenden Muskelansätzen nach medial weghalten.
  - *Schritt 3:* Kapsel eröffnen und den Schaden inspizieren. Refixation der Randabsprengung(en) mit Mini- oder Kleinfragmentschrauben.
  - *Schritt 4:* Naht der Kapsel mit Einzelknopfnähten (Vicryl 2.0) nach Einlage einer Redondrainage. Wundverschluss.
- **Dorsaler Zugang:** Bei Glenoidfrakturen und operationspflichtigen Brüchen des Skapulahalses.
  - *Schritt 1:* Bauchlage, Schnitt 2cm medial des Akromions auf Skapulaspitze ziehend.
  - *Schritt 2:* Durchtrennen der Faszie, Mobilisation der Pars spinalis des M. deltoideus.
  - *Schritt 3:* Zwischen Mm. infraspinatus und teres minor Eingehen auf die Margo lateralis des Schulterblattes.
  - *Schritt 4:* Entlang der lateralen Seite des Schulterblattes wird das Glenoid erreicht.
  - *Schritt 5:* Eröffnen des Gelenkes und unter Sicht Reposition. Verschrauben mit Kleinfragmentschrauben oder mit 3,5-mm-Rekonstruktionsplatte.
- **Zugang nach Judet** (größerer Zugang bei Kombinationsverletzungen der Schulter):
  - Hautschnitt vom Akromion, entlang der Spina und dem Margo medialis bis zum unteren Schulterblattwinkel.
  - Der M. infraspinatus wird von dorso-kaudal beginnend aus seinem Bett gelöst und vom Skapulakörper geschoben (*cave* N. suprascapularis, der aus der Incisura scapulae kommt, schonen!).

Nachbehandlung postoperativ
- Nach Ruhigstellung für 3–4 Tage frühfunktionelle Nachbehandlung.

Prognose
- Günstige Prognose bei Korpus- und stabilen Halsfrakturen, langwierig bei komplexen Frakturen.

29.7 Bizepssehnenabriss

Grundlagen

- **Formen und Definitionen:**
  - *Proximale Ruptur:* Riss der langen Bizepssehne im Sulcus intertubercularis.
  - *Distale Ruptur:* Abriss der Sehne am Tuberculum radii.
- **Ursachen, Verletzungsmechanismus:**
  - *Proximale Ruptur* der langen Bizepssehne bei Bagatelltrauma aufgrund von Scheuerwirkungen und degenerativen Veränderungen.
  - *Ruptur der distalen Sehne* durch erhebliche Gewalteinwirkung.
- **Klassifikation:** Je nach Ruptur distal oder proximal.

Klinische Symptomatik

Tabelle 32 Klinische Symptomatik bei Bizepssehnenruptur

klinischer Parameter	proximale Ruptur	distale Ruptur
Schmerz	relativ *schmerzarm* (kurzdauernder Schmerz) und wird häufig übersehen	*schmerzhaft*
Funktionsverlust	Schwäche von Abduktion der Schulter und Flexion des Ellbogens	Funktionsverlust (Beugung im Ellbogengelenk und Supination geschwächt bis aufgehoben)
Hämatom	ja	ja
Verlagerung des Bizeps-Muskelbauches bei Kontraktion	in Richtung Ellbogen	in Richtung Schulter

Diagnostisches Vorgehen

- **Klinische Untersuchung:** Die Beugung im Ellbogen gegen Widerstand ist im Seitenvergleich abgeschwächt. Während die Kraftminderung bei einer Ruptur der langen Bizepssehne gering ist, steht der Kraftverlust bei der Ruptur der distalen Sehne im Vordergrund.
- **Röntgen** (zum Ausschluss von Frakturen):
  - *Bei proximaler Bizepssehnenruptur:* Schultergelenk in 2 Ebenen (Ausschluss einer subkapitalen Humerusfraktur).
  - *Bei distaler Bizepssehnenruptur:* Ellbogengelenk in 2 Ebenen.

Therapieprinzipien

- **Distale Ruptur:** In jedem Alter Indikation zur operativen Refixation.
- **Proximale Ruptur:** Hauptsächlich konservative Therapie. Operatives Vorgehen bei kosmetischem Problem.

Konservative Therapie

- **Nur** bei proximaler Bizepssehnenruptur: Ruhigstellung und Analgetika für 3–4 Tage, anschließend funktionelle Nachbehandlung nach Maßgabe der Beschwerden.

29.7 Bizepssehnenabriss

Operationstechniken

- **Bei proximaler Ruptur:**
  1. *Nicht anatomische Refixation* der rupturierten langen auf die kurze Sehne des M. biceps. Ruhigstellung für 2–3 Wochen notwendig.
  2. *Schlüssellochplastik:* Fräsen eines schlüssellochförmigen Schlitzes in die proximale Humerusschaftkortikalis und Einhängen des geknoteten Sehnenendes unter mäßiger Vorspannung des Muskels.
- **Bei distaler Ruptur Operation nach:**
  1. *Thompson:* Die Bizepssehne wird direkt an der alten Insertionsstelle am Tuberculum radii fixiert. Technik wird durch Mitek-Anker erleichtert.
  2. *Bunnel:* „Pull-out-wire"-Technik, Ausziehnaht schräg durch die Tuberositas radii geführt und über einen Knopf auf der Haut fixiert.
  3. *Wilhelm:* Einzug einer autologen Sehne (des M. palmaris) in einen Bohrkanal der Tuberositas radii. Mit U-Nähten wird Bizepssehne zwischen den beiden Sehnenenden fixiert.

Nachbehandlung

- Bei konservativer Therapie nach Erreichen der Schmerzlinderung frühfunktionelle Nachbehandlung.
- Beim operativen Vorgehen Ruhigstellung für 6 Wochen im Oberarmgips.

Prognose

- **Bei proximaler Ruptur der langen Bizepssehne** kommt es kurzfristig zu einem geringgradigen Kraftverlust. Langfristig entsteht dagegen kein Kraftverlust.
- **Bei distaler Ruptur der Bizepssehne** ist die Prognose von der Vorschädigung und dem gewählten operativen Verfahren abhängig.

29.8 Oberarmkopf-Frakturen

Grundlagen

- **Definition:** Frakturen des proximalen Humerus.
- **Ursachen, Verletzungsmechanismus:** Indirekt bei Sturz auf die ausgestreckte Hand oder den Ellbogen. Direkt durch Sturz auf das Schultergelenk. Insgesamt häufiger bei älteren Menschen.
- **Klassifikation:**
  - *Einteilung nach Neer* unterscheidet vier Hauptfragmente (Segmente): Kalotte, Tuberculum majus, Tuberculum minus, Schaft (Abb. 155).
    - *Gruppe I:* Alle Frakturen mit Dislokationen < 1 cm oder mit Winkelbildung < 45 Grad.
    - *Gruppe II–V:* Unterteilung im Einzelnen je nach Anzahl der Fragmente.
    - *Gruppe VI:* Luxationsfrakturen.
    - Gesondert werden Brüche und Impressionen der Gelenkfläche aufgeführt.

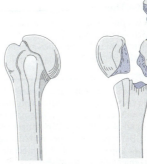

Abb. 155 Die typischen 4 Segmente, die einzeln oder kombiniert frakturieren können: Kopfkalotte, Tuberculum majus, Tuberculum minus, Schaft

  - *Einteilung nach Jacob und Mitarbeiter* berücksichtigt den Einfluss der Kopfdurchblutung, angepasst an die AO-Klassifikation.
    - *Gruppe A:* Extraartikuläre Frakturen ohne Gefahr der Kopfnekrose.
    - *Gruppe B:* Frakturen mit partieller Ablösung von Gelenkfragmenten und geringem Nekroserisiko.
    - *Gruppe C:* Frakturen mit vollständiger Ablösung von Gelenkfragmenten und hohem Nekroserisiko.

Klinische Symptomatik

- Schmerzen im Schulterbereich, schmerzhafte Bewegungseinschränkung.
- Nach einigen Tagen ausgedehnte bis auf die Thoraxwand und Ellbogenbereich reichende Hämatome.

Diagnostisches Vorgehen

- **Klinische Untersuchung:** Überprüfung der peripheren Durchblutung des betroffenen Armes. Erhebung des neurologischen Status ist obligat, um Mitverletzung des Plexus brachialis auszuschließen (vgl. S. 163).
- **Röntgen:** Schulter a.p. und Skapula-Y-Aufnahme. Beurteilung der dorsalen Achsabknickung und Dislokation der Fragmente.
- **Differenzialdiagnose:** Schulterkontusion, Schulterluxation.

29.8 Oberarmkopf-Frakturen

Therapieprinzipien

- **Konservative Therapie:** Bei primär stabilen und durch Reposition stabilisierten, eingestauchten Humeruskopffrakturen, z.B die impaktierte subkapitale 2-Segmentfraktur. Die Impaktion erlaubt eine frühfunktionelle Therapie, die für eine gute spätere Beweglichkeit von entscheidender Bedeutung ist.
- **Notfall-Operation:** Bei nicht reponiblen Luxationsfrakturen.
- **Elektive Operation:**
  - Abrissfrakturen des Tuberculum majus und dislozierte 3- und 4-Segmentfrakturen, wenn sie mit Verwerfungen der Kontur des Oberarmkopfes oder der Gelenkfläche einhergehen und das Gelenkgleiten stören oder zu Impingement-Syndromen führen.
  - Subkapitale Humerusfrakturen, wenn sie eine nicht tolerable Fehlstellung aufweisen, die durch geschlossene Reposition nicht behoben werden kann.
- **Alloplastischer Ersatz** bei nicht rekonstruierbaren Humeruskopffrakturen.

Konservative Therapie

- Ruhigstellung in Trauma-Weste, Gilchrist- oder Desault-Verband für wenige Tage bis Schmerzreduzierung.
- Anschließend frühfunktionelle Behandlung: Beginn mit Pendeln, dann Übergang auf aktive Schulterbewegungen, bis die volle Schulterfunktion erreicht ist.

Operationstechniken

- **1. Schritt:** Beach-chair-Lagerung. Vorderer Zugang durch Sulcus deltoideopectoralis. Die Leitstruktur V. cephalica wird nach lateral gehalten.
- **2. Schritt:** Aufsuchen der langen Bizepssehne. Einkerben des Ansatzes von M. pectoralis und M. deltoideus. Vorsichtiges Setzen von Haken.
- **3. Schritt:** Desimpaktierung der Frakturanteile, Reposition, Spongiosaplastik oder erneute Impaktierung. Hilfreich bei der Reposition kann ein Spickdraht im Kopffragment als „Joystick" sein.
- **4. Schritt:** Versorgung der Frakturen entweder mit Platten- und Schrauben-Osteosynthese, Kirschner-Drähten und Zuggurtung (vgl. Abb. 156). Der zertrümmerte und luxierte Humeruskopf muss bei älteren Patienten häufig wegen der zu erwartenden posttraumatischen Kopfnekrose durch eine Endoprothese ersetzt werden.
- *Alternative bei isoliertem Abriss des Tuberculum majus:* Versorgung über einen streng lateralen Zugang („Deltoid-Split", S. 351) und direkte Refixation des abgerissenen Tuberculum majus.

29.8 Oberarmkopf-Frakturen

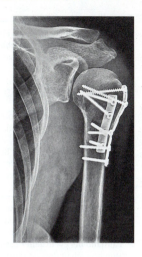

Abb. 156 Osteosynthese einer 3-Segment-Fraktur des Humeruskopfes mit Doppelplatte

Nachbehandlung

- **Bei konservativer und operativer Behandlung** nach Ruhigstellung von 5–7 Tagen Beginn mit frühfunktionellen Übungen, mit initialem Pendeln und geführten Bewegungen, dann aktive Schulterbewegungen.
- Physiotherapie bis zur vollen Schulterbeweglichkeit.

Prognose und Komplikationen

- **Komplikationen:**
  - *Schmerzhafte Bewegungseinschränkungen* bis hin zur „frozen shoulder" (Schultersteife) durch Verklebungen und Zerstörung der Gleitstrukturen durch zu lange Ruhigstellung, die einen Folgeeingriff notwendig machen, i.e. offene Mobilisation auch in arthroskopischer Technik. Bei Verwendung von Kirschnerdrähten müssen diese häufig wegen Reizung der Weichteile oder Auslockerung entfernt werden.

    ◐ *Hinweis:* Häufig lange physiotherapeutische Nachbehandlung (6–10 Wochen) notwendig bis zur Wiederherstellung der vollen Beweglichkeit.
  - *Gefahr der Humeruskopfnekrose* infolge Devitalisierung (v.a. bei Luxationsfrakturen) → Notwendigkeit der Implantation einer Endoprothese.
- **Prognose:** Maßgeblich beeinflusst vom Frakturtyp. Unverschobene Frakturen haben zu 90% befriedigende Ergebnisse, hingegen sinkt bei operativ versorgten Vierfragmentfrakturen die Rate der befriedigenden Ergebnisse auf 10%. Pseudarthrosebildung ist bei instabilen Frakturen möglich. Bei der operativen Versorgung kann es durch Hakendruck zur Schädigung des N. axillaris und anderer Nerven kommen.

29.9 Humerusschaftfraktur

Grundlagen

- **Definition:** Kontinuitätsunterbrechung des Humerusschaftes.
- **Ursachen, Verletzungsmechanismus:**
  - *Indirekte Krafteinwirkungen* führen zu Spiralfrakturen mit und ohne Drehkeil.
  - *Direkte Krafteinwirkungen* verursachen je nach Rasanz und Aufschlagfläche Quer-, Biegungs- oder Stückfrakturen mit mehr oder weniger starkem Weichteilschaden.
  - *Schussbrüche* sind gekennzeichnet durch große Knochendefekte („high-velocity"-Geschosse) und Mitverletzung der eng benachbarten Nerven und Gefäße.
  - *Pathologische Frakturen:* Bei Patienten mit metastasierendem Tumorleiden oder bei Kindern mit juvenilen Knochenzysten.
- **Klassifikation:** AO-Klassifikation (S. 262).

Klinische Symptomatik

- **Typische Frakturzeichen** wie Deformität, Schwellung, Hämatom, schmerzhafte Bewegungseinschränkung und Verkürzung des gesamten Armes. Der Patient versucht spontan den Arm an der Thoraxwand zu schienen.
- **Fallhand bei eventueller Läsion des N. radialis** (in 10–18 % der Fälle, da er den Humerusschaft dorsal kreuzt: *a)* Direkt beim Trauma durch Zerrung, Interposition, Anspießung, selten Zerreißung, *b)* bei der Reposition, *c)* in der Frühphase der Behandlung oder *d)* sekundär durch Einmauerung in Kallusgewebe).

Diagnostisches Vorgehen

- **Klinische Untersuchung:** Achten auf typische Frakturzeichen (s. o.). Periphere Durchblutung?
- **Röntgen:** Humerusschaft in 2 Ebenen.
- **Angiographie:** Bei fehlenden Pulsen, „mangled extremity" (S. 484) und „proximity injury" (z. B. bei Schussverletzungen).

Therapieprinzipien

- **Konservative Therapie:** Bei unkomplizierter Humerusfraktur.
- **Operative Therapie:**
  - *Absolute Indikationen:* Sekundäre Lähmung des Nervus radialis, Gefäßverletzungen, offene Frakturen, massiver Weichteilschaden.
  - *Relative Indikationen:* Primäre Radialislähmung, Mehrfachverletzungen (aus pflegerischen Gründen), instabile Querfrakturen, distale Drehkeilfrakturen, Kettenfrakturen der Extremität, extreme Adipositas.

Konservative Therapie

- **Primäre Reposition:** Korrektur von groben Rotationsfehlern, Distraktion und starken Achsenabweichungen.
- **Ruhigstellung:** In den ersten drei Wochen in der Trauma-Weste oder Desault-Verband. Nach drei Wochen sind die Fragmente durch eine plastisch verformbare Kallusmasse fixiert, so dass noch Nachkorrekturen möglich sind. Ruhigstellung für weitere drei Wochen entweder in einer Gips-U-Schiene mit Schulterkappe und Schulterhalfter, Sarmiento-Brace (s. u.). Parallel Beginn mit frühfunktioneller Behandlung (s. u.).

29.9 Humerusschaftfraktur

- *Sarmiento-Brace* (Abb. 157): Zirkuläre, breite und individuell angepasste Kunststoffmanschette, die durch gleichmäßige, feindosierte Weichteilkompression die Fragmente schient. Die benachbarten Gelenke bleiben funktionell frei. *Kontrollen* anfänglich alle 2–3 Tage (distale Schwellung, Fragmentstellung?). *Entfernung* bei sichtbarer Kallusbildung (nach ca. 6–7 Wochen).

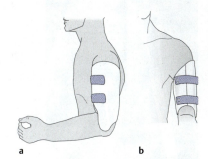

Abb. 157 Sarmiento-Brace bei Humerusschaftfraktur

Operationstechniken

- **Platten-Osteosynthese:**
  - *Antero-lateraler Zugang nach Henry* (am besten für proximale Frakturen, die bis in die Schaftmitte reichen):
    - *Schritt 1:* Rückenlage oder Beach-chair (Abb. 158). Hautinzision im Sulcus deltoideopectoralis nach distal. Im Notfall kann der gesamte Humerus über diesen Zugang dargestellt werden.

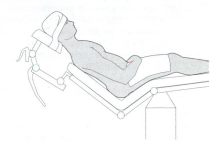

Abb. 158 Beach-chair-Position. Geeignet für Osteosynthesen am proximalen Humerus und am Humerusschaft

29.9 Humerusschaftfraktur

- *Schritt 2:* Identifikation des M. brachialis, Splitting (vgl. S. 351) am Übergang vom lateralen zum mittleren Drittel.
- *Schritt 3:* Reposition und Platten-/Schrauben-Osteosynthese (siehe dorsaler Zugang und Abb. 159).

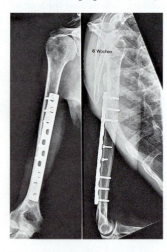

Abb. 159 Platten-Osteosynthese einer Humerusschaftfraktur

- *Dorsaler Zugang nach Henry* (bei Frakturen im mittleren und distalen Schaftdrittel sowie bei Frakturen mit Radialisläsion):
  - *Schritt 1:* Bauchlage. Arm auf Stütze gelagert, so dass der Unterarm um 90° abgewinkelt und frei beweglich ist.
  - *Schritt 2:* Hautinzision dorsomedian. Durchtrennen der Fascia superficialis. Aufsuchen des Sulcus zwischen den Trizepsköpfen, in der Tiefe Darstellen des N. radialis. Spalten der beiden oberflächlichen Köpfe des M. triceps in Längsrichtung nach distal.
  - *Schritt 3:* Reposition der Fraktur und Osteosynthese mit breiter LC-DC-Platte. Je 3 Schrauben proximal und distal der Fraktur.
  - *Schritt 4:* Einlage Redondrainage, Wundverschluss, Lagerung auf Kissen, keine Gipsschiene.
- *Medialer Zugang* (Vorteile sind die Rückenlage des Patienten und der wenig traumatisierende und direkte Zugang zum mittleren und distalen Schaftdrittel des Humerus; v.a. kosmetische Indikation):
  - *Schritt 1:* Hautschnitt von der vorderen Achselfalte bis zum Epicondylus ulnaris.
  - *Schritt 2:* Längsinzision der Oberarmfaszie beugeseits des Septum intermusculare. Identifikation des N. ulnaris und Weghalten nach dorsal. Das übrige Gefäß-Nervenbündel wird in toto nach ventral vom Humerus abgeschoben.
  - *Schritt 3:* Reposition der Fraktur und osteosynthetische Versorgung (siehe dorsaler Zugang).

29.9 Humerusschaftfraktur

- **Intramedulläre Verfahren** (geeignet bei Quer- und kurzen Schrägbrüchen im mittleren Schaftdrittel; *cave* nicht geeignet bei sehr proximal oder distal liegenden Frakturen):
  - *Anterograde Nagelung:*
    - *Schritt 1:* Rückenlage oder Beach-chair-Position. Geschlossene Reposition.
    - *Schritt 2:* Anterolateraler Hautschnitt (5cm) vom Schultereckgelenk transdeltoidal nach distal und Spalten des oberen Anteiles des Deltamuskels („Deltoid-Split", s. S. 351) *Cave* Verletzung des N. axillaris!
    - *Schritt 3:* Nageleintrittsstelle an der Spitze des Tuberculum majus, ohne Verletzung der Rotatorenmanschette und langen Bizepssehne.
    - *Schritt 4:* Einführen des Nagels: z.B. *Unaufgebohrter Humerusnagel (UHN):* Nach Eröffnen des Markkanals Einführen des auf einem Zielbügel aufgeschraubten Nagels (Durchmesser 7–9mm, Länge 19–32cm). Distale Verriegelung unter Bildwandlerkontrolle, proximale Verriegelung mit Zielbügel.
  - *Retrograde Nagelung* (Abb. 160):
    - *Bei Erwachsenen mit dem UHN.* Zugang dorsal proximal der Fossa olecrani.
    - *Bei Kindern mit elastischen Prévot-Nägeln.* Zugang: Knapp oberhalb des Epicondylus radialis oder dorsal proximal der Fossa olecrani.

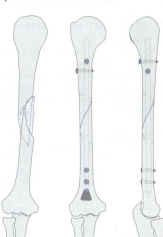

Abb. 160 Retrograde Nagelung einer Humerusspiralfraktur mit statischer Verriegelung

29.9 Humerusschaftfraktur

- **Fixateur externe:**
  - *Seltene Indikationen:* Schwere Weichteilverletzungen, Schussfrakturen, Polytrauma und als Rückzugsverfahren bei Komplikationen nach Platten-Osteosynthese und Marknagelung. Es sind verschiedene Modelle in unilateraler Montage verfügbar.
  - *Die Pin-Insertionspunkte* richten sich nach der Weichteilverletzung und den neurovaskulären Strukturen. *Proximal* anterolateral am Vorderrand des M. deltoideus, *distal* posterolateral am Rande der Trizepssehne. *Cave* auf den Verlauf des N. radialis achten – Verletzungsgefahr!
  - *Frakturreposition und Fixateur-Montage* in der modularen Drei-Rohr-Technik („tube-to-tube"-clamp).

Nachbehandlung

- **Bei konservativer Behandlung:** s. S. 360.
- **Bei operativer Behandlung:**
  - *Nach Platten-Osteosynthese* kann der Arm in alle Richtungen frei bewegt werden.
  - *Nach Verriegelungsnagelung* sollte die Außenrotation nicht forciert werden, alle anderen Bewegungsachsen frei beweglich.
- Merke: Metallentfernungen nach Plattenosteosynthese nur bei besonderer Indikation.

Prognose und Komplikationen

- **Prognose:**
  - Bei konsequenter konservativer bzw. komplikationsloser operativer Therapie ist die Prognose gut.
  - Von den Frakturen der langen Röhrenknochen ist die Humerusschaftfraktur am gutartigsten, da die Fragmente durch den kräftigen Muskelmantel der Oberarmmuskulatur geschient werden, Achsenabweichungen bis 30 Grad irrelevant sind, und die Fraktur über eine rasche Kallusbildung stabilisiert wird.
- **Komplikationen:**
  - Häufigste Komplikation (7%) bei operativen Eingriffen ist die iatrogene Radialisparese, insbesondere auch bei Plattenentfernungen.
  - Humeruspseudarthrosen treten auf nach unzureichender Osteosynthese (6–15%) oder durch Weichteilinterposition bei konservativer Behandlung (2–3%).

30.1 Distale Humerusfraktur

Grundlagen

- **Definition:** Kontinuitätsunterbrechung des distalen Humerus extra- oder intraartikulär.
- **Ursachen, Verletzungsmechanismus:** Als Folge indirekter Gewalt durch Sturz auf den gestreckten oder leicht gebeugten Arm, sowie durch direkte Gewalteinwirkung. Je nach Stellung der Gelenkflächen und Richtung der einwirkenden Gewalt kommt es zu Abrissen, Abscherungen, Impressionen oder Zertrümmerungen.
- **Klassifikation:**
  - *Beim Kind:*
    - Suprakondyläre Humerusfraktur (60 % aller kindlichen Frakturen der Ellbogenregion, 10 % aller kindlichen Frakturen).
    - Fraktur des Condylus radialis humeri.
    - Abriss der ulnaren Apophyse, eventuell mit Gelenkinterposition.
  - *Beim Erwachsenen* (Einteilung nach AO-Klassifikation):
    - *Extraartikulär* (A-Typ): Apophysär, metaphysär einfach und metaphysär mehrfragmentär.
    - *Partielle* Gelenkfraktur (B-Typ): Lateral-sagittal, medial-sagittal und Frakturverlauf in der Frontalebene.
    - *Vollständige* Gelenkfraktur (C-Typ): Artikulär einfach und metaphysär einfach, artikulär einfach und metaphysär mehrfragmentär, sowie mehrfragmentäre vollständige Gelenkfraktur.

Klinische Symptomatik

- Rasch einsetzende Schwellung mit schmerzhafter Funktionseinschränkung und Fehlstellung.
- Hämarthros, Durchblutungsstörung, Sensibilitätsstörung oder -verlust.

Diagnostisches Vorgehen

- **Klinische Untersuchung:** Inspektion (s. o.), Überprüfung der peripheren Zirkulation (A. radialis, A. ulnaris) und Innervation (N. ulnaris und N. medianus).
- **Röntgen:** Ellbogen a.p. und seitlich. Bei Kindern evtl. Vergleichsaufnahmen der gesunden Seite zur Beurteilung der Knochenkerne bzw. Wachstumszonen.

Therapieprinzipien

- **Allgemeine Therapieziele:** Wiederherstellung von Gelenkkongruenz, Weichteilmantel und Stabilität.
- **Beim Erwachsenen ist die konservative Behandlung** nur bei unverschobenen bzw. minimal dislozierten Frakturen vertretbar. Bei allen anderen Frakturformen besteht aufgrund der funktionell besseren Ergebnisse die Indikation zur Osteosynthese.
- **Operationsindikation beim Kind:**
  - Jede irreponible und nicht retinierbare Fraktur.
  - Fraktur des Condylus radialis humeri.
  - Abgerissene und eingeklemmte ulnare Apophyse.

Konservative Therapie

- **Beim Erwachsenen:** Ruhigstellung der Fraktur primär im gespaltenem Oberarmgips (Ellbogen 90°, Handgelenk in Funktionsstellung, Unterarm in Neutralstellung), nach Abschwellung Anlage eines zirkulären Oberarmgipses für 4 Wochen, anschließend Übungstherapie.

30.1 Distale Humerusfraktur

> **Suprakondyläre Humerusfraktur beim Kind:** Reposition in Narkose und Retention in Blount-Schlinge („cuff and collar") für 3 Wochen, laufende Überwachung bezüglich Durchblutung und Ausschluss eines Logensyndroms.

Operationstechniken bei Erwachsenen

> **Vorgehen bei extraartikulären Frakturen (A-Typ):**
>   - *A1-Frakturen:* Medialer bzw. lateraler Zugang. Medial Darstellung des Nervus ulnaris, nach Reposition Zuggurtung oder Zugschrauben.
>   - *A2- bzw. A3-Frakturen:* Dorsaler Zugang. Darstellung des N. ulnaris und V-förmige Osteotomie des Olekranons. Versorgung mit interfragmentären Zugschrauben und seitlich bzw. dorso-radial angelegten Rekonstruktionsplatten. Die Osteosynthese muss eine ausreichende Stabilität für die frühfunktionelle Nachbehandlung sicherstellen.

> **Vorgehen bei partiellen Gelenkfrakturen (B-Typ):**
>   - *Kondylenfrakturen (Typ B 1, B 2):* Versorgung über einen seitlichen Zugang. Die Größe des Fragments erlaubt fast immer eine Fixation mit zwei Zugschrauben.
>   - *Isolierte Fraktur des Capitulum humeri:* Erweiterter lateraler Zugang, exakte Reposition, von dorsal Stabilisierung mit zwei Zugschrauben.

> **Vorgehen bei vollständigen Gelenkfrakturen (C-Typ):**
>   - *Lagerung:* Bauch- oder Seitenlagerung mit frei beweglichem Unterarm (Abb. 161).

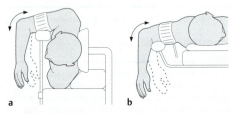

Abb. 161 a, b. Lagerung für Osteosynthesen an Olekranon und distalem Humerus. a) In Seitenlage, b) in Bauchlage

  - Dorsaler Zugang mit Olekranon-Osteotomie zur anatomischen Rekonstruktion des Gelenkes (Abb. 162a).
  - Bei intraartikulären Trümmerfrakturen mit Trochlea-Defekt Rekonstruktion der anatomischen Breite der Trochlea durch Stellschrauben-Osteosynthese und Spongiosaplastik (Abb. 162b).
  - Anschluss an den Humerusschaft mit Rekonstruktionsplatten bzw. Drittelrohrplatten (Abb. 162c).
  - Reposition der Olekranonosteotomie und Fixation mit Zugschrauben oder Zuggurtung (Abb. 162d).

30.1 Distale Humerusfraktur

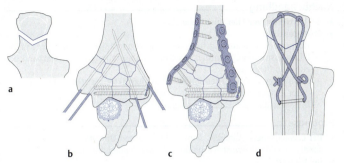

Abb. 162 a–d. Operationsschritte zur Rekonstruktion einer distalen intraartikulären Humerusfraktur. Der Patient befindet sich in Bauchlage.
a) V-förmige Osteotomie des Olekranons, welches dann samt Trizepssehne nach kranial hoch geklappt wird. b) Gute Übersicht über die distale intraartikuläre Humerusfraktur. Rekonstruktion der Gelenkrolle mit Schrauben-Osteosynthese. Die rekonstruierte Rolle ist mit Kirschnerdrähten an das proximale Hauptfragment fixiert. c) Abstützung der Gelenkrolle an das proximale Hauptfragment mit einer dorsoradialen und einer medialen Platte. d) Refixation der Olekranonosteotomie mit einer Drahtzuggurtung

Operationstechniken bei Kindern

- **Suprakondyläre Humerusfraktur:**
  - *Bei starker Weichteilschwellung* erfolgt nach gedeckter Reposition die perkutane Kirschnerdraht-Spickung mit anschließender Ruhigstellung im gespaltenen Oberarmgipsverband für 3 Wochen.
  - *Offenes Vorgehen:*
    - Indiziert bei Interposition von Nerven oder Gefäßen sowie nach misslungenem gedecktem Repositionsversuch.
    - Durch einen lateralen Zugang (das Kind liegt in Seiten- oder Bauchlage) wird die Fraktur freigelegt, reponiert und mit Kirschner-Drähten fixiert. Bei fehlendem Radialispuls ist eine Gefäßdekompression durch Spalten des Lacertus fibrosus notwendig.
- **Fraktur des Condylus radialis humeri:** Absolute Operationsindikation. Über einen lateralen Zugang wird die Fraktur freigelegt, anatomisch reponiert und mit Spickdrähten fixiert. Ruhigstellung im Gipsverband für 3–4 Wochen. Bei größeren Kindern evtl. Schrauben-Osteosynthese.
- **Abriss der ulnaren Apophyse:** Absolute Operationsindikation, wenn das Fragment eingeklemmt ist. Über einen seitlichen ulnaren Zugang wird das Fragment aus dem Gelenkspalt herausgezogen, reponiert und mit einer Zuggurtung oder mit Zugschrauben fixiert.

30.1 Distale Humerusfraktur

Nachbehandlung

- **Bei konservativer Therapie:** Siehe oben.
- **Postoperativ:**
  - Hochlagerung, spannungsfreie Verbände, regelmäßige Kontrolle der Durchblutungssituation, eventuell temporäre Ruhigstellung im Gipsverband bis zur Wundheilung.
  - Bei übungsstabilen Osteosynthesen anfangs aktiv assistierte Bewegungen unter Einbeziehung des Schultergelenks bis zur Schmerzgrenze, passive Dehnungsübungen sind zu vermeiden.

Prognose

- **Bei Erwachsenen:** Abhängig vom Frakturtyp und Operationsergebnis, insbesondere von der Rekonstruktion der gelenkbildenden Anteile.
- **Bei Kindern:**
  - *Ischämische Volkmann-Kontraktur* aufgrund von Durchblutungsstörungen mit weitgehendem Verlust der Unterarmmuskulatur → rechtzeitige Reposition durchführen!
  - *Nervenschäden oder Läsionen an den Epiphysenfugen:*
    - Durch schlecht platzierte Kirschner-Drähte oder mehrfaches Einbohren.
    - In einem hohen Prozentsatz fehlverheilte Frakturen mit Varusfehlstellungen, die ohne Funktionsverlust sind, aber für das Kind bzw. für die Eltern psychisch belastend sein können.
    - Während des Wachstums können Pseudarthrosen oder fehlverheilte Frakturen des Condylus radialis humeri zu grotesken Deformitäten und einer starken Valgusfehlstellung mit nachfolgenden Dehnungsschäden des N. ulnaris führen. Korrektur durch suprakondyläre Keilosteotomie.

Komplikationen

- **Intraoperativ:**
  - Verletzungen von Nerven (N. ulnaris, medianus, radialis) und Gefäßen (A. brachialis).
  - Bewegungseinschränkung durch intraartikulär eingebrachte Implantate.
- **Postoperativ:** Kontrakturen, N.-ulnaris-Kompressionssyndrom, periartikuläre Ossifikationen (mit zunehmenden Bewegungseinschränkungen).

30.2 Ellbogenluxation

Grundlagen

- **Definition:**
  - *Ellbogenluxation:* Gelenkverletzung mit vollständiger Diskonnektion der gelenkbildenden Anteile von Humerus, Olekranon und Radiusköpfchen.
  - *Ellbogenluxationsfrakturen:* Neben Luxation Abscher- bzw. Abrissfraktuen des Gelenkes.
  - *Monteggia-Verletzung:* Luxationsfraktur mit Ulnaschaftfraktur und Radiusköpfchenluxation (S. 376).
- **Häufigkeit:**
  - Nach Schulterluxation zweithäufigste Lokalisation (20% aller Luxationen).
  - Ab dem 7. Lebensjahr nimmt die Häufigkeit von Frakturen des distalen Humerus ab, es kommt dann bei gleichem Unfallmechanismus zu einer Zunahme von Ellbogenluxationen.
- **Ursachen, Verletzungsmechanismus:**
  - *Beim Erwachsenen Hyperextensionsmechanismus:* Indirekte Gewalteinwirkung durch Sturz auf die pronierte Hand bei gestrecktem oder leicht gebeugtem Ellbogengelenk. Häufig Zerreißung der Gelenkkapsel und der ulnaren und radialen Seitenbänder durch Valgus- oder Varusstress. Oft kombiniert mit Abscherfrakturen des Processus coronoideus und des Capitulum humeri sowie mit Abrissfrakturen des Epicondylus ulnaris humeri. *Cave* Überdehnung des Nervus ulnaris!
  - *Beim Kind* (v.a. zwischen dem 1. und 4. Lebensjahr): Hochreißen des Kindes an der Hand bewirkt eine Subluxation das Radiusköpfchens unter das Lig. anulare radii („Pronatio dolorosa Chassaignac", „pulled elbow").
- **Klassifikation:**
  - 80–90% aller Ellbogenluxationen nach dorso-radial, die Übrigen sind ventrale, seitliche und divergierende Luxationen. Bei Ellbogenluxation in 50% Fraktur des Processus coronoideus ulnae. Daneben können auch Radiusköpfchen, Capitulum humeri radialis und Epicondylus ulnaris verletzt werden.
  - Bei Kapsel-Band-Verletzungen werden vier Instabilitätstypen unterschieden, wobei nur der posterolaterale und der mediale Typ von klinischer Bedeutung sind:
    - Posterolaterale Instabilität: Hier luxiert der Unterarm nach dorsoradial.
    - Mediale Instabilität: Dazu kommt es durch Überdehnung bzw. Zerstörung des Lig. collaterale ulnare.

Klinische Symptomatik

- Radius und Ulna luxieren nach hinten, verhaken sich und führen zu einer federnden Fixation und äußerst schmerzhaften Fehlstellung im Ellbogengelenk mit Weichteilschwellung.
- „Pulled elbow": Das Kind hält den Arm schmerzbedingt in Pronation.

Diagnostisches Vorgehen

- **Klinische Untersuchung:**
  - Fixierte Fehlstellung des Gelenkes. Überprüfung von Durchblutung, Sensibilität und Motorik vor und nach Reposition.
  - Bandläsionen sind druck- und stressempfindlich (bei vollständiger Ruptur besteht eine Seiteninstabilität mit geringer Schmerzhaftigkeit).
- **Röntgen** (Abb. 163):
  - Ellbogen in 2 Ebenen vor und nach Reposition.
  - Gehaltene Stressaufnahmen zum Nachweis von Seitenbandläsionen.

30.2 Ellbogenluxation

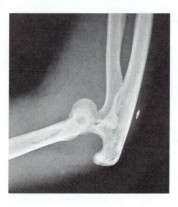

Abb. 163 Ellbogenluxation

Therapieprinzipien

- **Bei Erwachsenen:**
  - *Konservative Therapie:* Geschlossene Ellbogenluxationen ohne Begleitverletzungen nach Reposition.
  - *Operationsindikationen:*
    - Offene Gelenkverletzungen, Verletzungen von Gefäßen und Nerven, drohendes Kompartmentsyndrom, Repositionshindernis, Begleitfrakturen, völlig instabile Gelenke, die nach Reposition nicht zu retinieren sind, hochgradige posterolaterale und mediale Instabilität.
    - Bei extremer Weichteilschwellung und Kapselbandzerreißung temporäre Transfixation des Gelenkes mit Fixateur externe. Alternativ Transfixation mit kräftigem Kirschnerdraht, der von der dorsalen Seite des Olekranon durch den Processus coronoideus ulnae schräg und durch die distale Humerusmetaphyse gebohrt wird. Ruhigstellung im Gipsverband. (Bei Bruch des Drahtes während der Retention kann er von beiden Seiten her ohne große Probleme entfernt werden).
- **Bei Kindern:**
  - *Konservativ:* Unkomplizierte Luxationen werden reponiert und einige Tage ruhiggestellt.
  - *Operativ:* Bei Begleitverletzungen wie eine Abrissfraktur der ulnaren Apophyse (s. distale Humerusfraktur S. 367).

Konservative Therapie

- **Bei Erwachsenen:** Unverzüglich Reposition (möglichst in Leitungsanästhesie oder Narkose) durch Längszug am gebeugten Ellbogen (Abb. 164). Nach Einschnappen Kontrolle von Stellung, Beweglichkeit, Durchblutung, Motorik und Sensibilität.
- **Bei Kindern** – „pulled elbow":
  - Reposition am rechtwinklig gebeugten Ellbogen unter Zug mit einer raschen Supinationsbewegung.
  - Danach beobachten, ob das Kind die Hand normal wieder gebraucht und bewegt als Hinweis auf gelungene Reposition.
  - Üblicherweise ist keine Nachbehandlung notwendig.

30.2 Ellbogenluxation

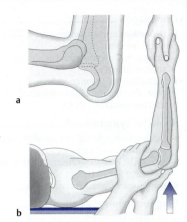

Abb. 164 Reposition einer Ellbogenluxation

Operationstechniken

- **Bei Kapselbandverletzungen:**
  - *Posterolateraler Instabilitätstyp:* Über einen lateralen Zugang wird der zerrissene Kapsel-Band-Apparat genäht. Bei chronischer Instabilität wird eine Kapselraffung nach Osborne und Cotteril durchgeführt.
  - *Medialer Instabilitätstyp:* Operativer Zugang von medial. Nach Darstellung des Nervus ulnaris Naht des Kapselbandapparates.
- **Bei Ellbogenluxationsfrakturen:**
  - *Fraktur des Processus coronoideus ulnae:* Je nach Frakturtyp oder bei gleichzeitiger Mitverletzung von Humerus oder Radius wird zur operativen Versorgung aller Verletzungen der günstigste Zugang gewählt.
  - *Isolierte Frakturen des Processus coronoideus ulnae:* Ventraler oder radialer Zugang. Häufig kann das abgescherte Fragment mit Kapsel- bzw. Brachialisansatz nur transossär fixiert werden.
- **Monteggiaverletzung:** Siehe S. 379.

Nachbehandlung

- **Reponierbare und retinierbare Luxation:** Ruhigstellung für zwei Wochen in einem Oberarmgips in 90°-Stellung des Ellbogengelenks. Anschließend funktionelle Therapie. Wiederholte exakte seitliche Röntgenkontrollen zur frühzeitigen Erkennung einer Reluxation.
- **Naht des Kapselbandapparates:**
  - Ruhigstellung für 2 Wochen im Oberarmgips. Anschließend weitere 4 Wochen in Oberarmgipsschiene mit geführten Bewegungsübungen aus dem Gips heraus.
  - *Alternativ* Bewegungsorthese für 4 Wochen mit blockierter Pro- und Supination.

Prognose und Komplikationen

- **Prognose:** Abhängig vom Luxationstyp und Begleitverletzungen. Bei komplexen Verletzungen mit verbleibender Instabilität Gefahr der habituellen Luxationen (in 2 % der Fälle). Nach Muskelzerreißungen kann es zu Verkalkungen im Muskel kommen.
- **Komplikationen:** Reluxation, Kompartmentsyndrom, Ulnarisläsion.

30.3 Olekranonfraktur

Grundlagen

- **Definition:** Intraartikuläre Fraktur durch Abbruch oder Abriss des Hakenfortsatzes der Ulna.
- **Ursachen, Verletzungsmechanismus:** Direkte Gewalteinwirkung durch Sturz auf den Ellbogen.
- **Klassifikation** (häufige isolierte Fraktur des Erwachsenen): *Klinisch/radiologisch* Querfraktur, Trümmerfraktur und komplexe Luxationsfraktur beider Unterarmknochen (selten).

Klinische Symptomatik

- Rasch einsetzende starke Schwellneigung und hochgradig schmerzhafte Bewegungseinschränkung.
- Typisch ist eine Unterbrechung des Streckapparates und Dislokationstendenz durch Zug des M. triceps.
- Kontusionen und Hautabschürfungen.

Diagnostisches Vorgehen

- **Klinische Untersuchung:** Erfassen von Begleitverletzungen durch Prüfung der Motorik, Sensibilität und Durchblutung noch vor der Röntgendiagnostik.
- **Röntgen:** Ellbogengelenk in zwei Ebenen.

Therapieprinzipien

- **Konservativ:** Nur bei unverschobener oder minimal dislozierter Fraktur.
- **Operativ:** Bei jeder dislozierten Fraktur mit Diastase. Frische Hautschürfungen sind eine Indikation zur sofortigen Versorgung.

Konservative Therapie

- Ruhigstellung im Oberarmgips für 3–4 Wochen.

Operationstechniken

- Zugang von dorsal. Genaue anatomische Rekonstruktion, Zuggurtungs-Osteosynthese mit Kirschner-Drähten und achterförmiger Drahtschlinge (Abb. 165) oder Verwendung von Zugschrauben.
- Bei instabilen Brüchen oder Trümmerfrakturen Platten-Osteosynthese.

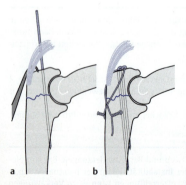

Abb. 165 Zuggurtungs-Osteosynthese einer Abrissfraktur des Olekranons. a) Das reponierte Olekranonfragment wird mit einem Einzinkerhaken gehalten und dann mit zwei parallel eingeführten Kirschnerdrähten gegen Rotation und Translation gesichert. b) Fertige Montage einer übungsstabilen Zuggurtungsosteosynthese

30.3 Olekranonfraktur

Nachbehandlung

- Funktionelle Nachbehandlung zur Vermeidung von posttraumatischen Bewegungseinschränkungen (abhängig vom Verletzungsausmaß und gewähltem operativem Vorgehen).
- Unmittelbar postoperativ den Arm hochlagern. Verbände spannungsfrei in der vorgesehenen Lagerungsposition anlegen.
- Zirkulationskontrollen sind obligat. Evtl. ist eine temporäre Ruhigstellung im Gipsverband indiziert zur Sicherung der Weichteilheilung.
- Bei übungsstabilen Osteosynthesen am 1. oder 2. postoperativen Tag bzw. nach Entfernung der Redondrainagen mit der funktionellen Behandlung beginnen.

Prognose und Komplikationen

- Bei verbleibenden Gelenkstufen ist eine frühzeitige Arthrose möglich. Bei vollständiger Rekonstruktion des Gelenkes normale Funktionsfähigkeit.
- Komplikationen: Wundheilungsstörungen, Drahtwanderung, Ulnarisirritation.

30.4 Radiusköpfchenfraktur

Grundlagen

- **Definition:** Fraktur des proximalen Radiusendes.
- **Ursachen, Verletzungsmechanismus:** Indirekte Gewalteinwirkung beim Sturz auf den/die gestreckten oder leicht gebeugten Arm/Hand führt zu Abscherungen, Impressionen oder Zertrümmerungen des Radiusköpfchens bzw. zu Frakturen des Radiushalses.
- **Klassifikation** (Abb. 166): Klinisch/radiologisch Abscherung („Meißelfraktur"), partielle Impressionen (zentral, lateral), Trümmerfraktur und Halsfraktur (häufig beim Kind).

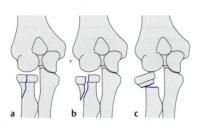

Abb. 166 Formen der Radiusköpfchenfraktur. a) Meißelfraktur ohne Dislokation, b) Meißelfraktur mit Dislokation, c) Halsfraktur

Klinische Symptomatik

- Rasch einsetzende starke Schwellneigung und hochgradig schmerzhafte Bewegungseinschränkung.
- Mögliche Begleitverletzungen: Luxationen der Ulna mit Kapselrissen, Knorpelabscherungen vom Humerus, Abriss des ulnaren Kollateralbandes, Frakturen des distalen Humerus und des Olekranons.

Diagnostisches Vorgehen

- **Klinische Untersuchung:** Erfassung von Begleitverletzungen durch Prüfung der Motorik, Sensibilität und Durchblutung noch vor der Röntgendiagnostik.
- **Röntgen:** Ellbogengelenk in 2 Ebenen. In Zweifelsfällen Tomographie.

Therapieprinzipien

- **Konservativ:** Nicht oder wenig dislozierte Fraktur.
- **Operationsindikationen:** Dislozierte Frakturen des Erwachsenen, nicht reponierbare kindliche Frakturen, Stufenbildung von mehr als 2 mm oder Fragmentgröße von mehr als einem Drittel des Radiusköpfchens.

Konservative Therapie

- **Beim Erwachsenen:** Anlegen einer abnehmbaren dorsalen Oberarmgipsschiene in 90°-Stellung für einige Tage und frühfunktionelle Behandlung ohne Belastung.
- **Beim Kind:** Manuelle Reposition (evtl. perkutan mit Kirschnerdraht) der Halsfraktur und Gipsfixation für 2–3 Wochen.

30.4 Radiusköpfchenfraktur

Operationstechniken

- Lateraler Zugang.
- Reposition verschobener Radiusköpfchenfrakturen und Osteosynthese mit Minischrauben.
- Bei Kombination mit Radiushalsfraktur Verwendung interfragmentärer Zugschrauben, selten auch zusammen mit L- oder T-Plättchen.
- Resektion bei kompletter Zertrümmerung. Ein alloplastischer Ersatz (= Radiusköpfchenprothese) ist bei Erwachsenen möglich, um Gelenkinstabilitäten zu beheben bzw. zu vermeiden.

Nachbehandlung

- Unmittelbar postoperativ: Hochlagerung des Armes. Verbände müssen spannungsfrei in der vorgesehenen Lagerungsposition angelegt werden. Zirkulationskontrollen sind obligat.
- Möglicherweise temporäre Ruhigstellung im Gipsverband, falls keine Übungsstabilität erzielt werden konnte.
- Bei übungsstabilen Osteosynthesen Beginn mit funktioneller Nachbehandlung gemäß Verletzungsausmaß und gewähltem operativem Vorgehen unter Einbeziehung des Schultergelenkes.

Prognose und Komplikationen

- Abhängig vom Verletzungsausmaß.
- Bei fehlgeschlagener Osteosynthese wird die Radiusköpfchenresektion empfohlen (*cave* die Resektion kann zum Cubitus valgus und Instabilität im Ellbogen führen).
- Komplikationen: Partielle Nekrose, Implantatwanderung, Drehbehinderung, N.-radialis-Verletzung.

31.1 Unterarmschaftfraktur

Grundlagen

> **Definitionen:**
> - Fraktur beider Unterarmknochen (Radius + Ulna).
> - Isolierte Schaftfrakturen von Radius oder Ulna (sog. Parierfraktur).
> - Luxationsfrakturen angrenzender Gelenke:
>   - Monteggia: Proximale Ulnaschaftfraktur + Luxation des Radiusköpfchens (Abb. 167).
>   - Galeazzi: Radiusschaftfraktur mit Ruptur der Membrana interossea + Luxation der Ulna im distalen Radioulnargelenk (Abb. 168).

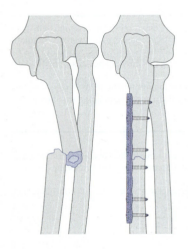

Abb. 167 Monteggia-Fraktur. Durch anatomische Reposition und stabile Plattenostheosynthese der Ulnaschaftfraktur ist auch die Luxation des Radiusköpfchens reponiert und ausreichend stabilisiert

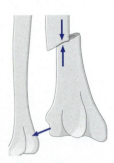

Abb. 168 Galeazzi-Fraktur. Luxation im distalen Radioulnargelenk mit Radiusverkürzung

31.1 Unterarmschaftfraktur

- **Ursache, Verletzungsmechanismus:** Am häufigsten direkte Gewalteinwirkung.
- **Klassifikation** (AO-Klassifikation):
  - *Typ A:* Einfache Querbrüche von Radius und/oder Ulna mit zwei Hauptfragmenten (1 = Ulnafraktur, Radius intakt; 2 = Radiusfraktur, Ulna intakt; 3 = Fraktur von Radius+ Ulna).
  - *Typ B:* Keilfrakturen (Einteilung analog zu A-Frakturen, s. o.).
  - *Typ C:* Komplexe, segmentale Fraktur und Trümmerfraktur (1 = ...der Ulna, einfach des Radius; 2 = ...des Radius, einfach der Ulna; 3 = ...von Radius + Ulna).

Klinische Symptomatik

- Alle sicheren und unsicheren Frakturzeichen.

Diagnostisches Vorgehen

- **Klinische Untersuchung:**
  - Sensibilitäts- (N. medianus und N. radialis) und Kraftprüfung.
  - Durchblutung (Gefäßverletzung bei Armquetschverletzungen) → Pulse tasten, bei Zweifel Doppler (Angiographie) zur genauen Lokalisation.
  - Ausschluss von Kettenverletzungen → Gelenkstatus (Schultergürtel, Ellbogen, Handgelenk/Karpus, Mittelhand).
  - Ausschluss eines Kompartsyndroms (vgl. S. 472).
- **Röntgen:** Darstellung der Fraktur inklusive aller angrenzenden Gelenke. (v.a. proximales und distales Radio-Ulnar-Gelenk).
- Kompartmentdruckmessung bei V.a. Kompartmentsyndrom (S. 474).

Therapieprinzipien

- Die konservative Behandlung der Unterarmschaftfratur birgt wegen der langen Ruhigstellung und der meist unvollständigen Reposition und der schwierigen Retention ein hohes Risiko trophischer Störungen und Bewegungseinschränkungen mit funktionell schlechten Ergebnissen in sich.
- Daher ist ein konservatives Vorgehen nur selten indiziert (isolierte Ulnaschaftfraktur im mittleren Drittel).
- Die operative Versorgung mit ORIF (offene Reposition, interne Fixation) ermöglicht schnellste Wiederherstellung durch frühfunktionelle Behandlung.

Konservative Therapie

- **Isolierte unverschobene Ulnaschaftfrakturen im mittleren Drittel** → primär gespaltener Oberarmgips, wenn im Röntgenbild unverschoben Brace.
- **Grünholzfrakturen bei Kindern unter dem 10. Lebensjahr** → Reposition in Narkose, evtl. „Überbrechen" der Gegenkortikalis, gespaltener Oberarmgips. (Bei sekundärer Fehlstellung im Gips OP).

Operative Therapie

- **Indikation:** Therapie der Wahl (Ausnahmen s. o.).
- **Vorbereitung:**
  - *Lagerung:* Rückenlage, Hand- oder Beistelltisch, Blutsperre (*cave* schwerer Weichteilschaden, Durchblutungsstörung).
  - *Anästhesie:* Plexusanästhesie oder Allgemeinnarkose.

31.1 Unterarmschaftfraktur

➤ **Zugänge:**
  – *In der Regel gesonderter Zugang für Ulna und Radius:*
    • Ulna: Inzision auf einer Linie Olekranon – Processus styloideus ulnae.
    • Radius (Thompson): Linie Epicondylus lateralis – Processus styloideus radii.
  – *Selten Zugang nach Henry oder Boyd:* Gemeinsamer Zugang für Radius und Ulna. Nachteile: Ausgedehnte Weichteilpräparation, Gefährdung des motorischen Astes des N. radialis.
➤ **Operationsverfahren:**
  – *Standardtechnik (Kleinfragmentinstrumentarium):*
    • Interfragmentäre Kompression und Platten-Osteosynthese (Abb. 169).
    • Mindestens 6, besser 8 kortikale Gewinde auf jeder Seite der Hauptfragmente).

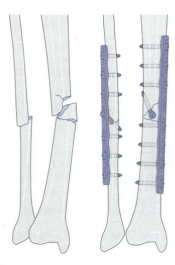

Abb. 169 Versorgungsbeispiel einer Unterarmschaftfraktur. Anatomische Reposition und übungsstabile Platten-Osteosynthese von Radius und Ulna

  – *Fixateur externe* bei Kettenverletzung der Extremität und/oder Polytrauma und bei schwerem Weichteilschaden (ggf. auch gelenküberschreitend). (Zur definitiven Versorgung nicht geeignet).
  – *Intramedulläre Osteosynthesen* haben sich bei der hohen Drehbewegungsbeanspruchung der Unterarmschaftfrakturen nicht bewährt (außer bei Kindern).
➤ Faszien offen lassen. Wundverschluss nicht erzwingen, besser temporäre Epigarddeckung.
◉ **Vorgehen bei Sonderformen:**
  – *Galeazzi-Fraktur:* Platten-Osteosynthese der Radiusfraktur und ggf. offene Reposition des distalen Radioulnargelenks mit Bohrdraht, Gipsruhigstellung für mindestens 2 Wochen.

– *Monteggia-Fraktur:* Platten-Osteosynthese der Ulnafraktur und ggf. offene Reposition des Radiusköpfchens. Repositionshindernis Lig. anulare beseitigen, evtl. Naht des Ligamentums und der Gelenkkapsel (siehe Abb. 167 S. 376).

OP-Nachbehandlung

➤ Bei übungsstabiler Osteosynthese frühfunktionelle Behandlung sofort postoperativ. Gelenkluxationsfrakturen zusätzlich 14 Tage in Oberarmgips ruhigstellen. Zu Beginn Rotationsbewegungen nicht forcieren.

➤ Metallentfernung: Nur bei sicherem knöchernem Durchbau (Standard- und Schrägaufnahmen vor Metallentfernung) frühestens 18–24 Monate nach Versorgung. Hohes Risiko für N.-radialis-Läsion bei proximalen Radiusfrakturen (durch Narbengewebe). Problemlose Implantate können verbleiben.

Prognose und Komplikationen

➤ **Allgemeine Prognose:** Bei regelrecht ausgeführten Osteosynthesen konstant gute Ergebnisse mit geringen oder keinen funktionellen Einschränkungen.

➤ **Komplikationen:**
  – *Pseudarthrosegefahr* bei unterdimensioniertem Implantat (v.a. am Radius).
  – *Funktionseinschränkung* der Unterarmumwendbewegung durch Brückenkallus bei Verletzung der Membrana interossea möglich (Revisionsindikation).
  – *Gefahr der Re-Fraktur* bei zu früh ausgeführter Implantatentfernung.

31.2 Distale Radiusfraktur

Grundlagen

- **Häufigkeit:** Die Speichenbasisfraktur ist die häufigste Fraktur des Menschen.
- **Ursache, Verletzungsmechanismus:** Sturz auf das Handgelenk meist mit streckseitig abgewinkelter Hand, seltener auch beugeseitig abgewinkeltem Handgelenk (Abb. 170).

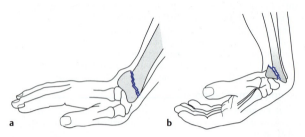

Abb. 170 Ätiologie der Radiusfrakturen. a) Extensionsfraktur (Typ Colles), b) Flexionsfraktur (Typ Smith)

- **Klassifikation** (AO-Klassifikation):
  - *Typ A: Extraartikuläre Frakturen* (1 = extraartikuläre Fraktur der Ulna, Radius intakt; 2 = extraartikuläre Fraktur des Radius, einfach und impaktiert; 3 = extraartikuläre Fraktur des Radius, mehrfragmentär).
  - *Typ B: Partiell artikuläre Frakturen* (1= partielle artikuläre Frakturen des Radius sagittal [z. B.Chauffeur]; 2 = partielle artikuläre Frakturen des Radius, dorsale Kante [z. B. Barton]; 3 = partielle artikuläre Frakturen des Radius, volare Kante [z. B. reversed Barton]).
  - *Typ C: Vollständig artikuläre Frakturen* (1 = vollständig artikuläre Frakturen des Radius, artikulär einfach, metaphysär einfach; 2 = Vollständig artikuläre Frakturen des Radius, artikulär einfach, metaphysär mehrfach; 3 = Vollständig artikuläre Fraktur des Radius, mehrfragmentär).

Klinische Symptomatik und Befunde

- **Klinik, klinischer Befund:**
  - Schmerzhafte Schwellung und Verbreiterung des Handgelenkbereiches, schmerzhafte Bewegungseinschränkung, Instabilitätsgefühl.
  - Dislokation: Zur Streckseite Fourchette-Stellung, nach radial Bajonett-Stellung.
  - Evtl. Sensibilitätsstörungen.

Diagnostisches Vorgehen

- **Klinische Untersuchung:**
  - Typische Symptome und Befunde s. o.
  - Ausschluss von Nerven- und Gefäßläsionen sowie Hautverletzungen: Pulspalpation A. ulnaris/radialis, Kapillarfüllung, Fingerfunktion, Daumenstreckung, Sensibilität.
- **Röntgen-Handgelenk in 2 Ebenen** (*cave* dabei immer mögliche Begleitverletzungen der Handwurzel [Skaphoidfraktur, skapholunärer Bandschaden, luno-

31.2 Distale Radiusfraktur

triquetraler Bandschaden] bedenken und angrenzende Gelenke, z.B. Radiusköpfchen prüfen [Kettenverletzung → Ellbogen, Oberarm, Schulter]).
- *Instabilitätszeichen:*
  - Knochendefekt oder Trümmerzone.
  - Dorsalabkippung primär > 20°.
  - Volarkippung des distalen Fragmentes.
  - Dorsale oder volare Kantenfragmente.
  - Ellenvorschub > 0,75cm.
  - Abriss des Processus styloideus ulnae.
  - Brüche mit Stufen in der Gelenkfläche.
- ➤ Bei Verdacht auf Gefäßläsion/Durchblutungsstörung Doppler-Sonographie, bei Ischämie Angiographie.

Therapieprinzipien

- ➤ **Konservative Therapie:** Stabile extraartikuläre Frakturen; gering dislozierte, intraartikuläre Frakturen; lokale/allgemeine OP-Kontraindikationen.
- ➤ **Operative Therapie:** Offene Frakturen, instabile Frakturen, Flexionsfrakturen, dislozierte intraartikuläre Frakturen, irreponible Frakturen, sekundär dislozierte Frakturen, Trümmerfrakturen, traumatisches Karpaltunnelsyndrom, akute Durchblutungsstörungen nach Reposition.

Konservative Therapie

- ➤ **Reposition und Retention im Unterarmgips:**
  - *Nicht dislozierte und nicht verkürzte Brüche ohne Gelenkbeteiligung:* Dorsopalmare Unterarmschiene, Zirkulieren nach Abschwellen (nach ca. 4 Tagen).
  - *Gering dislozierte Brüche:*
    - Bruchspaltanästhesie (10–20ml von dorsoradial injizieren) oder Plexusanästhesie, Extension mit 1–3kg im sog. Mädchenfänger an Daumen und radialen Fingern (vertikaler Zug; s. Abb. 171).

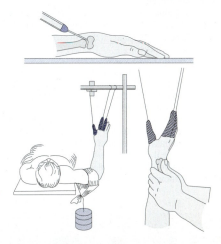

Abb. 171 Bruchspaltanästhesie und Reposition durch vertikalen Zug, ergänzt durch direkten Daumendruck

31.2 Distale Radiusfraktur

- 10–20min warten wegen evtl. spontaner Reposition.
- Reposition mit „modellierendem" Druck unter Bildwandler-Kontrolle und Berücksichtigung der Gelenkwinkel nach Böhler (s. Abb. 172).
- Zunächst dorsale Gipsschiene, nach Abschwellen (nach ca. 4–7 Tagen) zirkulärer Unterarmgips, Rö.-Kontrolle.
- Gipsbefristung auf 4 Wochen.

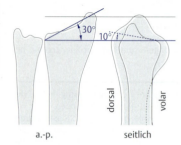

Abb. 172 Radiusgelenkwinkel nach Böhler

Operative Therapie

▶ **Vorbereitung:**
  - *Lagerung:* Hand- oder Beistelltisch, Blutsperre.
  - *Anästhesie:* Bruchspalt (S. 57), Regionalanästhesie (Bier [S. 57], Plexus [S. 58]), Allgemeinanästhesie (S. 56).

▶ **Zugänge:**
  - *Beugeseite:* Bei Flexionsfrakturen des distalen Radius und Karpaltunnel-Revisionen. Leitstruktur ist die Sehne des M. flexor carpi radialis (*cave* N. medianus).
  - *Streckseite:* Gedachte Linie Epicondylus radialis – Fingerfalte 2/3. Finger.

▶ **OP-Verfahren:**
  - *Perkutane Kirschnerdrähte:* Bei A2-, A3-, B1-, C1-Frakturen.
  - *Schrauben-Osteosynthese:* Abrissfrakturen Processus styloideus radii oder dorsoulnares Kantenfragment (ggf. unter arthroskopischer Kontrolle der Gelenkfläche).
  - *Platten-Osteosynthese:*
    - Flexionsfrakturen: Offene Reposition (Abb. 173).
    - Extensionsfrakturen mit metaphysärer Trümmerzone: Ggf. Spongiosaplastik und Doppelplatten-Osteosynthese (Abb. 174) zur Abstützung des peripheren Fragments (B2-, B3-, C1-, C2-Frakturen, abgerutschte A3-Frakturen oder fehlgeschlagene K-Draht-Fixierung).
  - *Fixateure externe:* Primäre Reposition und Stellung der Fragmente bei C 3-Trümmerfrakturen und II.- bis III.-gradig offenen Frakturen zwischen Metakarpale II und Radiusschaft. Evtl. zusätzlich K-Drähte zur Gelenkflächenreposition. Bei akzeptablen Weichteilverhältnissen sekundär Platten-Osteosynthese ggf. mit Spongiosaplastik.

31.2 Distale Radiusfraktur

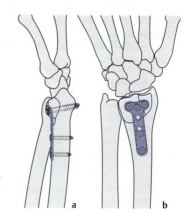

Abb. 173 Osteosynthese mit einer volaren Abstützplatte bei einer Flexionsfraktur des distalen Radius

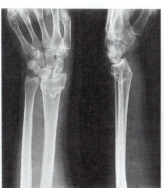
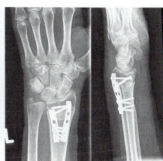

Abb. 174 Instabile distale Radiusfraktur, a) Unfallbild, b) nach Rekonstruktion mit zwei Platten und Spongiosaplastik

Nachbehandlung

- Gipsverband (Dauer je nach Frakturstabilität, ca. 4–6 Wochen).
- Röntgenkontrollen: Nach Reposition, nach Umgipsen, am 10., 28. Tag.
- Kirschnerdraht-Entfernung nach 4 Wochen oder bei Weichteilproblemen.
- Nach 4 Wochen Gipsabnahme und Weiterbehandlung mit Schiene (je nach Röntgenbefund für 3–4 Wochen).
- Physikalische Therapie.
- *Hinweis:* *Keine* Schulterimmobilisation durch Armtragetuch, Bewegungsübungen von Daumen und Langfinger.

31.2 Distale Radiusfraktur

Prognose und Komplikationen

- **Komplikationen:**
  - *Sekundäre Dislokationen* → frühzeitiger Verfahrenswechsel, z. B. auf Platten-Osteosynthese.
  - *Druckschäden der Haut* → täglicher Verbandswechsel, bei ungenügender Retention Verfahrenswechsel auf Fixateur externe.
  - *Wundheilungsstörungen* der Kirschnerdraht-Eintrittsstellen → zunächst Erhaltungsversuch der K-Draht-Osteosynthese durch täglichen Verbandswechsel, bei anhaltendem Infekt Metallentfernung und Débridement. Evtl. Verfahrenswechsel zum Fixateur externe.
  - *Druckschäden N. medianus* (Karpaltunnelsyndrom) → Neurologische Untersuchung, zunächst konservativer Versuch mit konsequentem Hochlagern und Antiphlogistika. Bei Therapieresistenz Spaltung des Karpaltunnels und Revision (S. 527).
  - *Irritation des Ramus superficialis N. radialis* (bei K-Draht-Osteosynthese) → Revision bei Metallentfernung.
  - *Verletzung der Sehne des M. extensor pollicis longus* (bei Platten-Osteosynthese) → bei streckseitiger Platten-Osteosynthese frühzeitige Metallentfernung nach 3–6 Monaten.
  - *Reflexdystrophie* → s. S. 495.
  - *Verletzung der A. radialis* (selten) → sofortige Revision.
- **Prognose:** Meist günstig, v.a. bei stabilen Frakturen.

32.1 Akutmanagement schwerer Handverletzungen

Maßnahmen zur Erstversorgung

- **Klinische Untersuchung:**
  - *Wundinspektion:* Schnitt-, Riss-, Quetsch-, Spritzpistolen-, Explosionsverletzung?
  - *Prüfung der aktiven und passiven Beweglichkeit:* Beuger- u. Streckertonus?
  - *Prüfung der Sensibilität:* Drucksensibilität, Zwei-Punkte-Diskriminierung?
  - *Prüfung der Durchblutung:* Kapillärer Reflux, Turgor?
- **Röntgendiagnostik:**
  - *Bei Verdacht auf Knochenbeteiligung:* a.p. und seitliche Aufnahme von Fingern und Handgelenk (bei Fingerverletzungen immer seitliche Aufnahmen anstreben!).
  - *Bei einer Mittelhandverletzung* kann eine ergänzende Schrägaufnahme erforderlich sein.
  - *Bei Verdacht auf Fremdkörpereinsprengung oder Spritzpistolenverletzung:* Anfertigung einer „Weichteilaufnahme"(= andere Bildbelichtung).
- **Bestimmung des Erstversorgungsortes** (entsprechend des Verletzungsgrades) Indikationen zur Erstversorgung in einer mit mikrochirurgischen Techniken vertrauten und ausgerüsteten handchirurgischen Abteilung:
  - Komplexe Handverletzung mit Beteiligung vaskulo-nervöser Strukturen.
  - Komplexe Handverletzungen, über deren Verletzungsausmaß Unsicherheiten bestehen.

Ziele der Erstversorgung

- Stabilisierung von Frakturen.
- Revaskularisierung von Geweben.
- Gewährleistung einer ausreichenden Weichteildeckung der Strukturen.

Reihenfolge der Versorgung

1. Stabilisierung des Skeletts → s. S. 548.
2. Sehnennähte → s. S. 426, 431.
3. Arterienrekonstruktion → s. S. 115.
4. Nervennaht → s. S. 110.
5. Venenanastomose → s. S. 121.
6. Wiederherstellung des Hautmantels → s. S. 519.

Verlegung in eine Spezialklinik

- Die Indikation hängt von der Art der Verletzung sowie von der Organisation und der Ausrüstung am Ort ab.
- Vor dem Entscheid telefonische Rücksprache mit dem Arzt des Zentrums. Begleitbericht mit Angabe von Anamnese, Befund, diagnostischen Ergebnissen (Röntgenbilder) und therapeutischen Maßnahmen.
- Organisation des raschmöglichsten und zweckmäßigsten Transportes.
- Sachgerechte Versorgung der verletzten Hand bzw. etwaiger Amputate (s. u.).

Vorgehen bei Amputationsverletzungen

- **Einschätzung nach Unfallmechanismus:**
  - Glatte Abtrennung?
  - Schwer geschädigte Amputationszone?
  - Schwer geschädigtes Amputat?
  - Totale oder subtotale Amputation (bei subtotaler Amputation besteht immer warme Ischämiezeit)? (Als „warme Ischämiezeit" bezeichnet man

32.1 Akutmanagement schwerer Handverletzungen

die fehlende Durchblutung eines Gewebes bei Raumtemperatur. Damit verbunden ist der schnellere Eintritt von Hypoxie und Nekrose, da die Stoffwechselaktivität nicht durch Kühlung reduziert ist).
- **Therapieziele:** Wiederherstellung der bestmöglichen Funktionalität (Berücksichtigung von Längenerhalt, Erhaltung der Sensibilität, Vermeidung von Stumpfneuromen, Vermeidung von Kälteempfindlichkeit, Möglichkeit einer möglichst frühzeitigen Rehabilitation).
- **Replantation?**
  - *Grundlage* ist die vollständig unterbrochene Durchblutung in einem subtotal oder total abgetrennten Glied. (→ im Vergleich zur *Revaskularisation:* Herstellung der Hauptblutbahnen bei noch ungenügend vorhandener Restdurchblutung).
  - *Absolute Indikationen* (Abb. 175):
    - Abtrennung des Daumens in Höhe des Endgelenkes oder proximal davon.
    - Abtrennung im Bereich der Mittelhand bis distaler Unterarm.
    - Abtrennung multipler Finger (Priorität haben Daumen, Mittel- und Ringfinger).
    - Abtrennung einzelner Finger auch distal des Endgelenkes bei Kindern.

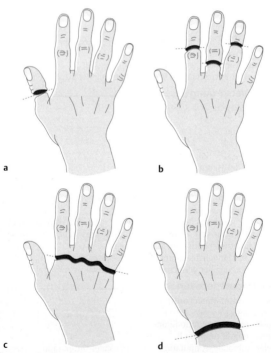

Abb. 175 Absolute Indikationen zur Replantation

32.1 Akutmanagement schwerer Handverletzungen

- *Relative Indikationen:*
    - Distale Amputationen einzelner Finger, insbesondere D II und V (von PIP-Gelenk bis Endglied).
    - Schwer geschädigte Amputationszonen und Amputate.
    - Amputation einzelner Langfinger bei Erwachsenen.
    - (Dringender Patientenwunsch – gründliche Aufklärung über evtl. persistierende Beschwerden!).
- *Kontraindikationen:* Lebensbedrohliche Begleitverletzungen oder -erkrankungen.
- ◉ *Achtung:*
    - Das Alter alleine ist *keine* Kontraindikation!
    - Wer bei einer absoluten Indikation zur Replantation ohne nachweisbaren Grund eine Stumpfbildung durchführt, handelt fehlerhaft!
- *Vorbereitende Maßnahmen* (immer vor Verlegung des Patienten, wenn die Replantation nicht in der erstversorgenden Klinik durchgeführt wird):
    1. Den aktuellen Befund möglichst exakt der Rettungsleitstelle bzw. dem Replantationsdienst mitteilen.
    2. Geeignete Transportmöglichkeit (schnell + sinnvoll!) wählen.
    3. Anlegen eines sterilen Verbandes am Stumpf (ggf. Druckverband).
    - ◉ *Cave:* Keine Klemmen oder Ligaturen setzen!
    4. Sachgerechte Aufbewahrung des Amputates (Abb. 176): Amputat steril in trockene oder nur gering feuchte Kompressen wickeln und in einen wasserdichten Plastikbeutel einpacken. Diesen gut verschließen und in einen mit Eiswasser gefüllten Beutel legen.
    - ◉ *Cave:* Keine Desinfektion, kein direkter Eiskontakt (Kälteschaden)! → Ein gefrorenes Amputat kann nicht replantiert werden!

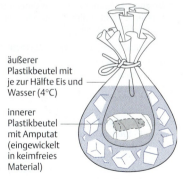

Abb. 176 Sachgerechte Amputatkühlung zum Transport

äußerer Plastikbeutel mit je zur Hälfte Eis und Wasser (4°C)

innerer Plastikbeutel mit Amputat (eingewickelt in keimfreies Material)

▶ **Stumpfbildung?** → *Indikationen* hierfür ergeben sich aus den relativen Indikationen und Kontraindikationen für eine Replantation (s. o.).
◉ *Achtung:* Aus forensischen Gründen empfiehlt sich die Fotodokumentation des Befundes, die schriftliche Begründung für die Entscheidung und – wo eine Replantation möglich gewesen wäre – die schriftliche Einwilligung des Patienten!

32.2 Nagelverletzung

Grundlagen

- **Allgemeine Nagelfunktionen:** Der Nagel ist das einzige feste Element distal der knöchernen Endphalanx. Er dient der Stabilität der Fingerkuppe beim Greifen und der (vor allem sozial sehr wichtigen) Ästhetik der Hand.
- **Ursachen, Verletzungsmechanismus:**
  - Quetschverletzung (am häufigsten).
  - Distale Fingeramputation durch Nagel und Nagelbett.
  - Ablederung oder Wunden durch Schneidewerkzeuge (Messer, Kreissäge, Fräsmaschine).
- **Therapieziele:** Rekonstruktion des Nagels (Länge, Morphologie und äußeres Erscheinungsbild) – mögliches Vorgehen:
  a) Replantation oder Naht des eigenen Nagels.
  b) Schablone als Platzhalter (als Leitschiene für den nachwachsenden Nagel).
- **Cave:**
  - Die sekundäre Korrektur von Nagelwachstumsstörungen ist generell unbefriedigend, daher ist eine adäquate primäre Behandlung von großer Bedeutung.
  - Nagelextraktionen sind obsolet! Nach der Extraktion degeneriert die Keratinschicht des Nagelbettes zu Haut. Der nachwachsende Nagel findet keine Haftung und wird dystrophisch und deformiert.

Klinik, klinischer Befund, Diagnostik

- **Klinik, klinischer Befund:**
  - Subunguales Hämatom (häufigster Befund bei Quetschung).
  - Substanzdefekte von Nagel und Nagelbett (bei Riss-, Quetsch- u. Schnittverletzung).
  - Luxation der Nagelbasis (oft bei Frakturen des Endgliedes).
- **Diagnostik:** Bei der klinischen Untersuchung ist der Befund offensichtlich. Bei Frakturverdacht sollte zusätzlich eine Röntgenaufnahme in zwei Ebenen durchgeführt werden.

Therapeutische/operative Verfahren

- **Vorbereitungen:**
  - *Lagerung:* Oft ist der Eingriff ambulant möglich mit Lagerung auf einem Handtisch. Von Vorteil ist eine Fingerblutsperre, die man als Tourniquet an der Grundgliedbasis anlegen kann.
  - *Anästhesie:* Oberst-Leitungsanästhesie (S. 59).
- **Nageltrepanation:**
  - *Indikation:* Subunguales Hämatom.
  - *Vorgehen:*
    - Kleineres Hämatom: Penetration und Entlastung des Nagels mit einer Kanüle oder einer heißen Büroklammer (Abb. 177).
    - Größeres Hämatom (gesamte Oberfläche des Nagelbettes betroffen): Hier müssen größere darunterliegende Verletzungen angenommen werden → Nagelbettrevision (s. u.; Abb. 178).
  - *Nachbehandlung:* Regelmäßige Wundkontrolle bis zur Abheilung.

32.2 Nagelverletzung

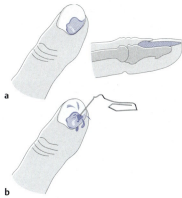

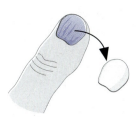

Abb. 177 a, b. a) In der Ausdehnung begrenztes subunguales Hämatom; b) Die einfache Entleerung des Hämatoms mit erhitzter Büroklammer ist ausreichend

Abb. 178 Ausgedehntes subunguales Hämatom. Das Hämatom hebt die Nagelplatte vollständig ab. Abhebung des Nagels für die Inspektion des darunterliegenden Nagelbettes

- **Nagelreplantation:**
  - *Vorgehen:*
    - Zuschneiden des abgelösten Nagels – die Ränder sollen nicht in die Hauttaschen hineinreichen.
    - Den abgelösten Nagel exakt reponieren. Die erste Naht überbrückt den Nagel und verhindert so die Totraumbildung unter ihm. Die zweite Naht fixiert die Basis des Nagels in ihrer proximalen Verankerung (Abb. 179).
    - Mit einem künstlichen Nagelersatz wird nach entsprechender Formanpassung ebenso verfahren.
  - *Nachbehandlung:* Regelmäßige Wundkontrolle und Sicherstellung eines täglichen Verbandswechsels bis zur Abheilung. Verwendet man einen künstlichen Nagelersatz, muss regelmäßig überprüft werden, dass dieser das Wachstum des neuen nachwachsenden Nagels nicht behindert.
- **Nagelbettrekonstruktion:**
  - *Vorgehen:* Nagel abheben und Nagelbett inspizieren. Alle lazerierten Bereiche werden mit 6/0 Vicryl genäht und dann der ursprüngliche Nagel wieder aufgelegt.
  - *Nachbehandlung:* Siehe unter Nagelreplantation.
- **Nagelnaht:**
  - *Vorgehen:* Der Nagel wird dabei direkt mit der Nadel perforiert. Falls nötig, kann die luxierte Nagelbasis leicht zugeschnitten werden. Der Faden wird durchgezogen und tief in die seitlichen und proximalen Hautfalten eingestochen. Die Fäden können direkt oder über einem Tupfer oder Knopf geknotet werden (Abb. 180). Die Nähte sollen ohne Spannung (*cave* Hautnekrosen), der Nagel jedoch etwas komprimiert sein.
  - *Nachbehandlung:* Siehe unter Nagelreplantation.

32.2 Nagelverletzung

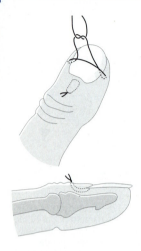

Abb. 179 Replantation eines abgelösten Nagels

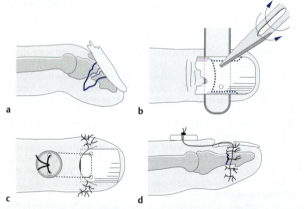

Abb. 180 a–d. a) Nagelluxation bei Endphalanxfraktur; b) Zuschneiden und Replantation als Schienung; c + d) Nagelnaht über Tupfer oder Knopf, seitliche Wundnähte

32.2 Nagelverletzung

- **Nagelbetttransplantat:** Aus dem gesunden Anteil des Nagelbettes wird ein kleines Gewebestückchen tangential abgetragen und in die Defektstelle eingenäht. Die Donorstelle verheilt spontan.

Vorgehen bei typischen Nagel-Verletzungen

- **Subunguales Hämatom** (häufig Folge von Quetschverletzungen):
  - *Trepanation:* Ausreichend bei einer Hämatomausdehnung von bis zu 30% der Nagelfläche (s. o.).
  - *Nagelbettrevision, -rekonstruktion:* Indiziert bei größerem Hämatom und bei Verletzungen des Nagels (s. o.).
- **Nagelbettverletzung** (hier können Teile des Nagelbettes fehlen, das Nagelbett kann proximal aus der Nageltasche luxieren – oft bei Fraktur oder Epiphyseolysis [Trauma durch Quetschung und Beugung]): Nagelbettnaht (s. o.), Nagelbett-Transplantat (s. o.). Bei Kombination mit Endgliedfraktur zuvor Osteosynthese.
- **Traumatischer Nagelverlust:**
  - *Bei erhaltenem Nagel:* Replantation und Fixierung durch seitliche Nähte (s. o.).
  - *Bei fehlendem Nagel:* Replantation und seitliche Fixation eines Kunstnagels oder einer angepassten Schablone (s. o.).

32.3 Fingerkuppendefekte, traumatische Fingeramputation

Grundlagen

- **Ursachen, Verletzungsmechanismus:**
  - Rissverletzung durch tangentialen Kontakt mit Kreissäge, Fräs- oder Flexmaschine mit Substanzverlust.
  - Schnittverletzungen.
  - Abledering durch Quetschverletzung.
- **Therapieziel, -prinzipien:** *Rekonstruktion* (i.d.R. primär) einer ausreichend weichteilgepolsterten, nicht schmerzhaften Tastfläche mit erhaltener Sensibilität. (Bei distalen Endglieddefekten muss *immer* eine Rekonstruktion angestrebt werden [wichtig für taktile Wahrnehmung]).

Klinik, klinischer Befund, Diagnostik

- **Klinik, klinischer Befund:** Substanzdefekt der Fingerpulpa mit oder ohne Knochenbeteiligung.
- **Diagnostik:** Der Befund zeigt sich bei der klinischen Untersuchung. Bei Knochenbeteiligung sollte eine Röntgenaufnahme in zwei Ebenen angefertigt werden.

Geeignete operative Versorgung von Fingerkuppendefekten

- **Defekt ohne Nagel- und Skelettbeteiligung** (s. Abb. 181a): Kontrollierte Sekundärheilung (epithelisierungsfördernde Verbände).
- **Querer Defekt mit freiliegendem Knochen** (s. Abb. 181b): V-Y-Plastik, evtl. bilaterale V-Y-Plastik.
- **2/3-Amputation des Endgliedes** (s. Abb. 181c): Nachamputation, Thenarlappen (am Daumen neurovaskulärer Lappen).
- **Palmarer Defekt** (s. Abb. 181d): „banana-flap" und Vollhauttransplantat, neurovaskuläre Insellappen, Cross-Finger-Lappenplastik bei Defekt des gesamten palmaren Endgliedes.
- **Dorsaler Defekt** (s. Abb. 181e): Nachamputation, Vollhauttransplantat.
- **Seitlicher Defekt** (s. Abb. 181f): „banana-flap" und/oder Vollhauttransplantat.
- **Achtung:**
  - Hängt ein Haut-Weichteillappen noch am Finger, sollte dieser bei ausreichender Restdurchblutung refixiert werden!
  - Fernlappen am Endglied sind kontraindiziert.

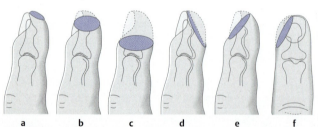

a   b   c   d   e   f

Abb. 181 a–f. Schema zur geeigneten Versorgung von Fingerkuppendefekten (Details siehe Text)

32.3 Fingerkuppendefekte, traumatische Fingeramputation

Kontrollierte Sekundärheilung

- **Indikation:** Oberflächliche pulpäre Substanzverluste.
  - *Cave:* Kontraindiziert bei freiliegendem Knochen!
- **Durchführung:** Regelmäßiger Verbandswechsel.
- *Cave:* Durch die einfache Handhabung sollte es nicht zu einer Vernachlässigung des Nachbehandlungsschemas kommen!
- **Vorteil:** Gute Sensibilität, kosmetisch optimal, gute Polsterung.
- **Nachteil:** Eventuell dauert die Heilung im Vergleich zu anderen Methoden etwas länger.

Operative Verfahren – Verschiebelappen

- **Eigenschaften:**
  - Deckung für schlecht vaskularisiertes Gewebe.
  - Schutz freiliegender Strukturen (Nerven, Gefäße, Sehnen, Knochen).
  - Bringt mechanisch belastbare und z.T. auch sensible Weichteile in den Defekt.
- **Allgemeine Vorbemerkungen + Maßnahmen:**
  - *Hinweis:* Bestehen Unsicherheiten in der Art der Deckung, sollte der Patient in eine handchirurgische Abteilung verlegt werden.
  - *OP-Vorbereitungen:*
    - Lagerung: Immer Blutleere bzw. Blutsperre.
    - Anästhesie: Meist ist eine Regionalanästhesie ausreichend (i.v.-Regionalanästhesie nach Bier oder Plexusanästhesie; vgl. S. 57).
  - *Durchführung:*
    - Wunde säubern und den zu deckenden Defekt ausmessen. Zuvor tieferliegende Strukturen rekonstruieren.
    - Den zu hebenden Lappen anzeichnen, z.B. seitlich des zu deckenden Defektes. Die Länge des Läppchens darf nicht mehr als das Dreifache der Lappenbasis betragen.
    - Bei der Lappenhebung müssen Sehnengleitgewebe, Sehnenscheiden und Gefäß-Nervenbündel geschont werden.
    - Der Lappen wird spannungsfrei in den Defekt eingenäht unter genauester Adaptation der Wundränder.
    - Der Hebedefekt wird mit einem freien Hauttransplantat verschlossen.
  - *Nachbehandlung:* Lockerer Verband. Immobilisation mit einer Schiene und Hochlagerung.
1. **V-Y-Lappenplastik (Tranquilli-Leali-Plastik)** (Abb. 182, S. 538):
   - *Indikation:* Defekte bis etwa zur Mitte des Endglieds.
   - *Vorteil:* Optimale Sensibilität und Polsterung des Defekts.
   - *Nachteil:* Inzision ist nur bis zur distalen Beugefalte möglich, Narben.
   - *Cave:*
     - Eine zu tiefe Inzision unterbricht Gefäße und Nervenfasern!
     - Eine zu oberflächliche Inzision verhindert die volle Verschiebung!
   - *Durchführung:*
     - V-Inzision unter Erhaltung einer seitlichen Hautleiste.
     - Trennen des Lappens vom Periost mit der Schere. *Cave* nur in der Inzisionslinie *ohne* Mobilisierung der Unterfläche des Dreiecks!
     - Das mobil gewordene Dreieck wird nach distal verschoben.
     - Einnähen in den Nagelrest (evtl. Nagelbett) und auf der taktil wichtigeren Seite.

32.3 Fingerkuppendefekte, traumatische Fingeramputation

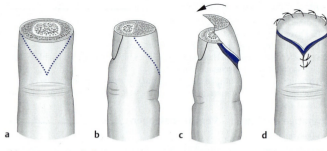

Abb. 182 Die Technik der V-Y-Lappenplastik (Tranquilli-Leali-Plastik). a) V-förmiger Hautschnitt von palmar. b) Seitenansicht. c) Lappenverlagerung: erhalten geblieben sind Nerven, Gefäße und elastische Hautelemente. d) Y-förmige Hautnaht unter Aussparen der seitlichen Schenkel

- Bei Spannung bleibt die Wunde auf einer Seite offen. Proximaler Verschluss.
- Öffnen der Blutsperre, Zirkulationskontrolle, Deckverband ohne Kompression und Hochlagerung. Schiene.

2. **Spalthauttransplantat:**
   - *Prinzip:* s. S. 532.
   - *Indikationen:*
     - Oberflächliche Defekte an Fingern und Hand.
     - Deckung der Entnahmezone gestielter Lappenplastiken.
   - *Entnahmestellen:*
     - Volarseite des Handgelenks mit Handdermatom oder Rasierklinge: Dicke, kräftige Haut, gleiches Operationsgebiet, proximale Unterarmbeugeseite, Oberarminnenseite.
     - Oberschenkel (lateral und medial) maschinell bei großen Flächen. Nachteil: 2. Operationsgebiet, dünnere Haut.
   - *Durchführung Handgelenk volar:*
     - Einzeichnen des Transplantats auf der Entnahmestelle.
     - Einstellen des Dermatoms (Breite und Dicke) durch den Operateur.
     1. Unterspritzen der Entnahmestelle mit Lokalanästhesie oder Ringer-Lösung (Zusatz von Adrenalin) (Abb. 183).
     2. Dermatom aufsetzen, die umgebende Haut spannen (s. S. 533).
     3. Einlegen des Transplantats in feuchte Kompresse.
     4. Entnahmestelle mit Salbentüll, dicker lockerer Gazeschicht und nicht komprimierendem Verband versorgen bzw. das Hautareal (Arm, Leiste) primär durch Naht verschließen.
     5. Adaptation des Transplantats mit langen Haltefäden.
     6. Zirkulär einnähen, dabei von innen nach außen einstechen.
     7. Multiple kleine Inzisionen in das Transplantat (zum Sekretabfluss).
     8. Blutstillung durch Kompression, v.a. randständig.
     9. Geschichteter Kompressionsverband (Abb. 184).

32.3 Fingerkuppendefekte, traumatische Fingeramputation

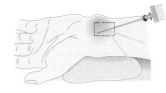

Abb. 183 Vorbereitung der Entnahmestelle am Handgelenk durch Unterspritzen mit Lokalanästhesie oder Ringer-Lösung. Der Lappen ist eingezeichnet

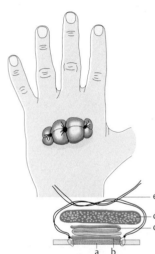

Abb. 184 Verband über dem Transplantat im Schnitt: a) Transplantat; b) Salbentüll; c) saugende Gazeschicht; d) Schaumstoff oder Polsterwatte; e) geknoteter Haltefaden

- *Nachbehandlung:*
    - Hochlagerung mit Schiene, periphere Durchblutung und Sensibilität kontrollieren.
    - Verbandswechsel nach 5–7 Tagen.
    - Offene Wundbehandlung ab 12. Tag.
3. **Vollhauttransplantat,** („banana-flap" = lokaler Verschiebelappen. Allerdings wird hier nur das Unterhautfettgewebe mobilisiert und wie das Innere einer Banane aus der umhüllenden Haut zur Defektdeckung herausmobilisiert):
    - *Prinzip:* s. S. 535.
    - *Indikation* (insgesamt belastete, taktil weniger wichtige Zonen):
        - Vollhauttransplantat + banana flap: Oberflächliche Defekte an Fingern und Hand.
        - Nur Vollhauttransplantat: Deckung der Entnahmezone gestielter Lappenplastiken.
    - *Entnahmestellen* (Vollhauttransplantat; Abb. 186): Faltenreiche Haut – Ober- und Unterarminnenseite, Leiste (retroaurikulär, submalleolär).
    - *Durchführung* (Vollhauttransplantat):
        - Defektränder exzidieren, Form und Ausdehnung messen.

32.3 Fingerkuppendefekte, traumatische Fingeramputation

- Messen und Schneiden des Transplantats in Hautspaltrichtung. Ablösen des Transplantates mit dem Skalpell unter Spannung (Abb. 185). Sorgfältige Entfernung von Fettresten.
- Verschluss des Entnahmedefektes durch Hautnaht.
- Implantation des Transplantats siehe Spalthauttransplantat S. 394.
- *Nachbehandlung:* Siehe Spalthauttransplantat S. 395.

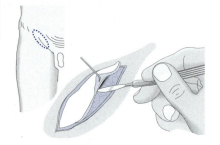

Abb. 185 Vollhauttransplantatentnahme in der Leistenbeuge mit dem Skalpell

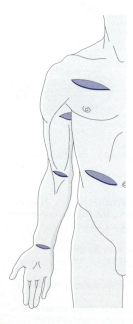

Abb. 186 Entnahmestellen für Vollhauttransplantate

32.3 Fingerkuppendefekte, traumatische Fingeramputation

4. **Neurovaskulärer Insellappen:**
   - *Definition:* Lokale Verschiebeschwenklappen, die mit dem axialen Gefäß-Nervenstiel mobilisiert werden. Der gehobene Haut-Weichteilmantel befindet sich dabei über dem distalen Anteil des Gefäß-Nervenstieles, so dass er gut subkutan in einen Defekt in der Nachbarschaft (z. B. am Nachbarfinger) eingebracht werden kann.
   - *Indikation:* Große Endglieddefekte, bei denen die Wiederherstellung der Sensibilität eine besondere Rolle spielt.
   - *Vorteil:* Gut gepolsterte sensible Kuppe mit voll erhaltener Sensibilität.
   - *Nachteil:* Opferung eines Gefäß-Nervenbündels (Gefahr der arteriellen Zirkulationsstörung), präparatorisch sehr anspruchsvoll → sollte einem Handchirurgen vorbehalten sein!
5. **Cross-Finger-Lappenplastik** (Abb. 187):

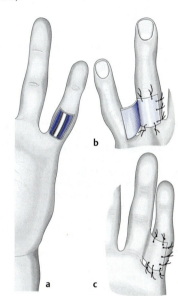

Abb. 187 a–c. Cross-Fingerplastik. a) Defekt an der Beugeseite des Kleinfingergrundgliedes; b) Dorsal am benachbarten Ringfinger gehobener Lappen. In den Hebedefekt ist ein Vollhauttransplantat eingenäht; c) In den Kleinfingerdefekt eingenähtes Cross-Läppchen

   - *Indikation:* Beugeseitig liegende Defekte mit freiliegenden Sehnen oder Knochen im gesamten Fingerbereich.
   - *Nachteile:* Primär fehlende Sensibilität (Schutzsensibilität nach Monaten) Immobilisierung der betroffenen Finger bis zur Einheilung des Läppchens.
   - *Durchführung* (der Lappen muss etwas größer gewählt werden als der zu deckende Defekt):
     - Der Lappen wird umschnitten und von der Strecksehne unter Schonung des peritendinösen Gewebes gelöst.
     - Der Hebedefekt wird mit Spalthaut gedeckt und mit einem Überknüpfverband fixiert (S. 395).
     - Der Lappen wird in den Defekt eingenäht.

32.3 Fingerkuppendefekte, traumatische Fingeramputation

- *Nachbehandlung:* Ruhigstellung bis zur Stieldurchtrennung nach 3 Wochen.
- *Stieldurchtrennung:*
  - Der Stiel wird nahe des Spenderfingers durchtrennt, ausgedünnt und exakt eingenäht. Der Defekt am Spenderfinger lässt sich primär verschließen.
  - Nachbehandlung: Sofortiger Beginn mit intensiver Krankengymnastik.

6. Umgekehrte Cross-Finger-Lappenplastik:
- *Indikation:* Deckung streckseitiger Defekte.
- *Durchführung* (vor der eigentlichen Lappenhebung wird die Haut in Spalthautdicke abpräpariert):
  - Der Lappen wird von den Strecksehnen unter Schonung des peritendinösen Gewebes gehoben.
  - Der Lappen wird in den Defekt geschlagen und eingenäht.
  - Der eingenähte Lappen wird mit Spalthaut gedeckt.
  - Mit dem abgehobenen Hautanteil wird der Hebedefekt gedeckt.
- *Nachbehandlung + Stieldurchtrennung:* Siehe Cross-Finger-Lappenplastik.

Traumatische Amputation, Nachamputation – operative Versorgung

▶ **Indikation:** Substanzdefekte, bei denen eine sinnvolle Rekonstruktion nicht mehr möglich erscheint.
▶ **Vorbereitung:**
  - *Lagerung:* Rückenlagerung, Verwendung eines Handtisches.
  - *Anästhesie:* Je nach Verletzungsausmaß ist Oberst-Leitungsanästhesie, i.v.-Regionalanästhesie oder Plexusanästhesie möglich.
▶ **Zugang:** Bei querer Amputation mediolaterale Inzision (Abb. 188). Sonst richtet sich die Schnittführung nach den Gegebenheiten der Verletzung. In jedem Falle muss eine ausreichende Weichteildeckung des Knochens erreicht werden (möglichst mit einem palmaren Lappenanteil, da dieser für die Sensibilität des Greifens am besten prädestiniert ist).
▶ **Vorgehen:**
  - Débridement der Haut. Eine durch die Verletzung vorgegebene Lappenbildung wird zur Stumpfdeckung ausgenutzt.
  - Entfernung von Nagelresten.
  - Bei querer Amputation mediolaterale Inzision (Abb. 188).
  - Kürzung des Knochens in der gewünschten Höhe und Glätten der scharfen Ränder, sodass ein schlanker, konischer Stumpf entsteht.
  - Bei Exartikulation Resektion des Gelenkknorpels und der seitlich überragenden Kondylen.
  - Hervorziehen und Durchtrennen der Streck- und Beugesehne im Wundbereich.
  - Präparation und Ligation der Arterien. Hervorziehen der Nerven und proximale Resektion.
  - Ausreichende Blutstillung.
  - Gute Adaptierung der Hautlappen, evtl. Nachresektion der Lappenecken.

◘ **Spezielle Technik am Daumen:**
  - *Ausgedehnte Defekte der Endgliedbeugeseite des Daumens:* Zur Erhaltung der Sensibilität neurovaskuläre Lappenplastiken (s. o.).
  - *Überstehender Knochenstumpf:* Nur Glättung des Stumpfes. Falls erforderlich, sollte eine Osteosynthese zum Längenerhalt durchgeführt werden.

32.3 Fingerkuppendefekte, traumatische Fingeramputation

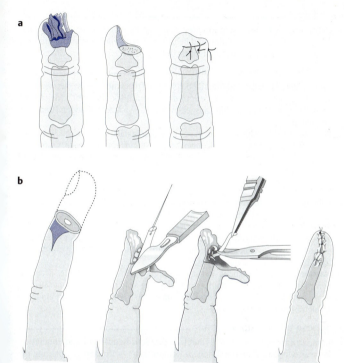

Abb. 188 a) Débridement und Ausnutzen des verbliebenen Lappens zur Stumpfdeckung, b) Technik der Stumpfbildung

- **Nachbehandlung:** Ab dem 2. postoperativen Tag Bewegungs- und Abhärtungsübungen (= Bewegen in ungekochten Erbsen oder Nudeln, später Bürsten bei stabilen Narbenverhältnissen oder Bestreichen mit einem Pinsel). Fadenentfernung am 12.–14. Tag.
- **Komplikationen:**
  - Stumpfbildung in funktionell ungünstiger Höhe.
  - Weichteildeckung zu knapp, daher unter Spannung stehend (→ Nekrose- und Penetrationsgefahr des Knochens).
  - Weichteildeckung zu reichlich mit einem funktionell störenden Weichteilkissen auf dem Knochenstumpf.
  - Fixierung der Profundus-Sehne am Stumpf oder Vernähen der Beuge- und Strecksehne.
  - Keine oder unzureichende Kürzung der Nervenenden (Neuromentstehung).

32.4 Schnitt-, Quetsch-, Säge- und Explosionsverletzungen

Grundlagen

- **Definition: Es handelt sich um eine** ausgedehnte Traumatisierung der Hand, die in Bezug auf Untersuchung und Behandlung spezielle Kenntnisse erfordert.
- **Ursachen, Verletzungsmechanismus:** Unkonzentriertes Arbeiten, Unkenntnis.

Klinik, klinischer Befund, Diagnostik

- **Klinik, klinischer Befund** (gerade bei starken Quetschungen ist das wirkliche Trauma weit ausgedehnter als es auf den ersten Blick erscheint): Meist stark verschmutzte Wunden mit ausgedehnten Gewebezerreißungen und z. T. -defekten.
- **Diagnostik:** Klinische Untersuchung, Röntgendiagnostik, so genau wie möglich. Bei ausgedehnten Zerstörungen ist meist nur eine Übersichtsaufnahme der ganzen Hand möglich. Sicherstellung der sofortigen operativen Versorgungsmöglichkeit.

Operative Therapie

- **Prinzip der definitiven Primärrekonstruktion:** Möglichst umfangreiche primäre Wiederherstellung, damit ein funktionelles Training früh beginnen kann.
- **Spezielle Techniken** (müssen von Operateur und OP-Team sicher beherrscht werden): z. B. Replantation, Sehnenumlagerungen, Nerven- und Knochentransplantation sowie Lappenplastiken. Deshalb ist eine Versorgung durch eine handchirurgische Abteilung sinnvoll.
- **Nachbehandlung:** Tägliche Verbandswechsel und Wundkontrolle. Krankengymnastische Übungsbehandlung so früh wie von dem Verletzungsausmaß bzw. von den Rekonstruktionsmaßnahmen her möglich, einleiten und den Erfolg überwachen.

Prognose und Komplikationen

- Kompartmentsyndrom (S. 472) durch direkte Schädigung der Handbinnenmuskulatur oder Ischämie durch innere Kompression → frühzeitige Spaltung des Retinaculum flexorum.

32.5 Hochdruckinjektionsverletzungen

Grundlagen
- **Ursache, Verletzungsmechanismus:** Mit Spritzpistolen und hydraulischen Apparaten werden durch winzige Eintrittswunden Farbe, Öl und andere Substanzen mit hohem Druck in die Weichteile injiziert.
- *Cave:* Wegen scheinbarer Geringfügigkeit Gefahr der Unterschätzung der Verletzung!

Klinik, klinischer Befund, Diagnostik
- **Klinik, klinischer Befund:** Kleine Hautverletzung. Anfänglich kaum Beschwerden. Später zunehmende Rötung, Schwellung und Funktionseinschränkung.
- **Diagnostik** – *Röntgen:* Bei kontrastgebendem Fremdmaterial direkt, ansonsten evtl. durch Gasansammlung nachweisbar.

Operative Therapie
- **Indikation:** *Immer dringliche OP-Indikation,* da die Gefahr zunehmender Nekrotisierung besteht!
- **Vorgehen:**
  - Ausreichende Darstellung des *gesamten* kontaminierten Gewebes.
  - Radikale Entfernung des Fremdmaterials und der Nekrosen unter Schonung von Nerven und Gefäßen.
  - Ausreichende Drainage und lockerer Wundverschluss.
- **Nachbehandlung:** Wie bei Infektionen mit häufigen Verbandswechseln und frühzeitiger dosierter Krankengymnastik.

32.6 Infektionen im Bereich der Hand

Grundlagen

- **Ursachen, Verletzungsmechanismus:**
  - Relativ häufig kaum bemerkte Bagatellverletzungen (feine Stichverletzungen, verschleppte Fremdkörper), die primär mit hochvirulenten Erregern kontaminiert wurden. Durch Keiminvasion in die Sehnenscheiden können sie rasch zu gravierenden Infektionen werden.
  - Prädisponierende Faktoren, z. B. Diabetes mellitus, AIDS oder i.v.-Drogenabhängigkeit.

- *Hinweis:*
  - Bissverletzungen durch Mensch und Tier sind immer potenziell mit hochvirulenten Keimen kontaminiert.
  - Fleischerverletzungen sind nicht primär häufiger kontaminiert als andere Verletzungen.

- **Ausbreitungswege von Infektionen an der Hand:** Die Kenntnis der anatomisch vorgegebenen Ausbreitungswege ist Voraussetzung für eine erfolgreiche chirurgische Behandlung (Abb. 189, 190).
  - *Cave:* Durch die Festigkeit der palmaren Faszie wird der spontane Durchbruch eines Abszesses nach palmar nicht in Erscheinung treten → möglicherweise Unterschätzung des Befundes!

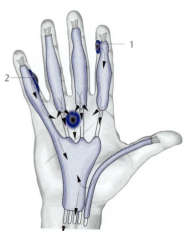

Abb. 189 Ausbreitungswege von Infektionen an der Hand
1. Ausbreitungswege von Infektionen der Langfinger über Sehnenscheiden in die tiefe Hohlhand, von wo die Entzündung über den Karpaltunnel den Sehnenscheidensack unterkriechen und auf den Unterarm (Parona-Raum) übergreifen kann.
2. Entstehung der sogenannten V-Phlegmone bei Infektionen am Kleinfinger oder Daumen über die durchgehenden Sehnenscheiden ihrer Beugesehnen und den Sehnenscheidensack im Handgelenkbereich, aus dem ebenfalls ein Durchbruch zum Unterarm möglich ist.

Klinik, klinischer Befund, Diagnostik

- **Klinik:** Schmerzen, evtl. klopfend, Bewegungseinschränkung, Schwellung (im Bereich der Hand nur dorsal auftretend, d. h. keine Schwellung ist nicht gleichbedeutend mit dem Ausschluss einer Infektion).
- **Klinischer Befund**
  - Überwärmung und Schwellung und Rötung, pulsierender, pochender Schmerz mit punctum maximum bei Palpation über der Gewebeeinschmelzung.

32.6 Infektionen im Bereich der Hand

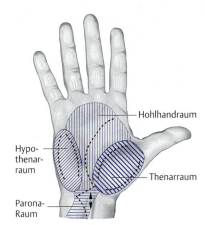

Abb. 190 Subfasziale Räume, in denen sich Mittelhandinfektionen ausbreiten können. Mögliche Schnittführungen sind gestrichelt eingezeichnet

- Lymphangitis, Lymphadenitis.
- Bei Sehnenscheidenphlegmone ist der gesamte betroffene Abschnitt extrem druck- und klopfempfindlich. Die passive Streckung löst heftigste Schmerzen aus.
➤ **Diagnostik** – *Röntgen:* Fremdkörper (evtl. Weichteilaufnahme), ossäre Beteiligung?

Differenzialdiagnose

➤ Rheumatoide Arthritis: Serologische Parameter, Lokalisationen an anderer Stelle, Anamnese?
➤ Gichtanfall: Anamnese?, Harnsäureerhöhung im Blut.
➤ Tendinitis calcarea: Kalkablagerungen im Röntgenbild.
➤ Herpes digitalis.
➤ Aktivierte Heberden-Arthrose.
➤ Hämatogen entstehende Infektionen (Tuberkulose, Gonorrhoe).

Allgemeine Therapieprinzipien

➤ **Konservative Therapie:**
  - *Indikation:* Beginnende Symptome und lymphangitische Infektion.
  - *Vorgehen:*
    • Ruhigstellung auf einer Schiene, Hochlagerung und Kühlung (Rivanolverband).
    • Systemische Antibiose bei Lymphangitis (Therapie der septischen Streuung).
    • Tägliche Befundkontrolle!
➤ **Operative Therapie:**
  - *Indikation:*
    • Bei Zeichen einer purulenten, phlegmonösen Infektion, Zunahme der Symptome oder mangelnder Besserung des Lokalbefundes.
    • Dringliche Indikation bei pochendem Schmerz, Schlaflosigkeit, sichtbarer Eiteransammlung.

32.6 Infektionen im Bereich der Hand

- *Lagerung, Anästhesie:* Rückenlagerung, Handtisch, Blutsperre oder -leere. Regional- oder Plexusanästhesie erforderlich, da die lokale Betäubung im entzündlichen Gewebe nicht wirksam ist.
- *Operationstechnik:* Ausreichend tiefe Inzision, Abstrich, evtl. Laschen- oder Antibiotikaketteneinlage.

Spezielles Vorgehen bei häufigen Infektionen

▶ **Paronychie:**
- *Definition:* Laterale oder proximale Nagelwallinfektion (Abb. 191).
- *Klinik:* Auftreibung des lateralen Nagelwalles, mit Rötung, Schwellung, manchmal ist schon eine Eiterblase zu sehen.
- *Therapie + Nachbehandlung:*
  - Anfangs konservativ mit Ruhigstellung auf einer Fingerschiene in Funktionsstellung, Betaisadona-Fingerbädern (1–2 × täglich) und täglicher Kontrolle.
  - Bei Fortschreiten oder mangelnder Besserung operativ (s. u.).

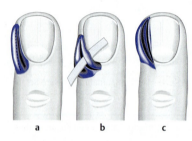

Abb. 191 Paronychie:
a) Standardinzision
b) Inzision und Lascheneinlage
c) laterale Keilexzision

▶ **Panaritium cutaneum** (Abb. 192):
- *Definition:* Intrakutane, subepidermale Abszessbildung.
- *Klinik:* Schmerz meist pochend, Rötung und Schwellung.
- *Therapie:* Einfache Abtragung, jedoch engmaschige Befundkontrolle zum Ausschluss eines Kragenknopfpanaritiums (s. u.) durch sorgfältige Suche nach einem weiteren Fistelgang in die Tiefe bei der chirurgischen Therapie.

▶ **Panaritium subcutaneum** (Abb. 192):
- *Definition:* Abszessbildung in der Tiefe. Dringt dieser über einen Fistelgang an die Oberfläche, entsteht ein Kragenknopfpanaritium.
- *Klinik:* s. o. Im frühen Stadium können Schwellung und Rötung diskreter zutage treten.
- *Therapie:* Frühzeitig operativ durch mediolaterale Hautinzision dorsal des Gefäß-Nervenbündels in ausreichender Tiefe, evtl Gegeninzision (s. Abb. 193). Keine Antibiose.
- ◉ *Cave:* Inzisionen an der Fingerkuppe führen zu Narben und Sensibilitätsstörungen!
- *Nachbehandlung:* s. o.

▶ **Infektionen der Sehnenscheiden:**
- *Spezielle klinische Symptomatik:* Der Finger steht meist in Beugestellung, heftigster Schmerz bei passiver Dehnung.

32.6 Infektionen im Bereich der Hand

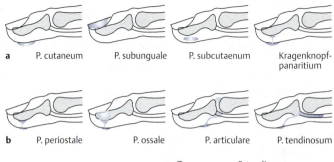

Abb. 192 Mögliche Panaritium-Formen

a) P. cutaneum, P. subunguale, P. subcutaneum, Kragenknopfpanaritium
b) P. periostale, P. ossale, P. articulare, P. tendinosum
c) Druckschmerzzone bei ulnarer Sehnensackphlegmone der Hohlhand; Druckschmerzzone bei Phlegmone der Hohlhandfaszienräume

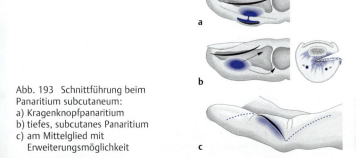

Abb. 193 Schnittführung beim Panaritium subcutaneum:
a) Kragenknopfpanaritium
b) tiefes, subcutanes Panaritium
c) am Mittelglied mit Erweiterungsmöglichkeit

32.6 Infektionen im Bereich der Hand

- *Therapie:*
  - Frühzeitig operativ! Bei zu spätem Handeln verbleiben erhebliche Bewegungsdefizite!
  - Eröffnung mit einem Zick-Zack-Schnitt, Entfernung des nekrotischen Gewebes (möglichst unter Erhalt der Ringbänder), Einlegen einer Drainage (evtl. als Spüldrainage, Abb. 194a) und/oder Antibiotikakette, lockerer Wundverschluss.
- *Nachbehandlung:* Tägliche Betaisadona-Spülung. Frühzeitige Krankengymnastik.

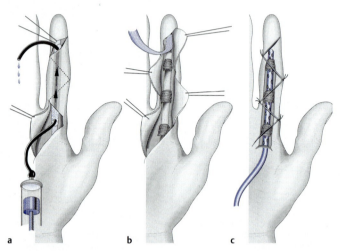

Abb. 194 Vorgehen bei Sehnenscheidenphlegmone: a) Spüldrainage; b) Resektion der Sehnennekrose; c) Einlegen einer Drainage im Sehnenbett

> **Panaritium ossale** (Abb. 192):
> - *Definition:* Knochenaffektion durch direkte Verletzung des Knochens oder Ausbreitung eines subkutanen Panaritiums (s. o.).
> - *Klinik:* s. o., zusätzlich sieht man im Röntgenbild eine Arrosion der Kortikalis.
> - *Therapie:* Radikales Ausräumen des nekrotischen Knochengewebes und Auffüllen mit einer Antibiotikakette. Ruhigstellung bis zum Abklingen der akuten Entzündung.
> - *Nachbehandlung:* Tägliche Verbandswechsel, evtl. Betaisadona-Spülung, wenn keine Antibiotikakette eingelegt wurde. Ruhigstellung auf einer Schiene bis zum Abklingen der Entzündungszeichen.
> **Panaritium articulare** (Abb. 192):
> - *Definition:* Gelenkbeteiligung durch direkte Verletzung oder Ausbreitung eines subkutanen Panaritiums (s. o.).
> - *Klinik:* s. o., zusätzlich Bewegungsschmerz im betroffenen Gelenk bis zur vollständigen Aufhebung der Beweglichkeit.

32.6 Infektionen im Bereich der Hand

- *Therapie:*
  - Konservativ im Anfangsstadium (individuelle Ermessensfrage!) durch Ruhigstellung, kühlende Verbände unter täglicher Kontrolle durch die gleiche Person.
  - Sonst operative Gelenkrevision mit Entfernung von nekrotischem Gewebe und Antibiotikaketteneinlage.
- *Nachbehandlung:* Tägliche Verbandswechsel und Wundkontrolle sowie Ruhigstellung auf einer Schiene bis zum Abklingen der Entzündungszeichen. Anschließend aktive und passive krankengymnastische Übungsbehandlung.

▶ Hohlhandphlegmone:
- *Spezielle Klinik, klinischer Befund:* Wegen der straffen Palmarfaszie und vertikaler Septen ist keine stärkere Schwellung möglich. Es kommt jedoch immer zu einem Handrückenödem, allerdings ohne ausgeprägte Rötung und Druckschmerz. Haut und Weichteile sind palmar prall gespannt mit starkem Druckschmerz. Starke Schmerzen bei aktiver und passiver Bewegung.
- *Therapie:* Immer dringliche Operationsindikation! Schräge oder Zick-Zack-Hautinzisionen, Identifikation und Ausräumung von Abszesstaschen, evtl. Spaltung des Retinaculum flexorum, ausreichende Drainage.
- *Nachbehandlung:* Tägliche Verbandswechsel und Wundkontrolle und Betaisadona-Fingerbad. Ruhigstellung auf einer Unterarmgipsschiene unter Einschluss der Finger bis zum Abklingen der Entzündungszeichen. Anschließend Krankengymnastik.

32.7 Lunatumluxation und perilunäre Luxationsfraktur

Grundlagen

- **Ursachen:** „High-energy"-Trauma oder Sturz auf die meist überstreckte Hand.
- **Häufigkeit:** Insgesamt selten (etwa 10 % aller karpalen Verletzungen), jedoch in seinen Auswirkungen von größter Bedeutung.
- **Verletzungsmuster** (abhängig von den rupturierten Bändern im Bereich des Os lunatum):
  - *Lunatumluxation* (Mondbeinluxation).
  - *Perilunäre Luxation* in Kombination mit Frakturen des Os scaphoideum (De-Quervain-Luxationsfraktur), des Os capitatum, Os triquetrum und des Processus styloideus radii oder ulnae.
- **Cave:**
  - Luxationen und perilunäre Luxationsfrakturen stellen eine massive Gefährdung der Durchblutung der entsprechenden Strukturen, wie z. B. des Os lunatum oder proximalen Skaphoidfragmentes dar und müssen deshalb notfallmäßig versorgt werden.
  - Bei Frakturen der Griffelfortsätze von Radius und Ulna besonderes Augenmerk auf die Integrität der Handwurzel richten (Form und Unversehrtheit der karpalen Bögen (Abb. 195).

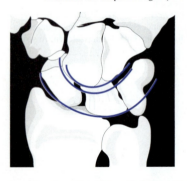

Abb. 195 Röntgenanatomie der Handwurzelknochen in der a.p.-Aufnahme. Die karpalen Bögen erleichtern das Erkennen pathologischer Veränderungen

Lunatumluxation (Mondbeinluxation)

- **Verletzungsmechanismus:** Wesentlich häufiger Luxation des Mondbeins nach palmar als nach dorsal. Bei palmarer Luxation kann eine Hypästhesie der vom N. medianus innervierten Finger bestehen, bei dorsaler Luxation sind Strecksehnenrupturen möglich.
- **Diagnostik:**
  - *Klinik, Befund:* Diffuser Schmerz und Schwellung. Sensibilität der vom N. medianus versorgten Finger prüfen!
  - *Röntgen* (Abb. 196):
    - a.p.-Aufnahme: Atypische Dreiecksform des Mondbeines und Unterbrechung der karpalen Bögen.
    - Seitliches Bild: Luxierte Stellung des Mondbeines nach dorsal oder palmar.
- **Therapie:**
  - *Konservativ:* Am besten in Plexusanästhesie Aushängen mit einem Gewicht von 4–6 kg > 20 min. Danach kann versucht werden, das luxierte Os lunatum unter Röntgenkontrolle wieder zu reponieren (Abb. 197).

32.7 Lunatumluxation und perilunäre Luxationsfraktur

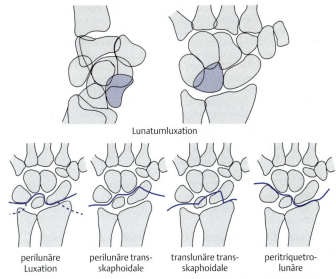

Lunatumluxation

| perilunäre Luxation | perilunäre transskaphoidale | translunäre transskaphoidale | peritriquetrolunäre |

Abb. 196a, b. a) Lunatumluxation seitlich und a.p. Pathologische Dreiecksform des luxierten Os lunatum, die Konturen der Nachbarknochen überlagernd. b) Einteilung der Luxationen und Luxationsfrakturen an der Handwurzel

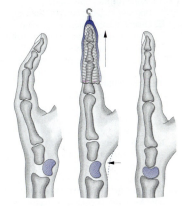

Abb. 197 Dauerzug mit Mädchenfänger und Zurückkippen des Os lunatum

- Bei Erfolg anschließende Ruhigstellung in einer Oberarmgipsschiene mit Daumeneinschluss für 6–12 Wochen. Diese kann nach 4 Wochen durch einen Unterarmgips mit Daumeneinschluss ergänzt werden.
- Bleibt trotz erfolgreicher Reposition eine Luxationsneigung bestehen, kann versucht werden, das Ergebnis durch eine perkutane K-Drahtfixie-

32.7 Lunatumluxation und perilunäre Luxationsfraktur

rung zu halten (Fixierung des Os lunatum in korrekter Position gegen das Os scaphoideum und Os capitatum).
- *Operativ:*
  - Bei ausbleibendem Erfolg sofort operative Revision (*cave* die Knochendurchblutung ist durch die Luxation gestört → Knochennekrosegefahr). Auf keinen Fall Fehlstellung belassen!
  - Zugang: Der dorsale Zugang ist für die Durchblutung der Handwurzel am schonendsten, nur in Einzelfällen ist ein zusätzlicher palmarer Zugang notwendig (bei Irritationen des N. medianus bietet sich ein palmarer Zugang zur Beurteilung des Nerven und evtl. Spaltung des Retinaculum flexorum an).
- *Nachbehandlung:* Oberarmgipsschiene mit Daumeneinschluss für 6–12 Wochen. Diese kann nach 4 Wochen evtl. durch einen Unterarmgips mit Daumeneinschluss ersetzt werden.
- *Prognose:* Generell nicht gut. Nahezu immer kommt es zu einer bedeutenden Bewegungseinschränkung im Handgelenk mit persistierenden Beschwerden und erheblichem Kraftverlust.
- *Komplikationen:* Nekrosen des Mondbeins, erneute Luxation, Früharthrose des Radiokarpus.

Perilunäre, transskaphoidale Luxationsfraktur (De Quervain)

▶ **Verletzungsmechanismus:** Von den genannten Verletzungen am häufigsten vorkommend. An Stelle der Ruptur des skapholunären Bandapparates kommt es zur Fraktur des Os scaphoideum. Der proximale Pol verbleibt beim Os lunatum, der distale luxiert mit der übrigen Handwurzel.
▶ **Diagnostik:** Vorgehen und Befunde wie bei Lunatumluxation (s. o.), zusätzlich dislozierte Kahnbeinfraktur.
▶ **Therapie (immer operativ!):**
  - Dorsaler Zugang; bei Irritationen des N. medianus palmarer Zugang (s. o.).
  - *Cave:* Ein kombinierter Zugang von palmar *und* dorsal ist wegen des großen Traumas und der weiteren Zerstörung der Durchblutung zu vermeiden!
  - Reposition und Osteosynthese des Os scaphoideum (Herbert-Schraube oder kanülierte Herbert-Schraube = Whipple-Schraube).
  - Evtl. K-Drahtfixierung zum Halten der anatomischen Position.
▶ **Nachbehandlung:**
  - Ruhigstellung im Kahnbeingips für 8–12 Wochen zur Konsolidierung der Bandstrukturen. K-Draht-Entfernung nach 6–7 Wochen.
  - Anschließend Beginn der Physiotherapie, nach 7–12 Wochen ergänzend Ergotherapie.
▶ **Komplikationen:**
  - Knochennekrose von Skaphoid, Skaphoidfragment, Lunatum.
  - Radio-karpale Früharthrose bis zum karpalen Kollaps (= Aufhebung der Gefügestruktur der Handwurzelknochen).

Vorgehen bei veralteten Luxationen (= Fehlstellung besteht Tage bis Wochen oder Monate): Hier ist eine Reposition primär nicht möglich. Bewährt hat sich die Anlage eines Distraktionsfixateurs für vier Wochen mit kontinuierlicher Distraktion des Handgelenkes. Sekundär danach operative Reposition.
▶ **Prognose:** Insgesamt schlecht, wobei diese im Wesentlichen von der schnellen und atraumatischen Versorgung sowie ausreichenden Ruhigstellung abhängt.

32.8 Kahnbeinfraktur (Fraktur des Os scaphoideum)

Grundlagen

- Die Kahnbeinfraktur ist wichtigste und problematischste Handwurzelfraktur.
- **Ursachen, Verletzungsmechanismus:** Am häufigsten durch Sturz auf das extendierte Handgelenk, Anprall oder Rückschlag gegen die extendierte Hand.
- **Einteilung:** Siehe Abb. 198, 199.

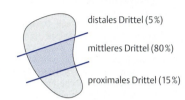

Abb. 198 Kahnbeinfrakturen. Häufigste Lokalisation im mittleren Drittel (meist als Querfraktur bei erhaltener Durchblutung)

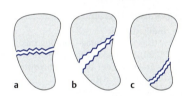

Abb. 199 a–c. Formen der Kahnbeinfraktur. a) Horizontal, b) transversal, c) vertikal-schräg

Klinik, klinischer Befund, Diagnostik

- **Anamnese:** Sturz, Anprall oder Rückschlag auf die extendierte Hand?
- **Hinweis:** Durch ein Trauma dieser Art kann eine vorher bereits bestehende Pseudarthrose symptomatisch werden.
- **Klinik, klinische Untersuchung:** Schwellung und Druckschmerz, besonders am radio-dorsalen Handgelenk, Tabatière-Druckschmerz, Daumenstauchungsschmerz, Schmerzen bei Seitenbewegung des Handgelenkes nach radial, Sensibilitätsstörung, Instabilität, Handgelenk-/Fingerbeweglichkeit.
  - **Cave:** Manchmal nur relativ diskrete Symptomatik!
- **Diagnostik:**
  - *Röntgen:* Aufnahmen des Handgelenkes in 4 Ebenen: a.p. mit geballter Faust, exakt seitlich und in 45° Pro- und Supination.
    - **Hinweis:** Wenn eine Fraktur röntgenologisch nicht direkt nachzuweisen ist, die Klinik jedoch dafür spricht, dann sollte ein Kahnbeingips für 10–14 Tage angelegt werden mit anschließender Röntgenkontrolle. Meist ist die Fraktur dann sichtbar.
  - *CT:* Nach probatorischem konservativem Versuch bei vermuteter Kahnbeinfraktur, die auf den Röntgenbildern nicht eindeutig erkennbar ist (aber zunächst konventionelle Röntgendiagnostik wiederholen!).
  - *Andere Verfahren in Ausnahmefällen:* MRT, Szintigraphie (wenig aufschlussreich).
  - **Cave:** Eine Kahnbeinfraktur kann leicht übersehen werden!

32.8 Kahnbeinfraktur (Fraktur des Os scaphoideum)

Konservative Therapie – Kahnbeingips

- **Indikation:** Kahnbeinfraktur ohne OP-Indikation (s. u.), fehlender radiologischer Frakturnachweis, klinischer Verdacht.
- **Kahnbeingips** (beste Erfahrungen mit Oberarmgips + Daumeneinschluss):
  - Zunächst für 6 Wochen.
  - In Abhängigkeit von der knöchernen Konsolidierung erfolgt der Wechsel auf einen Unterarmgips mit Daumeneinschluss für weitere 6 Wochen oder Belassen des Oberarmgipses für diese Zeit.
- **Nachbehandlung:**
  - *Röntgenkontrollen:* Innerhalb 24h, nach 7–10 Tagen, nach 6 und 12 Wochen und weiter nach individuellen Gegebenheiten; bei unklarer Diagnose Kontrolle nach einer Woche, evtl. CT.
  - *CT-Kontrollen* bei erneut negativem Röntgenbefund und persistierenden Beschwerden.
  - Beginn mit Physiotherapie und Ergotherapie nach Abnahme des Gipses.

Operative Therapie

- **Indikationen:**
  - Dislozierte Schräg- und Querfrakturen (am geeignetsten im mittleren Drittel), auch sekundär dislozierte Frakturen während konservativer Therapie.
  - Frakturen des proximalen Drittels bei ausreichender Fragmentgröße und guter Vaskularität.
  - Frakturen, bei denen mit einer Interposition von Kapsel- und Bandanteilen zu rechnen ist.
  - Wenn auf eine Ruhigstellung von 12 Wochen verzichtet werden soll.
  - Radiologisch erkennbare (zunehmende Verdichtung des Knochens) Durchblutungsstörung des proximalen Fragmentes im Laufe der konservativen Therapie.
  - Fraktur mit Knochendefekt, irreponible Luxationsfraktur, offene Fraktur.
- **OP-Zeitpunkt:** So früh wie möglich, notfallmäßig bei irreponibler Luxationsfraktur/offener Fraktur/Kompartmentsyndrom
- **Operationstechnik (Herbert-Schraube):**
  - Palmare Inzision (Abb. 200a).
  - Retraktion der Sehne des M. flexor carpi radialis nach ulnar und Eröffnung der Handgelenkkapsel (Abb. 200b).
  - Darstellen der Fraktur (evtl. Orientierung unter Durchleuchtung) und Säuberung des Frakturspaltes (Abb. 200c).
  - Einsatz des Herbert-Zielgerätes. Die Handhabung ist nicht einfach und erfordert Übung. Oft müssen dazu die skapho-trapezoidalen Bandanteile größtenteils durchtrennt werden (soviel belassen, dass eine anschließende Naht noch möglich ist). Das Gerät wird entlang der Kahnbeinachse eingesetzt, zuerst der Haken im proximalen Pol *dorso*-radial (Abb. 200d). Um den Führungsschaft achsengerecht zu platzieren, muss der Knochen nach palmar gezogen werden. Durch Druck auf den Führungsschaft wird die Fraktur unter Reposition komprimiert.
  - Vorbohren (kurz s. Abb. 200e, lang s. Abb. 200f), Gewindeschneiden (Abb. 200g) und Einbringen der Schraube gemäß der am Zielgerät abgelesenen Länge (Abb. 200h) und subkortikales Versenken des Schraubenkopfes.
  - Durchleuchtung zur Lagekontrolle.
  - Naht des Bandapparates und der Gelenkkapsel.

32.8 Kahnbeinfraktur (Fraktur des Os scaphoideum)

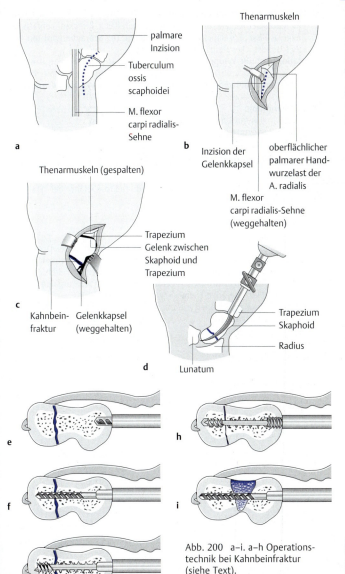

Abb. 200 a–i. a–h Operationstechnik bei Kahnbeinfraktur (siehe Text).
i) Kahnbeinpseudarthrosensanierung (siehe Text)

32.8 Kahnbeinfraktur (Fraktur des Os scaphoideum)

- *Vorgehen bei proximalen Polfrakturen:* Die Osteosynthese erfolgt durch einen dorsalen Zugang durch ein Eingehen in das 2. Strecksehnenfach. Das Zielgerät lässt sich dabei *nicht* positionieren. Die Schraube wird mit Hilfe eines Handstückes freihändig eingebracht.
- **Operationstechnik Whipple-Schraube:** Es handelt sich um eine kanülierte Schraube, d. h. es kann ein Kirschnerdraht vorgebohrt und somit die Lage exakt bestimmt und korrigiert werden. Die Schraube kann dann über den liegenden Kirschnerdraht platziert werden.
- **Nachbehandlung:**
  - Unterarmgips mit Daumeneinschluss für 4–6 Wochen.
  - Danach Bewegungsübungen.
  - Belastung nach 8–10 Wochen.

Prognose und Komplikationen

- **Prognose:** Im Allgemeinen sehr gut mit einer großen Ausheilungsrate je nach Lokalisation (Durchblutungsstörungen und Nekrosegefahr bei Frakturen durch den proximalen Pol).
- **Komplikationen:**
  - Fragmentnekrose.
  - Pseudarthrose.
    - Klinik: Schmerzen im radiokarpalen Handgelenk, v.a. bei Druckbelastung, evtl. Schwellung im Bereich der radialen Handwurzelregion.
    - Therapie: Abklärung der Vitalität der Fragmente (im Zweifel MRT) und Ausschluss von arthrotischen Veränderungen des radiokarpalen Handgelenkes. Evtl. operative Therapie (Matti-Russe-Plastik).
  - Fehlstellung, Karpaltunnelsyndrom, Verletzung N. medianus/N. radialis superficialis, A. radialis.

32.9 Bänderrisse und Luxationen an der Hand

Grundlagen

- Gelenkverletzungen müssen auch ohne knöcherne Beteiligung immer ernst genommen werden, da Behandlungsfehler zu erheblichen Funktionseinbußen führen.
- Bei Gelenkluxationen kommt es neben der Ruptur von Gelenkkapselanteilen häufig auch zu Zerreißungen wichtiger Bänder und Sehnenansätze.

Luxationen der Langfingergelenke

- **Ursachen:** Direkte oder axial und schräg auftreffende Gewalteinwirkung. Hängenbleiben und Verkanten in einer normalerweise durch eine straffe Bandführung blockierten Richtung.
- **Klinik, klinischer Befund:** Schwellung, schmerzhafte Bewegungseinschränkung, bei fixierter Luxation Fehlstellung. Ggf. Sensibilitätsstörungen, Durchblutungsstörungen.
- **Diagnostik** –*Röntgen Finger a.p. und seitlich:* Zum Ausschluss einer knöchernen Beteiligung. Auch nach jeder Reposition zum Ausschluss von Subluxationen durch eingeschlagene Kapselanteile (Abb. 201).

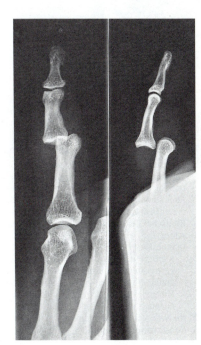

Abb. 201 Fingerluxation im proximalen Interphalangealgelenk

32.9 Bänderrisse und Luxationen an der Hand

- **Therapie:**
  - *Endgelenk:* Reposition! Bei Luxation nach dorsal ist keine Ruhigstellung erforderlich. Bei Luxation nach palmar zusätzlich Ruhigstellung mit einer Stackschen Schiene (Abb. 202a) für 3 Wochen (wegen der Mitbeteiligung des Strecksehnenansatzes).
  - *Mittelgelenk* (Verletzung der palmaren Platte sowie des Strecksehnenmittelzügels sind möglich): Reposition und Ruhigstellung für 3–4 Wochen in 15–25° Beugung im Mittelgelenk. Frühfunktionelle Übungsbehandlung wegen Versteifungsgefahr. Eine Operation bietet keine Vorteile. Der Patient sollte über die lange anhaltende Schwellung aufgeklärt werden.
  - *Grundgelenk* (meist nur am 2. und 5. Finger): Bei Repositionshindernis erfolgt die Freilegung von palmar und offene Reposition. Ruhigstellung für ca. 2 Wochen.

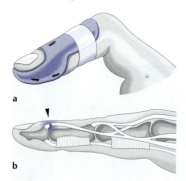

Abb. 202 a) Stacksche Schiene, b) Abriss der Streckaponeurose nach Endgelenkluxation

Ulnare Seitenbandruptur des Daumens

- **Ursachen:** Gewalteinwirkung von ulnar (Sturz, häufig beim Skifahren) führt zur Ruptur des Seitenbandes. Häufig ist die dorsale Kapsel ebenfalls gerissen. Das distal ausgerissene Ligament kann zurückschlagen und unter der Adduktoraponeurose hervorluxieren. Ein Zusammenheilen ist dann aufgrund dieser Dislokation des Bandes nicht mehr möglich.
- **Klinischer Befund:** Schwellung, evtl. sichtbares Hämatom, starker Bewegungsschmerz.
- **Diagnostik:**
  - *Klinische Untersuchung:* Stabilitätsprüfung durch passive Dehnung bei gestrecktem und um 30° gebeugtem Daumen, da die straffe palmare Platte Stabilität vortäuschen kann (immer im Seitenvergleich!).
  - *Röntgen:* Ausschluss eines knöchernen Ausrisses. Gehaltene Aufnahmen ebenfalls nur im Seitenvergleich.
- *Hinweis:* Vor allem der klinische Eindruck entscheidet über die OP-Indikation!
- **Konservative Therapie:** Bei Teilruptur mit dreiwöchiger Ruhigstellung in Gips oder Orthese.

32.9 Bänderrisse und Luxationen an der Hand

- **Operative Therapie** (Bandnaht):
  - *Indikationen:* Instabilität, anschließende Ruhigstellung für 5 Wochen.
  - *Vorgehen:* Abb. 203.
  - Ulno-dorsale, bogenförmige Inzision mit Schonung des subkutan gelegenen Radialisastes.
  - Spaltung der Aponeurose d. M. adductor pollicis und Aufsuchen der Bandruptur (Abb. 203a).
  - Bei Rupturen in der Bandmitte erfolgen U-Nähte (PDS 4/0; Abb. 203b).
  - Bei knochennahen Rupturen erfolgt die Adaptierung mittels einer Lengemann-Naht (Abb. 203c).
  - Naht der ulno-dorsalen Gelenkkapsel.
  - Adaptierung der Adduktoraponeurose.

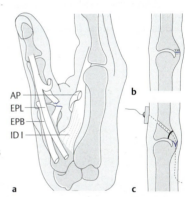

Abb. 203 a–c. Naht des ulnaren Kollateralbandes am Daumengrundgelenk (AP = M. adductor pollicis; EPL = M. extensor pollicis longus, ID I = M. interosseus dorsalis I, EPB = M. extensor pollicis brevis)

- **Nachbehandlung:** Ruhigstellung des Daumens in Mittelstellung für 5 Wochen in Daumenschiene (z. B. Thermoplast), die die Bewegung im Grundgelenk verhindert. Die Bewegung in End- und Sattelgelenk ist generell zulässig. Zunehmende Belastung ist nach etwa 5 Wochen wieder möglich.

Skapho-lunäre Dissoziation

- **Ursachen:** Sturz auf die gestreckte Hand. Anpralltrauma beim Ballsport. Als Begleitverletzung bei Radiusfrakturen.
- **Verletzungsmechanismus:** Folge ist eine Zerreißung des Ligamentum interosseum zwischen Kahn- und Mondbein, der beugeseitigen Bandverbindungen zwischen Radius, Kahn- und Mondbein und zwischen Mondbein und Kopfbein. Hierdurch entsteht eine Instabilität im Gelenk zwischen Mond- und Kopfbein, da beide Knochen über ihre Bandverbindungen zum Kahnbein stabilisiert werden. Es resultiert außerdem eine Drehfehlstellung des Kahnbeines.
- **Klinischer Befund:** Starker Druck- und Bewegungsschmerz in der radioproximalen Handwurzel. Später besonders Schmerzen beim Aufstützen der Hand, Kraftverlust und Knacken bei Bewegung.

32.9 Bänderrisse und Luxationen an der Hand

- **Diagnostik** – *Röntgen a.p. und Kahnbein spezial* (= 45°-Aufnahmen vom Handgelenk in Pro- und Supination): Diastase zwischen Kahn- und Mondbein:
    - Bei dorsaler Instabilität ist das Mondbein nach palmar gekippt und die Längsachse des Kahnbeins ebenfalls nach palmar gedreht.
    - Bei palmarer Instabilität ist das Mondbein nach dorsal subluxiert.
- *Achtung:* Immer eine Vergleichsaufnahme des anderen Handgelenkes anfertigen. Eine Verbreiterung des skapho-lunären Gelenkspaltes kann durchaus anlagebedingt sein!
- **Therapie:**
    - Arthroskopie im Verdachtsfall zur weiteren Verifizierung.
    - Bei Diagnosebestätigung evtl. Versuch der Bandnaht. K-Draht-Fixierung des Kahn- und Mondbeines in anatomischer Stellung und ausreichend lange Ruhigstellung (ca 8 Wochen). Röntgenkontrollen bei K-Draht-Fixierung.
- **Nachbehandlung:** Nach Gipsabnahme in Abhängigkeit von der Beweglichkeit krankengymnastische Übungsbehandlung.

32.10 Mittelhandfrakturen

Grundlagen

- **Ursachen, Verletzungsmechanismus:** Sturz auf die Hand, Faustschlag.
- **Mögliche Deformationsmechanismen** (die Deformierungen können bei Extension der Finger unbemerkt bleiben und erst bei Flexion in Erscheinung treten; Abb. 204):
  - *Flexorsehnen und interossäre Muskeln* → palmare Flexion des distalen Knochenfragments.
  - *Interossärmuskulatur* → axiale Rotation des distalen Fragmentes + Verkürzung des Mittelhandknochens bei schräger oder Spiralfraktur.

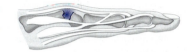

Abb. 204 Unter der gemeinsamen Wirkung von interossärer Muskulatur und Flexorsehnen kommt es zur Flexion des distalen Fragmentes des Metakarpalknochens

Klinik, klinischer Befund, Diagnostik

- **Klinik, klinischer Befund:**
  - Schwellung, oft am ganzen Handrücken.
  - Das Mittelhandköpfchen kann durch Dislokation nach palmar absinken.
  - Dreh- oder Rotationsfehler.
- **Diagnostik** – *Röntgen:* a.p., seitlich und schräg der einzelnen Finger.
  - *Hinweis:* Eine subkapitale palmare Dislokation und Subluxation im Karpometakarpalgelenk kann nur im seitlichen Bild exakt beurteilt werden!

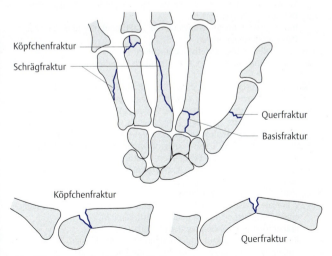

Abb. 205 Formen der Mittelhandfraktur

32.10 Mittelhandfrakturen

Therapieprinzipien

▶ **Reposition und Stabilisierung:**
- Zwingende Voraussetzung für eine frühzeitige Mobilisierung und zur Begrenzung von Ödembildung, Gelenkeinsteifung und Sehnen-Knochen-Adhärenzen.
- Notwendige Osteosynthesen müssen technisch perfekt durchgeführt werden, um die erforderliche Übungsstabilität zu garantieren → K-Drähte sollten v.a. bei Gelenk- bzw. dislozierten/instabilen Frakturen nicht verwendet werden.
- Bei Verkürzungen unbedingt auf die Wiederherstellung der korrekten Längenverhältnisse achten, um den transversalen Bogen der Hand zu erhalten.

Therapeutisches Vorgehen

▶ **Allgemeine Grundlagen bei operativem Vorgehen:**
- *Operationsindikationen:*
  - Konservativ nicht reponierbare Frakturen.
  - Dislozierte multiple Frakturen (Gefahr der kombinierten Fehlstellungen).
  - Alle Frakturen mit Achs- oder Rotationsfehlstellung oder starker Verkürzung.
  - Frakturen mit Stufenbildung in der Gelenkfläche.
  - Stark geknickte subkapitale Frakturen.
  - Offene Frakturen mit und ohne Begleitverletzungen.
  - Basale Luxationsfrakturen.
- *Genereller Operationsablauf:*
  - Weichteilschonende, übersichtliche Darstellung der gesamten Fraktur.
  - Säuberung des Frakturspaltes von Hämatom.
  - Reposition und provisorische Fixierung, z. B. mit Repositionszangen.
  - Definitive Osteosynthese.
  - Intraoperative Röntgenkontrolle der Frakturstellung und der Lage des Osteosynthesematerials.

▶ **Basisfraktur des ersten Mittelhandknochens:**
- *Bennett-Fraktur* (Abb. 206a): Intraartikuläre Luxationsfraktur des Sattelgelenkes.
  - ◘ **Cave:** Es disloziert das große Schaftfragment, während das kleinere ulnare Fragment in seiner anatomischen Lage verbleibt.
  - Die Indikation zur operativen Versorgung mit Platten- oder Schrauben-Osteosynthese ist großzügig zu stellen, da sich das Repositionsergebnis wegen der Zugverhältnisse der Muskulatur nicht halten lässt.
- *Rolando-Fraktur* (Abb. 206b): Y-artige Trümmerfraktur durch das Daumensattelgelenk. Therapie wie bei Bennett-Fraktur (Technik s. u.).
- *Winterstein-Fraktur* (Abb. 206c): Extraartikulärer Schrägbruch. Therapie wie bei Bennett-Fraktur (Technik s. u.).
- → **Operationstechnik für alle Formen:**
  - 2 dorsale Inzisionen medial und lateral des Metacarpale I (ermöglicht einen kompletten Einblick in den Frakturbereich).
  - Präparation unter Schonung der Muskulatur.
  - Reposition der Fraktur unter Orientierung am kleinen Fragment, da immer das Hauptfragment durch Zugkräfte disloziert ist.
  - Osteosynthese durch Einzelschrauben oder Titanminiplatte.

32.10 Mittelhandfrakturen

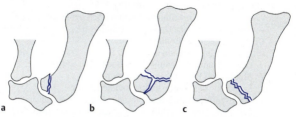

Abb. 206 a–c. Basisfraktur des ersten Mittelhandknochens. a) Bennett-Fraktur, b) Rolando-Fraktur (Y- oder T-Fraktur), c) extraartikulär (Winterstein)

- *Nachbehandlung:* Siehe unten.
> **Andere Mittelhand-Frakturen:**
  1. *Mittelhandknochen-Köpfchen-Fraktur:*
     - Konservativ: Bei erhaltener Gelenkfläche.
     - Operativ: Einzelschrauben- oder Platten-Osteosynthese, im Ausnahmefall K-Draht-Osteosynthese oder Fixateur externe bei Trümmerfrakturen. (Allg. Operationstechnik s. u.).
  2. **Subkapitale** *Mittelhandknochen-Fraktur:*
     - Konservativ: Bis zu einer Abkippung des Köpfchens von 20–30° möglich. Ruhigstellung mit dorsaler Gipsschiene in Intrinsic-plus-Stellung (= 20° Extension im Handgelenk, 60° Flexion im Grundgelenk und jeweils 10° Flexion in Mittel- und Endgelenk) für ca 4 Wochen. Evtl. Üben aus der Schiene heraus.
     - *Operativ:* a) Offene Reposition und Miniplatten- oder Einzelschrauben-Osteosynthese; b) geschlossene Reposition und K-Draht-Osteosynthese. Retrograde Stiftelung über ein Bohrloch von der Basis mit vorgeschränkten Kirschner-Drähten. (Allg. Operationstechnik s. u.).
  3. *Mittelhandknochen-Schaft-Fraktur:*
     - Konservativ: Bei fehlender Dislokation und achsengerechter Stellung mit Gipsschiene mit ca 70° Beugung im Grundgelenk und Streckung im Mittel- und Endgelenk (Abb. 207).
     - Operativ: offene Reposition und Einzelschrauben- bzw. Miniplattenosteosynthese. (Allg. Operationstechnik s. u.).
     - ◘ *Achtung:* Auch bei Serienfrakturen oder Defektfrakturen bietet die Platten-Osteosynthese die größte Stabilität und garantiert so den frühestmöglichen Beginn einer krankengymnastischen Übungsbehandlung.

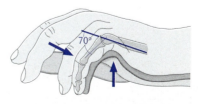

Abb. 207 Redressierende Gipsschiene bei Mittelhandknochenschaftfraktur. Die Pfeile markieren den Fingerdruck des Operateurs vor Erhärten der Schiene. Mitfassen und Festbinden eines Nachbarfingers verhindert Rotationsfehler

32.10 Mittelhandfrakturen

4. *Mittelhandknochen-**Basis**-Fraktur (Dig. 2–5):*
   - Konservativ: s. o. Frühfunktionelles Üben der Finger aus der Schiene.
   - Operativ: s. o. (Allg. Operationstechnik s. u.).
→ **Operationstechnik für alle Formen:**
   - Dorsale Längsinzision über der Fraktur, Präparation des subkutanen Gewebes unter Schonung der Sehnen.
   - Ablösen des Periostes im Frakturbereich.
   - Säuberung des Frakturspaltes und Reposition.
   - Osteosynthese mit Schrauben oder Platten, bei subkapitalen Frakturen evtl. perkutane K-Drahtfixierung (siehe einzelne Frakturformen).

Nachbehandlung

- Bei übungsstabiler Osteosynthese ab dem 2. postoperativen Tag mit krankengymnastischer Behandlung beginnen (je nach Schwellungszustand).
- Eine Schiene ist in den meisten Fällen in Abhängigkeit vom Schwellungszustand und der Compliance des Patienten von Vorteil.
- Bei fehlender Übungsstabilität Gipsruhigstellung für 4–5 Wochen.

Prognose und Komplikationen

- **Prognose:** Sehr gut.
- **Komplikationen:** Fehlstellung, Pseudarthrosen, Infektionen, Bewegungseinschränkungen.

32.11 Fingerfrakturen

Grundlagen

- **Ursachen, Verletzungsmechanismus:** Direkte Gewalteinwirkung, axiale Stauchung, Luxation.
- **Einteilung:**
  - *Nach der Lokalisation:* Köpfchenfraktur (Gelenkbeteiligung), Schaftfraktur, Basisfraktur (Gelenkbeteiligung).
  - *Nach dem Frakturtyp:* Querfraktur, Torsionsfraktur, Schrägfraktur, Mehrfragmentfraktur, Trümmerfraktur, Defektfraktur.

Klinik, klinischer Befund, Diagnostik

- **Klinik, klinischer Befund:**
  - *Endglied:* Pralle Schwellung und klopfender Schmerz, meist subunguales Hämatom.
  - *Mittelglied:* Zusätzlich Achsenabweichung, je nach Lokalisation (peripher oder zentral der Ansatzes der oberflächlichen Beugesehne) nach dorsal oder palmar (Abb. 208a, b).
  - *Grundglied:* Meist Achsenabknickungen nach dorsal (Abb. 208c). Bei Schrägfrakturen zusätzlich Verkürzungen und seitliche Achsabweichungen.
  - *Cave:* Rotationsfehlstellungen (Abb. 209)!
- **Diagnostik** – *Röntgen:* Jeder Finger einzeln in zwei Ebenen.

Konservative Therapie

- **Nagelkranzfraktur:**
  - Trepanation des subungualen Hämatoms (S. 388).
  - Ruhigstellung für 2–3 Wochen in einer Stackschen Schiene (S. 416).
- **Frakturen ohne Dislokation oder Gelenkbeteiligung:**
  - Konservative Therapie mit Ruhigstellung auf einer Unterarmgipsschiene in Funktionsstellung.
  - Röntgenkontrollen einmal wöchentlich.
  - Bei Dislokation ist sekundär die operative Versorgung indiziert.

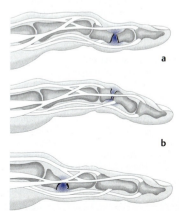

Abb. 208 a–c. Achsenabweichungen bei Fingerfrakturen

32.11 Fingerfrakturen

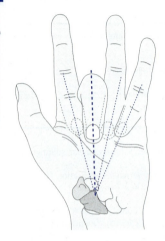

Abb. 209 Die Konvergenz der flektierten Fingerstrahlen zum Tuber des Os scaphoideum lässt Rotationsfehlstellungen vermeiden

- **Knöcherne Ausrisse** (dorsale oder palmare Ausrisse ohne Dislokation oder Subluxation): Anlage einer Fingergipsschiene, beim Endglied kann auch eine Stacksche Schiene verwendet werden.
- **Knöcherner Abriss der Grundgliedbasis ohne Dislokation:** Ruhigstellung auf einer Gipsschiene für 3–4 Wochen.

Operative Therapie

- **Indikationen:**
  - Schaftfrakturen der Phalangen mit relevanter Dislokation.
  - Impressions- und Basisfrakturen mit Dislokation.
  - Knöcherner Strecksehnenabriss an der Endgliedbasis mit Dislokation.
  - Uni- und bikondyläre Frakturen.
  - Knöcherne Beugesehnenausrisse.
  - Knöcherner Kapselausriss an der Mittelgliedbasis mit Luxation.
  - Knöcherner Bandausriss an der Grundgliedbasis (meist ulnares Daumenseitenband).
- **Vorgehen – Technik:**
  - Weichteilschonende, übersichtliche Darstellung der gesamten Fraktur.
  - Gerade dorsale Inzision durch alle Schichten bis auf den Knochen mit Längsspaltung der Strecksehne ohne Dissektion in den Schichten.
  - Darstellung der Fraktur.
  - Säuberung und Reposition (Hämatom-Entfernung aus dem Frakturspalt).
  - Reposition und provisorische Fixierung (z. B. mit Repositionszangen).
  - Osteosynthese mit Titan-Minischrauben oder -platten.
  - Intraoperative Röntgenkontrolle der Frakturstellung und der Lage des Osteosynthesematerials.
  - Verschluss des Sehnengleitgewebes.
  - Naht der Sehne mit PDS 5/0 (S. 426, 431).

32.11 Fingerfrakturen

- **Nachbehandlung:** Bei übungsstabiler Osteosynthese ab dem 2. postoperativen Tag mit krankengymnastischer Behandlung beginnen (je nach Schwellungszustand). Ansonsten Gipsruhigstellung für 4–5 Wochen.

Prognose und Komplikationen

- **Prognose:** Abhängig vom Frakturtyp bzw. vom Ausgangsbefund. In der Regel gut.
- **Komplikationen, Fehler:**
    - Zu lange Ruhigstellung → Bewegungseinschränkungen.
    - Ruhigstellung in fehlerhafter Position → Gelenksteife.
    - Ruhigstellung unverletzter Finger → mögliche Schädigung dieser Finger.

32.12 Strecksehnen-Verletzungen

Grundlagen

- **Ursachen, Verletzungsmechanismus:** Direkte Gewalteinwirkung durch Schnitt-, Säge- oder Stichverletzung, traumatische Rupturen, knöcherne Ausrisse.
- **Anatomie:** In ihrem gesamten Verlauf zeigen die Strecksehnen einen sehr differenzierten Aufbau mit entsprechenden Konsequenzen für die Versorgung von Verletzungen. Dabei werden verschiedene Zonen eingeteilt, wobei v.a. die Bereiche über den Gelenken von besonderer Bedeutung sind (Abb. 210).

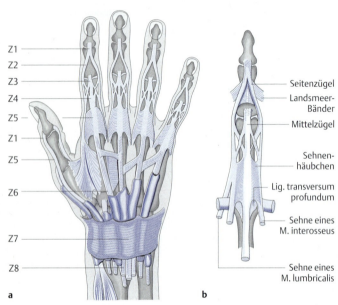

Abb. 210 a, b. Strecksehnenanatomie an der Hand mit Zoneneinteilung (Z1–Z8)

Hinweis:
- Aufgrund der anatomischen Situation sind Strecksehnenläsionen klinisch nicht immer eindeutig zu diagnostizieren. Oft ist die Funktion erhalten und nur eine geschwächte Streckung gegen Widerstand signalisiert die Läsion → in Zweifelsfällen die Indikation zur Revision eher großzügig stellen!
- Degenerative Rupturen ausschließen → auf eindeutige Verletzungszeichen achten!

32.12 Strecksehnen-Verletzungen

Klinischer Befund, Diagnostik

- **Endgelenk (Zone 1):**
  - *Klinik, Befund:* Das Endgelenk hängt herab.
  - *Röntgen:* Nachweis eines Knochen-Fragments bei knöchernem Ausriss.
  - **Cave:** Unversorgt kann die Durchtrennung der Strecksehne am Endgelenk zu einem Hammerfinger führen!

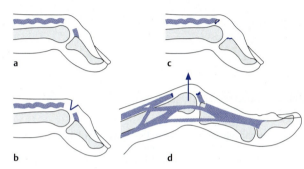

Abb. 211 a–d. Strecksehnen-Verletzungen. a) Geschlossene Ruptur, b) offene Durchtrennung, c) knöcherner Ausriss, d) Knopflochdeformität

- **Mittelglied (Zone 2):**
  - *Klinik, Befund:* Kein oder wenig Streckdefizit (nur wenn beide Seitenzügel durchtrennt sind!)
  - Röntgen bei klinischem Verdacht auf knöchernen Ausriss, im Zweifel diagnostische Revision.
- **Mittelgelenk (Zone 3):**
  - *Klinik, Befund:* Durchtrennung des Mittelzügels und/oder eines oder beider Seitenzügel → der Finger hängt im PIP-Gelenk komplett herab. Meistens ist das Gelenk dabei eröffnet.
  - **Cave:**
    - Bei alleiniger Durchtrennung des Mittelzügels kann der passiv in Streckung gebrachte Finger diese Position über die Anspannung der Seitenzügel halten.
    - Teildurchtrennung des Mittelzügels kann leicht übersehen werden und entwickelt sich zur Knopflochdeformität.
  - *Röntgen* (v.a. streng seitlich): Knöcherner Ausriss?
- **Grundglied (Zone 4):**
  - *Klinik, Befund:* Streckdefizit nur bei kompletter Durchtrennung der Aponeurose (z. B. mit Knochenbeteiligung).
  - *Röntgen:* Knöcherner Ausriss?
- **Grundgelenk (Zone 5):**
  - *Klinik, Befund:* Deutliches Streckdefizit, meist mit Gelenkeröffnung.
  - *Röntgen:* Knöcherner Ausriss?

32.12 Streckzehnen-Verletzungen

> **Handrücken (Zone 6), Handwurzel und Handgelenk (Zone 7):**
> - *Klinik, Befund:* Kein oder nur geringes Streckdefizit, da die Sehne über die Connexus intertendineus durch die benachbarten Strecksehnen mitbewegt wird.
> - *Röntgen:* Knöcherner Ausriss?

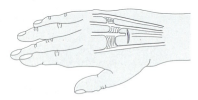

Abb. 212 Strecksehnendurchtrennung proximal der Connexus intertendineus (Finger hängt kaum herab)

> **Grundgelenk bis Sattelgelenk des Daumens (Zone D3–D5):**
> - *Sehnenverletzung des M. extensor pollicis longus:*
>   - Komplett: Deutliches Herabhängen des Daumenendgliedes.
>   - Teildurchtrennung kann unentdeckt bleiben.
>   - *Achtung:* Die Ruptur dieser Sehne gilt als Unfallfolge, wenn sie im Zusammenhang mit einer distalen Radiusfraktur steht.
> - *Sehnenverletzung des M. extensor pollicis brevis:* Kann leicht übersehen werden, da auch der M. extensor pollicis longus im Grundgelenk streckt.
>   - *Hinweis:* Begrenzung der Tabatière stimmt nicht mehr.
> - *Sehnenverletzung des M. abductor pollicis brevis:* Schwächung der radialen Abduktion.

Therapie

> **Endgelenk** (Abb. 213):
> - *Konservativ:* Konsequentes Tragen einer Stackschen Schiene für 4–6 Wochen, d. h. der Finger darf nicht einmal beim An- und Ablegen der Schiene im Endgelenk die Hyperextension verlassen!
> - *Operativ* (Reinsertion am Endglied):
>   - Indikation: Knöcherner Sehnenausriss mit größeren knöchernen Fragmenten oder fehlgeschlagene konservative Behandlungsversuche.
>   1. Z-förmige oder gerade Schnitterweiterung und Darstellung der beiden Sehnenenden bzw. der Ausrissstelle.
>   2. Größere Knochenfragmente können mit einer Titan-Minischraube (Ø 1,2mm) refixiert werden.
>   3. Refixierung des proximalen Sehnenstumpfes mit Lengemann-Ausziehdraht.
>   4. Evtl. K-Drahtfixierung des Endgelenkes in leichter Überstreckstellung.
>   - Nachbehandlung: Ruhigstellung für 4–5 Wochen.

32.12 Strecksehnen-Verletzungen

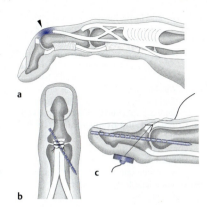

Abb. 213 Operative Versorgung einer offenen Strecksehnendurchtrennung (a) über dem Endgelenk (temporäre Kirschnerdraht-Arthrodese in Überstreckstellung (b) und transossärem Lengemann-Ausziehdraht (c))

➤ **Mittelgelenk** (Abb. 214):
  – *Offene Durchtrennung des Mittelzügels:*
    • Schnitterweiterung und primäre Naht des Mittelzügels mit U-Nähten (PDS 4/0); zur Nahtentlastung kann zusätzlich eine Lengemann-Ausziehdraht verwendet werden. Anschließend Ruhigstellung in Schiene.
    • *Alternativ* zur Lengemann-Naht: Temporäre Arthrodese des Mittelgelenkes mit Kirschnerdraht.

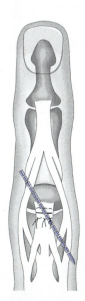

Abb. 214 Mit U-Nähten und temporärer Kirschnerdrahtarthrodese im Mittelgelenk versorgte Mittelzügeldurchtrennung; b Mitelzügelrekonstruktion durch Lengemann-Ausziehdraht und adaptierende U-Nähte

32.12 Strecksehnen-Verletzungen

- *Knöcherne Ausrisse* können je nach ihrer Größe mit feinen Kirschner-Drähten oder Mini-Titanschrauben nach offener, exakter Reposition stabilisiert werden.
- Besteht eine Defektverletzung des Mittelzügels, die eine primäre Naht nicht zulässt, werden zur eigentlichen Rekonstruktion zahlreiche Verfahren angeboten (→ spezielle handchirurgische Literatur).
- *Geschlossene Durchtrennung des Mittelzügels:* Konsequente ca 5-wöchige Entlastung des Mittelzügels mittels Schiene (30–40° Beugung im Grundgelenk bei Streckung im Mittel- und Endgelenk).

▶ **Grundglied und Grundgelenk:** Naht der zentralen Sehne und der Streckerhaube mit U-Nähten (PDS 4/0) oder Nahttechnik wie bei Beugesehnen-Verletzungen (S. 431).

▶ **Handrücken:**
  - Vorgehen wie oben beschrieben. Alle intertendinösen Verbindungen müssen wiederhergestellt werden.
  - Bei Kombinationsverletzungen mit Mittelhandfrakturen muss die Osteosyntheseregion unbedingt mit Weichteilgewebe bedeckt werden.

▶ **Handgelenk:** Auf die Anatomie der einzelnen Sehnenfächer achten!

Sekundäre Therapieformen

▶ Sekundärnaht: Sie kann auch nach mehreren Wochen versucht werden – nach den gleichen Prinzipien vorgehen wie bei der Primärnaht (s. o.).
▶ Sehnentransplantationen und -umlagerungen.
▶ Tenolysen.

32.13 Beugesehnen-Verletzungen

Grundlagen

- **Ursachen, Verletzungsmechanismus:** Schnitt-, Sägeverletzung, Sekundärruptur.
- **Anatomie:**
  - Die Abb. 215 bietet eine Übersicht über die Beugesehnenverhältnisse mit Einteilung in die einzelnen Zonen.
  - Intrinsisches System: Mm. lumbricales u. interossei beugen im Grundgelenk am Daumen. Der M. flexor pollicis brevis beugt als Teil der Thenarmuskulatur das Daumen-Grundgelenk.
  - Ringbänder: Sie dienen der Sehnenführung und sollten bei Operationen geschont werden.

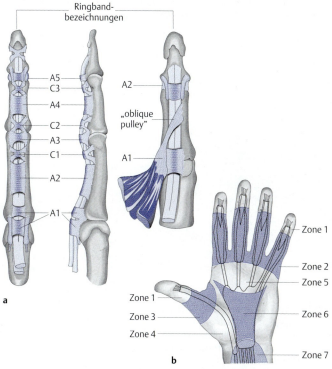

Abb. 215 Übersicht über die Beugesehnenverhältnisse mit Einteilung in Zonen (1–7)

32.13 Beugesehnen-Verletzungen

Klinischer Befund, Diagnostik

- **Klinik:** Verlust des Beugetonus, offene Verletzung, manchmal mit sichtbarem distalem Sehnenstumpf.
- **Klinischer Befund – Prüfung der Motorik:**
  - *Durchtrennung beider Beugesehnen* → keine aktive Beugung. Der Beugetonus ist aufgehoben (Abb. 216).
  - *Alleinige Durchtrennung der tiefen Beugesehne* → Ausfall der Beugung im Endgelenk (Abb. 217a).
  - *Alleinige Durchtrennung der oberflächlichen Beugesehne* → der betroffene Finger kann nicht mehr isoliert aktiv gebeugt werden, wenn die übrigen Langfinger in Streckstellung fixiert sind (Abb. 217b).
- *Hinweis:* Immer auch Prüfung gegen Widerstand. Ist nur die Beugung gegen Widerstand nicht möglich oder schmerzhaft, besteht der Verdacht auf eine Teildurchtrennung der Beugesehnen.

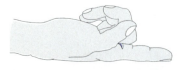

Abb. 216 Kombinierte Durchtrennung beider Beugesehnen: Aufgehobener Beugetonus

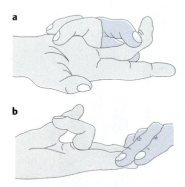

Abb. 217 a) Klinische Prüfung der Funktion des M. flexor digitorum profundus und b) des M. flexor digitorum superficialis

Operative Therapie – Grundlagen

- **Allgemein:**
  - Alle Beugesehnendurchtrennungen aller Lokalisationen werden unter normalen Umständen primär versorgt. Es sollten dabei alle verletzten Sehnen rekonstruiert werden.
  - Die Beugesehnennaht erfordert handchirurgische Erfahrung.
  - Ein „Niemandsland" gibt es nicht mehr. Allerdings neigen Nähte in der Zone 2 mehr zu Verwachsungen und bedürfen einer noch größeren Sorgfalt in der Naht und Nachbehandlung.
- **Vorbereitung:** Lupenbrille, Operation in Plexusanästhesie und Oberarmblutleere. Keinesfalls nur Finger- oder Mittelhandbetäubung.

32.13 Beugesehnen-Verletzungen

Operationstechnik – Primärnaht

- Zick-zack-förmige Inzision zur Erweiterung der Wunde (Abb. 218).

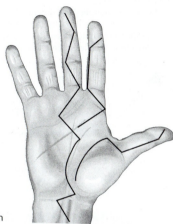

Abb. 218 Für die Beugesehnenchirurgie geeignete Schnittführungen

- Peinlich atraumatisches Präparieren mit feinen Instrumenten. Jede Grobheit wird mit Narben und einem schlechten Ergebnis bestraft.
- Seitliche Inzision der Sehnenscheide, soweit notwendig unter Erhaltung der gefäßtragenden Vincula und der Ringbänder.
- Aufsuchen und Hervorluxieren des proximalen und distalen Stumpfes unter Berücksichtigung der anatomischen Gegebenheiten im Verlauf von oberflächlicher und tiefer Beugesehne, insbesondere im Chiasmabereich!
- Feine Kanülen quer durch die Sehnenenden in einiger Entfernung zur Verletzungsstelle gestochen, verhindern das Zurückgleiten der Sehnenstümpfe (Abb. 219).

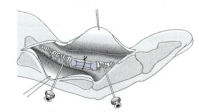

Abb. 219 Feine Kanülen quer durch Sehne und Sehnenscheide (s. Text)

- Nach Möglichkeit sollte kein Débridement der Sehnenenden erfolgen. Die Schnittflächen weisen den Weg zur korrekten Adaptation.
- Falls notwendig, wird die Sehnenscheide L-förmig eröffnet. Dabei ist die Schonung des A2 und A4 Ringbandes obligat. Werden wichtige Ringbänder reseziert, kann es zum Bogensehneneffekt („bow string") kommen.

32.13 Beugesehnen-Verletzungen

- *Cave:* Die prophylaktische Resektion der Superfizialissehne ist obsolet!
- Falls beide Sehnen durchtrennt sind, erfolgt im Fingerbereich zuerst die Naht der Superfizialissehne, im Hand- und Handgelenkbereich zuerst die Naht der Profundussehne.
- **Wiedervereinigung der Sehnenenden mit zwei Nähten:**
  - Eine Kernnaht z.B. nach Kirchmayr-Kessler mit 4/0 PDS-Naht, evtl. doppelt armiert oder mit 2 Fäden (Abb. 220).
  - Eine fortlaufende epitendinöse Adaptierungsnaht mit 6/0 PDS.

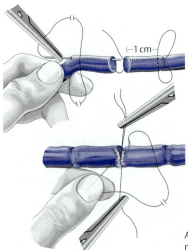

Abb. 220 Beugesehnen-Kernnaht nach Kirchmayr-Kessler

Frühe Sekundärnaht

- Der Versuch einer Sekundärnaht ist sinnvoll bis zur 6. Woche nach Verletzung. Nach der Ruptur einer Sehne ist die frühe Sekundärnaht sofort indiziert.

Nachbehandlung

- Dynamische Schienenbehandlung nach Kleinert bis zum Ablauf der 5. Woche, kombiniert mit aktiver Bewegungstherapie ab der 3. Woche (Abb. 221, 222).
  - Für 5 Wochen Ruhigstellung in 40° Beugung im Handgelenk und 50° in den MP-Gelenken.
  - Die Finger können aktiv gestreckt werden.
  - Die Gummibänder ziehen die Finger passiv in die Beugung zurück.
  - Ist nur ein Finger verletzt, ist es sinnvoll, den Nachbarfinger ebenfalls mit einem Gummizügel zu versehen.

32.13 Beugesehnen-Verletzungen

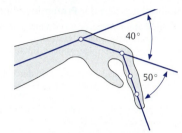

Abb. 221 Winkelstellung in Hand- und Fingergrundgelenk nach Beugesehnennaht

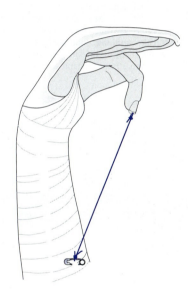

Abb. 222 Dynamische Schiene nach Kleinert, Zeigefinger

Komplikationen

- Ruptur: Bei exakter Naht und Nachbehandlung selten (ca. 3 %).
- Ist die Profundussehne irreparabel zerstört und die Superfizialissehne intakt, kann eine Tenodese mit dem distalen Sehnenstumpf oder eine Arthrodese des Endgelenkes durchgeführt werden.
- Ist eine primäre Naht nicht mehr möglich, muss eine zweizeitige Beugesehnenersatzplastik durchgeführt werden (→ spez. handchirurgische Literatur).

32.13 Beugesehnen-Verletzungen

Reimplantation der Profundussehne

- **Indikation:** Abriss oder endständige Durchtrennung der Profundussehne.
- **Operationstechnik** (Abb. 223):
  - Zick-zack-förmige palmare Hautinzision und Darstellung des proximalen Stumpfes.
  - Eine Bunnell-Drahtnaht wird durch den proximalen Stumpf geflochten.
  - Der Knochen wird an der ehemaligen Ansatzstelle etwas angefrischt und mit einem Kirschnerdraht ein schräger Kanal durch den Knochen des Endgliedes gebohrt. In diesen Kanal wird das Sehnenende durch das Durchführen der Bunnell-Naht eingezogen.
    - *Hinweis:* Bei noch vorhandenem distalen Stumpf, der jedoch nicht ausreichend ist, um eine sichere Naht durchzuführen, kann zusätzlich eine Bunnellnaht als Entlastungsnaht eingeflochten werden.
  - Alternativ kann eine temporäre Endgelenkarthrodese durchgeführt werden.
- **Nachbehandlung:** Ruhigstellung in Finger- mit Unterarmgipsschiene. Evtl. später Übergang auf dynamische Schiene bzw. geführte und kontrollierte krankengymnastische Therapie ab der 3. Woche.

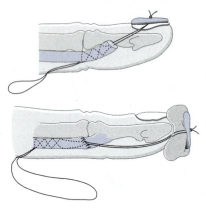

Abb. 223 Die Reinsertion der Flexorensehne erfolgt nach dem Pull-out-Prinzip von Bunnell unter Verwendung entweder eines resorbierbaren Fadens oder einer Drahtausziehnaht nach Jenning. Der Zug auf das Nahtmaterial kann entweder an dem Übergang der Pulpa zum Nagelbett oder durch Druck auf den Nagel selbst erfolgen

33.1 Allgemeine Aspekte

Knochenwachstum und Frakturheilung

- Der kindliche Knochen ist gekennzeichnet durch eine hohe Elastizität, ein starkes widerstandsfähiges Periost und eine hohe Wachstumspotenz. Im Vergleich zu Erwachsenen besteht eine beschleunigte Frakturheilung mit höherem Korrekturpotenzial und geringerer Neigung zu Immobilisationsschäden.
- Die Wachstumsfugen beim Kind sind besonders vulnerabel und stellen eine häufige Lokalisation von Verletzungen mit potenzieller Wachstumsstörung dar.
- Epiphysenfrakturen erfordern eine exakte anatomische Reposition und eine „wasserdichte" Osteosynthese, um eine Kallusbildung in der Epiphysenfuge mit der Gefahr der Epiphyseodese zu vermeiden.

Physiologische Korrekturmechanismen

- **Seit-zu-Seit-Verschiebung:** Seitverschiebungen werden durch funktionelle Anpassung des Knochens in Form periostaler und enostaler An- und Abbauprozesse bis zu kompletter Schaftbreite gut korrigiert.
- **Achsenfehler in der Frontal- und Sagittalebene:** Aus einer Kombination enostaler/periostaler Umbauvorgänge und epiphysärer Wachstumsveränderungen (Epiphysenfuge stellt sich während des Wachstums immer senkrecht zur Belastungsebene ein) können Achsenfehler altersabhängig senkrecht zur Hauptbewegungsebene korrigiert werden.
- **Rotationsstörungen:** Für Rotationsfehlstellungen besteht die geringste Korrekturpotenz (nur im Rahmen physiologischer Umbauvorgänge).
- **Verkürzungen/Verlängerungen:** Die frakturbedingte Hyperämie kann altersabhängig stimulative oder hemmende Wachstumsstörungen am Periost und den Epiphysenfugen auslösen.

Frakturformen

- **Schaftfrakturen:** Siehe Tab. 33.

Tabelle 33 Formen von kindlichen Schaftfrakturen

Diaphyse	– „Grünholzfraktur": Vollständiges Durchreißen der konvexen Kortikalis bei angebrochener konkavseitiger Kortikalis mit erhaltenem Periost – „plastische Verbiegung"
Metaphyse	– metaphysäre Wulstfraktur – metaphysäre Grünholzfraktur – komplette metaphysäre Frakturen – metaphysäre Bandausrisse – Apophysenausrisse

- **Gelenkläsionen:**
  - Siehe Tab. 34.

33.1 Allgemeine Aspekte

Tabelle 34 Formen von Gelenkläsionen bei Kindern (Epiphysenverletzungen)

Epiphyseolyse	durch Scherkräfte verursachte Lösung der chondralen Ossifikation, die lediglich die perichondrale Blutversorgung schädigt und dadurch selten Wachstumsstörungen hervorruft
Epiphysenfrakturen	prognostisch ernste Verletzung. Immer Gelenkflächenbeteiligung, teilweise mit metaphysärem Keil. Es kommt immer zu einer Störung der Blutversorgung mit möglicher Wachstumsstörung
Übergangsfrakturen	bei partiell verknöcherter Epiphysenfuge (Adoleszenz) führt ein Schertrauma zur Ablösung der nicht verknöcherten Epiphyse (ohne metaphysären Keil „twoplane"-Fraktur, mit metaphysärem Keil „triplane"-Fraktur)

– Zur Klassifikation der Epiphysenfugenverletzungen nach Salter und Aitken siehe Abb. 224.

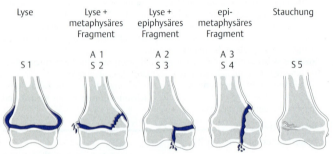

Abb. 224 Klassifikation der Epiphysenfugenverletzungen nach Salter (S 1–S 5) und Aitken (A 1–A 3)

Diagnostisches Vorgehen

- **Röntgen:** „So wenig wie möglich, so viel wie nötig"
  - Standardaufnahmen bei Frakturverdacht.
  - Selten Vergleichsaufnahmen der gesunden Seite.
  - Funktionsaufnahmen sind bei Ultraschall und MRT nicht mehr nötig.
  - Gehaltene Aufnahmen sind bei offenen Wachstumsfugen kontraindiziert!
  - Verlaufsaufnahmen nur bei hochgradig instabilen Frakturen.
- **Computertomographie:** Bei knöchernen Komplexverletzungen von Gelenken, Becken- und Wirbelsäulenverletzungen.
- **Kernspintomographie:** Erweiterte Indikation bei Band- und Gelenkverletzungen.

33.1 Allgemeine Aspekte

Therapieprinzipien

- **Die Therapie kindlicher Frakturen erfolgt überwiegend konservativ:**
  - Moderne Kunststoffverbände ermöglichen eine geeignete Retention bei hohem Tragekomfort.
  - Extensionsverbände nur am Oberschenkel bei Kindern < 2 Jahre anwenden („overhead-Extension", s. S. 53).
  - Durch Gipskeilung können Fehlstellungen elegant korrigiert werden.
  - Funktionelle Verbände (cuff and collar) erweitern das Behandlungsspektrum.
- **Indikationen zur operativen Therapie:**
  - Offene Frakturen.
  - Beteiligung von Nerven und Gefäßen.
  - Epiphysenfugenfrakturen.
  - Dislozierte Gelenkfrakturen (> 2mm), Gelenk-Binnen-Läsionen (Kreuzband, chondrale „flakes").
  - Schwer reponierbare und retinierbare Frakturen (suprakondyläre Oberarm-Frakturen, Bruch des Condylus radialis humeri, Abriss der ulnaren Apophyse, instabile Schaftfrakturen).
  - Polytrauma.
  - Kettenfrakturen einer Extremität.
  - Bilaterale Frakturen.
- **Implantate:** Kirschner-Drähte, Kleinfragmentschrauben, intramedulläre dynamische Markraumnagelung (Prévot), größenadaptierte Platten, Fixateur externe.

Nachbehandlung

- **Metallentfernung:** Aufgrund der raschen Frakturheilung können Implantate nach 4 Wochen (K-Drähte, Fixateur externe) bzw. 6 Monaten (Platten, Nägel) entfernt werden.
- Immobilisationsschäden und Gelenkeinschränkungen sind bei Kindern selten. Eine Physiotherapie ist nur bei spezieller Indikation notwendig.

33.2 Spezielle Aspekte

Klavikulafraktur

- Allgemeine Informationen s. S. 333.
- **Spezielle Therapie:** Therapie mit Rucksackverband für 2 Wochen.

Proximaler Oberarm

- Allgemeine Informationen s. S. 360. Bei Kindern überwiegend subkapitale Frakturen, seltener Epiphysenlösungen (meist mit metaphysärem Keil).
- **Spezielle Therapie:**
  - *Undislozierte Frakturen:* Konservative Therapie mit Gilchrist-Verband.
  - *Dislozierte Frakturen* mit Dislokationswinkel > 30° sollten geschlossen reponiert werden. Kann die Reposition nicht mühelos erreicht oder gehalten werden, liegt möglicherweise die Interposition der Bizepssehne vor. Bei offener Reposition ermöglicht die Kirschnerdraht-Osteosynthese eine spätere frühfunktionelle Weiterbehandlung.

Distaler Oberarm

- Allgemeine Informationen s. S. 365.
- **Spezielle Therapie:**
  - *Undislozierte Apophysenfrakturen und suprakondyläre Frakturen* können konservativ/funktionell behandelt werden (Gips, Cuff and collar/Blount).
  - *Dislozierte epikondyläre Abrissfrakturen* müssen offen reponiert werden und mit Kirschnerdraht oder Kleinfragmentschraube fixiert werden.
  - *Verletzungen mit Fehlstellungen* (insbesondere Rotationsfehler):
    - ◐ *Hinweis:* Rotationsfehlstellungen werden nicht spontan korrigiert, Achsfehlstellungen (Cubitus varus) sind die Spätfolge.
    - Primär geschlossene Reposition anstreben (*cave* auf Rotationssporn achten!), dabei ulnares Abkippen und radiales Verdrehen verhindern. Wenn die Retention nicht mühelos im Verband gelingt, sollten perkutan eingebrachte Kirschnerdrähte Anwendung finden (3–4 Wochen belassen).
    - Die offene Reposition und Retention ist immer dann zu bevorzugen, wenn das geschlossene Vorgehen misslingt.
  - *Bei radialen Trümmerzonen* kommt der Minifixateur externe zur Anwendung.

Olekranon-Fraktur

- Allgemeine Informationen s. S. 372.
- **Spezielle Therapie:**
  - Undislozierte Frakturen (< 2mm Dislokation): Ruhigstellung im Gipsverband.
  - Dislozierte extra- und intraartikuläre Frakturen: Klassische Zuggurtung (S. 372).

Radiusköpfchen-Fraktur

- Allgemeine Informationen s. S. 374.
- **Spezielle Therapie:**
  - *Subkapitale Frakturen:*
    - Bis zum 10. Lebensjahr hohe Achskorrekturpotenz. Bei Seitverschiebung und Abkippungen bis 50° konservatives Vorgehen (Oberarm-Gipsschiene).

33.2 Spezielle Aspekte

- Ab dem 10. Lebensjahr ist eine Achskippung bis 20° tolerabel. Konservative Therapie mit OA-Gipsschiene.
- *Dislozierte Frakturen:* Überwiegend geschlossene, selten offene Reposition. Gegebenenfalls Stabilisierung mit intramedullärem Nagel oder offen mit Kirschnerdraht. Keine primäre Entfernung des Radiusköpfchens.

Unterarm-Fraktur

- Allgemeine Informationen s. S. 376.
- **Spezielle Therapie:**
  - *Unterarmschaftfrakturen:*
    - Bis zum 10 Lebensjahr in der Längsachse reponieren (ggf. bei Grünholzfrakturen Gegenkortikalis „überbrechen") und konservativ mit Oberarm-Gipsschiene behandeln. Achsfehlstellungen bis 20° können toleriert werden. Bei hochgradig instabilen Frakturen (komplett dislozierte Frakturen) besonders auch am distalen Unterarm primäre Platten-Osteosynthese erwägen.
    - Ab dem 10. Lebensjahr Behandlung wie bei Erwachsenen (S. 376). Bei geschlossener Reposition intramedulläre Markdrahtung (Prévot; *cave* keine Rotationsstabilität!). Ansonsten offene Reposition und Platten-Osteosynthese nach AO-Prinzipien.
  - *Metaphysäre Wulstbrüche* haben die beste Prognose und werden für 3 Wochen zur Schmerztherapie im Gipsverband immobilisiert. Bei Achsabweichung von < 20° Reposition und Oberarmgips erforderlich. Instabile Aitken-I-Frakturen können mit 1–2 Kirschnerdrähten stabilisiert werden.

Fraktur des proximalen Femurs

- Allgemeine Informationen s. S. 257.
- **Spezielle Therapie:**
  - *Hinweis:* Sämtliche Schenkelhalsfrakturen stellen einen Notfall dar und müssen umgehend versorgt werden! *Cave* Komplikationen wie Hüftkopfnekrosen, Pseudarthrosen und Wachstumsstörungen.
  - *Versorgungsprinzipien:* offene Reposition und Schrauben- oder K-Draht-Osteosynthesen. Wachstumsfugen müssen geschont werden!

Femurschaft-Fraktur

- Allgemeine Informationen s. S. 262.
- **Spezielle Therapie:**
  - *Undislozierte Femurfrakturen:*
    - Ruhigstellung im Becken-Beingips für 3–6 Wochen.
    - Bei Kindern bis zum 3. Lebensjahr kommt der „over-head" Extensions-Heftpflasterverband zur Anwendung (als Toleranzgrenzen der Fehlstellung gelten 10° in der Sagittal- und Frontalebene, Rotationsfehler < 20° und Seitverschiebungen bis 50 % der Schaftbreite).
    - Bei älteren Kindern ist die offene Reposition und größenadaptierte Platten-Osteosynthese Methode der Wahl.
  - *Querfrakturen* sind für die elastische intramedulläre Markraumschienung geeignet.
  - *Polytrauma:* Fixateur externe ideal für die Primärversorgung oder zur definitiven Versorgung.

33.2 Spezielle Aspekte

Distale Femur-Fraktur

- Allgemeine Informationen s. S. 269.
- **Spezielle Therapie:** Distale Femurepiphysenverletzungen bedürfen der exakten Reposition und ggf. Osteosynthese mit Kirschnerdrähten oder Schrauben. Interponate werden offen entfernt. Den Gelenkflächen und der Symmetrie der Knieachsen ist dabei besondere Beachtung zu schenken.

Proximale Tibia-Fraktur

- Allgemeine Informationen s. S. 294.
- **Spezielle Therapie:**
  - *Frakturen der Eminentia intercondylaris* werden unter Berücksichtigung des Dislokationsgrades nach Meyer und Mc Keever eingeteilt. Bei Dislokation ist die arthroskopische oder offene Reposition und die Retention mit K-Draht oder Schraube anzustreben.
  - *Abrissbrüche der Tuberositas tibiae* sind offen zu reponieren und mit Schraube zu fixieren.
  - *Metaphysäre Unterschenkelfrakturen:* Therapie zur Vermeidung einer Valgusstellung. Zunächst geschlossene Reposition versuchen, wenn diese misslingt, offene Reposition und Platten-Osteosynthese anstreben.
  - *Impressionsfrakturen* des Schienbeinkopfes treten praktisch nicht auf..
  - Gipsschiene für 4–6 Wochen.

Tibiaschaft-Fraktur

- Allgemeine Informationen s. S. 298.
- **Spezielle Therapie:**
  - *Isolierte Tibiafrakturen:* Immer konservative Therapie über 4–6 Wochen mit Oberschenkelgips. Achsabweichungen > 10° lassen sich durch Gipskeilung korrigieren. Rotationsfehler müssen vermieden werden!
  - *Dislozierte, nicht reponible Frakturen und offene Frakturen:* Die größenadaptierte Platten-Osteosynthese ist das Verfahren der Wahl.

Distale Tibia-Fraktur

- Allgemeine Informationen s. S. 303.
- **Spezielle Therapie:**
  - *Stauchungsbrüche der distalen Metaphyse* sind unproblematisch. Eine Unterschenkelgipsbehandlung über 4 Wochen ist ausreichend.
  - *Distale Epiphysenfrakturen:*
    - Wegen des frühzeitigen Epiphysenfugenverschlusses gefürchtet.
    - Offene Reposition und Stabilisierung mit Kleinfragmentschrauben parallel zur Epiphysenfugenlinie. Dabei wird die „wasserdichte" Osteosynthese angestrebt.
    - Bei „two-plane"-Frakturen ist eine epiphysäre Schraube ausreichend, „tri-plane"-Frakturen bedürfen einer weiteren metaphysären Schraube.

Wirbelsäule

- Allgemeine Informationen s. S. 149.
- **Vorkommen, Lokalisation:**
  - Verletzungen der Wirbelsäule sind bei Kindern selten. Je jünger ein verletztes Kind, desto wahrscheinlicher liegt eine Verletzung der oberen HWS vor.

33.2 Spezielle Aspekte

Der Abschnitt C0/C1 und die Synchondrose des Dens axis sind am häufigsten betroffen.
- Besondere Verletzungen der wachsenden Wirbelsäule sind Lösungen der Epiphysenplatten sowie Frakturen der knorpeligen Zwischenzone (Synchondrose).

▶ **Spezielle Therapie bei Verletzungen der HWS:**
- Ab dem 10. Lebensjahr entsprechen Diagnostik und Behandlung weitgehend den Therapieprinzipien Erwachsener (S. 151).
- *Konservative Therapie* mit Halo-Fixateur.
- *Operative Therapie:*
  - Indikationen: An der oberen HWS nicht retinierbare sowie hochgradig instabile Verletzungen, an der unteren HWS Typ-B- und -C-Verletzungen (S. 150).
  - Operationstechnik: Sie entspricht in allen Einzelheiten der bei Erwachsenen (S. 154).

▶ **Spezielle Therapie bei Verletzungen der BWS und LWS:**
- *Undislozierte Frakturen* werden konservativ funktionell behandelt.
- *Luxationen und Luxationsfrakturen* werden offen reponiert (die Indikation zur Spondylodese erfolgt seltener als beim Erwachsenen).

◉ *Hinweis:* Die SCIWORA-Verletzung (**S**pinal **c**ord **i**njury **w**ith**o**ut **r**adiographic **a**bnormality) ist eine für das Kleinkindesalter charakteristische Läsion, die am häufigsten und ausgeprägtesten in Höhe der HWS vorkommt. Definitionsgemäß handelt es sich um Rückenmarkverletzungen mit inkompletten oder kompletten neurologischen Defiziten, bei denen in Röntgenaufnahmen und Computertomographie keine Frakturen nachweisbar sind.

Becken-Fraktur

▶ Allgemeine Informationen s. S. 231.
▶ Beckenverletzungen bei Kindern sind sehr selten.
▶ **Spezielle Therapie:** Instabile Frakturen werden geschlossen reponiert. Meist ist ein Beckenfixateur als Stabilisierung ausreichend. Selten ist die offene Reposition mit Schrauben-Osteosynthese erforderlich.

◉ *Cave:* Besonderes Augenmerk muss auf intraabdominelle und urologische Begleitverletzungen gelegt werden!

34.1 Distorsion

Grundlagen

- **Definition:** Kapsel-Band-Zerrung als Folge einer gewaltsamen, traumatischen Überschreitung der physiologischen Bewegungsgrenze – meist eines Scharniergelenkes – durch abnorme Beugung, Streckung oder Torsion.
- **Ursache, Verletzungsmechanismus:** Eine momentane „Subluxation" (mit sofortiger Selbstreposition) bewirkt eine Überdehnung oder Rupturierung („Zerreißung") des Kapsel-Bandapparates mit intra- und/oder paraartikulärer Blutung.
- Keine Klassifikation.

Klinische Symptomatik und diagnostisches Vorgehen

- **Klinische Symptomatik und Untersuchung:** Spontan- und Druckschmerz, Gelenkerguss, abnorme Beweglichkeit, lokale Überwärmung, Hämatom, Funktionseinschränkung.
- **Röntgen:**
  - Ausschluss knöcherner Verletzungen.
  - Ausschluss von Bandverletzungen (gehaltene Aufnahmen von oberem Sprunggelenk, Knie, Ellbogen).
- **Sonographie** zur Klärung der Ergusslokalisation (intra/extraartikulär).
- **Computertomographie** bei V. a. osteochondrale Fragmente.
- **MRT** bei Beschwerdepersistenz > 14 Tage (zum Ausschluss von chondralen Läsionen, bone bruise, Meniskopathien, Bandläsionen).

Therapie

- Schonung/Hochlagern, Kühlung, Kompressionsverband, bei starken Schmerzen und massiver Schwellung Gipsschienenimmobilisation für 1 Woche.
- Lokale (z. B. Diclofenac-Salbe 2–3mal tägl.) und systemische Antiphlogistika (z. B. Diclofenac 2–3 × 50mg/d p.o.).
- Ebenfalls möglich: Dimethylsulfoxid-Salbe, Bromelain-Salbe oder -Tabletten, Trypsin.
- Beschwerdeorientierte frühfunktionelle Behandlung, ggf. unter temporärer Ent- bzw. Teilbelastung.
- Arthroskopie bei Hämarthros zur Spülung und zum Ausschluss intraartikulärer operationsbedürftiger Verletzungen.

Prognose

- Bei sicherem Ausschluss schwerwiegender Verletzungen überwiegend gute Prognose mit Restitutio ad integrum, selten Dystrophie.

34.2 Muskelteilrupturen

Grundlagen

- **Definitionen:**
  - *Muskelfaserriss:* Überschreitung der Elastitizität von Myofibrillen mit Mikrorupturen.
  - *Muskelriss:* Ruptur im Bereich der Faszie mit zurückgezogenem Muskelbauch und Dellenbildung.
- **Ursache, Verletzungsmechanismus:**
  - Überlastung ungenügend trainierter Muskulatur.
  - Unkontrollierte Bewegung mit plötzlichen Spannungsänderungen durch Kontraktur der antagonistisch wirkenden Muskulatur.
  - Fehlende bzw. verzögerte Relaxation besonders bei Ermüdung, Flüssigkeits- und Elektrolytverlust.
  - Mangelnder Kälteschutz und ungenügende Aufwärmphase.
  - Direktes Trauma durch Stoß oder Schlag oder Tritt.

Klinische Symptomatik und Befunde

- Plötzlich stechender Schmerz, Druckschmerz.
- Geringe Schwellung, Funktionseinschränkung, Schonhaltung, Bluterguss (Spätzeichen), tastbare/selten sichtbare Dellenbildung.

Diagnostisches Vorgehen

- **Klinische Untersuchung:** Typische Symptomatik s. o.
- **Röntgen** zum Ausschluss knöcherner Verletzungen und von Bandverletzungen (gehaltene Aufnahmen).
- **Sonographie** zur Abgrenzung einer Sehnenruptur.
- **MRT** als Ausnahme bei diagnostischer Unsicherheit und bei komplexen Verletzungen.

Therapieprinzipien

- **Konservative Therapie** bei einfachen Verletzungen wie Dehnungen, Zerrungen, Muskelfaserriss.
- **Operatives Vorgehen** bei komplettem Muskelabriss, zu erwartendem Funktionsausfall, großem Hämatom, drohendem oder manifestem Kompartmentsyndrom, Notwendigkeit der schnellstmöglichen Wiederherstellung der Sportfähigkeit (Profisport).

Konservative Therapie

- Lokale (z. B. Diclofenac-Salbe) und systemische Antiphlogistika (z. B. Diclofenac $2-3 \times 50$ mg/d p.o.).
- Kühlung, elastischer Verband, Immobilisation, Sportkarenz.
- Selten erweiterte Physikalische Therapie erforderlich (Elektrotherapie, Iontophorese, Ultraschall).

Operationstechnik

- Direkte Naht.

Prognose

- Faserrisse heilen narbig aus, hinterlassen aber keine funktionellen Defizite.
- Volle Belastbarkeit ist nach 3-6 Wochen wieder erreicht.

34.3 Überlastungssyndrome, Insertionstendopathien

Grundlagen

- **Definition „Insertionstendopathien":** Abakterielle Entzündung der Sehnen bzw. Sehnenscheiden in Ansatznähe oder degenerative Veränderungen an Sehnenursprüngen und -ansätzen.
- **Mögliche Lokalisationen:**
  - *Ellbogen:* Epicondylitis humeri radialis (M. extensor digitorum, M. extensor carpi radialis brevis), Epicondylitis humeri ulnaris (M. pronator teres).
  - *Schulter:* Impingementsyndrom bei Tendinitis calcarea.
  - *Patella:* Ansatz des M. rectus femoris, Lig. patellae (Patellaspitzensyndrom).
  - *Schienbein:* M. tibialis, M. flexor hallucis longus, M. flexor digitorum longus.
  - *Plantaraponeurose:* Plantarer Fersenschmerz.
  - *Achillessehne:* Achillodynie.
- **Ursache, Verletzungsmechanismus:** Chronische Überlastung bei sportspezifischen Bewegungsabläufen mit Mikrotraumatisierung, lokaler Ödembildung und rezidivierenden Entzündungen. Störung der Mikrozirkulation mit nachfolgender Fibrose bis hin zur Sehnenruptur auf der Basis degenerativer Veränderungen.

Klinische Symptomatik

- Bewegungsspezifisch wiederkehrende Belastungsschmerzen disponierter Regionen (Tennisrückhand, Wurfdisziplinen, „Schwimmerschulter", „Läuferknie", Adduktorenzerrung).
- Lokale Ödembildung, Bursitis.

Diagnostisches Vorgehen

- **Klinische Untersuchung** mit Überprüfung typischer Bewegungsmuster (typische Symptome s. o.). Lokale Druckschmerzhaftigkeit.
- **Sonographie** (z. B. Kalk nachweisbar [Tendinosis calcarea], Bursitis).
- **Magnetresonanztomographie** zur Abgrenzung intraartikulärer Befunde bzw. multikausaler Schmerzursachen.

Konservative Therapie

- Reduktion der Belastung bis hin zur Immobilisierung, Sportkarenz.
- Bei Senk-Spreizfuß ggf. Einlagenverordnung.
- Akut lokale und systemische Antiphlogistika (Diclofenac-Salbenverbände, Diclofenac 2–3 × 50mg/d p.o.), ggf. auch Kortikoidinjektionen.
- Lokalanästhesie-Injektionen.
- Lokale physikalische Therapie, Eis, Elektrotherapie, Iontophorese, Ultraschall.
- Extrakorporale Stoßwellentherapie: Die hochenergetische Stoßwellentherapie führt zur Auslösung einer Hyperstimulationsanalgesie und zu Resorptionsmechanismen bei letztlich noch ungeklärten Wirkmechanismen. Nachweisbare/reproduzierbare positive Effekte bei Tendinosis calcarea, plantarem Fersenschmerz, Epicondylitis.

34.3 Überlastungssyndrome, Insertionstendopathien

Operationstechniken

- **Indikation:** Therapieresistenz.
- **Differenziertes Vorgehen:**
  - *Epicondylitis radialis humeri:* Ovaläre Diszision nach Homann und Denervierung nach Wilhelm.
  - *Tendinosis calcarea:* Arthroskopie und subakromiale Dekompression, ggf. mit Ausräumung eines Kalkdepots.
  - Ausräumung der Bursa subachillea, Paratenonresektion.

Prognose

- Zum Teil hartnäckige Beschwerden.
- Gegebenfalls Optimierung der Technik (z. B. beim Tennis) oder Wechsel der Sport-Disziplin empfehlen.

34.4 Ermüdungsfrakturen

Grundlagen

- **Definition:** Kontinuitätstrennung des Knochengewebes durch Mikrotraumen als Folge einer ungewohnten Überbeanspruchung.
- **Ursachen, Verletzungsmechanismus:** Außergewöhnlich hohe und dauerhafte Wechselbiegebelastung des Knochens (Materialermüdung). Häufig Beginn mit nur mikroskopisch sichtbarem, meist subperiostalem Anriss als Dauer- oder Gewaltfissur. Diese Primärschwächung führt durch Ausdehnung der Fissur zur spontanen Fraktur.
- **Beispiele:** Schipperfraktur des Dornfortsatzes von HWK 7, Marschfraktur von Mittelfußknochen, Hustenfrakturen von Rippen. Am häufigsten sind die unteren Extremitäten (mittlere und distale Tibia, Mittelfuß) betroffen.

Klinische Symptomatik

- Schmerzsymptomatik ohne erinnerliches Trauma.

Diagnostisches Vorgehen

- **Anamnese:** Nach etwaigen Überlastungen fragen.
- **Klinische Untersuchung:** Lokaler Druck- oder Belastungsschmerz (Biegebeanspruchung, axiale Stauchung).
- **Röntgen:** In der Anfangsphase häufig ohne verwertbares Ergebnis, gelegentlich kann eine haarfeine Linie vermutet werden. In wöchentlichen Abständen wiederholte Aufnahmen zeigen periostale Auftreibungen durch Kalluswolken.
- **Szintigraphie** (Methode der Wahl): Deutlich sensitiver als Röntgendiagnostik (meist mehrere Wochen früher entsprechende Veränderungen sichtbar). Indiziert bei ungeklärter Beschwerdepersistenz.
- **MRT** zur differenzialdiagnostischen Abgrenzung z. B. von Osteonekrosen.

Therapie

- Kurzfristige Schonung und Sportkarenz über ca. 4 Wochen bis hin zur Teil- oder Voll-Entlastung.
- Extrakorporale Stoßwellentherapie?

Prognose

- Langfristig ist mit einer vollständigen Wiederherstellung der Funktion zu rechnen.
- Rezidivprophylaxe durch Beratung über Verhaltensmaßnahmen (Art und Dosierung der sportlichen Aktivitäten, z. B. Sportkarenz, Disziplinwechsel) und Ausrüstung (festes Schuhwerk).

34.5 Abrissfrakturen

Grundlagen

- **Definition:** Knöcherne Ausrisse der Sehnenansätze bei nicht knöchern durchbauten Apophysen durch Kontraktion der an der entsprechenden Apophyse ansetzenden Muskelgruppe.
- **Ursache, Verletzungsmechanismus:** Übermäßiger aktiver oder passiver Muskelzug oder direktes Trauma (Sprint, Sprung, Kampfsport).
- **Lokalisation:**
  - Spina iliaca anterior inferior (M. rectus femoris).
  - Spina iliaca anterior superior (M. sartorius, M. tensor fasciae latae).
  - Tuber ischiadicum (Ischiokrurale Muskulatur).
  - Trochanter minor (M. iliopsoas).
  - Trochanter major (M. glutaeus medius).
  - Tuberositas tibiae (Patellarsehne).
  - Wirbelsäule (Aponeurosis lumbodorsalis).
  - Olekranon (M. triceps brachii).
  - Tuber calcanei (Achillessehne).

Klinische Symptomatik

- Plötzlich auftretende Schmerzen nach Schnellkraftleistung, verbunden mit Funktionsverlust der betroffenen Muskulatur und lokaler Druckschmerzhaftigkeit.

Diagnostisches Vorgehen

- **Anamnese:** Adäquates Trauma?
- **Klinische Untersuchung:** Typische Symptomatik s. o.
- **Röntgen:** Initial zur Abgrenzung muskulärer und tendinöser Verletzungen. Im Verlauf zum Ausschluss sekundärer Dislokationen.

Therapieprinzipien

- Überwiegend konservative Therapie (auch bei Sportlern!).
- Zu Indikationen für ein operatives Vorgehen s. u.

Konservative Therapie

- Im Bereich der Wirbelsäule, des Beckens und der Trochanteren kurzfristige Schonung und Sportkarenz über ca. 2 Wochen.
- Lokale und systemische Antiphlogistika.

Operative Therapie

- **Indikation + Vorgehen:** Abrissfrakturen an Fingerendgliedern (→ S. 392), Olekranon (S. 372), Tuberositas tibiae (→ Reposition und Schrauben-Osteosynthese) und Abrissfrakturen des Fersenbeines i. S. einer Entenschnabelfraktur (S. 323), sek. dislozierte Apophysen mit zu erwartendem Funktionsverlust (z. B. Spina iliaca anterior superior).

Prognose

- Nach 6–8 Wochen sind die Frakturen knöchern überbrückt, die Sportfähigkeit ist nach 2–3 Monaten wiederhergestellt.
- Langfristig ist mit einer vollständigen Wiederherstellung der Funktion zu rechnen.

35 Amputationsverletzungen

Grundlagen

▶ **Definitionen:**
  - *Amputation:* Verlust von Extremitäten(teilen).
  - *Replantation:* Wiederannähen vollständig abgetrennter Körperteile, im Allgemeinen unter Wiederherstellung der Blutzirkulation durch vaskuläre Anastomosen.
  - *Mikroreplantation versus Makroreplantation:* Bezieht sich auf die Gesamtmasse des Amputates, nicht auf Gefäß- und Nervendurchmesser der zu replantierenden Extremität. Mikroreplantationen (Hand bis proximal des Handgelenkes/Fußbereich bis einschließlich Sprunggelenk) haben im Gegensatz zur Makroreplantationen keine große Gefahr von Ischämie-Reperfusionsschäden mit den entsprechenden pathophysiologischen Reaktionen.
  - *Revaskularisation:*
    • *Überlebensrevaskularisation:* Gewisse anatomische Strukturen sind noch in ihrer Kontinuität erhalten. Distal der Verletzungsstelle ist die Durchblutung jedoch so weit zusammengebrochen, dass ein Überleben ohne chirurgische Gefäßrekonstruktion nicht zu erwarten ist.
    • *Verbesserungsrevaskularisation:* Das Überleben des Gewebes distal der Verletzung ist nicht vital gefährdet. Zur Verbesserung der Durchblutung werden arterielle und venöse Gefäßanastomosen angelegt.
▶ **Ursachen, Verletzungsmechanismus:** Trauma in Verkehr, Arbeit, kriegerischen Auseinandersetzungen (Minenverletzungen).
▶ **Klassifikation:**
  - *Komplette Abtrennung:*
    • Scharfe, guillotineartige Amputation: Glatte Schnittfläche mit fast unversehrtem Weichteilmantel (amputatio sensu stricto).
    • Abquetschamputation mit begrenztem Weichteilschaden.
    • Abquetschamputation mit ausgedehnter diffuser Schädigung des Weichteilmantels.
    • Avulsionsamputation: Ausreißen des amputierten Teiles an den Stellen der geringsten Reißfestigkeit der verschiedenen Gewebe (unterschiedliche Läsionshöhen).
  - *Inkomplette Abtrennung:* Die Hauptgefäßverbindungen und wesentlichen funktionellen Strukturen sind durchtrennt.

Klinische Symptomatik

▶ Insgesamt abhängig von betroffenem Körperteil, Unfallmechanismus und verstrichener Zeit zwischen Unfall und primärer bzw. definitiver Versorgung.
▶ **Kleinamputationen (Finger, Zehen):** Keine schwerwiegenden systemischen Reaktionen, evtl. aber erhebliche psychische Belastung (z. B. bei Verlust von Fingern der dominanten Hand).
▶ **Großamputationen (Hand, Arm, Fuß, Bein):** (Fast) immer erheblicher Blutverlust bzw. verbunden mit weiteren Verletzungen (Polytrauma, lebensgefährliches Verletzungsmuster).

Diagnostisches Vorgehen

▶ **Anamnese:**
  - *Unfallzeitpunkt:* Entscheidend für Replantationsversuch.
  - *Unfallhergang:* Kenntnis des Verletzungsmechanismus lässt Schlüsse auf eventuelle zusätzliche Schädigungen des Amputates zu (z. B. scharfe Abtrennung, Quetschverletzung, Ausriss).

35 Amputationsverletzungen

- **Klinische Untersuchung:**
  - *Allgemein:* Vitalfunktionen und Untersuchung auf weitere Verletzungen, da das Verletzungsmuster die Entscheidung über eine eventuelle Replantation erheblich beeinflusst.
  - *Abklärung bezüglich Vorerkrankungen* (kardiopulmonal, vaskulär oder metabolisch) bzw. Replantations-Kontraindikationen.
  - *Amputat bzw. Stumpf:* Höhe der Amputation. Ausdehnung der Gewebedefekte distal (Amputat) und proximal (Stumpf). Bestimmung der Amputationslinie.
- **Röntgen:** Standardaufnahmen der betroffenen Extremität und des Amputates.

Therapieprinzipien

- **Primärmaßnahmen:**
  - *Kleinamputationen:* Steriler Druckverband am Amputationsstumpf, Hochlagern der Extremität.
  - *Großamputationen:*
    - Stabilisierung der vitalen Funktionen.
    - Kein Zeitverlust durch Suchen von abgetrennten Körperteilen, sondern sofortiger Transport in eine Klinik.
    - Schmerzbekämpfung, steriler Druckverband am Amputationsstumpf (*cave* keine Abbindungen vornehmen!), eventuell mit Blutdruckmanschette, Hochlagern der betroffenen Extremität.
    - Transport des Amputates s. u.
- **Transport des Amputates:** Das Amputat in sterilen Kompressen trocken in einer Kühlpackung mit zwei Plastiksäcken verpacken. Das Amputat befindet sich dabei wasserdicht in der ersten Packung (kein direkter Kontakt mit Eis!), die in einen zweiten Beutel mit Eiswasser (1/3 Eis, 2/3 Wasser) gelegt wird (vgl. Abb. 176 S. 387).
- **Klinik:** Ziel ist die möglichst rasche, endgültige Behandlung, entweder die Replantation oder definitive Amputation.

Replantation

- **Indikationen:**
  - *Relative Indikation:* Abtrennung eines einzelnen Langfingers, von Zehen oder von Vorfußteilen. Ganzer Arm oder Bein (siehe Anmerkungen zur Amputationslinie).
  - *Absolute Indikation:* Abtrennung von Daumen, sämtlicher Langfinger, der ganzen Hand oder Fuß.
- ⊘ ***Aber:*** Die Indikation zur Replantation ist entscheidend abhängig vom Unfallzeitpunkt, von der Höhe der Amputationslinie, vom Ausmaß des Weichteilschadens der betroffenen Extremität, von Zusatzverletzungen (Polytrauma?) und vom Alter des Patienten.
  - *Unfallzeitpunkt:*
    - *Kleinamputationen:* Eine schnellstmögliche Replantation ist anzustreben. Kleinamputate können, bei + 4 °C und trocken verpackt, viele Stunden konserviert werden (ein Finger bis zu 24h, eine Hand bis zu 12h).
    - *Großamputation:* Für die Replantation einer Extremität gilt die 6-Stunden-Grenze. Nur bei exakter Kühlung (+ 4 °C) der Amputate ist eine Anoxämiezeit von mehr als 6h tolerabel.

35 Amputationsverletzungen

- *Höhe der Amputationslinie:* Bei Makroreplantationen gilt: Je proximaler die Amputation, desto zurückhaltender die Indikation zur Replantation, wegen drohende Ischämie-Reperfusionsschäden mit den teilweise erheblichen nachfolgenden pathophysiologischen Reaktionen und der ungünstigeren sensorisch-motorischen Nervenregeneration.
- *Ausmaß des Weichteilschaden:* Massive Weichteilzerstörungen stellen eine Kontraindikation zur Replantation dar, ebenso massive Schädigungen von Nervenplexen bei Ausrissamputationen.
- *Zusatzverletzungen:* Abzuwägen ist der zu erwartende funktionelle Gewinn gegenüber dem Risiko für den Patienten. Bei polytraumatisierten Patienten erlaubt das Verletzungsmuster häufig keine zeitaufwendigen Replantationsversuche („limb for life"). Bei Amputaten mit großer Muskelmasse drohen erhebliche Ischämie-Reperfusions-Schäden.
- *Alter des Patienten:* Beurteilung des biologischen Alters des Patienten und nicht des chronologischen. Bei Kindern ist die Indikation zur Replantation und Revaskularisation weiter zu stellen, da eine erheblich bessere Tendenz zur Nervenregeneration besteht. Die Replantation großer Gliedmaßenabschnitte jenseits des 50. Lebensjahres erfolgt nur in Ausnahmefällen.

▶ **Reinigung und Débridement:**
- Zur Verkürzung der Operationszeit arbeiten zwei Teams gleichzeitig: das eine am Stumpf, das andere am Amputat.
- Reinigung des Amputates unter sterilen Bedingungen mit Bürste unter intensiver Spülung. Keine Desinfektion der Wunde selbst, lediglich die umliegende Haut behandeln unter Verwendung einer farblosen Desinfektionslösung (erlaubt Beurteilung der Mikrozirkulation). Gleichzeitig Markieren der später zu verwendenden Nerven und Gefäße mit feinem Nahtmaterial.
- Amputate mit großer Muskelmasse mit UW-(University of Wisconsin) oder Euro-Collins-Lösung von + 4 °C blutleer spülen zur Kühlung und Verminderung der Gefahr eines Ischämie-Reperfusions-Syndroms. Dann Débridement unter Spülung mit Ringer-Lösung und stetiger Kühlung des Amputates vornehmen.

▶ **Vorgehen bei Replantation:**
1. Skelettstabilisation: Eventuell Verkürzungsosteotomie, gefolgt von primär stabiler Osteosynthese.
2. Kontinuitätswiederherstellung der durchtrennten Strukturen: Von der Tiefe gegen die Oberfläche. Anlegen der Gefäßanastomosen zur Reperfusion. Vor der Freigabe der arteriellen Zirkulation eine, besser mehrere Venenanastomosen sicherstellen.
3. Mikrochirurgie an Nerven und weiteren Gefäßen. Insbesondere bei den Nerven auf Spannungsfreiheit achten.
4. Sehnennähte oder primäre Sehnen-Muskel-Transposition.
5. Vor der Hautnaht soll beim Wundverschluss eine primäre Dekompression aller Muskelkompartimente durch Fasziotomie(n) gesichert werden. Bei nicht spannungsfreiem Verschluss der Hautwunde temporäre Kunsthautdeckung (z. B. Epigard).
    - *Hinweis:* Eine Replantation hat nur Erfolg, wenn eine ausreichende Zirkulation wiederhergestellt ist. Ein optimales funktionelles Resultat kann nur durch eine gute Reinnervation erzielt werden.

35 Amputationsverletzungen

6. Je nach Weichteilschaden und Replantationsverfahren second-look nach 24–48 Stunden.
7. Eventuell notwendige plastisch-rekonstruktive Maßnahmen (mikrovaskuläre Gewebetransplantationen und Kallusdistraktion) erst nach geglückter Replantation.

▶ **Nachbehandlung:**
- *Periodische klinische Kontrolle* der Blutzirkulation im revaskularisierten Teil: In den ersten 8h alle 30min, anschließend stündlich für weitere 48h, danach alle 2–3h bis zum 6. postoperativen Tag.
- *Laborüberwachung* von Serumelektrolyten, Lungen- und Nierenfunktion zur Erfassung eines möglichen Postischämie-Syndroms.
- *Postoperativer Blutersatz* bei ausgedehnten Blutverlusten, bis ein Hämatokritwert von ca. 32% erreicht ist (Hämodilution für optimale Perfusion im Bereich der Mikrozirkulation).
- *Antikoagulation:* Nicht zwingend bei Replantation scharfer Amputationen (Voraussetzung: Perfekt ausgeführte mikrovaskuläre Anastomosen). Bei ausgedehnten Gewebeschäden Heparin 10000IE i. v. und zusätzlich Acetylsalicylsäure 3 × 300mg über fünf Tage.
- *Breitspektrumantibiotikum* bis zum fünften postoperativen Tag.

▶ **Prognose:**
- Entscheidend ist die Beurteilung des biologischen Alters des Patienten. Amputationen auf günstigem Niveau und von günstigem Verletzungstyp können auch bei älteren Personen prognostisch gut verlaufen.
- Die Einheilung nach scharfer Amputation ist in der Regel gut.
- Prognostisch ungünstig sind Amputationsverletzungen mit diffuser Gewebeschädigung, da nicht auszumachendes devitalisiertes Gewebe zur Infektion und starke Fibrosierung zu einer Funktionseinbuße führen können.
- Avulsionsamputationen haben die schlechteste Prognose. Meistens sind hier Gefäßrekonstruktionen mit langen Veneninterponaten und Reinnervation durch sekundäre Nerventransplantation notwendig.
- Als mögliche Komplikationen im Alter (v.a. ab 50 Jahren) sind die höhere Anfälligkeit auf postoperative Komplikationen, das Versteifen von Gelenken, Sehnenadhäsionen, eine schlechtere Nervenregeneration und die Kälteintoleranz zu nennen.

Amputation

◉ *Hinweis:* Ist keine Replantation einer abgetrennten Extremität möglich, so ist eine Amputation nicht als verzweifelter Abschluss einer erfolglosen Behandlung anzusehen, sondern als Beginn der Rehabilitation.

▶ **Ziel** einer guten Amputation ist die Schaffung eines schmerzfreien, muskelkräftigen und gut durchbluteten Stumpfes, der eine gute Belastung erlaubt und mit einer Kontaktprothese versorgt werden kann.

▶ **Amputationshöhe:**
- *Generell:*
  • So sparsam wie möglich amputieren bzw. nachamputieren. Die Höhe der Amputation wird durch den Zustand der Weichteile bestimmt. Beim primären Eingriff muss so viel wie möglich von intakter Haut belassen werden. Die endgültige Stumpfform kann bei einem sekundären Eingriff konfiguriert werden.

35 Amputationsverletzungen

- Der längere Amputationsstumpf ist bei erhaltener funktionstüchtiger Muskulatur besser wegen des längeren Hebelarmes. Die Haut über der Amputationsstelle sollte eine normale Sensibilität oder zumindest eine Schutzsensibilität haben.
- An *Arm und Bein* ist jeder Zentimeter wichtig, wenn möglich die Kondylen erhalten (→ bessere und kürzere prothetische Versorgung).
- *Amputationsgrenze am Unterschenkelstumpf:* Die günstigste Länge ist oberhalb der Mitte bis zur oberen Drittelgrenze der Tibia, da die Wadenmuskulatur zur Deckung zur Verfügung steht. Alternativ: Exartikulation im Kniegelenk oder Callander-Stumpf (Amputationslinie kurz oberhalb der Kondylen unter Wegfall der Kniescheibe).
- *Am Oberschenkelstumpf:* Exartikulation im Kniegelenk oder Amputation auf Höhe des unteren Drittels des Oberschenkelschaftes.

▶ **Amputationstechniken:**
- *Offene* (mehrzeitige) bei allen Amputationen bzw. Nachamputationen mit großem Weichteilschaden. Initial Guillotine-(Nach-)Amputation mit Versorgung der Blutgefäße und Zurückkürzen der Nerven. Second-look nach 24–48 h. Bei sauberen Wundverhältnissen endgültige Stumpfbildung.
- *Geschlossene* (einzeitige) häufig bei Fingeramputationen, bei denen keine Replantation erfolgt. Nach Débridement definitive Stumpfversorgung.

▶ **Wichtige Strukturen, die besonders beachtet werden müssen:**
- *Knochen:*
  - Bei allen Extremitätenamputationen muss eine optimale Durchblutung auch der terminalen Knochenabschnitte sichergestellt sein. Neben diesen physiologischen Überlegungen kommen noch mechanische Anforderungen an das Amputat hinzu.
  - Das *Periost* führt einen Teil der knochenernährenden Gefäße und muss daher bei der Amputation sehr sorgfältig behandelt werden. Durchschneiden des Periostes mehrere Zentimeter unterhalb der geplanten Amputationshöhe. Sorgfältiges Hochschieben des Periosts und anschließend Durchtrennen des Knochens (*cave* Überhitzung des Knochens bei der Durchtrennung vermeiden!). Das Periost über den Sägequerschnitt des Knochens ziehen und dicht vernähen.
- *Muskulatur* (myoplastische Deckung und Myodese):
  - Ziel der myoplastischen Deckung ist die Herstellung von funktionstüchtigen Muskelschlingen über den Knochenstumpfenden zur Wiederherstellung einer normalen Muskelspannung, von normalen Muskelaktionen im Stumpfgebiet, zur Besserung des arteriellen Blutzuflusses und des venösen Rückflusses zum bzw. vom Stumpf, zur muskulären Führung des Stumpfendes, zur guten Anpassung einer Kontakt-Prothese.
  - Bei der *myoplastischen* Deckung des Stumpfendes sollten Agonisten mit den Antagonisten über dem Stumpfende verbunden werden. Bei der *Myodese* werden einzelne Muskel-Gruppen am Knochen fixiert. Dabei muss auf eine gute Deckung des Stumpfendes geachtet werden.
- *Gefäße:*
  - Große Arterien und Venen aufsuchen und unterbinden (Ligatur und zusätzliche Gefäßdurchstechung), kleinere Gefäße koagulieren.
  - Da die meisten Amputationen in Blutsperre mit einer pneumatischen Blutdruckmanschette durchgeführt werden, muss vor Vervollständigung des Stumpfes die exakte Hämostase durch Ablassen der pneumatischen Blutsperre überprüft werden.

35 Amputationsverletzungen

- *Nerven:*
  - Die großen Nerven aufsuchen und so durchtrennen, dass später keine Nerven- oder Stumpfschmerzen auftreten. Zur Verhinderung von Neuromen werden verschiedene Verfahren empfohlen.
  - Gute Erfahrungen wurden mit einer Durchtrennung und Ligatur der großen Nerven einige Zentimter oberhalb der Amputationslinie gemacht, wobei oberhalb der Ligatur der Nerv nochmals gequetscht wurde. Kleinere Nerven müssen nicht unterbunden oder gequetscht werden.
- *Haut und Unterhaut:* Die Subkutis und die Haut erhalten Ihre Blutversorgung über Gefäße von der Muskulatur, die durch die Faszie dringen. Das muss bei allen Manipulationen am Stumpfende beachtet werden, da die Haut bei Amputationen ein wichtiges und empfindliches Organ darstellt. Nur Haut mit intakter Sensibilität (zumindest eine Schutzsensibilität) garantiert einen Stumpf, der prothetisch versorgt werden kann. Die Hautlappen müssen so präpariert sein, dass ihre Länge nicht größer ist als ihre Basis. Ein Stumpf muss spannungsfrei mit Haut zu decken sein.

▶ **Nachbehandlung:**
- Nach gesicherter Wundheilung erfolgt am Arm oder Bein das Wickeln des Stumpfendes zur Reduktion des postoperativen Ödems.
- *Prothetische Versorgung* des Stumpfes so früh wie möglich, wobei häufig die Prothese in der ersten Zeit den wechselnden Stumpfverhältnissen angepasst werden muss. Bei der prothetischen Sofortversorgung wird unmittelbar nach der Amputation eine provisorische Prothese angelegt, die an der Verbindungsstelle (Interface) Stumpfende/Prothesenschaft eine gewisse Elastizität aufweist, jedoch auch ein Abgleiten der Prothese verhindert. Der Patient kann damit mobilisiert werden. Eine gute Wundkontrolle ist obligat, der Stumpf muss entsprechend seiner Lokalisation gewickelt werden. Eine definitive Prothese kann nach 6–8 Wochen angepasst werden.

▶ **Komplikationen:**
- *Stumpfschmerzen:* Ursachen dieser Form von Schmerzen müssen genau abgeklärt werden (z.B. ausgehend von der Narbe, schlechte Durchblutung der Weichteile, Neurom[e], Infekt). Eventuell Stumpfkorrektur.
- *Phantomschmerzen:* Die Phantomschmerzen müssen vom Phantomgefühl (Gefühl der noch vorhandenen Extremität, aber ohne Empfinden von Schmerzen) unterschieden werden. Die Ursache von Phantomschmerzen sind nicht bekannt. *Therapie:*
  - Konservative Maßnahmen: Analgetika, Neuroleptika, lokale Injektionen, Nervenblockaden, elektrische Stimulation, Akupunktur.
  - Chirurgische Maßnahmen (bei starken Schmerzen, am besten in darauf spezialisierten Einrichtungen): Periphere Neurektomie, dorsale Rhizotomie, Sympathektomie, anterolaterale Chordotomie und neurochirurgische Interventionen am Gehirn.
- *Weitere:* Instabiler Stumpf, zu langer Weichteilmantel, Neurome. Therapie: Lokaler chirurgischer Eingriff.

▶ **Sonderfall** *nicht-replantierbare Amputate als Gewebebank:* Aus nicht mehr replantierbaren Amputaten können Knochenstücke, Gelenke, Gefäß- und Nervensegmente oder gar ganze mikrovaskulär transplantierbare Gewebsareale gewonnen werden. Besonders nutzbringend ist die Verwendung einer intakten Fußsohle als reiner Weichteillappen, als osteokutanes Transplantat (Stumpfverlängerung) oder zur Herstellung eines auf Dauer endständig belastbaren Amputationsstumpfes (Erleichterung der prothetischen Versorgung).

36.1 Erfrierung

Grundlagen

- **Definition:** Lokaler Gewebeschaden durch (intensive) Kälteeinwirkung.
- **Klassifikation** (Erfrierungsgrade):
  - *Grad I* (Kutis): Blässe, Hypästhesie/Hypalgesie.
  - *Grad II* (Kutis, Subkutis): Schwellung (Ödem), Blasenbildung, livide Verfärbung, Anästhesie/Analgesie.
  - *Grad III* (Kutis, Subkutis, Muskulatur): Zyanose, hämatoseröse Blasen, evtl. Mumifizierung.

Klinische Symptomatik

- Zunächst Schmerzen, im Verlauf evtl. Sensibilitätsstörung bis zur Anästhesie.
- Hautblässe.
- Schwellungen.
- Blasenbildung.

Diagnostisches Vorgehen

- Anamnese, klinische Untersuchung (dabei ausreichende Analgesie sicherstellen!).
- Ausschluss einer systemischen Hypothermie (Temperaturmessung, neurologische Untersuchung, Puls-, Blutdruckmessung, EKG).

Therapieprinzipien

- Schmerztherapie (z. B. Morphin 5–10mg i.v.).
- Auskühlung des Patienten verhindern (mit Decken o.ä.).
- Betroffene Körperteile gepolstert lagern.
- Wiedererwärmung betroffener Körperteile so frühzeitig wie möglich beginnen: z. B. Eintauchen in 38–40° warmes Wasser für 20–30 Minuten (dabei auf ausreichende Analgesie achten!).
- Abtragung von Nekrosen, eventuell Amputation von Gliedmaßen (vgl. S. 453).

36.2 Verbrennung

Grundlagen

- **Definition:** Gewebsschädigung durch lokale Hitzeeinwirkung.
- **Ursachen:**
  - Heiße Flüssigkeiten (Verbrühung), Gegenstände und Strahlung.
  - Offenes Feuer, Hochspannungsunfall, Blitzschlag.

Pathophysiologie

- **Lokale Gewebeschädigung:**
  - *Primäre* lokale Gewebeschädigung durch direkte Hitzeeinwirkung.
  - *Sekundäre* lokale Gewebeschädigung durch überhitztes umgebendes Gewebe (sog. „Nachbrennen").
  - Lokale Freisetzung gewebeschädigender Mediatoren.
- **Verbrennungskrankheit:** Systemische Auswirkungen der lokalen Verbrennung durch Mediatorfreisetzung (z. B. Zytokine, Proteinasen):
  - Generalisierter Kapillarschaden (erhöhte Kapillarpermeabilität): Entwicklung eines interstitiellen Ödems mit intravasalem Flüssigkeitsmangel.
  - Disseminierte intravasale Gerinnung (DIC).
  - Organschädigung, z. B. Lunge, Niere: Multiorganversagen.
- **Hypovolämischer Schock:** Flüssigkeitsverluste über die Wunde und in das Interstitium.
- **Rauchgasvergiftung:** Inhalationstrauma und/oder Vergiftung durch Feuer in geschlossenen Räumen:
  - *Heiße Gase:* Direkte thermische Atemwegs- und Lungenschädigung.
  - *Reizgase:* Atemwegsschwellung und Lungenödem.
  - *Unvollständige Verbrennung:* Kohlenmonoxidvergiftung.
  - *Kunststoffverbrennung:* Zyanidvergiftung; klinisch relevante Zyanidvergiftung im Rahmen einer Verbrennung jedoch selten.

Verbrennungsgrade

- **Verbrennung I°:** Keine Hautzerstörung. Für die Prognose der Verbrennung wenig bedeutsam. Hautrötung (Hyperämie), Schwellung (Ödem), Schmerzen bei Berührung. Spontanheilung (z. B. Sonnenbrand).
- **Verbrennung II°:**
  - *IIa:* Schädigung der Epidermis: Hautrötung, Blasenbildung, feuchter Wundgrund, Schmerzen bei Berührung, Sensibilität erhalten. Spontanheilung zu erwarten.
  - *IIb:* Schädigung von Oberhaut, Lederhaut: Blasenbildung, trockener Wundgrund, blasse und gerötete Areale, Sensibilitätsverlust. Defektheilung mit Narbenbildung.
- **Verbrennung III°:** Schädigung aller Hautschichten bis in die Subkutis: Gräulich-weißliche Verfärbung der Haut (koaguliertes Kollagen) mit sichtbaren koagulierten Blutgefäßen. Keine Schmerzen, da Schmerzrezeptoren zerstört. Hautregeneration nicht mehr möglich.
- **Verbrennung IV°:** Beteiligung von Muskeln, Sehnen oder Knochen: Gewebeverkohlung.

36.2 Verbrennung

Verbrennungsausmaß

> **Abschätzung der verbrannten Körperoberfläche bei Erwachsenen:** Neuner-Regel nach Wallace (Abb. 225):
> - *Kopf* (inkl. Hals): 9 %.
> - *Arm:* 9 %, beide Arme 18 %.
> - *Bein:* 18 %, beide Beine 36 %.
>   - Unterschenkel: 9 %, beide Unterschenkel 18 %.
>   - Oberschenkel: 9 %, beide Oberschenkel 18 %.
> - *Stamm:* 36 %.
>   - Thoraxvorderseite: 9 %.
>   - Thoraxrückseite: 9 %
>   - Abdomenvorderseite: 9 %.
>   - Lendenregion (Abdomenrückseite): 9 %.
> - *Genitalregion:* 1 %.

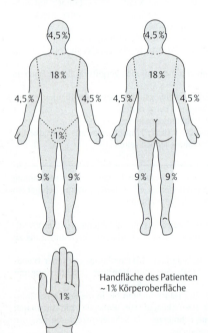

Handfläche des Patienten ~1% Körperoberfläche

Abb. 225 Abschätzung der verbrannten Körperoberfläche nach Wallace („Neunerregel")

36.2 Verbrennung

- **Abschätzung der verbrannten Körperoberfläche bei Kindern** (Abb. 226):
  - *Altersabhängige Unterschiede der Körperproportionen:* Insbesondere ist die Hautoberfläche des Kopfes an der Gesamtkörperoberfläche in der frühen Kindheit deutlich höher als im Erwachsenenalter, und der Anteil der Beine deutlich niedriger.
  - *Faustregel* für Kinder < 10 Jahre in Bezug auf die Neuner-Regel:
    - *Kopf:* $9 + (10 - \text{Alter}_{[\text{Jahre}]})$.
    - *Bein:* $18 - (10 - \text{Alter}_{[\text{Jahre}]}) \div 2$.

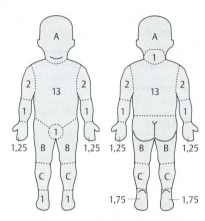

Alter (Jahre)	A (50 % des Kopfes)	B (50 % eines Oberschenkels)	C (50 % eines Unterschenkels)
0	9,5 %	2,75 %	2,5 %
1	8,5 %	3,25 %	2,5 %
5	6,5 %	4 %	2,75 %

Abb. 226 Berechnung der verbrannten Körperoberfläche bei Kindern

- **Faustregel für Erwachsene und Kinder** (gilt für alle Altersgruppen): 1 Patientenhandfläche (inkl. der Finger) = etwa 1 % KOF.

Schweregradeinteilung (nach American Burn Association)

- **Geringgradige Verbrennungen:**
  - Verbrennungen I°.
  - Verbrennungen II° < 15 % KOF bei Erwachsenen; < 5 % KOF bei Kindern und Greisen.
  - Verbrennungen III° < 2 % KOF.

36.2 Verbrennung

- **Mäßiggradige Verbrennungen:**
  - Verbrennungen II° 15–25 % KOF bei Erwachsenen; 5–20 % KOF bei Kindern und Greisen.
  - Verbrennungen III° 2–10 % KOF.
- **Schwere Verbrennungen:**
  - Verbrennungen II°> 25 % KOF bei Erwachsenen; > 20 % KOF bei Kindern und Greisen.
  - Verbrennungen III°> 10 % KOF.
  - Verbrennungen der Hände, Gesicht, Augen, Ohren, Füße, Geschlechtsteile.
  - Begleitendes Inhalationstrauma, begleitendes Polytrauma, Stromverletzung, erhebliche vorbestehende Erkrankungen.

Klinische Symptomatik

- **Lokale Symptome:** Schmerzen (Verbrennungen I° und II°), Hautrötung, Blasenbildung, Hautablösung, Verkohlung.
- **Allgemeinsymptome:**
  - Tachykardie.
  - Hypotension (durch Schock) *oder* Hypertension (durch starke Schmerzen).
  - *Atemnot:*
    - Bronchospasmus und/oder Stridor bei Inhalationstrauma und Verbrennungen der Atemwege.
    - Störung der Atempumpe bei zirkulären Verbrennungen des Thorax.

Diagnostisches Vorgehen

- Inspektion des entkleideten Patienten; Inspektion der Mundhöhle (Verbrennungsanzeichen? Ruß?).
- Anamnese: Unfallhergang.
- Apparativ: Puls-, Blutdruckmessung, EKG, Pulsoxymetrie.

Notfalltherapie

- **Sauerstoffgabe** 4–8 l/min.
- **Intubation und Beatmung** – großzügige Indikationstellung bei:
  - Bewusstlosen und ateminsuffizienten Patienten.
  - Verbrennungen im Gesichtsbereich, Mund und Rachen (*cave* Schwellungsgefahr und Gefahr der Atemwegsverlegung!).
  - Schweren Verbrennungen.
- **Infusionstherapie:**
  - *Achtung:* Eine adäquate Infusionstherapie ist neben der Atemwegssicherung die entscheidende präklinische Maßnahme!
  - *Venenpunktion* (1–2 Venenverweilkanülen): Möglichst nicht im Bereich verbrannter Hautareale.
  - *Wahl der Infusionslösung:*
    - Kristalloide: Vollelektrolytlösung, z. B. Ringer-Lösung; Volumenersatzlösung der 1. Wahl.
    - Kolloide wie HAES, Dextrane oder Gelatine können insbesondere im schweren hypovolämischen Schock und bei zusätzlichen Volumenverlusten, z. B. durch begleitendes Trauma, eingesetzt werden.
  - *Achtung:* Kolloidale Volumenersatzmittel sind in der initialen Volumentherapie von Verbrennungen meist nicht erforderlich; sie sind jedoch *nicht* kontraindiziert!

36.2 Verbrennung

- *Dosierungsanhalt nach der Parkland- oder Baxter-Formel:*
- **Achtung:** Infusionsmenge (Vollelektrolytlösung) pro 24 h in ml = 4 × kg KG × % verbrannter KOF.
  - Hälfte innerhalb der ersten 8 Stunden infundieren.
  - Zusätzlich Deckung des Basisbedarfs: ca. 30–40ml/kg KG/d.
  - Tatsächliche Infusionsmenge vom aktuellen Volumenstatus (Urinausscheidung, ZVD, PCWP) und der Kreislaufsituation (z. B. Hypotension) abhängig machen.
  - Überinfusion vermeiden, sonst Ödemverstärkung.
  - Unterinfusion vermeiden, sonst Hypoperfusion, Schock.
- **Faustregel:** Anhalt für präklinische Infusionsmenge bei Patienten mit schwerer Verbrennung innerhalb der 1. Stunde nach Verbrennung (im Schock kreislaufangepasst u.U. mehr infundieren!):
  - Erwachsene: 1000 ml Vollelektrolytlösung, z. B. Ringer-Lösung.
  - Kinder: 20ml/kg KG Vollelektrolytlösung, z. B. Ringer-Lösung.
- **Katecholamintherapie:** Nur bei Infusionstherapie-resistenter Hypotension (schwerer Schock) indiziert; z. B. Akrinor 0,5–2ml i.v. oder Dopamin 5–20 µg/kg KG/min.
- **Analgesie:** Opioide, z. B. Morphin 5–10mg i.v. (*oder* Ketamin 20–40mg i.v.).
- **Narkose (ggf.):** Stets als Intubationsnarkose mit kontrollierter Beatmung:
  - *Narkoseeinleitung:* z. B. Etomidate 0,2–0,3mg/kg KG (20–30mg) i.v. *oder* Ketamin 1–2mg/kg KG (50–200mg) i.v.
  - *Narkoseaufrechterhaltung:* Mehrere Möglichkeiten, z. B.:
    - Opioid-Benzodiazepin-Kombinationsnarkose: Fentanyl 1–4µg/kg KG alle 10–30 Minuten i.v. + Diazepam oder Midazolam 0,1mg/kg KG alle 10–30 Minuten i.v.
    - Ketamin-Benzodiazepin-Kombinationsnarkose (indiziert besonders im Schock): Ketamin 1mg/kg KG alle 10–15 Minuten + Diazepam oder Midazolam 0,1mg/kg KG alle 10–15 Minuten i.v.
- **Kaltwasserbehandlung:**
  - *Prinzip:* Schmerzlinderung und Verminderung des Nachbrennens durch frühzeitige lokale Kühlung.
  - *Durchführung* (wenn möglich):
    - Kaltes Wasser ca. 10–20 Minuten über verbrannte Hautareale fließen lassen.
    - Alternativ wiederholt wassergetränkte Kompressen auflegen.
  - *Gefahren:* Hypothermie, insbesondere bei Kindern!
  - **Cave:** Zu intensive und zu lange andauernde Kühlung vermeiden!
- **Abdeckung verbrannter Körperareale** (nach der Kühlungsbehandlung): Mit steriler Folie (z. B. Metalline-Tücher).
- **Therapie bei Rauchgasinhalation:**
  - *Inhalative Kortikosteroide:* z. B. Budesonid 2–4 Hübe p.i. alle 5–10 min.
  - *Bronchospasmolytika:* z. B. Fenoterol 2 Hübe p.i. bei Bedarf *oder* Theophyllin 200–400mg i.v.
- **Verlegung:** Bei schweren Verbrennungen möglichst rasche Verlegung in ein Verbrennungszentrum – Adressen siehe S. 589.

36.2 Verbrennung

Chirurgische Initialbehandlung

- Desinfektion mit PVP-Jod.
- Entfernung von Haaren, Blasen und Hautfetzen.
- Applikation antimikrobieller Substanzen (Salbentüll, Silbersulfadiazine).
- Eventuell Spalten von Verbrennungsschorf (Escharotomie; Abb. 227) oder Muskelfaszien (Fasziotomie).

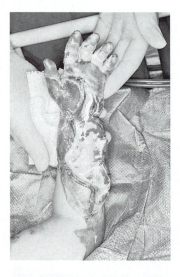

Abb. 227 Verbrennungen am Unterarm und der Hand mit entlastender Escharotomie und Fasziotomie. Defekt temporär mit Epigard gedeckt

Chirurgische Definitivbehandlung

- Tangentiale Exzision (mit Dermatom).
- Tiefe Exzision.
- Freie Hauttransplantation (mesh-graft) und Lappenplastiken.

36.3 Elektrounfall

Grundlagen

- **Mögliche Formen:**
  - Niederspannungsunfall (Spannung < 1000 Volt).
  - Hochspannungsunfall (Spannung ≥ 1000 Volt).
  - Blitzschlag.
- **Mögliche Folgen, Verletzungsmechanismus:**
  - *Primäre Stromschäden:*
    - Elektrische Schädigung: Herzrhythmusstörungen.
    - Thermische Schädigung: Verbrennung.
  - *Sekundäre Stromschäden:* Sturz, Schädel-Hirn-Trauma, Querschnittlähmung, Frakturen.

Mögliche klinische Symptomatik

- Herzrhythmusstörungen bis hin zu Kammerflimmern, Asystolie (v.a. bei Niederspannungsunfällen).
- Blutdruckschwankungen (Hypertension, Hypotension, Schock).
- Atemstörungen, Bewusstseinsstörungen.
- Verbrennungen (v.a. bei Hochspannungsunfällen; Abb. 228).
- Oligo-/Anurie (Nierenaffektion/-versagen durch Myoglobinurie bei thermischer Zerstörung von Muskelgewebe → Crush-Niere).
- Frakturen.

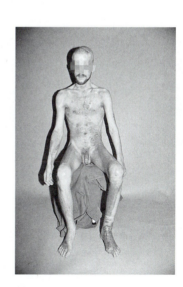

Abb. 228 Patient nach Starkstromverbrennungen. Eintrittstelle am Kopf und Austrittstelle am linken Fuß mit Zehenteilverlust

36.3 Elektrounfall

Diagnostisches Vorgehen
- Anamnese, klinische Untersuchung.
- Puls-, Blutdruckmessung, EKG.

Therapieprinzipien
- Kontinuierliche Kreislaufüberwachung und -stabilisierung.
- Bei Herzrhythmusstörungen Therapie nach internistischer Maßgabe.
- Bei Verbrennungen s. S. 460.
- Flüssigkeitstherapie zur Beherrschung einer Myoglobinurie (Flüssigkeitszufuhr und damit Diurese steigern, evtl. zusätzlich Mannitol und/oder Natriumbikarbonat).
- Auf ausreichende Analgesie achten (S. 71).

36.4 Blitztrauma, Verletzung durch Blitzschlag

Grundlagen

➤ **Allgemeine Informationen:**
- Bei Blitzen handelt es sich um Gleichstrom-Lichtbögen, die von Wolke zu Wolke oder von Wolke zu Erdoberfläche fließen.
- In seinem Zielbereich ist der Blitz ziemlich genau abgegrenzt und kann eine Fäche mit einem Durchmesser von 6–60 Metern treffen.
- Der Gleichstrom-Lichtbogen dauert 0,001–0,001 Sekunden, hat eine Stromstärke von 10000–300000 Ampère und eine Spannung von 25 Millionen bis 1 Milliarde Volt.
- Die Einwirkzeit des Stromflusses auf das Opfer ist sehr kurz (0,0001–0,001 Sekunden). Ein einzelner Blitzschlag kann bis zu 100 Personen verletzen oder sogar töten.
- Der anschließende Donnerschlag entsteht durch vom Stromfluss aufgeheizte, sich explosionsartig ausbreitende Luft.

➤ **Ursachen, Verletzungsmechanismus:**
- Direkter Blitzeinschlag im Menschen.
- Stromübertragung vom Körper eines anderen Opfers oder von einem vertikalen Objekt (z. B. Baum).
- Verbrennungen bei brennender Kleidung.
- Sekundärverletzungen (z. B. Frakturen, Distorsionen), wenn die Opfer durch die Luft geschleudert werden und dabei z. B. gegen eine Wand oder einen Baum prallen.
- Durch den Donnerschlag evtl. Trommelfellverletzung und/oder andere Detonationseffekte.

Klinische Symptomatik, diagnostisches Vorgehen

➤ **Auffindesituation:** Häufig unter Bäumen, in Schuppen, auf Balkonen oder sogar in Häusern, selten in Autos oder Flugzeugen.
➤ **Haut:**
- Verbrennungen mit charakteristischen Blitzfiguren (farnkrautartige „Tannenbaummuster").
- An den Stromein- und -austrittsstellen entstehen oft Brand- und Rissquetschwunden (gehäuft an Ellbogen, Fersen, Fußsohlen).
- Knochen, Nerven und Gefäße einer Extremität können so schwer verbrannt sein, dass eine Amputation notwendig wird.

➤ **Nervensystem:**
- *Zentralnervensystem:*
  - Häufig Bewusstlosigkeit und Apnoe. Die Bewusstlosigkeit kann mehrere Tage andauern, geht aber oft ohne bleibende Ausfälle vorüber.
  - Visusminderung und Hypakusis.
  - Häufig besteht eine retrograde Amnesie.
- *Periphere, neurovaskuläre Paralysen:*
  - Aufgrund elektrisch induzierter Vasopasmen und damit verbundenen Nervenschädigungen kann es zu einer Paraplegie, Hemiplegie oder Monoparese kommen.
  - Die betroffene Extremität ist blass, kalt, der Puls ist nicht tastbar.
  - 2–5 Stunden nach dem Ereignis kommt es in der Regel zu einer häufig extrem schmerzhaften Rückbildung der Symptomatik.

36.4 Blitztrauma, Verletzung durch Blitzschlag

> *Hinweis:* In dieser Heilungsphase sollten gefäßchirurgische Interventionen oder Fasziotomien unterbleiben!
- *Weitere neurologisch-psychiatrische Folgeerscheinungen:* Hysterische Konversionsreaktion, Angstzustände, Psychose, Depression, Langzeitkoma, Sprachstörungen, Kopfschmerzen, epileptische Anfälle, periphere Neuropathien.

▶ **Herz:**
  - Häufig passagere arterielle Hypertonie.
  - EKG: Herzrhythmusstörungen, verlängertes QT-Intervall, ST-Hebung, T-Wellen-Inversion als Hinweis auf subendokardiale oder intramurale Myokardverletzungen.

▶ **Muskulatur:** Muskelverletzung mit Myoglobinurie, im Serum CK stark erhöht.

▶ **Niere:** Selten Nierenversagen bei Myoglobinurie. Therapie: Sicherung der renalen Ausscheidung > 100ml/h (Flüssigkeit, Furosemid, Mannitol).

▶ **Ohr:** Hypakusis bei Trommelfellverletzung.

Therapie

▶ Kardiopulmonale Reanimation:
  - Mund-zu-Mund-Beatmung oder Beatmung mit Hilfsmitteln bis zum Einsetzen der Spontanatmung.
  - Geschlossene oder offene Herzmassage, Defibrillator.
  > *Hinweis:* Blitzopfer mit Herz-Kreislauf-Stillstand sollten kardiopulmonal bis zu 3 Stunden reanimiert werden! Opfer eines Blitzschlages erholen sich in der Regel wieder vollständig!

▶ Flüssigkeitsgabe, Mannitol, Furosemid (Nierenprotektion, s.o.).

▶ Evtl. Hypothermie, Steroide und osmotisch wirksame Substanzen zur Verhinderung eines Hirnödems.

▶ Behandlung von Verbrennungen, Wunddébridement.

▶ Behandlung der Schädel- und Extremitätenfrakturen.

▶ Tetanusprophylaxe (S. 70).

Prognose und Prävention

▶ **Prognose:**
  - Die Letalität wird auf > 30% geschätzt. Unmittelbare Todesursachen sind schwere Hirnverletzungen mit Apnoe und Bewusstlosigkeit sowie Kammerflimmern (ausgelöst durch den Stromstoß während einer Refraktärperiode des Herzens).
  - Überlebende erholen sich in der Regel wieder vollständig.

▶ **Prävention** (Verhalten während eines Gewitters):
  - Sich nicht unter freiem Himmel aufhalten, ansonsten flach hinlegen.
  - Keine Gegenstände aus Metall mitführen (z.B. Regenschirme, Gewehre, Golfschläger, Fahrrad).
  - Keine Zuflucht unter Bäumen oder Unterständen suchen.
  - In Häusern Fenster und Türen schließen.

36.1 Strahlenunfall

Grundlagen

- **Definition:** Schädigung durch externe Bestrahlung/Strahlquellen oder akzidentelle Ingestion von radioaktiven Substanzen.

Klinische Symptomatik

- Das Ausmaß der Schädigung ist abhängig von der Strahlendosis und Expositionszeit.
- Äußerlich ist evtl. nur eine Hautrötung erkennbar ohne sichtbare Schäden.

Tabelle 35 Akute Strahlenschäden

Bestrahlungs-region	Dosis (Sv)	Symptome
Teilkörper	> 3	Erythem, Epilation der Haut (nach Latenzzeit)
	> 5	Früherythem nach Stunden
	> 50	Früherythem nach Stunden Gewebezerfall Ulzerationen (nach Latenzzeit)
Ganzkörper	1–2	> 2–6 Stunden: Leichte Übelkeit, kurzzeitiger Kopfschmerz
	2–6	> 0,5–1 Stunde: Schweres Erbrechen, ständiger Kopfschmerz, ggf. leichtes Früherythem, allgemeine Körperschwäche
	> 6	> 0,5 Stunden: Unstillbares Erbrechen, sehr starker Kopfschmerz, schwach ausgeprägtes Früherythem, stark ausgeprägte Körperschwäche, Bewusstseinstrübung

Sv = Sievert (Äquivalentdosis, s. Tab. 36)

Diagnostisches Vorgehen

- **Klinische Untersuchung:** Zur möglichen Symptomatik s. o.
- **Unfallhergang ermitteln:**
  - Externe Bestrahlung: Bestrahlungseinrichtung ermitteln (Dosisleistung).
  - Zur Abschätzung der Teil- bzw. Ganzkörperdosis Rekonstruktion des Unfallherganges zur Ermittlung von Expositionszeit und Abstand zur Strahlenquelle.

Tabelle 36 Messgrößen radioaktiver Aktivität und Strahlung

Größe	Definition	Einheit
Aktivität	Anzahl radioaktiver Kernumwandlungen pro Zeiteinheit	Bq (Becquerel)
Äquivalentdosis	Energiedosis, bewertet mit der vorliegenden Strahlenart	Sv (Sievert)
Äquvalentdosisleistung	Äquivalentdosis pro Zeiteinheit	Sv/h

36.1 Strahlenunfall

Maßnahmen zur Erstversorgung

- *Hinweis:* Die medizinische Erstversorgung hat immer Vorrang! Die Strahlenexposition des Rettungsdienstpersonals durch die kontaminierte Unfallstelle bzw. den Strahlenunfallpatienten während der Erstversorgung ist außer in Extremfällen (KKW-GAU) minimal bzw. zu vernachlässigen. Hilfeleistung hat Priorität vor Strahlenschutzmaßnahmen!
- Den Verletzten aus der Gefahrenregion retten.
- Mit Dekontamination beginnen: Kleidung entfernen, Inkorporation in z. B. offene Wunden verhindern. Bei durch einen α-Strahler kontaminierten Wunden ggf. chirurgisches Wunddébridement.
- Nach externer Bestrahlung mit extrem hohen Dosen sterile Abdeckung der Haut.
- Bei schweren Zusatzverletzungen Transport in nächstgelegene geeignete Klinik mit Voranmeldung.
- Sonst immer Transport in das nächstgelegene regionale Strahlenschutzzentrum.

Weiterbehandlung im Strahlenschutzzentrum

- Adressen von Zentren s. S. 593.
- Bei externer Bestrahlung: Behandlung der Ulzera, ggf. „Steril"-Therapie bzw. Knochenmarktransplantation.
- Bei Inkorporation strahlenden Materials: Inkorporationsmessungen, Dekorporation, Messung der Ausscheidung.

37.1 Offene Frakturen

Klassifikation

- **Allgemein:** Für offene Frakturen existiert klassischerweise eine III-Grad-Einteilung, die auf Gustilo und Anderson zurückgeht.
- **Schweregradeinteilung, Definitionen:** Siehe Tab. 37.

Tabelle 37 Schweregradeinteilung offener Frakturen (nach Gustilo und Anderson)

Grad I	Durchbrechung der Haut von innen nach außen (Hautläsion < 1cm); nicht verschmutzt; minimale Muskelkontusion; einfache Quer- oder kurze Schrägfraktur
Grad II	ausgedehnter Weichteilschaden mit Lappenbildung oder Décollement (Hautläsion > 1cm); geringe bis mäßige Muskelquetschung; einfache Quer- oder kurze Schrägfraktur mit kleiner Trümmerzone
Grad III	ausgedehnter Weichteilschaden unter Einbeziehung von Haut, Muskulatur und neurovaskulären Strukturen; oft Rasanztrauma mit schwerer Gewebequetschung
A	großer Weichteildefekt, Knochen noch mit vitalem Periost bedeckt
B	großer Weichteildefekt, Knochen liegt deperiostiert über weite Strecken frei; massive Kontamination
C	gleichzeitig liegt eine rekonstruktionspflichtige Arterienverletzung vor

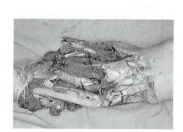

Abb. 229 Drittgradig offene Unterschenkelfraktur mit starker Verschmutzung

Erstversorgung

- **Cave:** Am Unfallort keine Manipulationen an der Wunde durchführen (z. B. Reinigen, Anwendung von Desinfektionsmitteln, Situationsnähte)!
- **Sterile Wundabdeckung:**
  - Sollte bei Verdacht auf eine offene Fraktur so schnell wie möglich erfolgen, um die Gefahr weiterer Kontaminationen zu minimieren.
  - Dieser am Unfallort angelegte, ausreichend große Verband sollte grundsätzlich bis zur definitiven Versorgung im Operationssaal nicht mehr entfernt werden!
- **Kompressionsverband** bei starker Blutung durch die sterile Wundabdeckung. Keine strangulierenden Abbindungen!
- **Volumenersatz.**

37.1 Offene Frakturen

- **Ausreichende Analgetika-Gabe** bei offenen Frakturen grundsätzlich schon am Unfallort, weil vasomotorische Reaktionen auf Schmerzen das Bild eines Volumen-Mangelschocks verstärken können (z. B. Dolantin 50mg i.v.).
- **Reposition:** Eine offene Fraktur muss ebenso wie eine geschlossene Fraktur oder ein luxiertes Gelenk reponiert werden. Durchblutungsstörungen und Drucknekrosen im luxierten Zustand begünstigen die Entwicklung eines Infektes in der Regel mehr als eine mögliche Inokulation von Keimen in die Tiefe der Wunde bei der Retraktion durchspießender Knochenareale.
- **Antibiotika-Prophylaxe:** Frühzeitig noch am Unfallort beginnen mit einem möglichst breiten Wirkspektrum und hohen lokalen Gewebespiegeln in Knochen- und Weichgeweben.
- **Tetanusschutz** (Auffrischung oder Simultan-Impfung), s. S. 70.

Operative Versorgung

- **Immer indiziert!**
- **Vorbereitungen:**
  - *Anästhesie:* Allgemeinanästhesie.
  - ◯ *Hinweis:* Möglichst ohne Blutsperre arbeiten.
  - *Antibiotika-Prophylaxe:* Während der frühen postoperativen Phase über 7–14 Tage fortsetzen.
  - Verbandswechsel erst unter aseptischen Bedingungen im Operationssaal.
- **Vorgehen:**
  - *Exzision der kontusionierten Wundränder,* Weichteil-Débridement, Spülung (ggf. mit Jet-System und Ringerlösung), bei stark verschmutzten Frakturenden auch Einsatz von sterilen Bürsten.
  - *Exzision von nicht-vitaler Muskulatur* („Vitalitätszeichen" = 4 K: Konsistenz, Kolorit, Kontraktilität, Kapillarblutung).
  - *Operative Stabilisierung der Fraktur:*
    - Standardverfahren: Fixateur externe.
    - In ausgewählten Situationen (I.-gradig offene Frakturen) auch durch Marknagel bzw. im Gelenkbereich durch Platten-Osteosynthese.
  - *Primärer Hautverschluss:* Dieser darf nur spannungsfrei erfolgen, im Zweifelsfall provisorischer Wundverschluss durch Hydroverband/Vakuumversiegelung (z. B. Coldex; Abb. 230). Sehnen, Gefäße, Nerven, Implantate müssen von vitalem Gewebe bedeckt sein. *Cave:* Keinen Hautverschluss erzwingen!

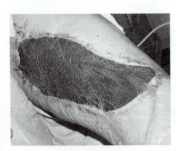

Abb. 230 Vakuumversiegelung einer drittgradig offenen Femurschaft-Fraktur

37.1 Offene Frakturen

> **Hinweis:**
> - Keine primären Plastiken (Haut-, Muskel-, myokutane Lappen) bei offenen Frakturen am Unterschenkel.
> - Frühzeitige Indikation zum Einsatz freier Lappentransplantate bei ausgedehnten Defektzonen (2.–4.Tag).
- *Wundbedeckung* mit dünner Fettgaze oder Kunsthaut.

Nachbehandlung

- **Klinische Überwachung** der Durchblutungssituation und bezüglich eines eventuellen Logen-/Kompartmentsyndroms (S. 472).
- **Medikamentös:**
  - *Antibiotika* kurzdauernd weiterführen (5–10 Tage).
  - *Thromboseprophylaxe* weiterführen.
- **Wundversorgung:**
  - Täglicher Verbandswechsel.
  - Die Kunsthautbedeckung muss regelmäßig gewechselt werden (alle 2–4 Tage).
  - Ein zweites operatives Débridement ist nach 2 Tagen erforderlich (weitere evtl. später), evtl. kombiniert mit einem plastischen Eingriff.
  - Verschluss offener Wunden in Etappen nach Abschwellung, evtl. Spalthauttransplantat (S. 532).
- **Mobilisation, Physiotherapie:** Beginn mit aktiv-passiver Mobilisation, sobald die Wundheilung gesichert ist.
- Die weitere Nachbehandlung richtet sich nach der Art der Fraktur.

Prognose

- Bei kompetenter Primärversorgung kann die Infektionsrate gering gehalten werden.
- Verzögerte Frakturheilung und trophische Störungen sind möglich.
- Oft sind Verfahrenswechsel und spätere plastische Korrektureingriffe zur Beschleunigung der Frakturheilung und zur Verbesserung des Resultates erforderlich.

37.2 Kompartmentsyndrom

Grundlagen

- **Definition, Mechanismus:** Multifaktoriell bedingte Gewebedruckerhöhung in geschlossenen, von Faszien umgebenen Räumen, die zu einer Störung der Mikrozirkulation führt (verbunden mit Endothelzellschädigung, Kapillarleckbildung und Proteinverlust). Dies führt zu vorübergehendem oder dauerhaftem Funktionsverlust von Nerven und Muskeln bis hin zum Gewebeuntergang in Form von Nekrosen.
- **Ursache, Verletzungsmechanismus:** Allgemein durch eine Begrenzung des Raumes sowie durch Druckerhöhung von außen (durch Vermehrung des Kompartmentinhalts oder durch Verminderung des Kompartmentvolumens): s. Tab. 38.
- **Typische Lokalisationen:**
  - *Obere Extremität:* Dorsale und ventrale Oberarmlogen, Unterarmbeuger- und -streckerlogen, Mm. interossei, Thenar.
  - *Untere Extremität:* Mm. glutaei, dorsale und laterale Oberschenkellogen, M. tibialis anterior, Peronäusloge, tiefe und oberflächliche hintere Unterschenkelloge, Mittelfuß.

Tabelle 38 Ursachen eines Kompartmentsyndroms (nach Oestern, 1991)

Verkleinerung eines Kompartments
- Verschluss eines Fasziendefekts
- einschnürende Verbände (Blutsperre)

Inhaltsvermehrung des Kompartments

Blutung	– Gefäßverletzung – Antikoagulanzientherapie – vermehrte Blutungsbereitschaft
erhöhte Kapillar- permeabilität	– postischämische Schwellung, arterielle Verletzung, arterielle Thrombosen oder Embolien, rekonstruktive Gefäßchirurgie, Replantation, verlängerte Blutsperre, arterieller Spasmus – Verbrennungen und Erfrierungen – Gift (Schlangenbiss) – intensiver Muskelgebrauch, Muskelübungen (Sport), Tetanus, Eklampsie – Lagerung unter Kompression einer Extremität – medikamentös induziert

Kombination von Blutung und erhöhter Kapillarpermeabilität
- Frakturen (primär und durch Extensionsbehandlung)
- Weichteilverletzungen (Quetschung)
- Osteotomie

weitere Ursachen
- Hochdruckinjektion
- paravasale Infusionen
- Entzündungen
- „crush"-Syndrome bei Weichteil-Verletzungen

- **Klassifikation:** Tab. 39.

37.2 Kompartmentsyndrom

Tabelle 39 Klassifikation des Kompartmentsyndroms

Stadium	klinische Merkmale	Druckdifferenz in der Logendruckmessung
drohendes Kompartmentsyndrom	bohrender Schmerz, Muskelkompressionsschmerz und angedeutete neurologische Ausfallserscheinungen wie Parästhesien und Paralyse	< 30 mmHg
manifestes Kompartmentsyndrom	neurologisches Defizit voll ausgebildet	> 30 mmHg
chronisches Kompartmentsyndrom	leistungseinschränkende Beschwerdesymptomatik bei chronischer Überlastung einzelner Muskelgruppen z. B. bei Leistungssportlern	wiederkehrende Druckerhöhung in einzelnen Muskellogen

◉ *Hinweis:* Bei der Interpretation der Kompartment-Druckwerte müssen auch die Kreislaufverhältnisse beurteilt werden, weil beispielsweise bei Schock die Differenz aus arteriellem Mitteldruck und Gewebedruck betrachtet werden muss.

Klinische Symptomatik und Befunde

- Charakteristisches Leitsymptom: Muskel-Dehnungsschmerz der betroffenen Muskulatur.
- Bohrender, stechender Schmerz, progrediente Symptomatik, die mit dem Verletzungsausmaß nicht erklärbar ist.
- Druckdolentes Kompartment, Verhärtung der betroffenen Muskellogen.
- Sensible (Parästhesien) und motorische (Paralyse) Ausfälle (Spätstadium).
- Erhaltene periphere Pulse.

Diagnostisches Vorgehen

- **Primär klinische Diagnose!** Zwischen Unfall und Kompartmentsyndrom können Stunden und Tage vergehen → beim gefährdeten Patienten die Punkte zur Symptomatik (Punkte 3.–10.) der Checkliste nach Echtermeyer *stündlich* überprüfen:
  1. Name und Aufnahmenummer des Patienten.
  2. Datum und Zeitpunkt des Unfalls.
  3. Zeitpunkt der Untersuchung, Name des Untersuchers.
  4. Schmerzen: Keine, leicht, mittel, stark?
  5. Palpationsbefund: Weich, gespannt, hart?
  6. Muskeldehnungsschmerz: Ja, nein?
  7. Sensibilität: Normal, vermindert, fehlt; spitz-stumpf, 2-Punkt?
  8. Motorik. Normal, abgeschwächt, aufgehoben?
  9. Puls peripher: A. dorsalis pedis, A. tibialis posterior?
  10. Haut: Farbe, Kapillardurchblutung, Blasen?
- ◉ *Cave Dokumentation:* Die weitreichenden Konsequenzen eines übersehenen Kompartmentsyndroms erfordern im Verdachtsfalle eine umfangreiche, genaue und differenzierte klinische und apparative Befunderhebung mit exakter Zeitangabe des Untersuchungszeitpunktes und Namensangabe des Untersuchers.

37.2 Kompartmentsyndrom

> **Einmalige oder kontinuierliche subfasziale Druckmessung:**
> - *Indikation:* Bei Bewusstlosigkeit oder sonst nicht eindeutig zu stellender Diagnose.
> - *Prinzip, Durchführung* (Abb. 231, 232): Nach dem piezoresistiven Prinzip arbeitende Druckmesssonden werden in flachem Winkel in die Muskelloge mit dem zu erwartenden Druckmaximum eingestochen. Bei Frakturen sollte die Sondenspitze in Frakturnähe liegen, bei sekundärem Wundverschluss oder bei Faszienlückenverschlüssen an der Logenperipherie.
> - *Cave:* Auch in anderen Logen messen, die der klinischen Untersuchung nicht zugänglich sind!

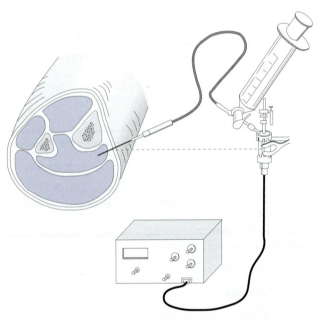

Abb. 231 Kompartmentdruckmessung in der tiefen Beugerloge des Unterschenkels

Differenzialdiagnose

> **Drohendes, manifestes Kompartmentsyndrom:**
> - *Thrombose:* Schwellung, Wadendruckschmerz, Überwärmung, Fieber.
> - *Arterielle Zirkulationsstörung:* Ischämieschmerz, kaltes Bein, fehlende Fußpulse, keine Druckempfindlichkeit; *Diagnostik:* Doppler-Sonographie, ggf. Angiographie.
> - *Akuter postoperativer Infekt:* Wundrötung, Fieber, Leukozytose.
> - *N.-peronaeus-Läsion:* Kein Schmerz, Parese lateraler Fußheber und Großzehenheber, keine Schwellung, Anästhesie zwischen Dig. I und II.

37.2 Kompartmentsyndrom

- **Chronisches Kompartmentsyndrom:**
  - *Stressfrakturen von Tibia und Fibula:* Diagnostisch Röntgen, evtl. Szintigraphie.
  - *Tenosynovitis der Dorsalflektoren des Fußes:* Krepitation, Erythem, Bewegungsschmerz.
  - *Skin splits* (= „Schienbeinbersten"): Bei Sportlern bei Aufnahme der Aktivität auftretende Schmerzen der vorderen Unterschenkelmuskulatur, verschwindet bei zunehmendem Training.
  - *Mediales Tibiasyndrom bei Sportlern:* Stressreaktion im Bereich von Faszien und Knochen.

Allgemeine Therapie

- **Allgemein:**
  - Anheben der Extremität von der Unterlage (zur Druckentlastung).
  - ◘ *Cave:* Nicht hochlagern!
  - Adäquate Volumentherapie.
  - Ggf. AV-Impulskompression der Fußsohle (reduziert die Schwellneigung des Unterschenkels).
  - Antiphlogistika.
  - Hämofiltration bei Rhabdomyolyse abhängig von CK-Wert und Kalium.
- **Sofortmaßnahmen bei neuromuskulärem Defizit:**
  - Gipsverbände spalten, aufspreizen, schalenförmig ausschneiden.
  - Zirkuläre Verbände aufschneiden.
  - Nervendruckpunkte entlasten.
  - Sofortige Gewebedruckmessung bei mangelnder Besserung bzw. bei einer Verschlechterung der Situation:
    - < 30 mmHg (Patient normotensiv) → weiter konservativ: Allgemeine Erstbehandlung (s. o.), Überwachung (s. o. Checkliste).
    - > 30–40 mmHg → operatives Vorgehen (abhängig vom klinischen Befund!).

Operative Therapie

◘ *Cave:* Am Unterarm (3), an der Hand (10), am Unterschenkel (4) und am Fuß (6) bestehen zahlreiche nicht miteinander kommunizierende Kompartimente. Aus diesem Grund kann u. U. auch eine bilaterale Fasziotomie zur Spaltung aller Kompartimente notwendig sein.

- **Drohendes Kompartmentsyndrom:** Halbgedeckte Fasziotomie über kleine Hautinzisionen.
- **Manifestes Kompartmentsyndrom (Notfallindikation):**
  - Konsequente und ausgedehnte Dermato-Fasziotomie in ganzer Länge aller betroffenen Kompartimente (Abb. 232, 233).
  - Osteosynthese eventueller Frakturen.
  - Sorgfältiges, evtl. wiederholtes Débridement. Bei zweifelhaftem Erstbefund sollte die Muskulatur nicht primär reseziert werden.
    ◘ *Vitalitätszeichen der Muskulatur:* Kontraktilität, Konsistenz, Kolorit und Kapillarblutung.
  - Hautinzisionen offen lassen und mit Kunsthaut decken, z. B. mit Epigard.
  - Geplanter „second-look" alle 48 Stunden (Inspektion, Débridement).
  - Sekundärer Wundverschluss erst bei spannungsfreien Verhältnissen (ggf. intraoperative Fasziendruckmessung), evtl. dynamischer Wundverschluss mit Skinstretcher oder Spalthautdeckung.
  - Hyperbare Sauerstofftherapie bei Muskelnekrosen (Problemwundenschema).

37.2 Kompartmentsyndrom

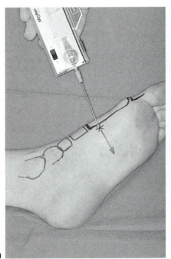
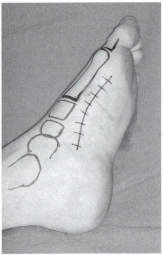
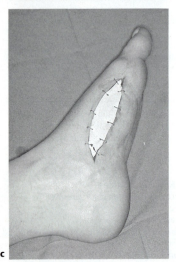

Abb. 232 a–c. Kompartmentsyndrom am Fuß nach Quetschtrauma:
a) Messung des Logendrucks,
b) Anzeichnen der Inzision,
c) nach Kompartmentspaltung und temporärer Epigard-Deckung

○ *Spezielles Vorgehen:*
- Oberschenkel: Laterodorsale Inzision der Fascia lata.
- Unterschenkel: Parafibulare Fasziotomie über die Gesamtlänge der Fibula in der Regel zusätzlicher medialer Zugang hinter der medialen Tibiahinterkante. Spalten des lateralen Kompartments mit dem N. pero-

37.2 Kompartmentsyndrom

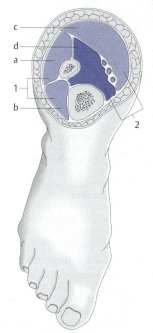

Abb. 233 Querschnitt durch das distale Drittel des rechten Unterschenkels mit Aufsicht von oben. Zugänge zur Kompartment-Dekompression, 1) anterolateraler Zugang zur Entlastung des ventralen (b) und lateralen (a) Kompartment, 2) posteromedialer Zugang zur Entlastung des oberflächlichen (c) und tiefen (d) Kompartments

naeus superficialis, des ventralen Kompartments mit N. peronaeus profundus, des oberflächlichen dorsalen Kompartments und des tiefen dorsalen Kompartments. Alternative: Bilaterale Inzisionen (Abb. 233).
- **Chronisches Kompartmentsyndrom:** Endoskopisch kontrollierte Fasziotomie in minimal-invasiver Technik.

Nachbehandlung

- Nach 1 Woche kann die Hautinzision durch Sekundärnaht geschlossen oder der verbleibende Defekt mit Mesh-graft gedeckt werden.
- Die weitere Behandlung richtet sich nach der zugrunde liegenden Verletzung und deren Behandlungsstrategie.

Prognose und Komplikationen

- **Allgemein:** Abhängig von der Vitalität der Muskel- und Nervenfasern zum Zeitpunkt der Entlastung. (Biopsie). Bei früher Operation restitutio ad integrum. Bei verspäteter Operation partielle oder vollständige Muskel- oder Nervennekrose (Infektionsbegünstigung, neurologische Defizite), später Fibrose (Tenodeseeffekt mit Kontrakturen). Volkmann-Kontraktur, Deformität. Oft schwerwiegende Invalidität.
- **Beispiel Unterschenkel:** Bewegungseinschränkung des oberen Sprunggelenkes, Spitzfußdeformität, Kurzfuß-, Hammerzehen- und Krallenzehendeformität.

37.3 Biss- und Stichverletzungen

Grundlagen

- **Definition:** Verletzung durch Biss oder Einstich von Gegenständen in den Körper (exklusive Körperhöhlen).
- **Ursache, Verletzungsmechanismus:**
  - *Bissverletzungen:* Äußerst vielfältige Verletzungsmechanismen wie Bisse durch Hunde, Katzen oder Menschen sowie Selbstbisse in Lippe, Zunge und Wange bei Stürzen, Auseinandersetzungen, Sportunfällen oder epileptischen Anfällen. *Häufige Lokalisationen:* Biss in den Arm oder in die Schulter sowie in Genitalien und Brust. Handverletzungen durch Faustschlag in die Zahnreihen. Tierbisse erfolgen bei Kindern häufig beim Spielen mit Hunden oder Katzen.
  - *Stichverletzungen* durch spitze Gegenstände wie z. B. Messer oder Feilen entstehen typischerweise durch Selbstunfall oder durch gewalttätige Übergriffe anderer Personen. Pfählungsverletzungen können z. B. Folge eines Sturzes auf einen Zaun, Pfosten sein.
- **Klassifikation:**
  - *Stichverletzung:* Glatte Wundrandbegrenzung (*cave* auch tiefe Strukturen und/oder Gelenke können betroffen sein).
  - *Bisswunde:* Rissquetschwunde mit unregelmäßigen Wundrändern. Im Extremfall kann es zu traumatischen Amputationen kommen.

Klinische Symptomatik und diagnostisches Vorgehen

- **Symptomatik:** Es gibt eine große Vielfalt an Wundformen und Tiefe der Verletzungen bis hin zum Biss-Décollement; Kulissen! Bei vernachlässigten Wunden durch Infektion lokales Erythem, Schwellung, Lymphadenopathie, Fieber, Schmerzen und Eiterausfluss.
- **Häufige Begleitverletzungen:** Lazerationen von Sehnen, Gefäßen oder Nerven sowohl oberflächlich als auch in der Tiefe. Gelenkeröffnung.
- **Diagnostisches Vorgehen:**
  - *Anamnese:* Zeitpunkt, Ort, Unfallhergang und involvierte Spezies.
  - *Klinische Untersuchung:* Inspektion und Exploration der Wunde.
    - *Cave:* Das Ausmaß der Verletzung wird leicht unterschätzt, da die Wundformen harmlos erscheinen können (z. B. punktförmige Wunden bei Nagerbissen) oder durch Gleiten der verschiebbaren Gewebeschichten tiefer gelegene verletzte Strukturen (wie Sehnen, Bänder, Gelenke) verdeckt werden können, Kulisseneffekt.
  - *Röntgen:* Standardaufnahmen bei Verdacht auf Begleitverletzungen.
  - *Labor:* Abstrichentnahme (S. 34), aerobe sowie anaerobe Blutkultur (S. 35), Gramfärbung erst bei eindeutigen Infektzeichen. HIV-Test bei Biss durch Angehörigen einer Risikogruppe (Testwiederholung nach 3 und 6 Monaten zur Feststellung einer eventuellen Serokonversion).

Therapieprinzipien

- **Allgemeine Indikationen für eine stationäre Behandlung** unter i.v.-Antibiose und Ruhigstellung der betroffenen Extremität:
  - Systemische Infektmanifestation (Fieber, Schüttelfrost).
  - Schwere Zellulitis, Infektprogression in Gelenken, Nerven, Knochen, Sehnen, ZNS.

37.3 Biss- und Stichverletzungen

- Schlechte Patientencompliance.
- Peripher-vaskuläre Erkrankungen.
- Immunsupprimierte Patienten, Diabetes mellitus.

▶ **Differenziertes Vorgehen bei Verletzungen spezieller Körperregionen:**
- *Biss- und Stichverletzungen an den Extremitäten:* Débridement, Drainage und Verschluss von Gelenken. Hautwunde bleibt offen.
- *Biss- und Stichverletzungen am Kopf:* Unter ausreichender Drainage und Antibiotikaschutz verschließen.
- *Stichverletzungen der Körperhöhlen:* Exploration (siehe penetrierendes Abdominaltrauma S. 204 und Thoraxtrauma S. 171).

▶ **Kriterien für einen spannungsfreien Primärverschluss** (oder zumindest für eine Adaptation):
- *Alle Wunden im Gesicht und am Kopf* (wegen guter Durchblutung).
- *Vorliegen großer Wundflächen* mit der Gefahr eines schlechten kosmetischen Ergebnisses.
- *Tendenz zur Ausbildung ausgedehnter Kontrakturen* und daraus resultierender Bewegungseinbußen (z. B. Hautareale über Gelenken).

▶ **Prinzipien der Nachbehandlung:**
- Einem Débridement folgt die Ruhigstellung und regelmäßige Wundkontrolle.
- Bei größeren Verletzungen werden geplante „second looks" durchgeführt, bis sicher kein Infekt vorliegt.
- Adjuvante Antibiotikagabe (s. u.).
- Überprüfung des Tetanusschutzes (s. u. und S. 70).
- Bei Verdacht auf Tollwutinfektion entsprechende Impfung (s. u.).
- Bei HIV-Verdacht entsprechende medikamentöse Therapie (S. 501).

Therapeutisches Vorgehen bei Biss- und Stichverletzungen an den Extremitäten

▶ **Débridement und Spülung der Wunde:**
- Nach Inspektion und Ausschluss von Gefäß- Nerven-, Sehnen und Gelenkverletzungen Spülen der Wunde mit 0,9%iger NaCl-Lösung. Bei Verdacht auf Rabies-Infektion antiseptische Lösungen (Polyvidon-Jod-haltige Lösungen) sowie Seifen- oder Invertseifenlösungen verwenden (zur Inaktivierung des Virus).
- *Oberflächliches Débridement* und – wenn nötig – weitere chirurgische Exploration. Ausreichende Drainage. Eröffnete Gelenke verschließen und drainieren, sonst offene Wundbehandlung. „Second look" nach 24–48 Stunden.
- *Zu den Kriterien für einen spannungsfreien Primärverschluss* oder zumindest für eine Adaptation s. o.

▶ **Ruhigstellung:** Hochlagerung der verletzten Körperregion und Ruhigstellung mit nicht zirkulären Gipsverbänden oder Kunststoffschienen.

▶ **Antibiose:**
- *Prophylaktische Antibiose:* Immer empfehlenswert, da häufig eine Kontamination durch eine Mischflora besteht.
- *Verwendete Antibiotika:* Substanzen mit breitem Wirkspektrum wie z. B. Amoxicillin + Clavulansäure (Augmentan) 3 × 1Tbl./d p.o. bzw. 3 × 1,2g i.v. *oder* Cephalosporine (z. B. Cefuroxim [z. B. Zinnat] 2 × 1Tbl. à. 250mg/d p.o. bzw. Ceftriaxon [z. B. Rocephin] 1–2g/d i.v.) (Unter stationären Bedingungen i.v., bei ambulanter Behandlung p.o.).
- *Therapiedauer:* 2–10 Tage.

37.3 Biss- und Stichverletzungen

- **Tetanus-Prophylaxe** – Überprüfung des Tetanus-Immunisierungsstatus + Vorgehen:
  - *Komplette Tetanus-Immunisierung liegt < 5 Jahre zurück:* Keine Auffrischung (Booster).
  - *Komplette Tetanus-Immunisierung liegt 5–10 Jahre zurück:* Auffrischung mit Tetanus-Toxoid (1 Amp. i.m. = 1 Fertigspritze à 0,5ml).
  - *Nicht vollständig durchgeführte Impfungen oder Tetanus-Immunisierung, die > 10 Jahre zurückliegt:* Simultanimpfung = Verabreichung von Tetanus-Immunglobulin (250 IE) und Tetanus-Toxoid mit anschließender Komplettierung der Immunisierung mit zwei weiteren Gaben von Tetanus-Toxoid nach 2–4 Wochen und 8–14 Monaten.
- **Tollwut-Prophylaxe (Rabies):**
  - *Indikation:* Eine Abklärung ist dringend erforderlich, wenn das Tier auffällig war und aus einem Tollwutgebiet stammen könnte.
  - *Präexpositionelle Impfung:* Gefährdete Personen (Forstarbeiter, Reisen in gefährdete Gebiete) im Zweifelsfalle gegen Tollwut immunisieren:
    - Grundimmunisierung als aktive Immunisierung mit Humane-Diploide-Cell-Vaccine (HDCV) (z. B. Mérieux, Lyssavac) an Tag 0, 7, 21 (oder 28) und nach 1 und 2 Monaten.
    - Kontrolle der Serokonversion 1–3 Wochen nach der letzten Impfdosis.
    - Booster: Alle 1–2 Jahre oder nach Titerbestimmung bei ungenügendem Titer (< 0,5IU/ml) → 1 Dosis i.m. Mérieux oder Lyssavac.
  - *Postexpositionelle Impfung bei ungeimpften/unvollständig geimpften Personen:*
    - Passive Immunisierung: Humanes-Rabies-Immunglobulin (HRIG) 20 IU/kg KG verabreicht am Tag 0 als Einzeldosis – zur Hälfte infiltrierend um die Bissstelle herum und zur anderen Hälfte i.m. (M. deltoideus), kombiniert mit
    - Aktive Immunisierung: Humane Diploide Zell-Vakzine (HDCV) i.m. in den M. deltoideus (Erwachsener) bzw. anterolateralen Oberschenkel (Kleinkind) – Injektion von 1ml an Tag 0, 3, 7, 14 und 28 nach Biss.
    - Antikörpertiter an Tag 21 bestimmen. Bei Titer < 0,5IU/ml Boosterdosen (s. o.) bis zum Impferfolg (alle 1–2 Wochen), bei Titer > 0,5IU/ml keine weiteren Impfungen.
  - *Postexpositionelle Impfung bei vollständig geimpften Personen:*
    - Kein HRIG, lediglich Vakzine (Mérieux oder Lyssavac) 1ml i.m. in den M. deltoideus (Erwachsener) bzw. anterolateralen Oberschenkel (Kleinkind) – Injektion von 1ml an Tag 0 und 3 nach Biss.
    - Die letzte Impfdosis liegt > 3 Jahre zurück: 1 Dosis Mérieux oder Lyssavac i.m. an Tag 7. Titerbestimmung an Tag 14. Bei Titer < 0,5IU/ml Boosterdosen bis zum Impferfolg (alle 1–2 Wochen), bei Titer > 0,5IU/ml keine weiteren Impfungen.
  - **Hinweis:** Der Krankheitsverdacht, die Erkrankung und der Tod an Tollwut ist meldepflichtig!

Spezielle Probleme

- **Menschenbiss:**
  - Allgemein erhöhtes Infektionsrisiko durch Inokulation aerober oder anaerober Organismen der Mundflora.
  - Gefahr der Übertragung von Krankheiten wie Hepatitis B oder C, Lues, Aktinomykose, Herpes, Tetanus, Tuberkulose oder HIV.

37.3 Biss- und Stichverletzungen

- Postexpositionelle Maßnahmen hängen davon ab, ob eine gesicherte Infektion vorliegt und ob es sich um eine signifikante Exposition handelt. Weitere Informationen werden von den Beratungsstellen in größeren Kliniken (z. B. HIV-Sprechstunde, infektiologische Sprechstunde) gegeben.
- **Katzenbiss:** Meist kommt es zu einer schnell fortschreitenden Infektion durch Pasteurella multocida und/oder Staphylococcus aureus. Besonders gefährdet sind Personen mit herabgesetzter Immunabwehr, angeborenem oder erworbenem Immundefekt, Diabetes mellitus, chronischem Alkoholismus, Z.n. Splenektomie, Gelenkersatz sowie mit Implantaten (z. B. Herzklappen).
- **Giftige Tiere** (chemisch-toxisch, lokal begrenzt oder systemisch wirkende Substanzen, meist Parasympathomimetika, Parasympatholytika oder Histaminfreisetzende Substanzen):
    - *Hymenoptera (Bienen, Wespen, Hornissen):* Giftsack/Stachel entfernen, gründlich mit Wasser spülen und lokal kalte Kompressen anlegen.
        - ◙ *Cave:* Bei anaphylaktischer Reaktion sofortige Gabe von 0,3–0,5ml Adrenalin (1 ÷ 1000) s.c. und Schockbehandlung.
    - *Schlangen:*
        - Anamnese: Giftig oder ungiftig? Wenn möglich Identifikation des Reptils. Weitere Informationen über Giftzentralen; hier kann auch die Bezugsmöglichkeiten von Schlangenseren erfragt werden).
        - Labor: Hkt, Thrombozyten, PTT, Quick.
        - Bei tiefen Bisswunden chirurgische Wundtoilette, Antibiotika und Tetanusprophylaxe (s. o.) sowie Gabe eines spezifischen Antiserums.
    - *Spinnen:* Supportive Behandlung, Antiseren sind nicht verfügbar. Evtl. frühe Exzision der Bissstelle, um Ulzerationen vorzubeugen.

Nachbehandlung

- Engmaschige Kontrollen (alle 1–2 Tage) zur Beurteilung der Wundheilung.
- Wundbeurteilung nach 72h mit der Entscheidung, ob eine „delayed primary suture" durchgeführt werden kann.
- Kosmetische Revisionen nach vollständiger Abheilung.

Komplikationen und Prognose

- Zellulitis, Adenitis, Abszessbildung oder Phlegmone, septische Arthritis, Osteomyelitis, Meningitis, Sepsis, Endokarditis, Sinusitis und Pneumonie (häufig durch Pasteurella multocida).
- Sepsis bzw. systemischer Infekt mit Bakteriämie oder Meningitis.
- Bei tiefergehenden Bissverletzungen: Fraktur, Sehnenverletzung traumatische Amputation. Gesteigerte Tendenz zu Keloidbildung.
- Allgemeine Infektionshäufigkeit: In 10% der Fälle bei Handverletzungen und in 3–5% der Bisswunden an den übrigen Körperstellen.

37.4 Schussverletzungen

Grundlagen

- **Definition:** Verletzungen durch eindringende Projektile.
- **Ursache:** Einwirkung von Projektilen aus Schusswaffen oder Explosionsfragmenten aus Bomben, Granaten oder Minen.
- **Physikalische Grundlagen:**
  - Eine kleinflächig einwirkende Gewalt penetriert die Körperoberfläche schon bei relativ niedriger kinetischer Energie.
  - Die kinetische Energie ($E_{kin} = 1/2m \times v^2$; m = Masse, v = Geschwindigkeit) steigt mit dem Quadrat der Geschossgeschwindigkeit, die abhängig ist von der Mündungsgeschwindigkeit der Feuerwaffe und der zurückgelegten Flugstrecke des Projektils. Nach der Mündungsgeschwindigkeit unterscheidet man „low velocity"- (< 800m/s) von den „high velocity"-Geschossen (> 800m/s = Hochrasanzgeschosse).
  - *Wichtige Begriffe der Ballistik:*
    - „yawing": Pendelnde oder rotierende Abweichungen der Geschoss-Längsachse um die Flugrichtung.
    - „tumbling": Rotation des Geschosses um seine Querachse.
    - Neben den Geschossgeschwindigkeiten spielen Größe, Gewicht und Form des Geschosses eine wichtige Rolle.
- **Verletzungsmechanismus:**
  - Typisch für den Verletzungsmechanismus von **Hochrasanzgeschossen** sind nicht nur die direkten Gewebezerstörungen an der (meistens kleineren) Eintrittswunde, um den Schusskanal und an der (größeren) Ausschusswunde, sondern auch die Umgebungsverletzungen durch Schockwellen und **Kavitation**. Schockwellen breiten sich mit 1500m/s aus und können empfindliche Strukturen (v.a. Nerven und Gefäße) in der näheren Umgebung verletzen. Die Kavitation entsteht durch radiären Kraftfluss um den Schusskanal und kann den 10–40-fachen Durchmesser des Geschosses erreichen. Trifft ein Geschoss auf Knochen und fragmentiert diesen, so können Projektilfragmente und Knochensplitter als „Sekundärgeschosse" zusätzliche Gewebezerstörungen verursachen.
  - Ähnlich schwere Verletzungen wie Hochrasanzgeschosse verursachen Nahschüsse mit Schrotflinten, abgesägte Geschossspitzen (sogenannte Dum-Dum-Geschosse) und Explosivgeschosse („Devastor").
- **Klassifikation:**
  - *Nach Projektilgeschwindigkeit:*
    - Low-velocity-Geschosse (< 800m/s): Am Knochen „Bohrloch"-Frakturen und radiär verlaufende Frakturlinien („cracks").
    - High-velocity-Geschosse (> 800m/s) verursachen am Knochen unterschiedliche Zonen der Zerstörung:
      Zone 1: Im Schusskanal Pulverisation des Knochens mit segmentalem Defekt.
      Zone 2: Multiple Knochenfragmente.
      Zone 3: Linear auslaufende Frakturlinien („cracks").

37.4 Schussverletzungen

- *Nach Unterteilung der Wundzonen:*
  - Primärer Schusskanal.
  - Kontusionszone des Gewebes um den Schusskanal (Kavitation).
  - Erschütterungszone.
- *Nach der Red Cross War Wounds Classification* (Auflistung der „scoring"-Kriterien und daraus resultierende Wundklassifikation):
  - Kriterien: Siehe Tab. 40.

Tabelle 40 Kriterien der Red Cross War Wounds Classification

Kriterium	Beschreibung
E	Einschuss (maximaler Durchmesser in cm)
X	Ausschuss (maximaler Durchmesser in cm)
C	Kavitation (fasst die Kavitationshöhle vor dem Débridement zwei Finger? → C0 = nein, C1 = ja
F	Fraktur → F0 = keine Fraktur, F1 = einfache Fraktur, F2 = Trümmerzone
V	V = Vitale Struktur (Hirn, Viszera, große Gefäße) → V0 = nicht betroffen, V1 = Dura, Pleura, Peritoneum eröffnet, große Gefäße verletzt
M	metallische Fremdkörper (Röntgen) → M0 = keine, M1 = ein, M2 = multiple

- Klassifikation: Siehe Tab. 41.

Tabelle 41 Klassifikation der Red Cross War Wounds Classification

Grad 1	E + X < 10 mit C0/F0 oder F1 („low velocity")
Grad 2	E + X < 10 mit C1 oder F2 („high velocity")
Grad 3	E + X > 10 mit C1 oder F2

- *Nach dem „Mangled Extremity Severity Score" (MESS; Tab. 42):* Als Entscheidungshilfe unter dem Aspekt „limb for life" bei Verletzungen an der unteren Extremität: ≥ 7 Punke → Amputation.

37.4 Schussverletzungen

Tabelle 42 Mangled Extremity Severity Score (MESS)

Kategorie	Punkte
Knochen- und Weichteilverletzung	
– niedrige Energie (einfache Fraktur, „low-velocity"-Schusswunde)	1
– mittlere Energie (offene oder multiple Frakturen mit starker Dislokation)	2
– hohe Energie (Nahschuss mit Schrot, „high-velocity"-Schusswunde)	3
– Hochrasanztrauma (zusätzlich schwere Kontamination, Weichteilavulsion)	4
Extremitäten-Ischämie	
– Pulse abgeschwächt oder fehlend, ausreichende Perfusion	1
– pulslos, Parästhesien, verminderte Kapillarfüllung	2
– kühl, motorische Lähmung, asensibel (doppeltes Scoring für Ischämie > 6 Stunden)	3
Schock	
– systolischer Druck immer > 90mm Hg	0
– vorübergehende Hypotension	1
– anhaltende Hypotension	2
Alter	
< 30 Jahre	0
30–50 Jahre	1
> 50 Jahre	2

- *Einordnung der Schussfrakturen in der Gustilo- und Anderson-Klassifikation offener Frakturen* (S. 469): Schusswunden mit Knochenbeteiligung sind immer Verletzungen des Grades 3 nach dieser Klassifikation (= ausgedehnte Frakturen mit Zerstörung von Haut, Muskeln und neuro-vaskulären Strukturen. Hochrasanztrauma mit schwerer Gewebequetschung):
  - 3 A: Ausgedehnte Weichteilwunde mit noch adäquater Knochendeckung, Stück-, Schussfrakturen.
  - 3 B: Ausgedehnter Weichteilschaden mit Deperiostierung und freiliegendem Knochen, massive Kontamination.
  - 3 C: Rekonstruktionspflichtige Gefäßverletzung.

Klinische Symptomatik

➤ Große Variation in Form und Ausdehnung der Verletzungen, i.e. mit Nerven- oder Gefäßverletzungen. Einfache oder mehrfache Schussverletzungen, Organverletzungen, Frakturen, etc.
➤ Weichteilverletzungen können auch ohne direkten Kontakt mit dem Projektil entstehen.
➤ Akutes Abdomen und/oder Kreislaufinstabilität weisen auf intraabdominale Verletzungen hin. Am häufigsten verletzt sind Dünndarm, Kolon und Leber.

37.4 Schussverletzungen

Diagnostisches Vorgehen

- **Anamnese:**
  - Unfallhergang, Tatumstände, Waffentyp, Schussdistanz, Anzahl Einschüsse?
  - Intention: Suizidal, fahrlässig, kriminell, kriegerisch?
- **Klinische Untersuchung** (Abb. 234):
  - Inspektion des ganzen Körpers, inklusive Rücken (!).
  - Vaskulärer und neurologischer Status der betroffenen Region(en).
  - Jede Wunde einzeln beurteilen. Achten auf Blutansammlungen (v.a. Magen, Rektum).

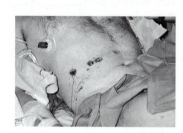

Abb. 234 Aufnahmebefund bei multiplen Bauchschüssen

- **Röntgen:** Standardaufnahmen in zwei Ebenen der betroffenen Körperregion zur Identifikation und Lokalisation von Projektilen und eventuellen Frakturen (Abb. 235).

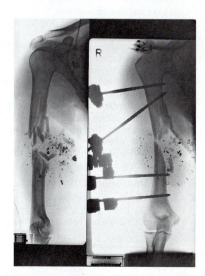

Abb. 235 Schussfraktur des rechten Humerusschaftes durch Hochrasanzgeschoss

37.4 Schussverletzungen

◘ *Cave:* Bei Explosionsverletzungen sind u.U. nicht alle im Schusskanal befindlichen Materialen auf dem Röntgenbild zu erkennen (z.B. Schmutz, Kleider, Plastikanteile von Minen).
➤ **Angiographie:** Bei Verdacht auf Gefäßläsionen oder bei penetrierenden Verletzungen in der Nähe wichtiger Stammgefäße („proximity injury").
➤ **Computertomographie:** Bei Schussverletzungen von Kopf, Thorax und Abdomen. *Cave* nur bei kreislaufstabilen Patienten durchführen!
➤ **Sonographie:** Nachweis von freier Flüssigkeit im Abdomen und eventuell Nachweis von Flüssigkeit im Thorax.

Therapieprinzipien

◘ *Hinweis:* Immer an Zweihöhlenverletzung denken bei Schussverletzungen zwischen Hals und Leiste! Bei Thoraxbeteiligung Pleuradrainage(n).
➤ **Beim kreislaufstabilen Patienten** wird anhand der durchgeführten CT das operative Vorgehen entschieden (z.B. Organerhaltung/-resektion/-entfernung).
➤ **Beim kreislaufinstabilen Patienten** mit abdomineller Schussverletzung wird ohne CT eine notfallmäßige Laparotomie durchgeführt.

Wundbehandlung

➤ Das erste chirurgische Débridement ist für einen schnellen und unkomplizierten Heilungsverlauf der wichtigste Eingriff und bestimmt letztendlich das Resultat.
◘ *Hinweis:* Alle Schusswunden sind kontaminiert! *Aber auch:* Das beste „Antibiotikum" ist ein gründliches chirurgisches Débridement.
➤ **Vorgehen bei der operativen Exploration:**
  – Débridement und Entfernung der Gewebsnekrosen, loser Knochenfragmente und Kontaminationen.
  – Bei Frakturen entsprechend dem Management für offene Frakturen vorgehen (S. 469).
  – Knochenfragmente, die an vitalem Gewebe hängen, werden belassen.
  – Ausgiebiges Spülen mit NaCl 0,9 % oder Ringer-Laktat-Lösung.
  – Die Wunden offen lassen und nicht austamponieren.
➤ **Breitspektrum-Antibiotikum** (z.B. Cephalosporine der zweiten Generation).
➤ **Tetanusschutzimpfung** (siehe Bisswunden S. 480).
➤ **Obligates sekundäres Débridement nach 48-72 h.**
➤ Erst zu einem späteren Zeitpunkt (nach dem 4.–5. Tag) werden „saubere" und vital erscheinende Wunden sekundär ohne Spannung verschlossen *(DPS = Delayed Primary Suture)*.
➤ **Rekonstruktive plastisch-chirurgische Eingriffe** im Verlauf. Bei sehr großem Substanzverlust frühzeitige Weichteilrekonstruktion mit Lappenplastiken.

Prognose und Komplikationen

➤ **Komplikationen:** Wundinfektionen durch ungenügendes Débridement. Posttraumatische Osteomyelitis. Sepsis. Multiples Organversagen.
➤ **Prognose:** Abhängig von betroffenen Körperregionen und verletzten Organen.

37.4 Schussverletzungen

Explosionsverletzungen

- Bei Explosionen wird in Bruchteilen von Sekunden explosives Material in ein „Gasgemisch" umgewandelt mit Freisetzung von enormer Energie.
- **Folgende Mechanismen können hierbei zu Verletzungen führen:**
  - *Druckwelle:* Dieser nur für Bruchteile von Sekunden entstehende hohe Druckanstieg kann an den Hohlorganen (Lunge, Magen-Darm-Trakt, Blase) zu gedeckten Rupturen führen.
  - *„Blast-wind":* Er folgt der Explosion (ca. 1600km/h) und kann durch fliegende Gegenstände zusätzlich stumpfe oder penetrierende Verletzungen verursachen bzw. den Verletzten gegen feststehende Objekte schleudern (mit entsprechenden Verletzungsmustern).
  - *Projektile* (z.B. Teile von Bomben, Minen oder von bei der Explosion zerstörten Gegenständen): Diese können zu multiplen und komplexen Verletzungen unterschiedlichen Ausmaßes führen. Nahe dem Explosionszentrum erreichen diese Gegenstände Geschwindigkeiten von 1500m/s.
  - *Die freigesetzte Hitze* kann je nach Umständen zu Verbrennungen von unterschiedlichem Ausmaß führen (vgl. S. 457).

37.5 Ingestion ätzender Substanzen

Grundlagen

- **Definition:** Chemische Verbrennung des oberen Gastrointestinaltrakts durch orale Zufuhr ätzender Substanzen.
- **Pathophysiologie/Beispiele:**
  - *Säuren:*
    - Führen durch Koagulation von Proteinen zur Bildung einer Schutzschicht, wodurch das darunter liegende Gewebe geschützt bleibt. Die Heilung erfolgt in der Regel schneller als bei Laugenverletzungen.
    - Beispiele: Schwefelsäure (H_2SO_4), Salzsäure (HCl), Flusssäure (HFl), Salpetersäure (HNO_3).
  - *Laugen:*
    - Führen zur Verflüssigung des Eiweißes (Kolliquation = Einschmelzung), weshalb es zu einem tieferen Eindringen und zur Zerstörung tiefer Gewebeschichten kommt.
    - Beispiele: Natriumhydroxid = Natronlauge (NaOH), Kaliumhydroxid = Kalilauge (KOH), Ammoniumhydroxid (NH_4OH), Lithiumhydroxid (LiOH), Kalziumhydroxid ($Ca(OH)_2$), Bariumhydroxid ($Ba(OH)_2$).
  - *Oxidierende Substanzen:* Natriumhypochlorit (NaClO), Chromoxid (CrO_3), Kaliumpermanganat ($KMnO_4$).
- **Ursache:** Unfall bei Kindern oder Suizidversuch bei Erwachsenen. Verätzungen durch Laugen kommen 10mal häufiger vor als durch Säuren.
- **Klassifikation:** s. Tab. 43.

Tabelle 43 Grad der Verbrennung an Schleimhäuten bei Säure- und Laugenverletzungen

Grad	Kriterien
0	normale Verhältnisse
I	Hyperämie und Ödem; keine Ulzerationen
II	Hyperämie, Ödem, oberflächliche Nekrosen
III	ausgedehnte Nekrose, Mukosaablösungen, Hämorrhagie, Ulzerationen
IV	schwere Nekrose, schwarze Mukosa, starke Hämorrhagie; Perforationsgefahr

Klinische Symptomatik

- Starke orale, retrosternale oder epigastrische Schmerzen.
- Stridor durch Schwellung der Weichteile (Larynx, Epiglottis und Stimmbänder).
- Brechreiz und Dysphagie (schon Minuten nach dem Ereignis) möglich.
- In schweren Fällen sichtbare Nekrosen, Schock, Tachypnoe, kardiovaskulärer Kollaps und Azidose, Nierenversagen, Verbrauchskoagulopathie, Leberzellnekrosen, Hämolyse.
- Selten Hämatemesis.

37.5 Ingestion ätzender Substanzen

Diagnostisches Vorgehen

- **Anamnese:** Unfallhergang. Präzise Information über Konzentration und Art der Substanz (Lauge, Säure, oxidierende Substanz?); evtl. mit pH-Indikatoren bestimmen.
- **Klinische Untersuchung:**
  - Beurteilung der Vitalfunktionen, insbesondere der Atmung (Trachea- oder Bronchialstenose durch Ödem?).
  - *Erfassung von Tiefe und Ausdehnung der Läsion:* Inspektion des Oropharynx, Endoskopie (s. u.), Laryngoskopie und evtl. Bronchoskopie zur Feststellung des Verbrennungsgrads (s. o.).
- **Röntgen:** Thorax- und Abdomenaufnahme zur Abklärung eventueller Perforationen (z. B., im Mediastinum?), evtl. Kontrastmitteldarstellung (*cave* nur wasserlösliche Kontrastmittel verwenden, bariumhaltige Lösungen in der Akutphase vermeiden!).
- **Labor:** Blutbild, Blutgase. Blutgruppe und Kreuzprobe bei instabiler Hämodynamik oder Perforation.
- **Endoskopie** (Ösophago-Gastroskopie):
  - Endoskopie durchführen, sobald der Patient kardiopulmonal stabilisiert ist. Endotracheale Intubation und Allgemeinanästhesie nur im Bedarfsfall.
  - Vorsichtige Abklärung des kompletten Ösophagus' und Magens.
  - Wiederholung der Endoskopie nach 2 Wochen zur Beurteilung der Abheilung und Erfassung möglicher Komplikationen.
  - Behandlung im weiteren Verlauf: Dilatation von Ösophagusstrikturen, Ballondilatation von Antrumstenosen.

Therapieprinzipien

- Die Wahl der Therapie richtet sich nach der Substanzklasse.
- Ist die ätzende Substanz fester Natur: Einnahme von Wasser mit dem Ziel, an der Schleimhaut festsitzende Partikel in den Magen zu spülen (Verdünnung).
- **Management:**
  - Rascher Transport in eine Klinik. Spezifische Informationen über die Substanz bei einem Vergiftungszentrum abfragen.
  - Stabilisierung der Vitalfunktionen (Intubation?) und unverzügliche klinische Untersuchung.
  - Nach Endoskopie-Befund (s. o.):
    - *Bei Grad I:* Konservative Therapie: Klinische Untersuchung, parenterale Ernährung. Prognose: Spontanheilung.
    - *Bei Grad II:* Konservative Therapie: Klinisches Monitoring, parenterale Ernährung und Antibiotika.
    - *Bei Grad III und IV:* Notfallmäßige chirurgische Intervention (sofort bei Perforation oder massiver Hämorrhagie) bzw. frühe chirurgische Intervention (erste 24–36h), parenterale Ernährung. In der 3. Woche Kontrastmitteldarstellung des Ösophagus und erneute endoskopische Untersuchung.
- **Cave:** Kein induziertes Erbrechen (keine Brechmittel!) zur Vermeidung erneuter Verätzungen bereits geschädigter Areale!

37.5 Ingestion ätzender Substanzen

Spezifische Therapie nach Substanzklasse

- **Laugen (Kolliquationsnekrose):**
  - *Keine nasogastrische oder orogastrische Absaugung oder Lavage,* da ineffektiv (Laugen durchdringen und schädigen das Gewebe rasch). Darüber hinaus Perforationsgefahr!
  - *Einnahme von Milch* (Neutralisation der Lauge) und Wasser (Kühlung).
  - *Steroide* (z. B. Methylprednisolon 40–60mg/d i.v.) über 3 Wochen zur Reduktion der Bildung ösophagealer Strikturen. Kontraindikation: Perforationen.
    - *Cave:* Steroide maskieren Entzündungszeichen und erhöhen das Risiko von Perforationen.
- **Säuren (Koagulationsnekrose):**
  - Keine Neutralisation oder Verdünnung (*cave* entstehende Neutralisationswärme bis 80 °C)!
  - Unverzügliche Aspiration über Magensonde und Magenspülung mit Eiswasser.
  - Keine prophylaktische Gabe von Steroiden oder Antibiotika (ineffektiv).

Operationstechniken

- Nach klinischen Symptomen und Verletzungsausmaß.
- Eventuell Rekonstruktion von betroffenen Teilen des Gastrointestinaltrakts.
- Dilatation (kurze Strikturen endoskopisch, lange Strikturen chirurgisch).

Nachbehandlung

- Überwachung und Endoskopie bei Patienten mit anhaltenden Schmerzen und bei Kleinkindern. Erkennung von Frühzeichen einer Gastritis bzw. Duodenitis.
- Behandlung von Spätkomplikationen wie z.B. Ösophagusstrikturen, beeinträchtigte Motilität, Antrumstenose oder erhöhtes Ösophaguskarzinomrisiko.
- Abklärung eventueller psychiatrischer Erkrankungen (insbesondere Depressionen und Psychosen).

Prognose

- Ausmaß und Typ der Verletzung hängen ab von Menge, Konzentration und Art der eingenommenen Substanz, der Kontaktzeit mit dem Gewebe, vom Zustand des Patienten und der Behandlung.
- Schlechte Prognose bei Ösophaghusperforation.
- Bei schweren Verletzungen 40 % Letalität.

37.6 Dekompressionssyndrom (Tauchunfall, Barotrauma)

Grundlagen

- **Definitionen, Phaseneinteilung:**
  - *Kompressionsphase:* Schädigung durch Druckänderung (*cave* inverses Barotrauma).
  - *Isopressionsphase:* O_2-Oxidose; N-Inertgasnarkose (Tiefenrausch); CO_2-Intoxikation; CO-Intoxikation.
  - *Dekompressionsphase:*
    - Inertgasproblem, inverses Barotrauma. Dekomprimiert ein Taucher schneller als es sein Körper toleriert (z. B. bei Tauchunfall, Caisson-Baustelle), können Stickstoffbläschen in Geweben, Lymph- und Blutgefäßen und im Zentralen Nervensystem entstehen. Diese Bläschen führen zu einer regionalen Raumforderung bzw. Verlegung der Endstrombahn (Arterien/Lymphgefäße).
    - Luftgefüllte Hohlräume des Körpers passen sich nur verzögert den Druckverhältnissen der Umgebung an und können bei unkontrollierter Dekompression bzw. bei behindertem Druckausgleich zu Verletzungen der Lunge, der Nasennebenhöhlen, der Augen, der Ohren inkl. Vestibularisorgan, des Magen-Darm-Traktes führen (= *Barotrauma*).
- **Ursache, Verletzungsmechanismus:**
  - *Barotrauma,* z. B. durch entzündlich veränderte Schleimhäute mit konsekutiver Behinderung des Druckausgleiches. (Lungenbarotrauma/Lungenriss ist auch bei kurzem Aufenthalt in geringer Tiefe möglich).
  - *Dekompressionsunfall:* Nichtbeachten der Dekompressionszeiten, aber auch bei kontrolliertem Auftauchen möglich!
- **Klassifikation der Dekompressionserkrankung** (= Caisson-Krankheit): s. Tab. 44.

  Cave: Möglicherweise Progredienz der Symptomatik → die wiederholte klinische Untersuchung ist sehr wichtig!

Tabelle 44 Schweregradeinteilung von Dekompressionssyndromen (DCS)

Schweregrad	klinische Befunde
Grad I	Hautsymptome, Gelenkbeschwerden
Grad II	schwere Erkrankung mit neurologischen und allgemein-körperlichen Symptomen
Grad III	Mischbild eines DCS Grad II und einer arteriellen Gasembolie infolge eines hyperbaren Barotraumas der Lunge

Klinische Symptomatik und Befunde

- **Allgemein:** Hautjucken, Muskel- und Gelenkschmerzen („bends"), juckende Hautflecken, schmerzhafte „Apfelsinenhaut".
- **Neurologisch:** Bewusstseinsstörungen aller Schweregrade, fokal neurologische Störungen, allgemeine Wesensveränderung bis Mittelhirnsyndrom, Krampfanfälle, Lähmungen bis komplette Hemiplegie, Gleichgewichtsstörungen bei Embolie in Kleinhirn oder Innenohr, Rückenmarkschäden bis zur kompletten Plegie überwiegend im thorakolumbalen Übergangsbereich.

37.6 Dekompressionssyndrom (Tauchunfall, Barotrauma)

- **Pneumologisch:** Dyspnoe, Hustenreiz, Heiserkeit, blutiger Auswurf, Pneumothorax bei peripherem Lungenriss, Mediastinalemphysem bei zentralem Lungenriss, arterielle Gasembolie bei zentralem Lungenriss möglich.
- **Kardial:** Stenokardien, Rhythmusstörungen, kardiogener Schock.
- **Vestibulär:** Trommelfellriss, Innenohrstörungen mit Hörverlust, Tinnitus, Schwindel, Erbrechen.
- **Intestinal:** Selten akutes Abdomen durch Hohlorganperforation.

Diagnostisches Vorgehen

- **Anamnese:** Tauchgang-Anamnese (Tauchcomputer?), Fremdanamnese bei Tauchkameraden.
- **Klinische Untersuchung:**
  - *Prüfung der Vitalfunktionen.*
  - *Neurologie:* Orientierende neurologische Untersuchung (Bewusstsein, fokale neurologische Störungen, Querschnittlähmung, Gleichgewichtsstörungen?).
  - *Kardial:* EKG bei Stenokardien, Rhythmusstörungen, kardiogenem Schock.
  - *Lunge, Thorax:* Auskultation, Hautemphysem?.
  - *Intestinal:* Auskultation, Palpation (Perforationszeichen?).
  - *Vestibulär:* HNO-Untersuchung.
  - *Augen:* Augenärztliche Untersuchung.
- **Apparativ:**
  - *Röntgen:* Röntgen-Thorax (Pneumothorax, Mediastinalemphysem?), Röntgen-Abdomenübersicht bei V.a. intestinale Perforation.
  - *MRT:* Zur Lokalisation der Herde (ohne therapeutische Konsequenz), differenzialdiagnostische Abgrenzung zu Infarktgeschehen oder spinalem epiduralem Hämatom.
  - *Lungenfunktion.*

Präklinische Therapie

- **Orientierende Diagnostik,** Prüfung der Vitalfunktionen (EKG, RR, O_2-Sättigung).
- **Erhaltung der Vitalfunktionen** (ggf. Intubation und Beatmung mit 100% O_2), 100% O_2-Sauerstoffinsufflation, ggf. mit Konstant-flow-Systemen [15–20l O_2/min]).
- **Lagerung:** Rückenlage bei wachen Patienten, stabile Seitenlage bei Bewusstseinsstörung.
- **Volumentherapie:** Hydroxyäthylstärke (HAES) i.v. + Ringer (großzügige Indikation bei Taucher-Dehydratation).
- **Schmerzbehandlung, Thrombozytenaggregationshemmung** (an intravasalen Blasen) mit Acetylsalicylsäure (?) 500mg i.v.; ggf. Fentanyl 0,1–0,3mg i.v. zur Analgesie.
- **Sedierung,** z.B. Diazepam 5–10mg i.v.
- **Thoraxdrainage** bei Pneumothorax.
- **Schutz vor Auskühlung** (Hypothermie führt zu Vasokonstriktion und erschwert die Inertgasabgabe).
- **Schnellstmöglicher Transport** (RTH) in Druckkammerzentrum zur kontrollierten Rekompression mit hyperbarer Oxygenation.
  - *Cave:* Die hyperbare Oxigenierung ist bei allen Schweregraden indiziert! Auch bei unauffälliger Klinik Kontaktaufnahme mit nächstliegendem Druckkammerzentrum zur Klärung der Indikation zur Rekompression.

37.6 Dekompressionssyndrom (Tauchunfall, Barotrauma)

Klinische Therapie

- **Fortsetzung der O_2-Therapie** mit FiO_2 = 1,0 unabhängig von Blutgasen oder Sättigung.
- **Vervollständigung präklinischer Maßnahmen** und Ergänzung durch apparative Diagnostik (z. B. EKG, Röntgen-Thorax, BGA, Lungenfunktion, Labor).
- Im Zweifelsfalle Behandlung unter der Diagnose Tauchunfall bis zum Beweis des Gegenteiles. Fortsetzung der intensivmedizinischen Maßnahmen.
- **Aggressive hyperbare Sauerstofftherapie** (Druckkammer).
  - **Cave:**
    - *Keine* nasse Rekompression (= *kein* Wiederholungstauchgang)!
    - *Keine* Ein-Mann-Dekompressionskammer-Therapie (die Kontrolle und Sicherung der Vitalfunktionen, die kontrollierte O_2-Atmung sowie medikamentöse Maßnahmen sind nicht möglich)!

Zentren mit stationärer ständig einsatzbereiter Druckkammer

Tabelle 45 Druckkammeranlagen mit 24-h-Bereitschaft zur hyperbaren Sauerstofftherapie

Ort	Betreiber	Telefon
Deutschland		
52072 Aachen	HBO-Zentrum	241–84044 (Notruf 180–5 234 234)
14195 Berlin	Oskar-Helene-Heim	30–810041
28777 Bremen	Zentrum für Tauchmedizin	421–6007577 D2: 172–4297484 oder 4300453
40547 Düsseldorf	Sauerstoff-Therapiezentrum Düsseldorf	211–570583 oder 171–3867099 o. 3866348
47139 Duisburg	St.-Josefs-Hospital	203–8001 0 oder 8001 620
90763 Fürth	HBO-Abteilung Euro-Med-Clinic	911–9714541 (nach Dienst 911–9714835)
38640 Goslar	Zentrum für Hyperbare Sauerstofftherapie	5321–20528 (nach Dienst 5321–19222)
58095 Hagen	Druckkammerzentrum Hagen	2331–9151 0 (nach Dienst 2331–19222)
06120 Halle	Institut für Hyperbare Sauerstofftherapie	345–5400456 oder 172–3413109
22307 Hamburg	Institut für hyperbare Sauerstofftherapie im Krankenhaus Barmbek	40–63273434 (nach Dienst 40–2882 4777)
30163 Hannover	Druckkammerzentrum	511–96561 0 (nach Dienst 511–19222)
74072 Heilbronn		7131–7868500 (nach Dienst 7131–19222)
65719 Hofheim	HBO-Zentrum	6192–5062 (nach Dienst 6192–5095)
34121 Kassel	Druckkammerzentrum Kassel	561–93 247 00 (nach Dienst 561–30 86 361)
50931 Köln	Druckkammerzentrum Köln	221–4201 051 oder 221–479 0
24119 Kronshagen/Kiel	Schiffahrtsmedizinisches Institut	431–5409 0

37.6 Dekompressionssyndrom (Tauchunfall, Barotrauma)

Tabelle 45 (Fortsetzung)

Ort	Betreiber	Telefon
21337 *Lüneburg*	DLT-Druckkammer	4131–860066 (nach Dienst 4131–19222)
47441 *Moers*	Zentrum für Hyperbare Medizin	2841–9372 0 (nach Dienst 2841–10 70)
81671 *München*	Branddirektion	89–406655
80333 *München*	Hyperbares Sauerstoffzentrum	89–5482310
82418 *Murnau*	Berufsgenossenschaftliche Unfallklinik	8841–480
93059 *Regensburg*	HBO-Regensburg	941–466140 (nach Dienst 941–19222)
70372 *Stuttgart*	HBO-Zentrum Stuttgart	711–5094453 (nach Dienst 711–19222)
70469 *Stuttgart*	Druckkammerzentrum Stuttgart	711–851032 (nach Dienst 711–19222)
83278 *Traunstein*	Druckkkammerzentrum Traunstein	861–15967 (nach Dienst 861–19222 oder 7050)
88662 *Überlingen*	Städtisches Krankenhaus Überlingen	7551–990
89081 *Ulm*	Bundeswehrkrankenhaus	731–171 2285 oder 2286
Österreich		
8036 *Graz*	Chirurgische Universitätsklinik	(0043) – (0)316-385 2205
1140 *Wien*	Zentrum für Tauch- und Hypermedizin	(0043) – (0)1-9144701 15; nach Dienst (0043) – (0)1-8914522
Schweiz		
4057 *Basel*	HBO-Zentrum Dr. Schmutz	(0041) – (0)61-6313013
3010 *Bern*	HBO-Zentrum der Universität	(0041) – (0)31-6323916
1211 *Genf*	HBO-Zentrum der Universität	(0041) – (0)22-3728132
1011 *Lausanne*	HBO-Zentrum der Universität	(0041) – (0)21-31416321111
8091 *Zürich*	HBO-Zenrum der Universität	(0041) – (0)1-2552036

37.7 Komplexes regionales Schmerzsyndrom (CRPS)

Grundlagen

- **Synonym:** Morbus Sudeck, Sudeck-Syndrom, Sympathische Reflexdystrophie, Algodystrophie, neurodystrophisches Syndrom; CRPS = complex regional pain syndrome.
- **Definition:** Schmerzsyndrom mit begleitendem Funktionsverlust und Nachweis einer autonomen Dysfunktion.
- **Ursache, Verletzungsmechanismus:** Nach Mikrotraumen (Distorsion, Kontusion, Fraktur), Operation oder spontan auftretendes Schmerzsyndrom unklarer Pathogenese und unklarer Prävalenz.
- **Pathogenese** *(unbekannt → Hypothesen bzw. Modellvorstellungen!):*
  - Fehlverarbeitung schmerzhafter Afferenzen auf segmentaler Ebene.
  - Verbreitung auf benachbarte Segmente (über Interneurone).
  - Überschießende Sympathikusaktivität.
  - Durchblutungsstörung (Hyperämie, Stase, Ödem).
  - Abnorme Erregung afferenter Rezeptoren (v.a. Nozizeptoren).
  - Freisetzung von Schmerzmediatoren.
  - Auf zentralnervöser Ebene wird die Störung des sympathischen Nervensystems unterhalten („circulus vitiosus").
  - Verstärkender Einfluss übergeordneter Zentren („psychische Bereitschaft").
  - Entzündliche Knochenatrophie mit Erhöhung des Entzündungsmediators IgG.
- **Klassifikation:**
  - *CRPS Typ I:* Das Syndrom folgt einem auslösenden Ereignis, der Spontanschmerz oder die Allodynie/Hyperalgesie geht über das Innervationsgebiet eines einzelnen peripheren Nerven hinaus, Unverhältnismäßigkeit zum auslösenden Ereignis. Schwellung, abnorme Hautdurchblutung oder sudomotorische Aktivität in der Schmerzregion.
  - *CRPS Typ II (Kausalgie):* Siehe Typ I, jedoch nach einer Nervenschädigung auftretend.
  - *Historische Einteilung* siehe Tab. 46.

Tabelle 46 Stadieneinteilung des Sudeck-Syndroms

Stadium I	Stadium II	Stadium III
mildeste und zugleich häufigste Form: – geringe Schmerzintensität und Funktionsstörung – kein hoher Analgetikabedarf – rasche, oft spontane Besserung – Bewegungsschmerz – Weichteilödem – (grobfleckige Entkalkung)	– stärkere Schmerzen und Beschwerden als bei Grad I – sofortige Besserung bei Immobilisation und Hochlagerung – protrahierter Verlauf – Zyanose, Glanzhaut, Muskelatrophie, Nagelwachstumsstörung, Spongiosaschwund	– keine Schmerzreduktion durch Immobilisation – Verstärkung bereits durch geringe psychische oder körperliche Belastung – früh trophische Störungen und ausgeprägter Funktionsverlust – Atrophie von Haut und Muskulatur, Schrumpfung der Gelenkkapsel, Ankylose

37.7 Komplexes regionales Schmerzsyndrom (CRPS)

Klinische Symptomatik und Befunde

- **Allgemein:**
  - Es bestehen große individuelle Schwankungen der fakultativen Symptomatik.
  - Generalisiertes Auftreten an einer Extremität mit überwiegend distaler Ausbreitung.
  - Zunahme der Beschwerden nach Betätigung der Extremität und bei Orthostase.
- **Schmerz:** Nicht geklärter diffuser, bezüglich der Verletzung unverhältnismäßiger Schmerz (Dauer, Intensität, Ausbreitung), der nicht auf ein abgrenzbares neurales Versorgungsgebiet begrenzt ist. Allodynie, Hyperpathie.
- **Haut, Nägel:**
  - Unterschiedliche Hautfarbe in Seitenvergleich (livide z. T. fleckige Verfärbung).
  - Diffuses Ödem, glänzende Haut.
  - Vermehrtes Nagel- und Haarwachstum.
  - Schwitzen: Zuerst Hyperhidrose, später Dyshidrose (kaltes Schwitzen trotz Überwärmung).
  - Hauttemperaturdifferenz bis 2 °C („in erster Linie warm/in erster Linie kühl").
- **Gelenke:** Begrenzter aktiver Bewegungsbereich, partielle Versteifung (besonders am Handgelenk und an den Fingergrund- und Zwischenfingergelenken) bis hin zur Ankylose im Spätstadium.

Diagnostisches Vorgehen

- **Klinische Untersuchung:** Symptomatik und Befunde s. o.
- **Labor:** Es gibt keine spezifische Laborkonstellation. In der Akutphase keine signifikant erhöhten Entzündungsparameter. BSG, CRP, Leukozyten, Autoantikörper sind gelegentlich erhöht (AK gegen Muskelgewebe, Immunkomplexe).
- **Röntgen** (Abb. 236): Ausschlussdiagnostik fraktur- oder implantatbedingter Schmerzursachen. Fleckförmige periartikuläre Entkalkungen sind zwar pathognomonisch, treten jedoch erst nach Wochen bis Monaten und nicht in allen Fällen auf → Verlaufsbeobachtung.

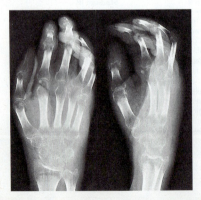

Abb. 236 Röntgenbefunde einer Hand bei einer schweren Sudeck-Dystrophie

37.7 Komplexes regionales Schmerzsyndrom (CRPS)

- **Szintigraphie:** Die 3-Phasen-Skelett-Szintigraphie mit ^{99m}Tc ist Verfahren der Wahl zur Diagnosestellung – auch in der Frühphase und zur Abgrenzung differenzialdiagnostischer Erwägungen.
- **Ninhydrintest:** Zur Messung der Schweißsekretion.
- **Thermographie:** Zur Messung/Objektivierung der Hauttemperartur.

Differenzialdiagnose

- Chronische periphere arterielle Verschlusskrankheit (Klinik – Pulsstatus).
- Morbus Raynaud, Endangiitis obliterans (symmetrische Mikroangiopathie mit Verschlechterung der Symptomatik bei Belastung oder durch Kälte, Nikotin) – Klinik, Labor.
- Phlebothrombose (Klinik, Duplexsonographie, Phlebographie).
- Rheumatische Erkrankungen (Klinik, Labor).
- Infektionen (Allgemeinsymptome, Labor)

Konservative Therapie

◘ *3-Säulen-Therapie:*
  - Physiotherapie.
  - Medikamentöse Therapie, Neurostimulation.
  - Psychologische Betreuung.

- **Allgemeine und medikamentöse Schmerztherapie:**
  - *Bei Ruheschmerz* Immobilisation mit Gipsschiene, bis Ruheschmerz verschwindet, Hochlagerung.
  - *Triggerpunkte:* Identifizierung und Behandlung schmerzhafter Triggerpunkte mit Lokalanästhetikum oder Kortikoid (z. B. bei Tendinitis, operativer Neuromentfernung) oder Ruhigstellung in Orthese.
  - *Nichtsteroidale Antiphlogistika*, z. B. Diclofenac 3×50mg p.o.
  - *Metamizol:* 1–4×1 Tbl. oder 20–40 Tropfen pro Tag p.o.
  - *Mittelstark wirksame Opioide*, z. B. Tramadol, je nach Bedarf 20–40 Tropfen p.o. bis max. 40mg/d p.o.
  - *Kalzitonin* 100–200IE s.c. oder i.v. Der analgetische Effekt sollte bereits nach wenigen Injektionen erkennbar sein. Keine Dauertherapie!

- **Interventionelle Schmerztherapie (Regionalanästhesie):**
  - Sympathikusblockade: Lokale Applikation von Lokalanästhetikum oder Opioidinjektion an den Grenzstrang oder als i.v.-Guanetidinblockade in der Technik nach Bier (S. 57).
  - Intrathekale Morphinapplikation mit implantierbarer Medikamentenpumpe.
  - Transkutane elektrische Nervenstimulaiton (TENS).
  - Dorsal column stimulation.

- **Zusätzliche medikamentöse Therapie:**
  - *Kortikoide* (z. B. Prednisolon 10–30 mg p.o./d oder absteigendes Schema [100 mg/2–3 Tage, dann ausschleichen über 1–2 Wochen]).
  - *Vasodilatatoren* (z. B. Kalziumantagonisten, α-Rezeptor-Antagonist): Indiziert bei „in erster Linie" kühler Haut, um die Perfusion der betroffenen Extremität zu optimieren. Bei mangelndem Ansprechen (Haut bleibt kühl) frühzeitig Indikation zur Sympathikusblockade stellen.
  - *Freie Radikalfänger:* Mannitol 10 % 1000ml/24h i.v. über 7 Tage, lokale Applikation von DMSO(= Dimethylsulfoxid)-Creme 50 % 5mal täglich über 2 Monate. In weniger schweren Fällen alleinige Behandlung mit DMSO.
  - Phenytoin.

37.7 Komplexes regionales Schmerzsyndrom (CRPS)

- **Physiotherapie** (4 Phasen):
  1. Motivation, Mobilisierung, Desensibilisierung.
  2. Kraftaufbau, isometrische Übungen.
  3. Isometrische Übungen, Gewichte.
  4. Weiterführen der Sporttherapie, Abbau der Medikation.

Operative Therapie

- **Lokale Sympathektomie** (lumbal oder zervikal Sympathektomie): Evtl. indiziert bei positivem Effekt der Sympathikusblockaden.
- **Amputation:** Erwägen bei vollständigem Funktionsverlust und unbeherrschbarem Schmerzsyndrom.
  - *Cave:* Hohe Rate an persistierenden Schmerzsyndromen, z.B. Phantomschmerz!

Prognose

- Je früher die adäquate Behandlung einsetzt (= frühzeitig, abgestimmt, multidisziplinär und kompetent), desto besser ist die Prognose im Hinblick auf die völlige Wiederherstellung der Extremitätenfunktion.
- Eventuell muss eine frühzeitige stationäre Behandlung in Erwägung gezogen werden, um das gesamte Therapiespektrum auszunützen.
- Im Stadium II und III ist die Spontanheilungsrate gering.

37.8 HIV-Kontamination – Hepatitis

Infektionsrisiko

- **Risiko des Unfallverletzten:**
  - Das Risiko einer HIV-Infektion nach Bluttransfusion beträgt 1 : 1000000.
  - HIV-Infektionen nach Knochentransplantationen werden in der Literatur nur in Einzelfällen beschrieben.
- **Risiko des Behandlers:**
  - Nach perkutaner Exposition (z. B. Nadelstichverletzung) mit kontaminierten Kanüle ca. 0,3 % (= 3 : 1000).

  Hinweis: Die Gefahr einer infektiösen Hepatitis durch Nadelstichverletzung ist um ein Vielfaches höher!

Präventiv- und Vorsorgemaßnahmen

- **Präventivmaßnahmen:**
  - Vermeidung des direkten Kontaktes mit Infizierten.
  - Jeden Patienten potentiell so behandeln, als ob Infektiosität besteht.
  - Doppelte Verpackung von Gewebeproben.
  - Handschuhe bei Blutentnahme oder/und Schutzbrille bei Operationen und Umgang mit Gewebeflüssigkeiten.
  - Verschüttetes sofort reinigen und desinfizieren.
- **Vorsorgemaßnahmen:**
  - Lagerung der zur Prophylaxe empfohlenen Medikamente im jeweiligen Bereich (su.).
  - Hinterlegung von Kontaktadressen von HIV-Zentren oder HIV-Experten.

Sofortmaßnahmen nach HIV-Exposition

Hinweis: Jede Tätigkeit – auch eine Operation – unterbrechen!
- **Inspektion der kontaminierten Körperstelle:** Nadelstich oder Schnittverletzung, entzündlich veränderte Haut oder Schleimhäute?
- **Schnittverletzung:**
  - Wunde mindestens 1 Minute bluten lassen, ggf. Wunde spreizen, ggf. oval ausschneiden.
  - Provokatio einer Blutung durch manuellen Druck auf die Umgebung. Wunde ausstreichen von körpernah nach körperfern, nicht an der Verletzungsstelle quetschen.
  - Mindestens 10 Minuten mit Betaseptic (PVP-Jod, 2-Propanolol und Äthanol) desinfizieren.
- **Stichverletzung:**
  - Inzision in Richtung Stichkanal.
  - Sparsame ovaläre Umschneidung.
  - Desinfektion wie oben beschrieben (s. Schnittverletzung).
- **Hautexposition:**
  - Entfernung des Materials mit Betaseptic-Tupfer.
  - Abreiben der Hautoberfläche mit großzügiger Einbeziehung des Umfeldes mit frischen Betaseptic-Tupfern.
- **Kontamination des Auges** (*cave* niemals Betaseptic verwenden!):
  - Nasenwurzel (Tränenausgänge) mit Daumen und Zeigefinger zusammendrücken, um ein Einschwemmen infiziösen Materials zu verhindern.

37.8 HIV-Kontamination – Hepatitis

- Sofort reichlich spülen unter dem Wasserhahn, wiederholt im Liegen Leitungswasser oder sterile 0,9%-ige NaCl-Lösung mittels 20-ml-Spritze von innen nasal nach außen lateral (zum Schutz des betroffenen Auges!), Augenlider dabei spreizen.
- 1–2 Tropfen des Augenanästhetikums Conjucain-EDO einträufeln, ca. 20–30 Sekunden wirken lassen.
- Braunol 2000 1 : 1 verdünnt mit 0,9%-iger NaCl-Lösung in das Auge einbringen.
- Schlussspülung mit 5%-iger, wässriger PVP-Lösung.

▶ **Kontamination der Mundhöhle:**
- Sofort ausspucken.
- Spülen mit Wasser, besser Betaisodona Mundantiseptikum unverdünnt ca. 20-ml-Schluck 1 Minute lang intensiv hin- und herbewegen, ausspucken – etwa 5 mal wiederholen.

◐ *Hinweis:* Vorgehen bei nachgewiesener Jod-Allergie:
- *Hautdesinfektion:* Äthanol 80%.
- *Augenspülung:* Nur Wasser oder NaCl 0,9%.
- *Mundspülung:* Wasser oder Äthanol hochprozentig/unvergällt.

▶ **Risikoabschätzung** bezüglich einer Infektionsgefahr durch andere Infektionserreger wie Hepatitis-B- oder C-Virus.
▶ **In Zweifelsfällen sofortiger Beginn einer antiretroviralen Prophylaxe** mit Zidovudin, Lamivudin und Indinavir (s. u.).
▶ **Aufklärung, Beratung und Beruhigung** des Betroffenen.
▶ **Abwägen des Für und Wider einer Postexpositionsprophylaxe,** evtl. durch einen Experten. Bei großer Verunsicherung des potenziell Infizierten und dem Wunsch nach einer medikamentösen Prophylaxe sollte auch bei einem geringen Infektionsrisiko diesem Wunsch entsprochen werden.
- *Zu empfehlen:* Bei perkutaner Verletzung.
- *Anzubieten:* Bei oberflächlicher Verletzung, bei Kontakt mit Schleimhaut/geschädigter Haut mit Material mit hoher Viruskonzentration.
- *Nicht zu empfehlen* (aber auf Wunsch durchzuführen, s. o.): Bei perkutanem Kontakt mit Urin oder Speichel, bei Kontakt von intakter Haut mit Blut, bei Haut- oder Schleimhautkontakt mit Urin oder Speichel.

▶ **Dokumentation des Unfallherganges (D-13-Bericht) und des Serostatus** zum Zeitpunkt des Arbeitsunfalles und im weiteren Verlauf nach 6 Wochen, 3 und 6 Monaten.
▶ **Beratung des Exponenten über die mögliche Gefährdung Dritter** (daher Unterlassen von Blutspenden, Schutz des Sexualpartners durch die Verwendung von Kondomen bis zur 3-Monats-Kontrolluntersuchung).

Durchführung der Postexpositionsprophylaxe

▶ **Zeitpunkt:** So schnell wie möglich, am besten innerhalb der ersten *zwei* Stunden nach Verletzung.
▶ **Empfohlene Dauer:** Mindestens zwei, besser über vier Wochen.
▶ **Verwendete Virustatika + Dosierung:** s. Tab. 47.

37.8 HIV-Kontamination – Hepatitis

Tabelle 47 Postexpositionsprophylaxe nach HIV-Exposition

Substanz (Handelsname)	Dosierung	wichtige Nebenwirkungen
AZT = Zidovudin (Retrovir)	2 × 250mg/d p.o.	Übelkeit, Magendruck, Kopfschmerzen, Anämie, Müdigkeit
3TC = Lamivudin (Epivir)	2 × 150mg/d p.o.	Meteorismus, Diarrhö, Neuropathie
IDV = Indinavir (Crixivan)	3 × 800mg/d p.o.	Bilirubinerhöhung, trockene Haut, Juckreiz, Nierensteine, Nagelbettentzündung

- **Kontraindikationen:** Frühschwangerschaft.
- **Nebenwirkungen:** Gastrointestinale Beschwerden, Kopfschmerzen, Abgeschlagenheit; (Indinavir fördert die Bildung von Nierensteinen).

37.9 Trauma und Schwangerschaft

Grundlagen

- Die Versorgung unfallverletzter schwangerer Frauen sollte idealerweise in enger interdisziplinärer Zusammenarbeit von Gynäkologen, Geburtshelfern, Kinderärzten und Unfallchirurgen erfolgen.
- Bei Röntgenuntersuchungen strenge Indikationsstellung beachten!
- Im Zweifelsfall Schwangerschaftsschnelltest vorschlagen!

Konkretes Vorgehen

- Zunächst intensivmedizinische Behandlung lebensbedrohlicher Zustände der Mutter. Nach klinischer Stabilisierung der Mutter umgehend Ultraschalluntersuchung und Kardiotokographie.
- **Operative Maßnahmen:**
  - Hier gelten die allgemeinen Regeln der Unfallchirurgie, sofern keine Gefahr für das Kind besteht. Operationen sind ohne Nachteile für das Kind jederzeit möglich.
  - *Sectio caesarea:* Indiziert bei vitaler Gefährdung von Mutter und Kind jenseits der 32. SSW. Erst anschließend Versorgung der „sekundären" (= nicht vital bedrohlichen) mütterlichen Verletzungen.
- **Medikamentöse Therapie:** Immer mit dem Gynäkologen abstimmen (z.B. Antibiotika, Thromboseprophylaxe, Tetanusimmunisierung)!
- **Risiken für das ungeborene Kind:**
  - Fetale Hypoxie (mütterliche Kreislaufdepression).
  - Verletzungen der Plazenta (in 40–60% nach schweren Verkehrsunfällen).
  - Direkte intrauterine Gewalteinwirkung (z.B. bei Beckenverletzungen; am häufigsten sind Verletzungen des Kopfes, die rasch zu einer vitalen Bedrohung werden können).
  - *Hinweis:* Auch nach einer Notfallsektio muss mit dauerhaften Schäden der überlebenden Kinder gerechnet werden, trotz eventueller neurochirurgischer Akutintervention mit Hämatomausräumung und Drainage.

37.10 Weichteilinfektionen

Phlegmone

- **Grundlagen:** Eitrige Entzündung (meist durch Streptokokken und Staphylokokken, häufig Mischinfektion) mit Gewebseinschmelzung mit flächenhafter Ausbreitung. Oft nach banalen Verletzungen.
- **Klinische Symptomatik:** Schmerzhafte, flächenhafte Überwärmung, livide/am Rand abblassende Rötung, verbunden mit Schwellung der Haut. Hohes Fieber, Schüttelfrost, Schwellung regionaler Lymphknoten.
- **Diagnostik:** Klinik, Leukozytose, BSG ↑, Fieber, Mikrobiologie (Abstrich).
- **Therapie:** Stationäre Aufnahme, hochdosierte antibiotische Abdeckung (*primär* Penicillin G 20–30 Mio. IE + Gentamicin 1 × 240mg i.v.; bei Penicillin-Unverträglichkeit Vancomycin 2 × 1g/d + Gentamicin; weiter nach Antibiogramm), danach chirurgische Eröffnung. Hochlagerung, Kühlung.

Erysipel

- **Grundlagen:** Entzündung des Koriums durch Streptokokken der Gruppe A, meist durch Eintrittspforte (kleine Hautläsionen). Die Ausbreitung erfolgt über die Lymphgefäße.
- **Klinische Symptomatik:** Hochrotes, scharf begrenztes Erythem, Schmerzen, hohes Fieber, Schüttelfrost.
- **Diagnostik:** Klinik, Leukozytose, BSG ↑, ASL-/ADB-Titer ↑.
- **Therapie:**
  - *Allgemein:* Hochlagern der Extremität, Antisepsis (Sanierung der Eintrittspforte), Kühlung, evtl. stationäre Aufnahme und Bettruhe (dann auch Thromboseprophylaxe!).
  - *Antibiose:*
    - Leichte Fälle: Penicillin V 3 × 1,2Mio IE/d p.o. (z. B. Isocillin).
    - Mittelschwere Fälle: Penicillin G 1–4Mio IE/d i.v. (Kurzinfusion).
    - Schwere Fälle: Penicillin G 3 × 10Mio IE/d i.v. (Kurzinfusion).
    - Bei Penicillin-Allergie: Vancomycin 1–1,5g/d i.v.
    - Bei Staphylokokkenbeteiligung Flucloxacillin 3 × 1g/d i.v.

Furunkel, Karbunkel

- **Grundlagen:** An Haarfollikel gebundene, dermal bis subdermal lokalisierte Staphylokokkeninfektion an Hals, Gesicht, Axillen, Leisten, oberem Rücken.
- **Klinische Symptomatik, Diagnostik:** Zu Beginn derber roter Knoten, zunehmende Schmerzen, nach einigen Tagen Einschmelzung und im Verlauf von einigen Wochen narbige Abheilung.
- **Therapie:** Initial antibiotische Therapie mit Flucloxacillin oder Dicloxacillin oder Cefalexin p.o. für 7–10 Tage. Bei Penicillinallergie Erythromycin oder Fusidinsäure.

Lokale Pseudomonas-aeruginosa-Infektion

- **Klinische Symptomatik, Diagnostik:** Typischer grüner Farbton (Verbandsmaterial!) und süßlich-fauliger Geruch des eitrigen Exsudats (*cave* Sepsisgefahr!).
- **Therapie:** Lokal feuchte Umschläge mit/ohne Farbstoffe (z. B. Pyoktanin 0,5 % wässrig), oder mit Antiseptikum-Zusatz (z. B. Chinosol).

37.10 Weichteilinfektionen

Lebens- und extremitätenbedrohende „nekrotisierende" Weichteilinfektionen

- **Prädisponierende Faktoren:**
  - Unsachgemäß versorgte Wunden („neglected wound").
  - Nach operativen Eingriffen.
  - i.v.-Drogenabusus.
  - Konsumierende Erkrankungen, Immunsuppression.
- **Differenzierung der nekrotisierenden Weichteilinfektionen** nach Erreger (bestimmt die Auswahl des Antibiotikums) und Gewebeniveau (bestimmt das chirurgische Vorgehen): Siehe Tab. 48.

Tabelle 48 Differenzierung der nekrotisierenden Weichteilinfektionen

Erreger	Gewebeniveau	
	Subkutis/Faszie	**Muskulatur**
Streptococcus pyogenes	*Streptokokkengangrän*	*Streptokokken-Myositis*
Clostridium perfringens	Klostridienzellulitis	*Klostridien-Myonekrose*
Mischinfektionen	nekrostisierende Fasziitis Typ I	Non-Klostridien-Myonekrose
Streptokokken und Staphylokokken	nekrostisierende Fasziitis Typ II	*Myositis*

kursiv = rasche Infektprogredienz (< 24h)

- **Formen mit Affektion des Subkutangewebes und der Faszie:**
  - *Streptokokkengangrän* (durch β-hämolysierende Streptokokken):
    - Fulminante Infektion, Entwicklung innerhalb von 24 h.
    - Früh auftretende Infektzeichen wie Überwärmung, Schwellung, Rötung, starke lokale Schmerzen.
    - Nach 2–4 Tagen große Blasen mit geruchloser, seröser Flüssigkeit.
    - Frühzeitig Hautgangrän durch thrombosierte Kapillaren.
  - *Nekrotisierende Fasziitis:*
    - Typ I = Mischinfektion aus Anaerobiern und fakultativ anaeroben Bakterien; Typ II = Streptokokken der Gruppe A alleine oder in Kombination mit Staphylokokken.
    - Initial eher dumpfe Empfindung (Im Gegensatz zur Streptokokkengangrän, s. o.).
    - Frühe systemisch wirksame toxische Zeichen wie Tachykardie, Hypotonie, Unwohlsein.
    - Erst im Spätstadium Hautgangangrän, das Subkutangewebe und die Faszien sind ausgedehnter befallen als vom Hautbefund her vermutet.
  - *Synergistische, nekrotisierende Zellulitis* (Variante der nekrotisierenden Fasziitis):
    - Kombination von Anaerobiern und Enterobakterien.
    - Am häufisten an den unteren Extremitäten und am Perineum.
    - Multiple kutane Ulzera mit rotbrauner Flüssigkeit.
    - Meist bei älteren Patienten sowie bei Vorerkrankungen wie Diabetes melllitus, kardiovaskuläre und/oder renale Erkrankungen.
  - *Klostridienzellulitis:*

37.10 Weichteilinfektionen

- Entwicklung 3–5 Tage nach einem Trauma.
- Initial starke Schmerzen.
- Blasen mit rotbrauner, faulig riechender Flüssigkeit.
- Keine septisch-toxischen Reaktionen (im Vergleich zur Klostridienmyonekrose).
  - *Non-Klostridienzellulitis:* Klinisch wie Klostridienzellulitis (s. o.).
- ▶ **Formen mit Affektion der Muskulatur:**
  - *Klostridienmyonekrose:*
    - Erreger: Clostridium perfringens, novyi oder septicum.
    - Rasch stärkste Schmerzen, schwere systemische Reaktionen (hohes Fieber, Myolyse, Koagulopathie, Multiorganversagen).
    - Wundsekret mit süßlich-fauligen Geruch.
  - *Streptokokkenmyositis:*
    - Muskulatur verfärbt und geschwollen.
    - Starke systemische Reaktionen bis zum „toxic shock syndrome" (Tab. 49).

Tabelle 49 Definition des „streptococcal toxic-shock-syndrome (STSS)

I:	**Isolierung von Streptokokken der Gruppe A** (S. pyogenes): *A:* Von einer normalerweise sterilen Körperflüssigkeit oder -stelle (z. B.- Blut, Liquor, Pleura-/Peritonealsekret) *B:* Von einer nicht sterilen Körperflüssigkeit oder -stelle (z. B. Rachen, Sputum, Vagina, oberflächliche Hautverletzungen)
II:	**Klinische Zeichen*** *A:* Hypotension: $RR_{syst} \leq 90$ mmHg (Erwachsene) und *B:* ≥ 2 der folgenden klinischen Veränderungen: 1. Niereninsuffizienz 2. Gerinnungsstörungen 3. Leberbeteiligung 4. Adult respiratory distress (ARDS) 5. Generalisierter ödematöser Ausschlag (evtl. mit Blasen) 6. Weichteilnekrose (Fasziitis oder Myositis, Gangrän)

Beurteilung:
- STSS *gesichert:* Kriterien I A + II (A und B)
- STSS *wahrscheinlich:* Kriterien I B + II (A und B) + Ausschluss einer anderen Ursache

* *klinische Phasen:*
I Myalgie, Übelkeit, Erbrechen, Schüttelfrost, Diarrhö, lokale Schmerzen
II Tachykardie, Fieber, Tachypnoe, zunehmende lokale Schmerzen
II persistierendes Fieber, verminderte lokale Schmerzen, Schocksymptomatik

- ▶ **Diagnostisches Vorgehen** (frühe Diagnosestellung ist entscheidend!):
  - Klinisches Bild. Frühsymptome sind unerträgliche Schmerzen, Erythem mit zentralen schwärzlichen Bezirken. Evtl. Fieber.
  - *Sonographie:*
    - Abszess: Scharf begrenzte, hypoechogene Läsion mit dorsaler Schallverstärkung (*cave* keine sichere Differenzierung gegenüber umschriebenem Hämatom oder entzündlichem intramuskulärem Prozess mit Flüssigkeitsansammlung).
    - Kolliquationsnekrose der Faszie: Echoarmer Saum zwischen Subkutis und Muskulatur.

37.10 Weichteilinfektionen

- *CT mit KM:* Differenzierung zwischen gut und schlecht durchbluteten Arealen (damit auch Abgrenzung von Hämatom oder difffusem Weichteilprozess möglich), Ausdehnung der Nekrose, betroffene Strukturen, Möglichkeit einer CT-gesteuerten Punktion.
- *Kernspintomographie* (Abb. 237): Große Bedeutung bei der Diagnosestellung. Gute Darstellung Weichteilprozessen, genaue räumliche Orientierung.
  - Akute Zellulitis: Auf Subkutis beschränkte Veränderungen.
  - Nekrotisierende Fasziitis: Veränderungen entlang der intermuskulären Septen.
  - Bakterielle Myositis: Im Frühstadium diffuse Muskelschwellung, im Verlauf Abszedierungen.
- *Röntgen-Weichteilaufnahme:* Weichteilemphysem nur bei Gasbildnern; nur geringe Sensitivität.
- *Histologie:*
  - Die Biopsie darf *nicht* aus dem Bereich der primäre Weichteilläsion entnommen werden! Das Biopsat muss alle Schichten umfassen (Kutis, Subkutis, Faszie, Muskulatur).

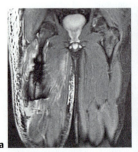
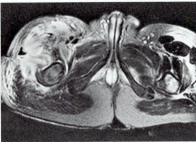
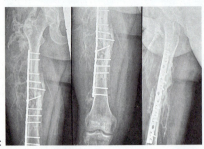
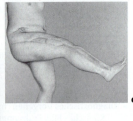

Abb. 237 a–d. Gasbrand nach Oberschenkelfraktur rechts.
a und b) MRI-Befunde bei Aufnahme, c) nach Abheilung und Reosteosynthese, d) Narbensituation nach radikalem Debridement des rechten Beins und des rechten Retroperitonealraums

37.10 Weichteilinfektionen

- Kriterien einer nekrotisierenden Weichteilinfektion: Fokalnekrosen, Mikroabszesse in Faszien/subkutanem Gewebe, polymorphkernige Zellinfiltrate, thrombosierte Gefäße.
- *Mikrobiologie:* Blutkulturen, Abstriche, Gewebeproben.
- *Labor:*
  - Keine beweisenden Laborparameter.
  - Unspezifische Entzündungs- und Sepsiszeichen.
  - Anstieg CRP, Fibrinogen, BSG, Leukozyten, harnpflichtige Substanzen und Leberenzyme.

▶ **Therapieprinzipien:**
- Aggressive, kompromisslose chirurgische Behandlung.
- Resistenzgerechte Antibiotikatherapie.

▶ **Chirurgische Interventionen:**
- *Radikale Entfernung des gesamten nekrotischen Gewebes.* Dabei besonders darauf achten, dass eine sog. zentrale Blockade erreicht wird (die Weichteilinfektion darf nicht von den Extremitäten auf den Körperstamm übergreifen!). Hierzu muss das Weichteilgewebe inklusive Faszien, Lymphgefäße und Lymphknoten in einer Art Schneise entfernt werden.
- *Intensive Wundspülung.*
- *Offene Wundbehandlung* mit feuchten Kompressen oder temporäre Deckung der Defekte mit Kunsthaut (Epigard).
- *Ruhigstellung* betroffener Extremitäten.
- *„Second look" obligat erstmals innerhalb von 6–12 Stunden,* abhängig vom klinischen Verlauf regelmäßig wiederholen!
- Bei fortschreitendem Infekt, Myonekrose, toxic-shock-Syndrom kann das Leben des Patienten nur durch eine Amputation/Exartikulation gerettet werden!

▶ **Antibiotische Therapie** (parallel zur chirurgischen Intervention): Hoch dosierte Dreierkombination aus Penicillin oder Ampicillin, Aminoglykosid und Metronidazol.

▶ **Nachbehandlung:**
- Tägliche Verbandswechsel nach Abschluss des Débridements.
- Evtl. Einsatz adjuvanter Therapieformen: Hyperbare Sauerstofftherapie, Immunglobuline (Wirkung nicht gesichert).
- Sekundärnaht, Meshgraft-Transplantation, plastische Deckung erst nach chirurgischer Kontrolle des Infekts.

▶ **Prognose:**
- Die Letalität bei toxic-shock-syndrome liegt zwischen 10 und 60 %.
- Die Amputationsrate beträgt ca. 25 %.

Gasbrand (Clostridium-Infektion)

▶ **Grundlagen:** Wundinfektion mit meist verschiedenen Clostridien-Spezies, häufig Mischinfektion mit Anaerobiern, Enterobakterien. Toxinbildung.
▶ **Klinische Symptomatik:** Phlegmone (s. o.), Myositis (Schwellung, Schmerz), Blasenbildung, Hämolyse, Abszedierungen, akutes Nierenversagen.
▶ **Diagnostik:** Krepitation über geschwollenem Gewebe, Mikrobiologie.
▶ **Therapie:** Penicillin G 20–40 Mio IE/d i.v. Operative Exzision, ggf. Hyperbare Sauerstofftherapie (S. 493).
◐ *Hinweis:* Meldepflicht bei Erkrankung und Tod!

37.10 Weichteilinfektionen

Tetanus

- **Erreger, Pathogenese:** Clostridium tetani. Die Erreger dringen über Bagatellverletzugen in den Körper ein. Hauptvirulenzfaktor ist das Tetanustoxin, das retrograd in Axonen zentripetal transportiert wird. Wirkung durch Störung der Transmitterfreisetzung an der Synapse (→ Hemmung hemmender Einflüsse → Spasmen, autonome Enthemmung).
- **Epidemiologie:** Inzidenz in Zentral-Europa ca. 0,5/100000.
- **Risikofaktoren:** Mangelnder Impfschutz, mangelnde Hygiene
- **Klinik** (nach einer Inkubationszeit von Stunden bis Wochen oder Monate):
    - *Grippales Prodromalstadium:* Fieber, Abgeschlagenheit, Erbrechen, Kopfschmerzen.
    - *Lokaler Tetanus* (selten): Im Bereich der Wunde.
    - *Generalisierter Tetanus:* Bei vollem Bewusstsein schmerzhafte Tonuserhöhung und Krämpfe (durch externe Reize auslösbar), Risus sardonicus (Abb. 238b) (Teufelsgrinsen), Trismus (Kiefersperre), Opisthotonus (Abb. 238a), Sprech- und Schluckunfähigkeit, Ateminsuffizienz (*cave* Hypoxie!), autonome Störungen (Herzrhythmusstörungen, Herzfrequenzschwankungen, Schwankungen der Körpertemperatur, Schwitzen).

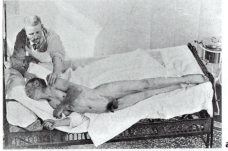
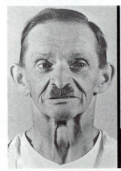
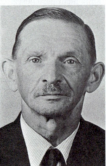

Abb. 238a, b. a) Tetanuspatient im Krampfanfall mit Opisthotonus, b) links mit Risus sardonicus, rechts nach Abheilung

37.10 Weichteilinfektionen

- **Diagnostik:** Typische Klinik, Toxinnachweis im Tierversuch (oft ohne Ergebnis!), EMG (andauernde Aktivität, silent period ↓), Liquor, Blutwerte (CK beobachten, *cave* Rhabdomyolyse!), Bildgebung ist unspezifisch verändert oder unauffällig.
- **Differenzialdiagnose:** Neuroleptika-induzierte Dystonien (Besserung durch 2mg Biperiden = 1Amp. Akineton i.v.), malignes Neuroleptikasyndrom (Anamnese!), Strychninintoxikation (Besserung durch Barbituratgabe), Stiff-man-Syndrom (im EMG silent period erhalten).
- **Therapie:**
  - *„Kausal":*
    - Breite Exzision der Wunden/Eintrittspforte unter offener Wundbehandlung.
    - Tetanus-Immunglobulin (Tetagam): 5000–10000IE i.m. In Abhängigkeit vom Krankheitsbild evtl. weitere 3000IE/d.
    - Parallel aktive Immunisierung (S. 70).
    - Metronidazol (Clont) 4 × 500mg/d für 7–10 Tage *oder* Penicillin G 1Mio. IE alle 6h i.v. *oder* Doxyzyklin 2 × 100mg/d p.o./i.v. für 10–14 Tage.
  - *Symptomatisch Intensivtherapie:*
    - Reizabschirmung (Ruhe, Abdunkelung, Sedierung).
    - Intubation, besser Tracheotomie.
    - Analgosedierung und Relaxierung nach Bedarf.
    - Evtl. Baclofen-Pumpe.
    - Bei autonomen Störungen Magnesium i.v.
- **Prognose:** Unbehandelt in 50 % letal (v.a. durch zerebrale Hypoxie und autonome Herz-Kreislauf-Dysregulation).

37.11 Akute Osteitis

Klinische Symptomatik und spezielle Diagnostik

- **Klinische Symptomatik:**
  - Lokale Rötung und Überwärmung.
  - Glanzhaut durch Schwellung und Ödembildung.
  - Ruhe- und Belastungsschmerz (evtl. nach freiem Intervall).
  - Trübe Sekretion aus der Wunde oder Drainage.
  - Allgemeinsymptome (Fieber, Schüttelfrost, Abgeschlagenheit).
- **Diagnostik:**
  - Labor: BB (inkl. Differenzial-BB; Leukozytose), Leukozytenelastase ↑, CRP ↑↑, BKS ↑ (verspätet), Gerinnung.
  - Messung der Körpertemperatur.
  - Blutkultur (meist negativ; s. S. 35).
  - Röntgenaufnahmen der betroffenen Strukturen in 2 Ebenen (*cave* keine Infektzeichen innerhalb der ersten 10 Tage!).
  - Sonographie: Sekretverhalt? Muskelödem?
  - (Sonographisch gesteuerte) Punktion (wenn nicht Sekret aus Wunde oder Drainage abfließt): Trüb-eitrige Flüssigkeit, Keimnachweis im Direktausstrich.

Stufentherapie

1. **Operative Revision als Eingriff hoher Dringlichkeit:**
   - Abstrichgewinnung (S. 34).
   - Resektion nekrotischer und minderdurchbluteter Weichteile, primär keine ausgedehnten Knochenresektionen.
   - Festsitzendes Osteosynthesematerial kann belassen werden.
   - Ausgiebige mechanische Reinigung, z. B. durch Wechseldruckspülung (z. B. Jet-Lavage):
     - Spülung mit mindestens 3000ml isotoner Spüllösung je nach Ausdehnung der Wunde.
     - Die Indikation zur Spülung mit Antiseptika (z. B. Lavasept, Taurolin) ist wegen einer möglichen Resorption und Anaphylaxiegefahr zurückhaltend zu stellen. Kontraindikation: Spülung von Markhöhlen langer Röhrenknochen.
     - *Cave:* Interaktionen mit anderen Wundbehandlungs-Spezifika, z. B. Polyvidon-Jod-Lösung und Wasserstoffperoxid streng vermeiden!
   - Fakultativ Einlage von Antibiotika-Trägern (z. B. Palacos-Kugelketten, Sulmycin-Vlies).
   - Drainage des Wundgebiets.
   - *Absolut spannungsfreier Verschluss der Weichteile.* Ist dies infolge Weichteildefekten oder Schwellungszuständen nicht möglich, so ist eine Vakuumversiegelung (z. B. Coldex) oder in Einzelfällen die primäre plastische Deckung vorzunehmen, um ein Austrocknen des Knochens und benachbarter bradytropher Gewebe (Sehnen, Knorpel) zu vermeiden.
   - Falls erforderlich, temporäre Stabilisierung durch Anlage eines Fixateur externe, *keine* Gipsverbände.

37.11 Akute Osteitis

2. Operative Revision als geplanter Eingriff (2–3 Tage nach Erstrevision):
- Abstrichentnahme und erneutes Débridement der Weichteile.
- Bei weiter bestehenden Infektzeichen noch vorhandenes Osteosynthesematerial und sicher avitalen Knochen entfernen.
- Bei Markraumphlegmone Markhöhle mit flexibler Bohrwelle (2–3mm über Nageldurchmesser) aufbohren.
- Mechanische Reinigung und Einlage von Antibiotikaträgern nach Austestung.
- Temporäre Stabilisierung durch Fixateur externe.
- Systemische Antibiose nach Antibiogramm.
- Weitere geplante Eingriffe nach Entzündungszeichen (Infektmonitoring).

37.12 Chronische Osteitis

Klinische Symptomatik und spezielle Diagnostik

- **Klinische Symptomatik:** Lokale Induration von Haut und Weichteilen, Fistelöffnung mit Sekretion, perifokale Rötung und Schwellung.
- **Diagnostik:**
  - Anamnese.
  - Labor: BB (inkl. Differenzial-BB; nur mäßige Leukozytose), CRP und BKS nur mäßig erhöht, Gerinnung.
  - Bildgebung:
    - Röntgen in 2 Ebenen, evtl. Feinfokusaufnahmen: Osteolyse, Sequester, Sklerosierung, Verdickung, unregelmäßige Konturen, Implantatlockerung?
    - Computertomographie (KM-CT): Abszess, Sequester, Destruktionen?
    - Fistelfüllung: Verlauf der Fistelsysteme?
    - Sonographie: Flüssigkeitsansammlung, Muskelödem?
    - Angiographie: Lokale Durchblutungssituation (arteriell + venös)?
    - MRT mit KM: Markraumbefall, Sequester, Weichteilaffektion?

Stufentherapie

1. **Infektberuhigung:**
   - Resektion avitalen Knochens, Entfernung von Osteosynthesematerial und evtl. Knochenzement, Débridement der Weichteile, Keimbestimmung durch Abstrichgewinnung.
   - Mechanische Stabilisierung durch Anlage eines Fixateur externe.
   - Temporärer Wundverschluss bei Weichteildefekt.
   - Falls erforderlich, rekonstruktiver Gefäßeingriff zur Verbesserung der lokalen Druchblutungssitutation.
2. **Definitive Sanierung und Stabilisierung** (ca. 2–8 Wochen nach Erstrevision):
   - Plastisch-chirurgische Deckung von Weichteildefekten.
   - Osteosynthese-Verfahrenswechsel: Äußere → innere Fixationstechniken.
   - Evtl. Kallusdistraktion bei Knochenverlust.

37.13 Gelenkinfektion (infektiöse Arthritis)

Grundlagen

- **Ätiologie:**
  - *Primäre Arthritis:* Gelenk-Eröffnung durch Trauma, chirurgischen, diagnostischen oder therapeutischen Eingriff.
  - *Sekundäre Arthritis:* Hämatogene Einschwemmung von Keimen oder per continuitatem durch Übergreifen einer Weichteilinfektion.
- **Prädisponierende Faktoren:**
  - Begleitende Infektionen (z. B. Pneumonie, Harnweginfektion).
  - Immunsuppressive Therapie.
  - Vorerkrankungen: Arthrose, rheumatoide Arthritis, Malignome, Diabetes mellitus, Alkoholabusus, kardiale/pulmonale/renale/metabolische Erkrankungen, HIV-Infektion.
- **Stadien** (Abb. 239):
  1. Synovialitis (mit serösem oder fibrinösem Reizerguss).
  2. Gelenkempyem (mit eitrigem Erguss).
  3. Panarthritis (Kapselphlegmone).
  4. Destruierende Arthroosteomyelitis.

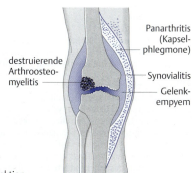

Abb. 239 Stadien der Gelenkinfektion

Klinische Symptomatik und spezielle Diagnostik

- **Klinische Symptomatik:**
  - Ruheschmerz.
  - Lokale Überwärmung des Gelenks.
  - Ergussbildung, evtl. Rötung, trübe Sekretion aus Drainage oder Zugangsöffnungen nach vorausgegangener Arthroskopie (z. B. beim Kniegelenk; vgl. Abb. 240).
  - Schmerzhafte Bewegung.
  - Allgemeinsymptome (z. B. Fieber).
- **Diagnostik:**
  - *Obligat:*
    - *Labor:* Blutbild (inkl. Differenzial-BB), CRP (meist > 10mg/dl), BKS ↑, evtl. Blutkultur, Gerinnung.
    - *Röntgen* des Gelenks in 2 Ebenen.
    - *Gelenkpunktion* und mikrobiologische Diagnostik des Punktates.

37.13 Gelenkinfektion (infektiöse Arthritis)

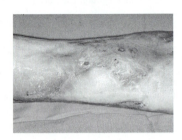

Abb. 240 Weichteilbefund am Unterschenkel bei chronischer Osteomyelitis

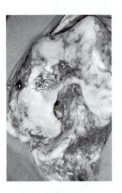

Abb. 241 Zerstörtes Kniegelenk nach Kniegelenksinfekt

- *Fakultativ:*
  - Szintigraphie.
  - MRT mit KM: Hohe Sensitivität, eingeschränkte Spezifität (tumoröse oder traumatische Läsionen können ähnlich aussehen).
  - Großzügige Indikationsstellung zur Arthroskopie.

Therapie

➤ **Allgemeinmaßnahmen:** Kühlung, Analgesie, Physiotherapie.
➤ **Synovialitis und Gelenkempyem:**
  - Mehrfache arthroskopische Gelenkspülungen ohne Antibiotikazusatz. Im Vordergrund steht die mechanische Reinigung.
  - Adjuvante systemische Antibiotikagabe nach Resistenztestung.
➤ **Infektpersistenz:** Radikale Synovektomie.
➤ **Panarthritis, destruierende Arthroosteomyelitis:**
  - Bei fortschreitender Gelenkzerstörung ist die Gelenkresektion mit äußerer Stabilisation durch Fixateur externe erforderlich.
  - Falls erforderlich, Einlage eines temporären Platzhalters (z. B. Palacos-Zementplombe).
  - Sekundäre definitive Versorgung durch Arthrodese nach Abklingen des Infekts. Alloplastischer Gelenkersatz nach mehrmonatiger Infektfreiheit.

Nachbehandlung

➤ Bewegung, Antibiose, Analgesie, Kühlung, Physiotherapie.

Risiken und Komplikationen

➤ Nachblutung, Gefäß-Nerven-Läsion, Wundheilungsstörung, Sepsis.
➤ Thrombose, Embolie, persisitierende Infektion, Fistelbildung, Ankylose, Gelenkdestruktion/-instabilität.

37.14 Sepsis

Klinische Symptomatik, spezielle Diagnostik

- **Klinische Symptomatik und Befunde:** Fieber, Schüttelfrost, Tachykardie, Bewusstseinsstörung, RR-Abfall, Gerinnungsstörungen, Osler-Knötchen, Petechien, Abszedierungen, Nierenversagen, disseminierte intravasale Gerinnung, ARDS, Schock.
- **Spezielle Diagnostik:**
  - *Eingrenzung des Sepsisherds:* Röntgen-Thorax (pneumonisches Infiltrat, Abszess?), Abdomen-Sonographie (Niere, Leber, Galle, Pankreas, Milz?), Echokardiographie (Klappenvegetationen?), MRT, Leukozyten-markierte Szintigraphie; ggf. CT-Abdomen, CCT, Liquorpunktion, HNO-/Zahnstatus.
  - *Labor:* AT III, Fibrinogen, Fibrinspaltprodukte, Laktat, BGA, Blutbild (Thrombozytensturz?, Leukopenie?).
  - *EKG:* Ischämie, Rhythmusstörungen?

Therapie

- Intensivtherapie.
- Zugänge entfernen/wechseln.
- Systemische Breitbandantibiose bis zum Erregernachweis (Tab. 50).

Tabelle 50 Kalkulierte antimikrobielle Therapie bei Sepsis

Herd	Erreger	Antibiotika		
unbekannt	alle	Cephalosporin 3. Gen.	+ Vancomycin	+ Aminoglykosid
		Acylureidopenicillin	+ β-Lactamasehemmer	+ Aminoglykosid
Wunde, Abszess	Staphylokokken, Streptokokken, Anaerobier	Cephalosporin 2./3. Gen.	+ Clindamycin	
Venenkatheter, Shunt	Staphylokokken	Cephalosporin 2./3. Gen.	+ Vancomycin	
Lunge	*ambulant:* Pneumokokken, Haemophilus	Aminopenicillin	+ β-Laktamasehemmer	
		Cephalosporin 2. Gen. Erythromycin		
	nosokomial: Enterobakterien, Pseudomonaden, Staph. aureus	Cephalosporin 3. Gen.	+ Vancomycin	+ Aminoglykosid
		Carbapenem		+ Aminoglykosid
		Gyrasehemmer	+ Clindamycin	

37.14 Sepsis

Tabelle 50 (Fortsetzung)

Herd	Erreger	Antibiotika			
Niere	E. coli, Enterokokken, Enterobakterien	Acylureidopenicillin	+ β-Laktamasehemmer	+ Aminoglykosid	
		Cephalosporin 3. Gen.		+ Aminoglykosid	
		Gyrasehemmer			
Abdomen	Enterobakterien, Anaerobier, Enterokokken	Cephalosporin 3. Gen.	+ Clindamycin	+ Aminoglykosid	
		Cephalosporin 3. Gen.	+ Metronidazol	+ Aminoglykosid	
		Acylureidopenicillin	+ β-Laktamasehemmer	+ Aminoglykosid	
		Carbapenem		+ Aminoglykosid	
Verbrennung	Pseudomonas spp., Staph. aureus	Cephalosporin mit Pseudomonasaktivität	+ Vancomycin	+ Aminoglykosid	
		Gyrasehemmer	+ Vancomycin	+ Aminoglykosid	
Immunsuppression	Pseudomonas spp., Staph. aureus, Pilze	Cephalosporin mit Pseudomonasaktivität	+ Vancomycin	+ Aminoglykosid	+ Antimykotikum
		Cephalosporin mit Pseudomonasaktivität	+ Clindamycin	+ Aminoglykosid	+ Antimykotikum
		Carbapenem		+ Aminoglykosid	+ Antimykotikum

38.1 Nahttechnik

Nahtmaterial

- ▶ **Allgemeine Anforderungen:** Je nach zu nähendem Gewebe stehen Reißfestigkeit, Knotenfestigkeit, Resorbierbarkeit, Gewebeverträglichkeit oder Oberflächenstruktur im Vordergrund.
- ▶ **Fadenaufbau, Oberfläche:**
  - *Monofiler Faden:* Gute Gleitfähigkeit, geringe Dochtwirkung, Haltbarkeit ist allerdings erst mit mindestens 5 übereinander gelegten Knoten gewährleistet.
  - *Geflochtener Faden:* Größere Dochtwirkung durch Kapillareffekt (*Cave:* Schnellere Infektionsausbreitung), sehr geschmeidig, relativ starke Gewebereaktion durch größeren Reibungswiderstand, Haltbarkeit schon nach 3 übereinander gelegten Knoten.
- ▶ **Spezielle Eigenschaften:**
  - *Resorbierbare Fäden:* Heute meist synthetisch hergestellte, biologisch abbaubare Polymere und deren Derivate:
    - Geflochten: z. B. Dexon (Polyglycolid), Vicryl (Polylactid).
    - Monofil: z. B. PDS (Polydioxanon), Maxon (Polyglukonat).
  - *Nicht resorbierbare Fäden:*
    - Synthetische Kunststoff-Fäden aus Polyamiden (Nylon, Perlon), Polyestern (Dacron, Mersilene, Polyon), Polyethylenen (Marlex) und Polytetrafluorethylen (Teflon).
    - Metallfäden (z. B. zum Thoraxverschluss aus Tantal oder Chrom-Nickel-Eisen-Verbindung).
- ▶ **Einteilung der Fadenstärke:**
  - Üblich sind die metrische Einteilung und die sog. USP-Einteilung, die sich meist beide auf der Verpackung befinden.
  - *Metrisch (europäische Pharmakopöe oder EP):* Die Angaben erfolgen in 1/10 mm (z. B. metric 4 = 0,4 mm).
  - *USP-Einteilung (united states pharmakopöe):* Hier besteht kein direkter Zusammenhang mit der Dicke des Fadens.

Nadelmaterial

- ▶ **Nadelformen:**
  - *Kreisförmig:* Hier bestimmt die Länge des Bogens die Bezeichnung der Nadel. Standard, üblich für alle Gewebe.
  - *Gerade,* z. B. für Sehnennähte (Achillessehnendurchflechtung).
- ▶ **Nadel-Faden-Verbindung:**
  - *Feste Kombination von Nadel und Faden:* Hierbei sitzt der Faden am Nadelende fest in einer axialen Bohrung der Nadel, ein Nadelöhr ist nicht vorhanden. Da der Übergang von Nadel zu Faden stufenlos ist, kommt es praktisch nicht zu einer Gewebetraumatisierung um den Stichkanal, sog. *atraumatische Naht.* Indiziert ist dieser Nadeltyp bei empfindlichen Geweben. Sog. *Abreißfäden* haben eine Sollbruchstelle am Nadel-Faden-Übergang.
  - *Nadeln mit Nadelöhr:* Bei diesen Nadeln muss der Faden eingefädelt werden. Die Naht ist traumatischer, da kein sanfter Übergang von Nadel zu Faden stattfindet.
- ▶ **Form von Nadelkörper/Nadelspitze:**
  - *Rundkörpernadeln:* Sie haben eine konische Spitze, mit der das Gewebe durchstochen und nicht durchschnitten wird. Hierdurch wird das Gewebe gering traumatisiert; verwendet werden diese Nadeln bei weichem Gewebe.

38.1 Nahttechnik

– *Schneidende Nadeln:* Scharf geschliffene Nadelkörper durchschneiden das Gewebe. Es erfolgt eine stärkere Traumatisierung, verwendet werden diese Nadeln bei derbem Gewebe (z. B. Haut, Faszie, Narben).

Knotentechnik

➤ **Grundlagen:**
– Jeder Knoten muss fest und zuverlässig halten, anderseits sollte das Knüpfen rasch gehen.
– Der erste Knoten (Grundknoten) adaptiert das Gewebe, der zweite Knoten (Endknoten) fixiert diesen Zustand.
– Ist ein Fadenende sehr kurz, wird *instrumentell geknotet,* hierbei wird mit der Pinzette oder dem Nadelhalter der längere Faden einmal umfahren, der kürzere Faden wird dann gefasst (Abb. 242), nachdem dieser Knoten zugezogen ist, wird er durch einen gegenläufigen Knoten fixiert, bei dem der Faden in umgekehrtem Sinne umfahren wird.

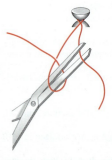

Abb. 242 Instrumenteller Knoten (fadensparend). Umfahren des längeren Fadens mit einer Péan-Klemme; Fassen des kürzeren Fadens und Zuziehen.

➤ **Knotenarten:**
– *Grundknoten:*
  • Nicht-überschlungener Knoten, hier verteilt sich der Zug gleichmäßig auf beide Fadenenden (Abb. 243 a).
  • Überschlungener Knoten (Abb. 243 b).
– *Paketknoten:* Hier sind beim Endknoten die Fadenenden in der gleichen Richtung wie beim Grundknoten geschlungen (Abb. 243 c).
– *Schifferknoten:* Hier sind beim Endknoten die Fadenenden in der entgegengesetzten Richtung wie beim Grundknoten geschlungen (Abb. 243 d).
– *Chirurgischer Knoten:* Hier wird der Grundknoten zweimal geschlungen und durch einen einfachen Knoten beendet (Abb. 243 e).

Nahttechniken

➤ **Hautnaht** (Abb. 244): Verwendet wird nicht resorbierbares, in seltenen Fällen (z. B. bei feinen Intrakutannähten oder vulnerablen Nähten nach Verbrennungen, wo Ziehen der Fäden erneut traumatisiert) auch resorbierbares Nahtmaterial.

38.1 Nahttechnik

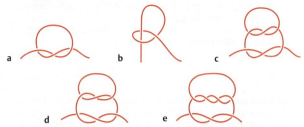

Abb. 243 Knotenarten. a) Grundknoten, nicht überschlungen; b) Grundknoten, überschlungen; c) Paketknoten; d) Schifferknoten; e) chirurgischer Knoten.

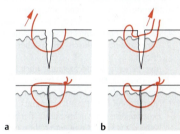

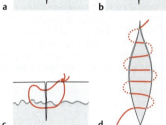

Abb. 244 Technik der verschiedenen Hautnähte.
a) Einzelknopfnaht;
b) Rückstichnaht nach Donati;
c) Rückstichnaht nach Allgöwer (auf einer Wundseite transkutan, auf der anderen Seite intradermal gestochen);
d) intrakutane Naht nach Halsted;

- *Einfache Einzelknopfnaht:* Das Gewebe der beiden Seiten wird jeweils einmal gefasst.
- *Vertikale Einzelknopf-Rückstichnaht nach Donati:* Der Ausstich bei Rückführen der Nadel ist im Verhältnis zum Einstich zur Nahtlinie hin versetzt.
- *Vertikale Einzelknopf-Rückstichnaht nach Allgöwer:* Hierbei wird auf der Gegenseite nur das Corium gefasst, die Rückführung erfolgt an korrespondierender Stelle durch Corium und Epidermis; diese Naht liefert ein besseres kosmetisches Ergebnis.
- *Fortlaufende Intrakutannaht nach Halsted:* Diese Naht kann auch mit resorbierbarem Nahtmaterial durchgeführt werden.
- *Hautklammernaht nach Herff oder Michel.*

38.1 Nahttechnik

- - *Nahtloser Hautverschluss durch steri-strips:* Diese werden quer über trockene Wundränder über die Haut geklebt.
  - *Wundverschluss durch Gewebekleber:* Alternativ zu steri-strips, z. B. bei tangentialen Ablederungen geringeren Ausmaßes.
  - *Widerlagerdrahtnähte:* Hier erfolgt das Knoten über auf die Bauchdecke gelegte Platten, um den Druck auf eine größere Fläche zu verteilen; indiziert sind sie beim Verschluss von Bauchdecken unter großer Spannung, zur Vermeidung eines Platzbauches bei Peritonitis.
- ▶ **Schleimhautnaht:** Verwendet wird feines resorbierbares Nahtmaterial. Bei Wangen und Lippen erfolgt die Nahtvereinigung nur an der Schleimhaut selbst.
- ▶ **Darmnaht:** Grundlage aller Nahtverfahren für Serosaflächen ist die von Lembert eingeführte sero-seröse Nahttechnik, durch die die Schleimhaut eingestülpt wird und Serosa an Serosa zu liegen kommt. Nahtmaterial: Für Mukosa 4-0 Vicryl oder Dexon, für Seromuscularis 3-0 Vicryl oder Dexon.
  - *Darmnaht nach Lembert-Albert:* Die erste Naht erfasst alle Schichten, die zweite ist eine seromuskulär einstülpende Naht.
  - *Darmnaht nach Lembert:* Seromuskulärer Ein- und Ausstich beiderseits des Darmrandes, wodurch eine sichere Einstülpung der Schleimhautränder erfolgt.
  - *Invertierende Allschichtennaht nach v. Mikulicz:* Prinzipiell eine zweireihige Nahttechnik. Die erste Nahtreihe stülpt alle Schichten ein und kommt intraluminal zu liegen. Darauf aufgesetzt ist noch eine seromuskuläre Nahtreihe (fortlaufend oder Einzelknopfnaht).
  - *Extramuköse Einschichtennaht:* Hierbei handelt es sich um eine fortlaufende Naht, die zunächst wie eine Naht nach Lembert-Albert und dann als fortlaufende invertierende Schleimhautnaht (nach Schmieden und v. Mikulicz) durchgeführt wird. Diese fortlaufende Naht bei Anastomosen dient zur Blutstillung und zur straffen Aneinanderlagerung der Schleimhautränder.
- ▶ **Faszienaht:** Sie erfolgt am sichersten durch Einzelknopfnähte aus synthetischem Nahtmaterial. Durch eine Faszien-Doppelung erreicht man eine Verstärkung der Naht.
- ▶ **Muskel:** Meist erfolgt eine Naht nur durch Mitfassen der bedeckenden Faszie mit resorbierbarem Nahtmaterial.
- ▶ **Nervennaht:** s. S. 111 ff.
- ▶ **Sehnennaht:** s. S. 539 ff.
- ▶ **Bandnaht:** s. S. 541 ff.
- ▶ **Gefäßnaht:** s. S. 118 ff.

Techniken zur Blutstillung

- ▶ **Ligatur:** Einzelne Gefäße anklemmen, einfach oder doppelt umschlingen und dann verknoten.
- ▶ **Durchstechungsligatur:** Größere Gefäße durchstechen, je einen Knoten vor und hinter die Durchstechung setzen.
- ▶ **Umstechung:** Bei diffusen Blutungen Blutungsquelle im umgebenden Gewebe umstechen.

Fadenentfernung

- ▶ In der Regel nach 10 Tagen, bei Narben etwas später (ca. 14. Tag).
- ▶ Im Gesicht und Hals: Teilfäden am 2. Tag, Restfäden am 4. Tag.

38.2 Vorbereitung der Wundversorgung

Vorbereitung der Wunde zur Operation

➤ Desinfektion der umgebenden Haut (zu Kategorien s. Tab. 51).

Tabelle 51 Hautdesinfektions-Kategorien

Kategorie	
I geringes Infektionsrisiko	– *Anwendung:* Intrakutane, subkutane und intravenöse Injektionen und Blutentnahmen – *Vorgehen:* Hautdesinfektionsmittel auftragen und abdunsten lassen (ca. 30 sek)
II mittleres Infektionsrisiko	– *Anwendung:* Venenkatheter, i.m.-Injektionen, Blutkulturen – *Vorgehen:* – zur Reinigung der Haut Hautdesinfektionsmittel auftragen und mit sterilem Tupfer abwischen – Danach erneut Desinfektionsmittel auftragen, 30 sek warten, dann mit sterilem Tupfer abwischen
III hohes Infektionsrisiko	– *Anwendung:* Operationen, Punktionen von Körperhöhlen (z. B. Gelenkpunktionen) – *Vorgehen:* – Haut reinigen, entfetten, rasieren oder enthaaren – 2 × Desinfektionsmittel auftragen und jeweils 2,5 min einwirken lassen – sterile Handschuhe und Mundschutz tragen

➤ Strikte Asepsis einhalten (sterile Handschuhe und Instrumente verwenden).
➤ Pneumatische Blutsperre anlegen, bei Bedarf aktivieren (s. S 525).
➤ Eventuell technische Hilfsmittel zur Vergrößerung bereitstellen: Lupenbrille (Gefäßnähte, Sehnennähte), Mikroskop (Nervennähte).

Auswahl des Anästhesieverfahrens

➤ **Lokalanästhesie** (S. 56): Indiziert/möglich bei sauberen, frischen Wunden. Hier ist die Infiltration von der Wunde aus unbedenklich.
➤ **Leitungsanästhesie** (S. 56): Angewendet am Finger (nach Oberst). *Cave* kontraindiziert bei Verdacht auf Infektion.
➤ **Plexusanästhesie, Allgemeinanästhesie** (S. 56): Bei größeren Wundversorgungen, insbesondere bei Verdacht auf lokale Infektion und bei Kindern.

38.3 Primäre Wundversorgung

Grundlagen – Zeitfenster

- Eine primäre Wundversorgung ist grundsätzlich innerhalb einer 6-Stunden-Grenze nach dem Trauma möglich und sinnvoll.
- Ausnahmen = diese Wunden müssen auch innerhalb dieses Zeifensters sekundär versorgt werden (S. 524):
  - Bisswunden.
  - Manche Schnitt- und Stichwunden (z. B. Küchenmesser → *cave* Staphylokokkenkontamination).
  - Schusskanal (v.a. der Austrittspunkt des Projektils).

Oberflächliche Schürfung

- **Vorgehen:**
  - Anästhesie: s. S. 56, allerdings meist nicht erforderlich.
  - Säuberung durch Spülung mit Ringerlösung.
  - Desinfektion (S. 521).
  - Offene Wundbehandlung anstreben, wenn die Wundtiefe oberhalb des Stratum germinativums der Haut limitiert ist.
- **Prognose:** Die Wunde heilt spontan unter Schorfbildung ab.

Oberflächliche, glattrandige Wunde (Kutis und Subkutis)

- **Versorgungsprinzip:** Atraumatischer Umgang mit den Wundrändern.
- **Vorgehen:**
  - Anästhesie mit Lokalanästhetikum (Lidocain 1–2%).
  - Desinfektion (S. 521).
  - Intrakutannaht mit feinen, adaptierenden Einzelknopfnähten oder (alternativ) Adaptation der Wundränder mit Steristrips (bei Kindern, im Gesicht).
  - Mit trockenem Verband bedecken.
- **Spezielle Nachbehandlung – Entfernung der Fäden:**
  - Normalerweise 8.–10. Tag.
  - Im Gesicht und am Hals 4.–6. Tag.

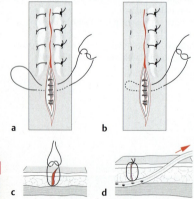

Abb. 245 Wundnähte und Drainagen.
a) Rückstichnaht (Donati),
b) einseitig intrakutane Rückstichnaht,
c) wundrandnahe einfache tiefgreifende Hautnaht,
d) Saugdrainage bei geschlossener Wunde

38.3 Primäre Wundversorgung

Tiefe Wunde

- ▶ **Vorbereitungen:**
  - *Anästhesie:* Situationsabhängig (von Lokal- bis Allgemeinanästhesie).
  - *Desinfektion:* s. S. 521.
- ▶ **Versorgungsprinzipien:**
  - *Operative Wundausschneidung nach Friedrich* = sparsame Abtragung kontusionierter, ischämischer Wundränder, Reduktion der primären Keimbesiedelung, Entfernung von Fremdkörpern.
  - *Drainagen-Einlage in Hohlräume,* insbesondere subkutan (v.a. wichtig bei der taschenbildenden Abscherung der Subkutis von der Faszie [Décollement]).
  - *Bei traumatischer Bursa-Eröffnung* zusätzliche Bursektomie.
  - *Bei Gelenkeröffnung* Spülung des Gelenkes mit Ringerlösung, Drainagen-Einlage in das Gelenk, Gelenkverschluss durch Synovialisnaht, Hochlagerung und Ruhigstellung der Extremität mit Schiene, breite prophylaktische Antibiotika-Abdeckung.
  - *Primäre Versorgung aller verletzten Strukturen* (Begleitverletzungen: Gefäße, Nerven, Sehnen). *Cave:* Genähte Gefäße, Nerven und Sehnen müssen von vitalem Gewebe gedeckt werden.
- ▶ **Vorgehen:**
  - Schichtweise Adaptation korrespondierender Geweberänder in der Tiefe.
  - Lockere, adaptierende Hautnaht.
  - Mit trockenem Verband bedecken.
- ▶ **Spezielle Nachbehandlung:**
  - Drainagenentfernung in der Regel am 2. Tag postoperativ.
  - Fadenentfernung i.d.R. am 8.–10 Tag, im Gesicht und Hals am 4.–6. Tag.

Allgemeine Nachbehandlung

- ▶ **Regelmäßige Überprüfung von Sensibilität und Zirkulation** (*Cave:* Ischämie-, Infektionszeichen, Verbanddruck, Schienendruck).
- ▶ **Ruhigstellung** der Extremität durch Schienung und Hochlagerung (Ödemprophylaxe).
- ▶ **Begleitende Physiotherapie** der Nachbargelenke (aus der Schienenruhigstellung heraus).
- ▶ **Tetanus-Immunsierung** erneuern oder einleiten.

38.4 Sekundäre Wundversorgung

Grundlagen – Indikationen
- Die 6-Stunden-Grenze nach dem Trauma ist deutlich überschritten.
- Innerhalb der 6-Stunden-Grenze bei Schuss-, Stich-, Biss- und stark verschmutzten Wunden (s. o.).

Stufe I – Débridement
- Spinal-/Plexus-/Allgemeinanästhesie (besser keine Lokalanästhesie!).
- Desinfektion: s. S. 521.
- Nekrotisches Gewebe exzidieren (Haut sparsam, Subkutis großzügig exzidieren). Bei Schussverletzungen eher großzügige Exzisionen im Schusskanal bei ausgedehnten tiefen Nekrosen (Hochgeschwindigkeits-Geschosse). *Cave:* Keine Exzisionen im Gesichtsbereich!
- Faszienspaltung bei gespannten Muskellogen.
- Fremdkörperentfernung.
- Wundreinigung mit Ringerlösung, Betaisodona-Lösung, lokalem Antiseptikum (z. B. Lavasept), eventuell unter Jet-Spülung.
- Bei Verdacht auf Gasbrand-Infektion s. S. 504.

Stufe II – temporärer Wundverschluss
- Wundrandmobilisierung mit dem Skalpell.
- Lokale Antibiotikaträger einlegen (z. B. Sulmycin-Implant).
- Saugende Wundauflage (z. B. Coldex).
- Vakuumversiegelung zur optimalen Drainage von Hohlräumen: Einlage eines Schwammes mit Saugleitung in die Höhle, Abdichten mit einer OP-Folie, Redon auf Sog (vgl. S. 48).
- Programmierte Revisionen in kurzen zeitlichen Abständen (2–4 Tage) durchführen, bis optimal saubere Wundverhältnisse erreicht werden.

Stufe III – definitiver Wundverschluss
- **Voraussetzungen:** Rückbildung der posttraumatischen klinischen Entzündungszeichen, sauberer Granulationsrasen und Wundgrund.
- **Vorgehen:**
  - Adaptierender, spannungsfreier Wundverschluss nach Einlage von Drainagen.
  - Bei Dehiszenz, Spannung oder Defekt (Alternativen):
    - Dynamische Hautnaht über Widerlager (z. B. Silikonstäbe, Redon-Schläuche) parallel zum Wundrand mit sukzessivem Nachspannen der Nähte.
    - Kontinuierlicher Hautverschluss über Skin-Stretching-Systeme.
    - Spalthauttransplantat oder Vollhauttransplantat.

Nachbehandlung
- Adjuvante Antibiose für 7–14 Tage bei bekannter bakterieller Infektion.
- Ruhigstellung der Extremität durch Schienung und Hochlagerung (Ödem-Prophylaxe).
- Begleitende Physiotherapie der Nachbargelenke.
- Tetanus-Immunisierung erneuern oder einleiten (S. 70).
- Regelmäßige Überprüfung von Sensibilität und Zirkulation (*Cave:* Ischämie-, Infektionszeichen, Verbanddruck, Schienendruck).
- Bei Verdacht auf Gasbrand-Infektion Vorgehen s. o.

38.5 Allgemeine handchirurgische Techniken

Blutsperre

- Am Handgelenk mit breiter Gummibandage.
- An der Fingerbasis mit Gummischlauch.
- Am Oberarm mit pneumatischer Blutsperre: Den Arm hoch halten und warten. Den Kompressionsdruck 50mmHg über den systolischen Blutdruck des Patienten einstellen.

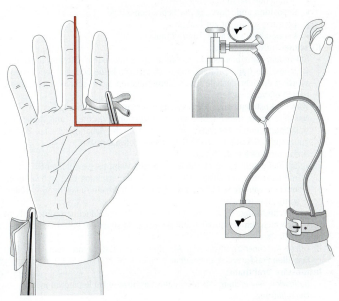

Abb. 246 Blutsperren bei Eingriffen an der Hand: Gummibandage, Gummischlauch, pneumatische Blutsperre

Osteosynthesetechniken

- **Grundlagen:**
  - *Ziel der Osteosynthese* ist die anatomische Wiederherstellung und Übungsstabilität.
  - *Osteosyntheseverfahren:* Zur Verfügung stehen Minischrauben (Titan), Miniplatten (Titan), Kirschnerdraht, intraossäre Drahtnaht, Cerclage, Zuggurtung, Fixateur externe.
- **Platten-Osteosynthese:**
  - *Indikation:* Querfrakturen, Mehrfragmentfrakturen, Defektfrakturen.
  - *Durchführung:*
    - Anpassen der Platte.
    - Zur größeren Stabilität sollten sich 2 Schrauben proximal und distal der Fraktur befinden.

38.5 Allgemeine handchirurgische Techniken

- Reposition der Fraktur und Halten des Ergebnisses und der Platte mit einer Repositionszange.
- Besetzen der Schraubenlöcher.

▶ **Einzelschraubenosteosynthese:**
  – *Indikation:* Für eine optimale Stabilität bei Schräg- oder Spiralfrakturen.
  – *Durchführung:*
    - Schonende Darstellung der Fraktur.
    - Reposition und Fixierung mit Repositionszange.
    - Bohrung senkrecht zur Fraktur.
    - Verwendung von Mini-Titanschrauben.

▶ **Kirschnerdraht-Fixierung:**
  – *Indikation:* Prinzipiell bei allen Frakturtypen anwendbar. Oft wird durch die fehlende interfragmentäre Kompression jedoch keine übungsstabile Osteosynthese erreicht, deshalb sind Titanminiplatten- oder -schraubenosteosynthesen oft vorzuziehen.
  – *Vorteile:* Kostengünstige Methode, leichte Materialentfernung.
  – *Nachteil:* Keine interfragmentäre Kompression, Weichteil- und Knochenschädigung durch Fehlversuche und thermische Schädigung. Das Bewegungsausmaß kann durch die Drahtenden behindert sein.

  A. Perkutane Kirschnerdrahtfixierung:
    - Spezielle Indikation: Methode der ersten Wahl bei geschlossenen Trümmerfrakturen mit ausgedehnter Weichteilquetschung und -schwellung, um eine weitere Schädigung des Gewebes durch eine ausgedehnte Freilegung zu vermeiden.
    - Durchführung: Unter Bildwandlerkontrolle; die Kirschnerdrähte sollten sich nicht im Frakturspalt überkreuzen, da sonst die Rotationsstabilität fehlt.

  B. *Offene Kirschnerdrahtfixierung:* Als alternatives Osteosynthesematerial bei fast allen Frakturtypen anwendbar.

▶ **Intraossäre Drahtnaht:**
  – *Indikation, Anwendung:* Als Minimalosteosynthese bei Replantationen.
  – *Durchführung:*
    - Straffziehen des Drahtes mit bündigem Anliegen am Knochen. Reposition und Zwirnung sollen zu einer guten Kompression führen.
    - Bei Daumen und Zeigefinger soll die Zwirnung möglichst ulnar liegen, beim Kleinfinger möglichst radial.

▶ **Fixateur externe:**
  – *Indikation:*
    - Schwierige Weichteilsituation, wo eine definitive offene Osteosynthese ein zu hohes Infektionsrisiko darstellt.
    - Trümmer- oder Defektfrakturen mit Gelenkbeteiligung, wo eine Schrauben- oder Platten-Osteosynthese nicht mehr durchführbar ist.
  – *Durchführung:*
    - Einbringen der Pins in benachbarte, stabile knöcherne Fragmente, oft gelenkübergreifend.
    - Anlegen des Mini-Fixateurs.
    - Reposition unter Bildwandlerkontrolle und Fixierung der Stellung durch Festdrehen des Fixateurs.

38.5 Allgemeine handchirurgische Techniken

▶ **Zuggurtungs-Osteosynthese:**
- *Indikation:* In erster Linie für Arthrodesen.
- *Durchführung:*
  - Bei Arthrodesen Resektion der Gelenkflächen.
  - Adaptierung der beiden Fragmente durch 2 parallel eingebrachte K-Drähte.
  - Quere Bohrung im distalen Fragment.
  - Umschlingung der proximalen K-Drahtenden in einer Achtertour und kräftige Zwirnung zum Erreichen einer guten Kompression.

Medianusdekompression

▶ **Prinzip** (Abb. 247):
- Befreiung des N. medianus aus der Enge des Karpaltunnels durch völlige Spaltung des fibrösen Retinaculum flexorum (Lig. carpi volare transversum).
- Der R. thenaricus (motorisch) und der variable R. palmaris (sensibel) müssen geschont werden.

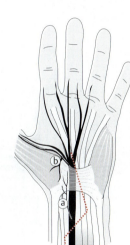

Abb. 247 Hautinzision und Topographie:
a = sensibler R. palmaris,
b = motorischer R. thenaricus

▶ **Indikationen:**
- Akutes Kompressionssyndrom durch Ödem nach Verletzungen (Schuss, Walzenverletzung, perilunäre Luxation, Radiusfraktur usw.) und Infektionen (Sehnenscheidenphlegmone usw.).
- Teil des Zugangs für Osteosynthesen am distalen Radius.
- Teil des Zugangs für offene Reposition der Lunatumluxation.
- Chronisches Karpaltunnelsyndrom unterschiedlicher Ätiologie.

38.5 Allgemeine handchirurgische Techniken

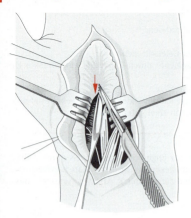

Abb. 248 Etappenweise Spaltung des Retinakulums mit dem Skalpell unter Schutz einer Kocher-Sonde (*cave* auf möglicherweise atypischen Verlauf des motorischen Thenarastes achten)

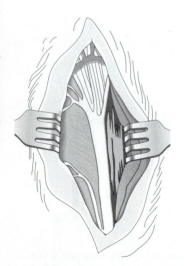

Abb. 249 Der freigelegte N. medianus mit seinen abgehenden Ästen. Distal ist der Arcus arteriosus superficialis sichtbar.

▶ **Vorbereitungen:**
- Plexusanästhesie oder Vollnarkose.
- Pneumatische Blutsperre.
- Bipolare Mikrokoagulation.
- Optische Vergrößerung (Lupe).

38.5 Allgemeine handchirurgische Techniken

> **Vorgehen:**
> 1. Inzision auf der Ulnarseite des Karpalkanals, distal in die proximale Beugefalte der Hand auslaufend.
> 2. Aufsuchen des N. medianus am distalen Vorderarm.
> 3. Präparieren des sensiblen R. palmaris (s. Abb. 247a).
> 4. Schrittweise Spalten des Retinakulums entlang dem ulnaren Rand mit dem Skalpell (Unterlegen einer Kocher-Sonde!) bis an den Arcus arteriosus superficialis (s. Abb. 248, Abb. 249). Vorsicht wegen variablen Verlaufs des motorischen Thenarastes (s. Abb. 249).
> 5. Darstellung der Gabelung in die Äste zum Daumen und Finger.
> 6. Darstellung und evtl. Neurolyse des motorischen Thenarastes (s. Abb. 247b).
> 7. Öffnen der Blutsperre, bipolare Mikrokoagulation.
> 8. Drainage mit Gummilasche oder Plastikfolie für 24–36 Stunden.
> 9. Feinste Hautnähte, Polsterverband der Hand.
> 10. Hochlagerung.
>
> **Nachbehandlung:** Bewegungsübungen der Finger und des Daumens im Verband, Entfernung der Hautnähte am 12.–14. postoperativen Tag.
>
> **Komplikationen:**
> - Verletzung des N. medianus oder seines motorischen Daumenastes. Missempfindungen im Bereich des palmaren Handgelenkes durch Verletzung des N. palmaris (= sensibler Seitenast).
> - Beschwerdepersistenz oder Pseudorezidiv durch unvollständige Spaltung des Retinakulums.
>
> **Prognose:** Bei der frühzeitigen Spaltung des Karpaltunnels ist die Prognose sehr gut. Dabei kann alleine durch die Operation Schmerzfreiheit erreicht werden, die Sensibilitätsstörung bessert sich sich in der Regel innerhalb von Wochen bis Monaten. Eine bereits eingetretene Thenaratrophie ist dagegen irreversibel.

Fremdkörperentfernung an der Hand

> **Prinzip:**
> - Lokalisation des Fremdkörpers (Durchleuchtung, geeignete Inzision).

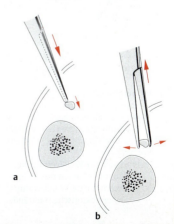

Abb. 250 Fremdkörperentfernung mit Klemme unter Bildverstärkerkontrolle (Details siehe Text)

38.5 Allgemeine handchirurgische Techniken

- Blutsperre, Leitungsanästhesie oder Narkose.
- Tetanusprophylaxe (S. 70).
- Ausreichende Drainage bei Infektion, evtl. Ruhigstellung.

▶ **Operative Verfahren:** Unter Bildverstärkerkontrolle Hautinzision direkt über dem Fremdkörper. Eingehen mit geschlossener Klemme. Wenn der Fremdkörper bewegt werden kann, Klemme öffnen und Fremdkörper fassen. Extraktion, wenn er sich in der Klemme mitbewegt (Abb. 250).

Wundnaht und Revision an der Hand

▶ **Grundlagen:**
- Die Qualität der Erstversorgung bestimmt die Spätprognose.
- *Alle* verletzten Strukturen sollten primär versorgt werden.
- Sehnen und Nerven müssen bei unsicherem Befund revidiert werden (topographischer Atlas), weil Funktions- und Sensibilitätsprüfungen täuschen können.
- Partiell durchtrennte Sehnen und Nerven werden genäht (S. 110 und 426).
- Erweiterungsinzisionen planen und einzeichnen (Abb. 251).
- Obligat Tetanusprophylaxe (S. 70).

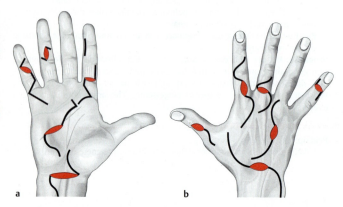

Abb. 251 Erweiterung von Wunden an der Hand zur Revision tiefer Weichteile. Längsgerichtete Wunden werden Z-förmig erweitert und quer verschlossen

▶ **Vorbereitungen:**
- *Anästhesie:* Bei größerem Eingriff Plexus- oder Leitungsanästhesie.
- Blutsperre verwenden (Abb. 246). Vor Anlegen der Blutsperre den Arm hochhalten. Zeitgrenzen beachten (max. 2 Stunden)!
- Optische Vergrößerung: Für Sehnennaht Lupe, für Nervennaht Mikroskop.

▶ **Vorgehen:**
- *Prinzipien der Wundversorgung:*
  - Saubere Wunden primär verschließen.
  - Verschmutzte Wunden zunächst reinigen und sekundär nähen.
  - Sicher nekrotische Hautränder sparsam exzidieren.

38.5 Allgemeine handchirurgische Techniken

- Sehnen und Nervenäste primär nähen. Sie müssen von vitaler Haut bedeckt sein (S. 111, 426).
- Hautdefekte plastisch versorgen (S. 392).
- Blutstillung mit bipolarer Mikrokoagulation.
- Durchtrennte Kollateralarterien wenn möglich mikrochirurgisch anastomosieren.

– *Wundverschluss:*
  - Hautnaht einfach, locker und spannungsfrei (keine Donati-Naht!; vgl. S. 519).
  - Größere Wunden für 24–36 Stunden mit Gummilasche oder Plastikfolie drainieren.

– *(Klassischer) Kompressionsverband der Hand:* Nicht klebende Fettgaze, darüber gut saugende Gaze, eine dicke Schicht synthetischer Watte und eine gleichmäßig komprimierende elastische Bandage (Abb. 252). Die Fingerkuppen bleiben sichtbar.

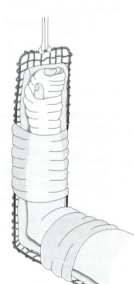

Abb. 252 Kompressionsverband mit freien Fingerkuppen. Hochlagerung in gepolsterter Drahtgitter-Schiene

38.6 Spalthauttransplantation

Grundlagen

- **Definition:** Es erfolgt eine autologe Übertragung von Spalthaut, d. h. der Epidermis und einem Teil des Coriums. Als autologe Transplantationsform ist sie frei von immunologischen und hygienischen Risiken.
- **Indikationen:**
  - Defekte nach Verbrennungen.
  - Deckung lokaler Muskel-Schwenklappen (z. B. Gastrocnemius- oder Soleuslappen, s. S. 537).
  - Narbenkorrekturen.
  - Deckung von Hebedefekten bei gestielten Lappenplastiken, s. S. 538.
  - Defekte an den Fingern und der Hand, ausgenommen Defekte der taktilen Zonen.
  - *Hinweis:* An der Hand, an den Fingern und insbesondere über den Streckseiten der großen Gelenke sollte dem Vollhauttransplantat der Vorzug gegenüber der Spalthaut gegeben werden.
- **Entnahmestellen:**
  - Oberschenkel, bevorzugt Außenseite oder ventral.
  - Gesäßaußenseite.
  - Bauch oder Rücken, falls (z. B. nach Verbrennungen) eine großflächige Transplantatentnahme erforderlich ist.

Operationstechnik

- **Vorbemerkungen:**
  - Eine Spalthauttransplantation erfolgt meist in Allgemeinanästhesie, nur bei Minimaldefekten kann eine Lokalanästhesie durchgeführt werden.
  - Die Entnahme kann erfolgen mit dem Skalpell, dem Wedge-Messer oder dem Dermatom, wobei das Dermatom den beiden anderen wegen der exakten Einstellungsmöglichkeiten deutlich überlegen ist.
  - Das entnommene Präparat kann – falls der zu deckende Defekt größer ist als die Entnahmestelle – gemesht werden, indem es über Schablonen gezogen wird. Es entsteht dann ein Netz, wodurch auch ein ungehinderter Sekretabfluss gewährleistet ist. Es gibt Schablonen verschiedener Größe (1 ÷ 1,5, 1 ÷ 3, 1 ÷ 6).
  - Dünne Spalthaut heilt auf vaskularisiertem Bett gut ein, ist jedoch wenig belastbar; dicke Spalthaut ist widerstandsfähiger. Außerdem neigen dünne Transplantate zu sekundärer Schrumpfung und Verfärbung.
- **Transplantatentnahme** (Abb. 253):
  - *Einzeichnen des Transplantates auf der Entnahmestelle:* Nach Möglichkeit sollte das Transplantat gleich groß, besser etwas größer sein als der Defekt.
  - *Einstellung des Dermatoms:* Die Dicke wird zwischen 0,2 und 0,4 mm eingestellt, je nach Bedarf, die Breite je nach Größe des zu deckenden Defektes.
  - *Einfetten der Haut:* Auf gefetteter Haut gleitet das Messer gleichmäßiger.
    - *Tipp:* Hierfür kann gut das Verpackungspapier des Salbentüllverbandes verwendet werden, der nach der Entnahme zur Wunddeckung dient (s. u.).
  - Spannen der Haut, Aufsetzen des Dermatoms unter Druck im Winkel von 45°, zügiges Schneiden. Ein Assistent spannt die gewonnene Haut zwischen zwei Pinzetten auf.

38.6 Spalthauttransplantation

- ⊘ *Beachte:* Bei großflächigen Entnahmen ist es oft sinnvoll, das Messer zu wechseln, um eine gleichbleibende Schneidwirkung zu gewährleisten.
- *Aufbewahrung des gewonnenen Transplantates* bei Raumtemperatur in mit Ringerlösung angefeuchteten Kompressen; es darf nicht austrocknen.

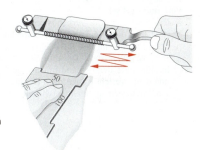

Abb. 253 Entnahme eines Spalthauttransplantats. Vor dem Dermatom wird die Haut angespannt

➤ **Versorgung der Entnahmestelle:** Abdecken mit Salbentüll (z. B. Sofratüll, Oleotüll, Scarlet Red), anschließend Watte und festsitzender Kompressionsverband.
➤ **Transplantation:**
- *Mesh-Vorgang:* Falls notwendig (abhängig von der Größe des Defektes und von der zur Verfügung stehenden Entnahmefläche) kann das entnommene Präparat gemesht werden (s. o.).
- *Anfrischen des Wundgrundes* (Blutpunkte!): Vorsichtiges Anfrischen des Granulationsgewebes mit einem scharfen Löffel, Spülen mit Ringer-Laktat.
- ⊘ **Beachte:** Die Qualität des Wundbettes ist entscheidend für den Erfolg der Transplantation!
- *Auflegen des Transplantates* mit der richtigen Seite (!) auf den Defekt.
- *Fixierung am Rand* durch Klammern oder Einzelknopfnähte, die zirkulär verlaufen und von innen nach außen gestochen sein sollten. Ein exaktes Einnähen und die Fixierung mit einem nicht rutschenden Kompressionsverband sichert die rasche Vaskularisation aus der Wunde.
- *Wundabdeckung:* Sie erfolgt durch Salbentüll, darüber wird Schaumstoff unter leichtem Druck aufgebracht, evtl. kann der Schaumstoff mit angenäht werden.

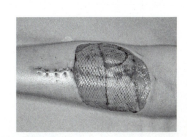

Abb. 254 Spalthautdeckung am Unterschenkel auf einem Gastrocnemiuslappen

38.6 Spalthauttransplantation

> **Tipp:** Falls ein nicht gemeshtes Transplantat verwendet wird, sollte man zum Sekretabfluss multiple kleine Inzisionen in das Transplantat setzen!

Nachbehandlung

- Hochlagerung mit Schiene.
- **Verbandswechsel:**
  - *Entnahmestelle:* Der Verbandswechsel sollte so spät wie möglich erfolgen (evtl. erst nach 14 Tagen). Die Epithelialisierung des Defektes erfolgt aus den Haarfollikeln, es kommt selten zur Keloidbildung.
  - *Transplantationsstelle:* Der erste Verband wird nach 5–7 Tagen gewechselt; hierfür sollte der Verband mit Ringer- oder Kochsalzlösung angefeuchtet und dann vorsichtig abgezogen werden, um nicht das Transplantat abzulösen. Wenn sich ein Infekt entwickelt, erfolgt eine offene Wundbehandlung.

38.7 Vollhauttransplantation

Grundlagen

- **Definition:** Es erfolgt eine Transplantation der gesamten Hautdicke ohne die Subkutis (Vollhaut = Epidermis + Korium). Als autologes Transplantat ist sie frei von immunologischen und hygienischen Risiken.
- **Indikationen:** Eine Transplantation von Vollhaut erfolgt hauptsächlich über den Gelenken an der Hand, nicht in taktilen Zonen, und ist unter traumatologischen Gesichtspunkten eher die Ausnahme.
- **Vorteile:**
  - Hohe Flexibilität und Belastbarkeit nach der Einheilung.
  - Keine Schrumpfungstendenz, das Transplantat behält seine urspünglichen Eigenschaften wie Farbe und Dicke.
  - Gute Schutzsensibilität.
- **Nachteil:** Schlechtere Einheilung als Spalthaut.
- **Entnahmestellen (s. S. 396):** Eine Entnahme sollte grundsätzlich an faltenreichen, nicht gespannten Hautarealen erfolgen, z. B.
  - Handgelenkbeugefalte.
  - Ellbogengelenkbeugefalte.
  - Innenseite des Oberarmes.
  - Leistenbeuge.
  - Submalleolarregion.
  - Retroaurikulär.

Operationstechnik

- **Vorbemerkungen:**
  - Die Entnahme von Vollhaut erfolgt in der Regel in Allgemeinanästhesie, nur bei minimalen Defekten kann eine Lokalanästhesie erfolgen.
  - Die Entnahme des Transplantates wird mit dem Skalpell durchgeführt.
- **Transplantatentnahme:**
  - Zunächst die Form und Ausdehnung des Transplantates planen und aufzeichnen.
  - Zum besseren Primärverschluss oväläre Exzision in Richtung der Spaltlinien der Haut.
  - Die Haut mit dem Skalpell scharf von der Subkutis abpräparieren, wobei ein Assistent das Transplantat mit zwei Pinzetten hochhält, um es anzuspannen.
  - Das subkutane Fett vollständig abpräparieren.
  - Das gewonnene Transplantat in mit Ringerlösung angefeuchteten Kompressen bei Raumtemperatur aufbewahren, es darf keinesfalls austrocknen.
- **Versorgung der Entnahmestelle:** Primär durch Naht verschließen.
- **Transplantation:**
  - *Exzision* der Defektränder und *Anfrischen* des Wundgrundes.
  - ⊘ *Beachte:* Eine optimale Konditionierung des Wundgrundes ist wesentlich für die Einheilung!
  - *Auflegen des Transplantates* mit der richtigen Seite (!) auf den Defekt.
  - *Fixierung am Rand* durch Klammern oder Einzelknopfnähte.
  - *Wundabdeckung:* Sie erfolgt durch Salbentüll, darüber wird Schaumstoff unter leichtem Druck aufgebracht (s. Abb. 184 S. 395).

Nachbehandlung

- Siehe S. 534.

38.8 Z-Plastik

Grundlagen

- **Prinzip:** Z-Plastiken (Z-förmiger Schnitt) bringen einen Längengewinn an Haut-Weichteilgewebe bei gleichzeitigem Gewebeverlust in der dazu senkrechten Richtung. Wird die einfache Z-Plastik mehrfach hintereinander geschaltet, so ergibt sich ein größerer Längengewinn, bzw. eine Reduktion der Seitenspannung (s. Abb. 255).
- **Indikationen:**
  - Narbenkorrekturen.
  - Defektabdeckungen, z. B. nach Ulkusexzisionen.

Operationstechnik

- **Vorbemerkung:** Eine Z-Plastik sollte präoperativ unbedingt angezeichnet werden, da die Verschieblichkeit der Haut beachtet werden muss.
- **Vorgehen** (Abb. 255):
  - Die erste Inzision erfolgt in Richtung der gewünschten Verlängerung, evtl. muss hierfür eine Narbe exzidiert werden.
  - An den beiden Enden dieser Inzision wird dann – jeweils im Winkel von ca. 60° – eine weitere Inzision durchgeführt, die ca. 2/3 der Länge der ersten haben sollte. Hierdurch entsteht ein z-förmiges Gebilde.
  - Die beiden entstandenen Hautläppchen werden mit der Schere oder dem Skalpell unterminiert, in ihrer Position vertauscht und dann eingenäht.

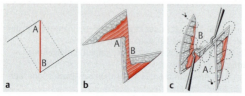

Abb. 255 Prinzip einer Z-Plastik. Durch gegenläufigen Austausch resultiert eine Z-förmige Narbe, die eine axiale Dehnung gestattet

Nachbehandlung

- Ruhigstellung und Hochlagerung in Schiene.
- Fäden nicht vor dem 10. Tag postoperativ ziehen!
- Bei gelenkübergreifenden Plastiken nach dem Ziehen der Fäden intensive Krankengymnastik anschließen.

38.9 Transpositionslappen

Grundlagen

- **Prinzip:** Ein Defekt wird mit Gewebe aus einem benachbarten Areal gedeckt, wobei spezielle Durchblutungsmuster nicht berücksichtigt werden. Synonyme sind Rotationslappen, Schwenklappen, Rückenlappen und Verschiebelappen.
- **Formen:**
  - *Muskellappen* (Anwendungsbeispiele s. Abb. 256, 257): Es wird nur der Muskel ohne bedeckende Hautschicht transplantiert, d. h. der Lappen muss anschließend noch mit Spalthaut (S. 532) gedeckt werden. Beispiele hierfür sind Gastrocnemius-Lappen, Soleus-Lappen oder Extensor-hallucis-longus-Lappen.
  - *Myokutane Lappen:* Es werden der Muskel und die bedeckende Hautschicht transplantiert, d. h. der Defekt an der Entnahmestelle muss anschließend noch mit Spalthaut (S. 532) gedeckt werden. Diese Technik wird an Stellen mit guter Haut-Weichteil-Verschieblichkeit bevorzugt, z. B. am Handrücken, am Unterarm, am dorsolateralen Unterschenkel und am Oberschenkel.
- **Indikationen:**
  - Spalthaut- oder Vollhautdeckung (S. 532) sind nicht ausreichend, z. B. bei unter dem Defekt liegenden Knochen und Sehnen.
  - *Beachte:* Freiliegende Sehnen und Knochen sollten so früh wie möglich (elektiv dringlich) gedeckt werden!
  - Kontraindikation gegen freien Lappen.
  - Kleinere bis mittelgroße Defekte.

Operationstechnik

- Die Operationsplanung sollte immer mit Zeichnung erfolgen. Der Lappen wird unter Beachtung der größten Distanz ausgemessen.
- Die Defektränder anfrischen und begradigen.
- Den Lappen mit dem Skalpell unter Schonung der Venen ausschneiden.
- Das Transplantat möglichst atraumatisch von der Unterlage abheben und lösen.
- Den Lappen in den Defekt schwenken und einnähen.
- Den Entnahmedefekt mit Spalt- oder Vollhaut decken (S. 532).
- Die transplantierte Stelle locker ohne Kompression verbinden.

Nachbehandlung

- Hochlagerung auf der Schiene.
- Die Durchblutung des Transplantates muss laufend überwacht werden.
- Der Lappen muss vor Verbanddruck und Kälte geschützt werden.
- Eine Mobilisation der Nachbargelenke kann erfolgen, sobald die Wundheilung gesichert ist.
- Die Hautnähte werden ab dem 14. Tag entfernt.
- Der transplantierte Lappen ist nach ca. 3 Wochen belastbar.

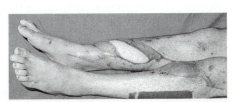

Abb. 256 Weichteildeckung nach drittgradig offenen Unterschenkelfrakturen beidseits, rechts mit freiem Latissimuslappen, links mit gestieltem Gastrocnemiuslappen

38.9 Transpositionslappen

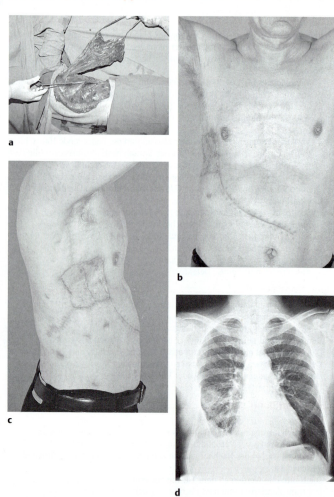

Abb. 257 a–d. Rekonstruktion einer Schussverletzung von Leber und rechter Pleurahöhle. a) zur Defektdeckung wird ein gestielter Latissimuslappen gehoben und damit der Defekt verschlossen, b + c) die wiederhergestellte laterale Thoraxwand, d) abschließende Thoraxaufnahme

38.10 Sehnennaht

Grundlagen

- Die Sehnenstümpfe werden atraumatisch dargestellt und unter Erhaltung der Sehnenscheide und des Peritendineums End-zu-End anastomosiert.
- Die Anastomose wird anschließend durch Nahtsicherung und Immobilisation der Nachbargelenke entlastet.
- Man unterscheidet eine Sehnennaht mit proximalem Entlastungssystem und eine Sehnennaht mit transfixierendem Entlastungssystem (s. u.).

Operationstechnik – Sehnennaht mit proximalem Entlastungssystem

- Die Sehnenstümpfe werden vorsichtig herausmassiert oder vorgezogen.
  - ◯ *Tipp:* Ein wundfernes perkutanes Anstechen der Stümpfe verhindert, dass sie wieder in die Wunde zurückrutschen!
- Mit nichtresorbierbarem Nahtmaterial erfolgt eine intratendinöse Stütz- oder Kernnaht (s. Abb. 258a).

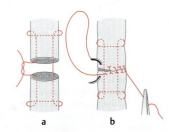

Abb. 258
a) Intratendinöse Stütz- oder Kernnaht,
b) Feinadaptation des Epitenons

- Das Epitenon mit einer fortlaufenden Naht adaptieren (PDS oder Maxon, Nahtstärke abhängig von der zu nähenden Sehne), s. Abb. 258b.
- Das Entlastungssystem mit Ausziehdraht proximal einziehen und nach distal ziehen, bis die Anastomose entlastet ist. Danach erfolgt die Fixierung des Drahtes über einen Gummiring oder Tupfer mit Hilfe einer festgeklemmten Bleikugel (s. Abb. 259).

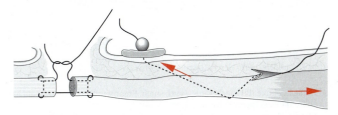

Abb. 259 Proximales Entlastungssystem mit Widerhaken und wundferner Verankerung

- In gepolsterter Gipsschiene in entlastender Position ruhigstellen.

38.10 Sehnennaht

Operationstechnik – Sehnennaht mit transfixierendem Entlastungssystem

- Ein geflochtener Draht oder ein glattwandiger doppelter Faden mit Ausziehdraht wird durch das Zentrum der Sehnenstümpfe gezogen, eine Kernnaht erfolgt nicht. Das Zugsystem wird distal der Wunde verankert (s. Abb. 260).

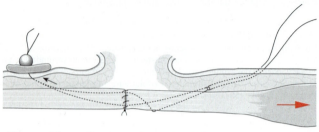

Abb. 260 Sehnennaht mit transfixierendem Entlastungssystem

Nachbehandlung

- **Ruhigstellung** in Schiene für 3–4 Wochen.
- **Entfernen des Entlastungssystems** (s. Abb. 261): Der distale Draht wird unter dem Gummiring durchtrennt und das proximale Drahtende ruckartig zurückgezogen. Der Widerhaken und der in der Anastomose verlaufende Drahtabschnitt gefährden die Anastomose nicht.

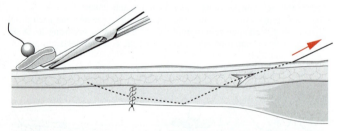

Abb. 261 Entfernung des Entlastungssystems

- Danach aktive Physiotherapie (evtl. auch Ergotherapie). Die Beweglichkeit sollte dabei etappenweise gesteigert werden.
  - *Cave:* Vorsicht bei passiver Belastung vor Ablauf der 6. Woche!

Spezielles Vorgehen bei ausgewählten Indikationen

- Achillessehnennaht: s. S. 308.
- Quadrizepssehnennaht: s. S. 280.
- Patellarsehnennaht: s. S. 280.

38.11 Bandnaht

Grundlagen

- **Mögliche Arten von Bandrupturen:**
  - Ligamentärer Ausriss des Bandes am Ansatzpukt.
  - Zentraler, interligamentärer Riss.
  - Knöcherne Abrissfraktur.
- **Mögliche Arten der Band-Rekonstruktion:**
  - *Direkte Rekonstruktion* (bei frischen Rupturen = 3–4 Wochen alt):
    - Reinsertion am Knochen → Vorgehen s. u.
    - Direktnaht → Vorgehen s. u.
  - *Ersatz-Plastik* (immer bei veralteten Rupturen = > 4 Wochen alt).

Reinsertion am Knochen

- **Indikation:** Ligamentärer Ausriss am Ansatzpunkt, Abrissfrakturen.
- **Vorgehen** bei z. B. knöchernem Kollateral- oder Kreuzbandausriss:
  - Der ausgerissene Bandstumpf wird mit einer Durchflechtungsnaht (langzeitresorbierbares Nahtmaterial, z. B. PDS, Maxon der Stärke 2-0) gefasst und vorgelegt.
  - Identifikation der knöchernen Ausrisszone und Anfrischen der Kortikalis.
  - Durch die knöcherne Abrisszone werden transossäre Bohrkanäle gelegt (eventuell mit Zielgerät).
  - Mit Drähten oder Ösensonden werden die zuvor vorgelegten Fäden durch die Bohrkanäle gezogen.
  - Prüfung der korrekten Reinsertion durch Funktionsprüfung des Gelenkes und Stabilitätstestung.
  - Knoten der gespannten Nähte auf Knochengrund der Gegenkortikalis.
  - Verschraubung, ggf. mit Krallen-Unterlegscheibe (Kunstoff, Metall) oder Krallenplättchen.
  - Zuggurtung über Kirschnerdrähte und Draht-Cerclage.
- **Beispiele:**
  - Femoraler Ausriss des vorderen Kreuzbandes: s. S. 286.
  - Tibialer Ausriss des vorderen Kreuzbandes aus der Eminentia intercondylaris: s. S 286.
  - Femoraler oder tibialer Ausriss des hinteren Kreuzbandes:
    - Bei gleichzeitigem Riss der Kapsel und des vorderen Kreuzbandes ist die Versorgung von ventral möglich.
    - Bei isoliertem Riss des hinteren Kreuzbandes ist der dorsale Zugang durch die Kniekehle am besten.
  - Periostaler Ausriss des Ligamentum fibulotalare und des Ligamentum fibulocalcaneare.
  - Knöcherner Ausriss der Kollateralbänder des Kniegelenkes.
  - Knöcherner Ausriss des radialen oder ulnaren Bandes am Ellbogengelenk.
  - Abrissfraktur des Fibulaköpfchens.

Direktnaht

- **Indikation:** Interligamentärer Bandriss.
- **Vorgehen:**
  - Direktadaptation durch feine Einzelknopfnähte (Abb. 263).
  - Zusätzliche Sicherung durch rahmenartige Spann-Nähte (Abb. 263).
  - Gegebenenfalls Augmentation durch langzeitresorbierbare Kordeln mit knöcherner Verankerung am Ansatz und Ursprung des Bandes.

38.11 Bandnaht

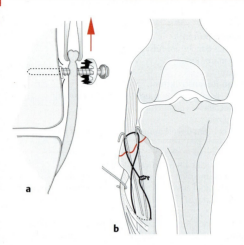

Abb. 262 Techniken zur Reinsertion von Bändern am Knochen: a) Refixation des Bandendes mit Schraube und gezähnter Plastikbeilagscheibe an der Abrissstelle. b) Knöcherner Ausriss des lateralen Seitenbandes samt Bizepssehne am Fibulaköpfchen. Nach Darstellung des Nervus peroneus Refixation mit einer Drahtzuggurtung

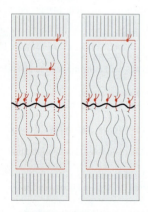

Abb. 263 Adaptation der Bandenden durch feine Einzelknopfnähte. Zusätzlich rahmenartige Spann-Nähte

▶ **Beispiele:**
  – Mediales Kollateralband am Knie.
  – Laterales Kollateralband am Knie.
  – Isolierte Risse des fibularen Bandapparates am oberen Sprunggelenk.
  – Isolierte Risse des medialen Bandes am oberen Sprunggelenk.
  – Ulnarer oder radialer Bandapparat am Ellbogen.

38.11 Bandnaht

◘ *Cave:* intermediärer, ligamentärer Kreuzbandriss → hier ist meist eine Ersatzplastik durch Knochen-Sehne-Knochen-Transplantat („1/3-Transplantat") aus dem Ligamentum patellae notwendig (S. 287).

Ersatz-Plastik
➤ **Indikation:**
  - Veraltete Rupturen (> 4 Wochen alt).
  - Rerupturen.
➤ **Beispiele:**
  - Ersatz-Plastik des vorderen Kreuzbandes: s. S. 287.
  - Plastischer Ersatz bei fibulo-talarer Bandreruptur: s. S. 319.

38.12 Nerventransplantatentnahme

Grundlagen

- **Prinzip:** Atraumatische Entnahme eines dünnen Hautnervs ohne sensible Autonomie (in der Unfallchirurgie sind nur der N. cutaneus antebrachii ulnaris und der Nervus suralis von praktischer Bedeutung).
- **Spezielle Indikationen:**
  - *Defekte eines Kollateralnervs am Finger* → Wiederherstellung des Nervs durch Stamm oder Äste des Nervus cutaneus antebrachii medialis (auch N. cutaneus antebrachii lateralis und N. interosseus dorsalis).
  - *Defekte an Nervenstämmen* → Nervus suralis für „Kabeltransplantate".
- **Entnahmestellen** (Abb. 264):
  - *N. cutaneus antebrachii lateralis bzw. medialis:* Laterale bzw. mediale Ellenbeuge.
  - *N. suralis:* Laterale Seite der Wade.

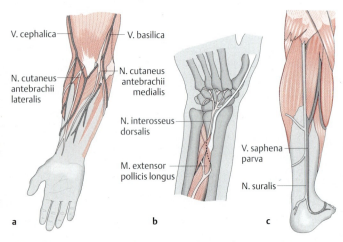

Abb. 264 Als Transplantat infrage kommender Spendernerven. a) Nn. cutanei antebrachii medialis et lateralis, b) N. interosseus dorsalis, c) N. suralis

Entnahmetechnik N. cutaneaus antebrachii medialis

- **Vorbereitungen:**
  - *Aufklärung* über resultierenden Sensibilitätsausfall im direkten Versorgungsgebiet.
  - *Anästhesie:* Lokalanästhesie.
- **Zugang:** Je nach benötigter Länge Quer- oder Längsinzision in der ulnaren Ellenbeuge.
- **Präparation:**
  - Darstellung der Weichteile durch stumpfes Spreizen der Wunde.
  - Präparation unter dem Mikroskop: Der Nerv ist sehr dünn und liegt tiefer als die Venen.

38.12 Nerventransplantatentnahme

- Mobilisation eines Hautnervs in der erforderlichen Ausdehnung (mehrere Zentimeter möglich).
- Resektion mit der Mikroschere.
- Gewonnenes Transplantat in feuchte Kompresse einlegen.
▶ **Wundverschluss:** Hautnaht, Kompressionsverband.
▶ **Nachbehandlung:** Schiene bis zur Entfernung der Fäden am 10.–14 Tag postoperativ.

Entnahmetechnik N. suralis

▶ **Vorbereitungen:**
  - *Aufklärung* über resultierenden Sensibilitätsausfall im direkten Versorgungsgebiet.
  - *Anästhesie:* Spinalanästhesie oder Allgemeinnarkose.
  - *Lagerung:* Seitenlagerung des Patienten, bei beidseitiger Entnahme Rückenlagerung.
▶ **Zugang:** Querinzision zwischen Außenknöchel und Achillessehne.
▶ **Präparation:**
  - Aufsuchen und Anschlingen des N. suralis hinter der V. saphena parva.
  - In Abständen von 4–5cm nach proximal weitere quere Inzisionen.
  - Schonende Mobilisierung.
  - ◉ *Hinweis:* Der Nerv zieht subfaszial zur Mitte des Unterschenkels und dann zur Kniekehle. Abzweigungen müssen abgetrennt werden.
  - Durchtrennung des Nerven nach distal, Mobilisation und Herausziehen nach proximal.
  - ◉ *Cave:* Schädigung des Transplantates durch Auffasern der Faszikel!
  - Gewonnenes Transplantat (bis 40cm Länge möglich) in feuchte Kompresse einlegen.
▶ **Wundverschluss:** Hautnaht und Kompressionsverband am Unterschenkel.
▶ **Nachbehandlung:** Schiene für 1–2 Wochen, Fäden entfernen am 10.–14. Tag postoperativ.

38.13 Knochentransplantatentnahme

Grundlagen

- **Prinzip:** Entnahme von autologem Knochengewebe. Bei der autologen Transplantation sind Spender und Empfänger des Gewebes identisch, deshalb ist diese Übertragung immunologisch und hygienisch ohne Risiko.
- **Material:** Reine Spongiosa, kortiko-spongiöse Chips oder kortiko-spongiöser Span.
- **Indikationen:**
  - Defekte nach Traumen, Nekrosen und Infektionen.
  - Defekte nach Tumorresektion.
  - Atrophe Pseudarthrosen.
  - Fraktur-Heilungsstörungen.
  - Endoprothetik (z. B. Hüftpfannendachplastik, allgemeine Revisionsendoprothetik an Hüfte und Knie).
- **Entnahmestellen:**
  - *Vorderer Beckenkamm:* Die am häufigsten verwendete Entnahmestelle, günstig bei Rücken- und Seitenlagerung des Patienten.
  - *Hinterer Beckenkamm:* Durchführung mit dem Patienten in Bauchlagerung, insgesamt ergiebiger als der vordere Beckenkamm.
  - *Tibiakopf:* Zur Entnahme kleiner Mengen, z. B. bei Eingriffen am Knie, an der Tibia und am Fuß. Aus einem kleinem medialen Knochenfenster wird das Material mit einem scharfen Löffel entnommen.
  - *Distale Tibia-Metaphyse:* Kleine Mengen für Defekte an Malleolen und Fuß.
  - *Epicondylus radialis humeri:* Zur Entnahme kleiner Mengen für Defekte am Radiusköpfchen und am Olekranon.
  - *Distale Radius-Epiphyse:* Zur Entnahme kleiner Mengen für Defekte an Unterarm und Hand.
  - *Amputate:* Aus traumatischen, nicht replantationsfähigen Amputaten können u.U. Transplantate für andere Verletzungstopographien entnommen werden, abhängig vom Zustand und der Konservierung des Amputates.

Operationstechnik – Beckenschaufel ventral

- **Vorbereitungen:**
  - *Anästhesie:* Am besten Allgemeinanästhesie (Spinalanästhesie nur in Ausnahmefällen).
  - *Lagerung:* Rücken- oder leichte Seitenlage.
- **Zugang:** Inzision dorsal der Spina iliaca anterior superior.
- **Präparation:**
  - Ablösen der Muskelansätze und Abschieben des M. iliacus von der Beckenschaufel mit breitem Raspatorium.
  - Kortikalis vom Kamm abmeißeln und Entnahme von Spongiosa oder kortiko-spongiösen Chips mit dem Hohlmeißel und scharfem Löffel.
  - Blutstillung durch Kompression und Einlage eines Hämostyptikums.
  - Einlage einer Redon-Drainage (subkutan mit Sog).
  - Naht der Muskelansätze an die Christa iliaca.
- **Wundverschluss:** Einzelknopfrückstichnaht oder Intrakutannaht (S. 519).

Operationstechnik – Beckenschaufel dorsal

- **Vorbereitungen:**
  - *Anästhesie:* Allgemeinanästhesie.
  - *Lagerung:* Bauchlage oder Seitenlage

38.13 Knochentransplantatentnahme

- **Zugang:** Inzision vor der Spina iliaca posterior superior.
- **Präparation:**
  - Abschieben der Muskelansätze.
  - Aufmeißeln eines dorsalen Kortikalisfensters.
  - Spongiosa mit Hohlmeißel oder scharfem Löffel entnehmen.
  - Blutstillung durch Kompression und Einlage eines Hämostyptikums.
  - Einlage einer Redon-Drainage (subkutan mit Sog).
  - Naht der Muskelansätze.
- **Wundverschluss:** Einzelknopfrückstichnaht oder Intrakutannaht (S. 519).

Nachbehandlung

- Redon-Drainage am 2. Tag postoperativ entfernen.
- Fäden am 10. Tag postoperativ entfernen.
- Es ist keine strikte Bettruhe erforderlich.

Komplikationen (insgesamt 3–8 %)

- Nachblutungen und Hämatombildungen.
- Nervenverletzungen, z. B. Nervus cutaneus femoris lateralis bei Entnahme am vorderen Beckenkamm.
- Gefäßverletzungen.
- Verletzungen des Iliosakralgelenkes bei Entnahme an der dorsalen Beckenschaufel.
- Frakturen der Knochen an der Entnahmestelle.

38.14 Grundlagen und Prinzipien der Frakturbehandlung

Grundlagen

- **Physiologie:** Lebender Knochen befindet sich in einem stetigen Umbau, um sich an die aktuelle, funktionelle Belastung zu adaptieren. Die Zellpopulationen von Endost, Havers-Systemen und Periost bilden die Blasteme dieses Umbaues. Sie bauen als Osteoklasten alten Knochen ab, als Osteoblasten neuen Knochen auf. Im Falle einer Fraktur wird die osteogenetische Potenz der oben genannten Blasteme akut gesteigert, um die Frakturzone rasch zu stabilisieren und danach wieder zu einer funktionell optimalen Struktur umzubauen.
- **Konditionen für eine ungestörte Frakturheilung:**
  1. Kontakt der Fragmente.
  2. Ausreichende Durchblutung der Fragmente.
  3. Ruhigstellung der Fraktur.

Arten der Frakturheilung

- **Primäre oder direkte Frakturheilung:**
  - *Definition:* Bei idealer Erfüllung der oben genannten Konditionen kommt es zur Heilung der Fraktur durch direkte knöcherne Verzahnung der Fragmente ohne den Umweg über ein kallöses Zwischengewebe.
  - *Vorkommen, Physiologie:* Osteosynthesen, die eine absolute Stabilität der Fragmente erbringen, d. h. dass unter den auftretenden dynamischen Wechsellasten keine intermittierenden Bewegungen der Fragmente auftreten können. Haben dabei die Fragmente auch in mikroskopischer Dimension direkten Kontakt, kommt es zur so genannten *Kontaktheilung,* d. h. die Fragmente werden direkt durch vorwachsende Osteone dübelartig verzahnt. Verbleiben jedoch zwischen stabil fixierten Fragmenten mikroskopisch erkennbare Spalten, werden diese direkt mit angiogenem Geflechtknochen aufgefüllt, der später durch Havers'schen Umbau ein funktionelles Remodelling erfährt.

- **Indirekte oder sekundäre Frakturheilung:**
  - *Definition:* Bruchheilung über eine mehr oder weniger starke Kallusbildung, wenn eine Fraktur der Spontanheilung überlassen oder nur unvollständig immobilisiert wird.
  - *Vorkommen, Physiologie:* Sekundäre oder indirekte Bruchheilung ist die naturgegebene Form der Frakturheilung und keineswegs minderwertig gegenüber der primären Knochenheilung. Die indirekte Frakturheilung über Kallus wird bei den meisten Knochenbrüchen beobachtet. Sie tritt sowohl bei spontaner Bruchheilung auf als auch bei funktionell und konservativ behandelten Frakturen sowie schließlich bei den meisten operativ versorgten Brüchen, bei denen durch die Osteosynthese nur eine *relative Stabilität* erzielt werden kann. Es entsteht dann Kallus im Bereich des Frakturhämatoms, welches durch Einwachsen von Fibroblasten organisiert wird. Der fibröse Kallus differenziert sich schrittweise zu kartilaginärem und knöchernem Kallus, sodass es zu einer zunehmenden Versteifung im Frakturbereich kommt. Zusätzlich bildet sich auf den stabilen Fragmentsockeln durch Apposition neuer Knochen. Am Ende ist die ganze Kallusmasse zu Geflechtknochen gereift, der dann später durch Havers'schen Umbau eine funktionelle Adaptation zu lamellärem Knochen erfährt mit Wiederherstellung des medullären Gefäß-Systems. Mit Fortschreiten der funktionellen Adaptation wird überflüssiger Kallus wieder abgebaut und der geheilte Knochen findet zu seiner ursprünglichen Form allmählich zurück.

38.14 Grundlagen und Prinzipien der Frakturbehandlung

Störungen der Bruchheilung

- **Verzögerte Heilung (delayed union):** Eine Frakturkonsolidierung ist nach 20–24 Wochen nicht erkennbar.
- *Hinweis:* Die *normale Bruchheilungszeit* des kortikalen Knochens dauert üblicherweise 12–16 Wochen, d. h. nach dieser Zeit sollte eine physiologische Belastung wieder möglich sein, während des Remodelling einige Jahre dauern kann.
- **Pseudarthrose (non-union):**
  - *Definition:* Auch nach Ablauf von 8 Monaten ausbleibende Frakturheilung, wenn eine oder mehrere Bedingungen für eine normale Bruchheilung über längere Zeit nicht gegeben sind.
  - *Typische Ursachen:*
    - Knochendefekte und Fragmentdiastasen.
    - Instabilität jenseits der Toleranzbreite der reparativen Gewebe.
    - Fragmentnekrosen.
  - *Formen der Pseudarthrose:*
    - Führt lediglich Instabilität zu einer ausbleibenden Knochenheilung, so bemühen sich die gut durchblutenden Fragmentenden durch überschießende Kallusbildung, eine ausreichende Stabilität zu schaffen. Misslingt dies, so entsteht das Vollbild einer *hypertrophen (aktiven) Pseudarthrose*, die wegen ihres radiologischen Aussehens auch Elefantenfuss-Pseudarthrose genannt wird. → Therapeutische Konsequenz: *Stabile Osteosynthese* als einzige Maßnahme!
    - *Atrophe (avitale oder inaktive) Pseudarthrose:* Ursachen sind Fragmentnekrosen *plus* Instabilität. Dabei verfallen die Fragmentenden einem regressiven Abbau. → Therapeutische Konsequenz: *Débridement + Stabilisierung + Knochentransplantation!*
- **Infektion im Frakturbereich:** Eine fortschreitende Osteitis kann über Osteolysen und Knochensequestrierung zu Knochendefekten, Instabilitäten und Nekrosen führen. Die Knochendefekte und durch Nekroseabbau entstehende Defekte können über Implantatlockerung oder Materialermüdungsbrüche der Implantate ebenfalls zu Instabilität führen.

Prinzipien der Frakturbehandlung

- Lorenz Böhler hat als allgemeines Axiom der Frakturbehandlung postuliert: **Einrichten, Festhalten, Üben.**
- **Konzepte zur Bruchbehandlung:**
  - *Konservativ:* Reposition der Fraktur, ununterbrochene Ruhigstellung im Gipsverband und aktive Bewegungsübungen der nicht ruhiggestellten Gelenke.
  - *Funktionell:* Bei stabil impaktierten oder durch einen kräftigen Weichteilmantel ausreichend geschienten Brüchen kann nach Abklingen der akuten Schmerzphase ohne weitere äußere Ruhigstellung mit einer funktionellen Übungsbehandlung begonnen werden. Dies kann durch Nutzung der Schwerkraft, des Auftriebes im Wasser oder sinnvoll applizierte Übungsorthesen (Braces) unterstützt und beschleunigt werden.
  - *Operativ:* Stabilisierung der Fragmente nach offener oder gedeckter Reposition durch ein internes Implantat oder über einen externen Fixateur = *Osteosynthese*. Diese bietet die Chance, Frakturen besser zu reponieren bis hin zur anatomischen Rekonstruktion von Gelenkflächen und die Fragmente so stabil zu fixieren, dass eine frühzeitige unbehinderte Übungsbehandlung

38.14 Grundlagen und Prinzipien der Frakturbehandlung

der verletzten Region möglich wird. Diese Vorteile werden erkauft mit den Risiken eines operativen Eingriffes – der Gefahr einer zusätzlichen Durchblutungsgefährdung der Fragmente und durch das Risiko einer postoperativen Infektion.

Reposition

- **Indikation zu einer möglichst raschen Reposition:** Druck der Knochenfragmente auf Nervenstrukturen, Gefäße oder Haut.
- *Keine* **Indikation zur Reposition:**
  - Unverschobene und in funktionell günstiger Stellung stabil eingestauchte Frakturen.
  - Die meisten minimal dislozierten Frakturen.
  - Intermediäre Fragmente komplexer Schaftfrakturen, bei welchen meistens nur die proximalen und distalen Hauptfragmente auf Länge, Achse und Rotation eingestellt werden.
- **Anästhesie:**
  - Der initiale Wundstupor ermöglicht die Beseitigung grober Fragmentdislokationen durch axialen Längszug als Erstmaßnahme.
  - Für eine definitive und schonende Reposition sind Schmerzausschaltung und häufig auch Muskelrelaxation erforderlich. Neben Narkose, Regional- und Leitungsanästhesie kommt bei bestimmten Frakturen auch die Bruchspalt-Anästhesie in Frage.
- **Wichtige Hilfsmittel:**
  - *Zur Reposition:* Extension, Distraktor, Extensionstisch.
  - *Zur Kontrolle der Manipulationen:* Röntgenbildverstärker.
- **Vorgehen:**
  - *Gedeckte Reposition:* Hierbei werden die Fragmente durch Zug und Gegenzug, seitlichen Druck, Hebelwirkung und Rotation eingerichtet, wobei das periphere Hauptfragment immer auf das zentrale Hauptfragment eingestellt werden muss. Meist erfolgt die Einrichtung einer Fraktur in einem Manöver. Manche Frakturen können jedoch auch schrittweise durch Dauerzug (Extension) reponiert werden, wobei die Extension gleichzeitig über die dadurch bewirkte Weichteilschienung auch der Retention dient und über einen gewissen Zeitraum Korrekturen zulässt.
  - *Offene Reposition:* Notwendig bei Repositionshindernis (Weichteilinterposition), den meisten Gelenkfrakturen und Abrissfrakturen (diese sind gedeckt gar nicht oder nicht anatomisch zu reponieren).
    - *Hinweis:* Wenn eine Fraktur schon offen reponiert werden muss, sollte sie im gleichen Arbeitsgang auch operativ stabilisiert werden. Bei bestimmten Osteosyntheseverfahren wird die Fraktur offen reponiert und dann intern fixiert (ORIF = open reduction and internal fixation).
  - *Zunächst gedeckte Reposition* mit anschließender Instrumentierung (z. B. Marknagelung).
  - *Zunächst Instrumentierung der Hauptfragmente,* dann Reposition und Stabilisation über einen Fixateur externe.

Retention

- **Bei funktioneller Frakturbehandlung (s. o.):** Hier ist die Retention der Fragmente in tolerabler Stellung durch Impaktion, ausreichende Schienung über den Weichteilmantel oder aber schon durch fortgeschrittene Kallusbildung

38.14 Grundlagen und Prinzipien der Frakturbehandlung

gesichert, sodass die Fraktur funktionell weiterbehandelt werden kann → Übungsbehandlung ohne zusätzliche äußere Ruhigstellung.

- **Bei konservativer Frakturbehandlung:**
  - *Prinzip:* Das Repositionsergebnis wird durch Zug und Gegenzug oder durch äußere Schienung so lange stabilisiert, bis die Kallusbildung soweit gediehen ist, dass sie redislozierende Kräfte neutralisiert.
  - *Methoden:*
    - Dauerextension.
    - Ungepolsterter Gipsverband: Dieser soll in der Regel auch die der Fraktur benachbarten Gelenke ruhigstellen. Wegen der zu erwartenden posttraumatischen Wundschwellung muss der erste Gipsverband nach der Reposition einer frischen Fraktur gespalten und etwas aufgebogen werden. Unter regelmäßiger Kontrolle von Motorik, Sensibilität und Durchblutung peripher der Fraktur wartet man den Rückgang des Wundödems ab. Nach 3–4 Tagen kann dann der gespaltene Gipsverband geschlossen werden und bei weiterem Abklingen der Schwellung muss unter Aufrechterhaltung der Reposition (unter Zug und Gegenzug) ein neuer, nunmehr zirkulärer Gipsverband angelegt werden. Nach jeder Gipsänderung muss die Frakturstellung röntgenologisch kontrolliert und dokumentiert werden. Da die Fragmentschienung bei diesem Vorgehen über die zwischengeschalteten Weichteile erfolgt, ist nie eine absolute Ruhigstellung des Bruchbereiches gegeben, entsprechend lebhaft ist die Kallusbildung, die ihrerseits wiederum eine gute radiologische Verlaufsbeurteilung der Frakturheilung erlaubt.

- **Bei operativer Frakturbehandlung (Osteosynthese):**
  - Die verschiedenen Osteosyntheseverfahren ermöglichen eine wesentlich stabilere Fixation der Fragmente. Dabei verleihen die metallischen Implantate der Fraktur vorübergehend soviel Stabilität, dass diese ungestört heilen kann. Je nach Grad der erzielten Stabilität nennt man die Fixation adaptations-, übungs- oder belastungsstabil. Eine nur adaptationsstabile Montage erfordert zusätzlich eine äußere Ruhigstellung. Die meisten Osteosynthesen erzielen aber eine übungsstabile Fixation.
  - Die üblichen Osteosyntheseverfahren beruhen auf zwei mechanischen Konzepten: 1) Interfragmentäre Kompression, 2) Schienung oder aber Kombination der beiden Konzepte.
  - *Interfragmentäre Kompression:*
    - Eine statische (= kontinuierlich) oder dynamische (= bei physiologischer Belastung) Applikation ist möglich.
    - Interfragmentäre Zugschrauben greifen mit ihrem Gewinde nur in dem schraubenkopffernen Fragment – durch das Anziehen der Schrauben werden diese vorgespannt und erzeugen eine Kompression des Bruchspaltes.
    - Eine anhaltende längsaxiale Kompression lässt sich bei geeigneten Bruchformen auch durch vorgespannte Platten oder Fixateure erzeugen.
    - Eine dynamische Kompression kann durch das *Zuggurtungsprinzip* erzielt werden: Bedingung sind rhythmische biege- oder exzentrische Belastung, vorgespanntes Implantat auf der Zugseite und druckstabile knöcherne Abstützung auf der Druckseite.
  - *Schienung* (intra- oder extramedullär montierte Implantate):
    - *Intramedullär:* Der Marknagel als zentraler intramedullärer Kraftträger ist für viele Schaftfrakturen an Femur, Tibia und Humerus ein ideales

38.14 Grundlagen und Prinzipien der Frakturbehandlung

Fixationsmittel. Durch zentrale und periphere Verriegelung können „Teleskoping", sekundäre Drehfehler und Achsabweichungen vermieden werden. Bei den konventionellen Marknagel-Techniken muss die Markhöhle schrittweise aufgebohrt, d. h. für den einzubringenden Marknagel angepasst werden. Dabei wird zumindest temporär die intramedulläre Blutversorgung des Knochens kompromittiert. Druck- und Hitzeentwicklung beim Aufbohren und Einschlagen des Nagels können unter bestimmten Bedingungen (Schock, Polytrauma) über Mediatorfreisetzung und Fett- sowie Partikel-Einschwemmung in die Lunge zu erheblichen Systembelastungen führen. Zur Verminderung dieser Nachteile wurden dünnere Massiv-Nägel entwickelt, die ohne Aufbohren der Markhöhle eingebracht werden können, das intramedulläre Gefäß-System weniger schädigen und keinen Totraum schaffen. Sie werden bevorzugt bei offenen Frakturen und bei Polytraumatisierten eingesetzt. Je nach Einbringungsroute unterscheidet man *antegrade* und *retrograde* Marknagelung.

- *Extramedullär* über Platten oder Fixateure. Sie bewirken dabei entweder eine Abstützung oder eine Neutralisation der Fraktur. Bei der Neutralisation oder Protektion wird im Sinne eines „Bypass" der Kraftfluss am zentralen Hauptfragment aufgenommen und über die Frakturzone hinweg auf das periphere Fragment geleitet. Eine Neutralisations-Platte ist meistens mit einer Zugschraube kombiniert, wobei die Platte mechanische Störkräfte wie Biegung und Torsion neutralisieren soll.
- → Platten werden durch Schrauben am Knochen verankert. Je nach Knochenstruktur werden am kortikalen Schaftbereich Kortikalis-Schrauben, im spongiösen Bereich Spongiosa-Schrauben verwendet. Sie unterscheiden sich u. a. durch Steighöhe und Tiefe ihrer Gewindegänge. Für den Einsatz als Zugschrauben gibt es Schrauben mit gewindefreien Schaftabschnitten zwischen Kopf und Gewinde. Alternativ kann applikationsnah ein Gleitloch gebohrt werden, sodass durchgehende Schraubengewinde nur im kopffernen Fragment fassen können und damit beim Anziehen der Schraube Kompression ausüben können. Die typischen Arbeitsgänge zum Einbringen einer Schraube sind das Bohren des Schraubenloches (evtl. Gleit- und Gewindeloch), die Tiefenmessung zur Bestimmung der Schraubenlänge, das Gewindeschneiden (außer der selbstschneidenden Schrauben) und das Eindrehen der Schraube. Für die meisten Montagen muss eine Platte mit 3 Plattenschrauben pro Hauptfragment fixiert werden. Da dies im metaphysären Bereich oft nicht möglich ist und dazu bestimmte Abstützfunktionen erfüllt werden müssen, gibt es für diese Regionen besonders geformte Platten (Winkelplatten, Teleskopkonstrukte).
- → Fixateure werden über Schanz-Schrauben oder Steinmann-Nägel am Knochen verankert. Die winkelstabile Verbindung zwischen Schanz-Schrauben und Steinmann-Nägeln und dem Kraftträger des Fixateurs erfolgt über arretierbare Backen. Die Schanz-Schrauben und Steinmann-Nägel werden perkutan in den Knochen eingebracht und der verbindende Kraftträger verbleibt dann als Fixateur externe ausserhalb der Weichteile. Der Fixateur interne wird nach dem gleichen Prinzip knochennah im Weichteilmantel versenkt. Solche Systeme werden an der Wirbelsäule eingesetzt und zunehmend auch als Plattenfixateure bei gelenknahen Schaftfrakturen.

38.14 Grundlagen und Prinzipien der Frakturbehandlung

- Verbleiben bei einer Osteosynthese anatomische oder funktionelle Knochendefekte, müssen diese häufig mit Knochentransplantaten (Spongiosaplastik) versorgt werden. Unter bestimmten Bedingungen (nicht kontaminiertes ersatzstarkes Weichteillager) kann auch auf Knochenersatzstoffe zurückgegriffen werden.
- Bei der Stabilisierung pathologischer Fakturen nach Metastasen werden die nach Ausräumung der Metastase verbleibenden Defekte meistens mit Knochenzement verfüllt und eine dadurch sofort belastbare *Verbundosteosynthese* erzielt. Gelenknahe pathologische Frakturen und Gelenkfrakturen, die erfahrungsgemäß nicht erfolgreich zu rekonstruieren sind, werden häufig primär alloplastisch ersetzt (Endoprothese für Femur- oder Humeruskopf).

Rehabilitation

- Nach Reposition und Stabilisierung werden frisch versorgte Frakturen hochgelagert und in der kritischen Phase des posttraumatischen Ödems sorgfältig überwacht. Dabei muss besonders auf schnürende Verbände, Druckstellen durch Lagerung, sich ausbildende Kompartmentsyndrome und Wundinfekte geachtet werden. Motorik, Sensibilität und Durchblutung peripher der Fraktur werden regelmäßig überprüft und auf etwaige Zeichen einer sich ausbildenden Thrombophlebitis geachtet.
- Zumindest in der Frühphase nach Frakturversorgung müssen bettlägrige Patienten und solche mit immobilisierenden Gipsverbänden der unteren Extremität eine medikamentöse Thromboseprophylaxe erhalten. Bei bestimmten Frakturkonstellationen und Vorliegen von besonderen Risikofaktoren ist eine frühzeitige Antikoagulantien-Therapie zu erwägen.
- Wichtigster Punkt der Rehabilitation ist eine *frühzeitig einsetzende Übungsbehandlung*:
  - *Bei konservativer Bruchbehandlung* werden dabei alle nicht ruhiggestellten Gelenke aktiv bewegt und die Patienten zu isometrischen Spannungsübungen an den ruhiggestellten Muskelpartien angehalten.
  - *Bei übungsstabilen Osteosynthesen* kann in der Regel nach der Entfernung der Redondrainagen mit einer aktiven Übungsbehandlung begonnen werden.
- Wichtiges Hilfsmittel bei der Rehabilitation von Gelenkfrakturen und gelenknahen Brüchen sind motorbetriebene Bewegungsschienen *(CPM = continuous passive motion)*.
- Bei übungsstabil versorgten Frakturen der unteren Extremität kann bei gesicherter Weichteilheilung mit Gehschulung unter Teilbelastung (10–15 kg) begonnen werden.
- Je nach Frakturtyp und gewähltem Osteosyntheseverfahren kann die Belastung nach entsprechenden Röntgenkontrollen innerhalb weniger Wochen schrittweise bis zur Vollbelastung gesteigert werden.
- Nach Marknagel-Osteosynthesen ist Vollbelastung sehr viel früher möglich als nach Platten- oder Fixateur-Montagen.

Metallentfernungen (ME)

- Kommen erst nach vollständiger knöcherner Heilung und abgeschlossenem Remodelling der Fraktur in Betracht.
- Für viele Frakturlokalisationen ist eine Implantatentfernung grundsätzlich nicht vorgesehen.
- Darüber hinaus ist eine Metallentferung bei modernen Implantatwerkstoffen (Titan) nicht unbedingt erforderlich.

38.15 Spickdrahtfixation und Zuggurtung

Spickdrahtfixation

- **Prinzip:**
  - Minimalinvasive, perkutane Frakturreposition und -retention im metaphysären und epiphysären Bereich der langen Röhrenknochen.
  - Als Markraumschienung auch im diaphysären Bereich der kleinen Röhrenknochen.
  - Eine interfragmentäre Kompression ist primär nicht möglich, sondern nur durch zusätzliche Zuggurtung mit Draht.
- **Technik:**
  - Reposition unter Bildverstärkerkontrolle.
  - Stichinzisionen.
  - Einbohren von zwei oder mehreren versetzten K-Drähten bis in die gegenüber liegende Kortikalis.
  - Abklemmen, Abbiegen und subkutanes Versenken der Drahtenden.
  - Der Kreuzungspunkt der Kirschner-Drähte darf nicht in der Ebene der Fraktur liegen, da sonst Instabilität gegeben ist.
- **Nachbehandlung:**
  - Gipsruhigstellung wie für konservative Behandlung meist erforderlich, da sekundäre Dislokation möglich.
  - Drahtentfernung nach Frakturheilung

Zuggurtung

- **Prinzip:** Durch eine zusätzlich gespannte Drahtschlinge werden die Bruchflächen bei einer mit Spickdrahtosteosynthese reponierten Fraktur zusätzlich unter axialen Druck gesetzt.
- **Technik:**
  - Reposition und provisorische Fixation der Fraktur durch Kirschner-Drähte.
  - Queres Bohrloch durch den Knochen distal der Fraktur senkrecht zu den eingelegten Kirschner-Drähten.
  - Durchzug eines flexiblen Drahtes.
  - Umfahren der noch aus dem Knochen herausstehenden Kirschner-Drähte proximal der Fraktur.
  - Kreuzen und Spannen der flexiblen Drähte.
- **Nachbehandlung:**
  - Funktionelle Nachbehandlung, sobald Wundheilung gesichert.
  - Metallentfernung nach 6–8 Monaten.

38.16 Schrauben-Osteosynthese

Funktionen der Schrauben
- Solitäres Implantat zur Retention von knöchernen und Gelenkfragmenten.
- Befestigungselement zur Fixierung von Platten an Knochen und zum Verriegeln von Marknägeln.
- Sonderimplantate (z. B. DHS, DCS).

Schraubentypen
- **Kortikalisschrauben:** Vollgewindeschrauben mit unterschiedlichen Durchmessern (Tab. 52) sind gekennzeichnet durch einen relativ dicken Kern und ein flaches, nur wenig hinterschneidendes Gewinde.
- **Spongiosaschrauben:** Teil- oder Vollgewindeschrauben mit unterschiedlichen Durchmessern (Tab. 52) sind gekennzeichnet durch einen relativ dünnen Kern und ein weites, tief hinterschneidendes Gewinde.
- **Nicht-selbstschneidendes Gewinde:** Erfordert aufgebohrtes Loch und exakt vorgeschnittenes Gewinde, welches spezifisch auf den Schraubendurchmesser abgestimmt ist.
- **Selbstschneidendes Gewinde:** Nach Aufbohrung wird die Schraube unter sanftem Druck eingedreht. Dabei hinterschneidet die Schraube ihr eigenes Gewinde selbst.
- **Kanülierte Schrauben:** Über vorgelegten K-Draht wird nach Aufbohren mit kanülierten Bohrern die Schraube, meist mit selbstschneidendem Gewinde, über den einliegenden K-Draht eingebracht.

Tabelle 52 Schraubentypen mit zugehörigen Bohrstiftdicken für Gewindeloch und Gleitloch

Schraubentyp	Gewindeloch-⌀	Gleitloch-⌀
1,5 – Kortikalis	1,1mm	1,5mm
2,0 – Kortikalis	1,5mm	2,0mm
2,7 – Kortikalis	2,0mm	2,7mm
3,5 – Kortikalis	2,5mm	3,5mm
4,5 – Kortikalis	3,2mm	4,5mm
kleine 3,5 – Spongiosa	2,5mm	–
große 6,5 – Spongiosa	3,2mm	–
4,5 – Malleolar	3,2mm	–

Fixationsprinzip
- **Stellschraube:** Fixiert z. B. eine Platte gegen den Knochen oder stellt zwei Knochen auf Distanz gegeneinander (z. B. Syndesmosen-Stellschraube): Über die gesamte Schraubenlänge wird mit gleichem Durchmesser aufgebohrt und ggf. das Gewinde geschnitten.
- **Zugschraube:** Bewirkt eine interfragmentäre Kompression zwischen den knöchernen Fragmenten:
  - *Bei Kortikalisschrauben* erreichbar durch Aufbohren eines so genannten Gleitlochs.
  - *Bei Spongiosaschrauben* erreichbar ebenfalls durch Aufbohren eines Gleitlochs oder durch Schraubentypen mit verkürzten Gewindelängen (16 mm/ 32 mm).

38.17 Platten-Osteosynthese

Prinzip

- Platten dienen der dauerhaften Retention von Knochen- und Gelenkfragmenten nach offener Reposition. Nach ihrer biomechanischen Funktion können gleiche Platten prinzipiell unterschiedlich wirken als Neutralisationsplatte, Abstützplatte, Kompressionsplatte, Zuggurtungsplatte, Überbrückungsplatte (s. u.).
- Form, Größe und Dimensionierung einer Platte erfolgen je nach topographisch-anatomischem Einsatzgebiet und mechanischem Anforderungsprofil.

Wirkungsarten von Platten

- **Neutralisationsplatte:**
  - Die primäre Stabilität der Osteosynthese wurde durch interfragmentäre Zugschrauben erreicht.
  - Die Platte dient nur dem Schutz der Osteosynthese vor Torsions-, Biege- und Scherkräften durch Kraftumleitung.
  - Dadurch wird die Osteosynthese übungs- und (teil)belastungsstabil.
- **Abstützplatte:**
  - Hauptsächlich bei Osteosynthesen an epiphysären und metaphysären Frakturen.
  - Dienen der Kraftumleitung aus dem angrenzenden Gelenk zur Diaphyse des betroffenen frakturierten Knochens.
- **Kompressionsplatte:** Prinzip der DC-Platten (dynamische Kompression): Die spezielle Geometrie des Plattenloches (Längsloch) bewirkt beim Festschrauben der Platte an den Knochen eine definierte Verschiebung der Platte gegen den Knochen und damit den Aufbau einer interfragmentären Kompression.
- **Zuggurtungsplatte:**
  - Soll auf die Frakturzone auftretende Zugkräfte neutralisieren.
  - Voraussetzung ist, dass die knöcherne Abstützung der gegenüberliegenden Kortikalis ausreicht, diese Kompression aufzunehmen.
- **Überbrückungsplatte:** Bei ausgedehnten Trümmerzonen sollen Länge und Stellung des Knochens gesichert werden.

Technik

- Die Form der einzubringenden Platte muss durch Biegeeisen, Schränkeisen und Biegepresse an die Konturen der Knochenoberfläche angepasst werden.
- Gegenbiegen einer Platte erhöht die interfragmentäre Kompression und damit die Stabilität der Fixation.
- Dimensionierung der Platte: Die Länge ist so zu wählen, dass proximal und distal der letzten Frakturlinie die Schrauben durch die Platte mindestens 5 mal gesunde Kortikalis fassen.

38.18 Marknagel-Osteosynthese

Prinzip

- Marknagel-Osteosynthesen sind prinzipiell möglich an Femur, Tibia und Humerus.
- Je nach Zugang in *anterograder* Richtung (von proximal nach distal) oder in *retrograder* Richtung (von distal nach proximal).
- Mögliche Implantationstechniken:
  - *Aufgebohrte oder unaufgebohrt* (s. u.).
  - *Geschlossene Marknagelung:* Die Fraktur wird nicht eröffnet. Der Zugang erfolgt über minimale Inzisionen, die Verriegelung über kleine Stichinzisionen.
  - *Offene Marknagelung:* Die Reposition der Fragmente erfolgt unter Sicht nach Eröffnung der Fraktur. Wegen zusätzlicher Periostschädigung wird diese Technik nur bei Osteotomien zur Stellungskorrektur, Pseudarthrosen sowie bei Fehlen eines Röntgenbildverstärkers durchgeführt.

Technik der aufgebohrten Implantation

- **Lagerung:** Auf dem Extensionstisch oder frei.
- **Zugang:** Über minimale Hautinzisionen, Eröffnung des Markraumes mit dem Pfriem oder mit kanüliertem Bohrer.
- **Technik:**
  - Einbringen des Führungsspießes, der über die reponierte Fraktur in das distale Hauptfragment eingeführt wird. Schrittweises Aufbohren der Markhöhle beginnend mit frontal schneidendem 9-mm-Bohrkopf. Dann mit seitlich schneidenden Bohrköpfen je 0,5mm ansteigend bis auf 11 oder 12mm (entsprechend Markhöhlenweite und Bohrwiderstand).
  - Trümmerzonen werden mit nicht rotierendem Bohrkopf passiert.
  - Nach abgeschlossener Markraumbohrung Bestimmung der Nagellänge.
  - Einschlagen des gemessenen Marknagels, welcher mit dem Einschlag- und Zielgerät zusammengesetzt ist.
  - Je nach Frakturtyp erfolgt die Verriegelung, die grundsätzlich statisch oder dynamisch konzipiert werden kann.
  - Proximale Verriegelung durch Einführen der Bolzen nach Stichinzision und entsprechender Vorbohrung bei Führung mittels Hülsen durch das Zielgerät.
  - Distal spezielle Zieleinrichtung unter Verwendung des Bildwandlers. Bohrung mittels strahlendurchlässigem Winkelgetriebe.
  - Verriegelung des Marknagels: Bei Verkürzungsgefahr (zentrale Trümmerzone) oder zur Sicherung der Rotation wird der Marknagel an beiden Enden mittels Durchbohren von Bolzen durch Kortikalis und Löcher im Marknagel verriegelt. Die Fraktur wird dadurch weitgehend belastungsstabil. Bei der statischen Verriegelung blockieren die Bolzen jede Verschiebung.
  - Redon-Drain im Marknagel, neben der Wunde ausleiten. Sekretflasche anschließend ohne Sog.
  - Dynamisierung: Wenn proximal nur ein Verriegelungsbolzen im schlitzförmigen Loch des Marknagels liegt, kann sich das Fragment unter Belastung etwas verkürzen. Dadurch entsteht dynamische, axiale Kompression, was den Durchbau beschleunigt.

Technik der unaufgebohrten Implantation

- Hierbei erfolgt die Marknagelung ohne vorherige Markraumaufbohrung.
- Markraumeröffnung mit einem speziellen Instrument.

38.18 Marknagel-Osteosynthese

> ➤ Danach wird der vorbereitete Marknagel mit einem Zielbügel weitgehend von Hand eingestoßen und über die reponierten Frakturen in das distale Hauptfragment vorgeschoben.
>
> ◉ *Cave:* Auf mögliche Diastase im Frakturbereich achten!
>
> ➤ Die Osteosynthese wird nur durch Verriegelung des Marknagels stabil. Wegen seines kleinen Durchmessers (8 oder 9mm) können nur dünnere, weniger belastbare Verriegelungsbolzen verwendet werden. Deshalb ist bei unaufgebohrten Marknägeln initial nur eine Teilbelastung möglich.

Nachbehandlung

➤ Die Marknagelung erlaubt eine sofortige Mobilisierung des Patienten. Vollbelastung ist wesentlich früher als nach Platten-Osteosynthesen möglich.

➤ Beim statisch verriegelten Marknagel von 11 oder 12mm Durchmesser kann im Prinzip voll belastet werden.

➤ Entfernung des Marknagels bei komplikationslosem Verlauf nicht vor dem 24. Monat.

38.19 Technik der externen Fixation

Allgemeines

- Der Fixateur externe ist eine direkte Krafteinleitung in den gebrochenen Knochen und ermöglicht daher zumindest eine partielle Belastbarkeit der Extremität.
- Bei der Wahl der Position des Fixateurs müssen folgende Aspekte berücksichtigt werden:
  - Lagerungsfähigkeit und spätere Mobilisierung des Patienten.
  - Wundpflege und sekundäre Lappenplastiken dürfen nicht behindert werden.
  - Die Wahrscheinlichkeit eines späteren Verfahrenswechsels.
  - Der Fixateur soll nach Möglichkeit dort angelegt werden, wo ein dünner Weichteilmantel besteht und tiefe Weichteile nicht gefährdet werden. Der Durchschnitt von Muskulatur behindert die freie Bewegung. Bewegung führt zu Reizzuständen und nachfolgenden Infektionen.
- Im Handel sind zahlreiche komplette Instrumentarien verschiedener Dimension erhältlich. Prinzipiell soll ein modernes Fixateur-externe-System folgende Anforderungen erfüllen:
  - Einfache universelle Anwendbarkeit.
  - Multidirektionale Reponierbarkeit (Mehrgelenkkette).
  - Ausreichende dreidimensionale Stabilität.
  - Geringes Gewicht (Titan, Leichtbauweise).
  - Kompatibilität mit anderen Systemen.
  - Durchleuchtbarkeit.

Indikationen

- Schwerer Weichteilschaden (offene und geschlossene Frakturen; s. S. 469).
- Komplexe Trümmerfrakturen.
- Präliminäre Fixation beim Polytrauma (S. 22) zur raschen Herstellung der Pflegefähigkeit.
- Temporäre stabile Gelenküberbrückungen bei Frakturen und Infekt.
- Infizierte Frakturen.
- Repositionshilfen bei Osteosynthese von Gelenkfrakturen.
- Auxiliäre Abstützung bei zweifelhafter Stabilität minimaler Osteosynthesen.
- Kallusdistraktion: Verlängerungen und Segmenttransport (S. 570).

Prinzip

- Stabilisierung der Hauptfragmente durch äußere Träger (Stangen oder Rohre), welche frakturfern eingebohrte Schanz-Schrauben, Steinmann-Nägel bzw. Bonell-Schrauben mittels Backen verbinden.
- Funktionen: Ruhigstellung, Abstützung, Kompression, Distraktion, Stellungskorrektur.
- Montageformen:
  - *Unilateraler Fixateur:* 1–2 Rohre und Schanz-Schrauben.
  - *Rahmenfixateur:* Bilaterale Rohre und Steinmann-Nägel.
  - *Räumlicher Fixateur:* Verstärkung durch zusätzliches Rohr und Schanz-Schrauben in der 2. Ebene.
  - *Dreieckanordnung:* Schanz-Schrauben und Rohre. Ringfixateur(e).
  - *Hinweis:* Die Auswahl der Montageform richtet sich nach der Lokalisation: In der Traumatologie haben die die Weichteile weniger traumatisierenden und in der Montage einfacheren unilateralen Fixateure die Rahmenfixateure bei den meisten Lokalisationen (Humerus, Unterarm, Femur, Tibia) abgelöst.

38.19 Technik der externen Fixation

- Für die Fixation von Gelenken kommen oft Scharnierstücke mit einstellbarem Winkel zwischen den Rohren zum Einsatz.
- Anstelle der Rohre werden in zunehmendem Maße die strahlendurchlässigen Aluminium- oder Kohlenfaserstangen verwendet.

Technische Details

- Stichinzisionen sind obligat. Bohrung nur durch Hülse (Weichteilschutz).
- Jede Schanz-Schraube muss durch die Markhöhle hindurch gebohrt, d. h. in 2 Corticales verankert sein. Je größer der Abstand zwischen den Schanz-Schrauben in einem Fragment, desto besser die Stabilität.
- Die Rohre sind möglichst körpernah (direttissima) anzulegen, dadurch entsteht optimale Stabilität zur Kraftübertragung.

Nachbehandlung

- Die Haut an den Nageleintrittsstellen darf nicht gespannt sein. Im Zweifelsfall Erweiterung der Stichinzision. Regelmäßige Kontrolle und Pflege (Desinfektion).
- Frühe Mobilisation und Belastung.

Komplikationen

- **Infektion der Eintrittsstelle der Implantate** (Pintrack-Infektion): Weitaus häufigste Komplikation. Sie bleibt meistens lokal, führt jedoch zur Lockerung der Implantate und damit zur Instabilität (Circulus vitiosus). Sie kann durch regelmäßige Kontrollen und Pflege vermieden werden.
- **Weichteilverletzungen:** Gefährdete Strukturen vor der ersten Kortikalis müssen durch Erweiterung der Stichinzision freigelegt und weggeschoben werden. Tiefe Weichteilverletzungen sind bei sorgfältiger Bohrung extrem selten.

38.20 Technik der Metallentfernung

Allgemeines

- **Faktoren zur Indikationsstellung einer Metallentfernung:**
  - *Topographie der Verletzung:* Die mögliche Gefährdung eines Nervs in der Nachbarschaft einer zu entfernenden Platte unterstreicht die strenge Indikationsstellung zur Metallentfernung (z. B. Plattenentfernung am Humerusschaft).
  - *Alter des Patienten:* Prinzipiell gilt, je älter der Patient ist, desto eher können die Implantate in situ verbleiben. An der oberen Extremität können Platten und Schrauben auch bei jüngeren Patienten durchaus belassen werden.
  - *Art des verwendeten Implantates:*
    - Bei Titanimplantaten ist die Indikation zur Metallentfernung noch strenger zu sehen als bei Kobalt-Chrom-Nickel-Implantaten, da Titanimplantate wesentlich besser einheilen.
    - Implantate aus Stahl werden mehrheitlich nach gesicherter Frakturheilung wieder entfernt.
- **Allgemeine Gründe für eine Metallentfernung:**
  - *Metallurgisch:* Es tritt immer etwas Korrosion an Kontaktstellen zwischen Schrauben und Platten auf. Eine Ausnahme bilden die extrem korrosionsarmen Titanimplantate.
  - *Technisch:* Die Metallentfernung ist meist ein kleiner und einfacher Eingriff.
  - *Biomechanisch:* Dickere Stahlplatten führen zu einer lokalen Zirkulationsstörung in der Kortikalis und wahrscheinlich zu einem Elastizitätsverlust.
  - *Psychologisch:* Für den Patienten bedeutet sie den definitiven Abschluss der Behandlung.
  - *Funktionell und kosmetisch:* Gleichzeitig sind Weichteilkorrekturen möglich (Arthrolysen, Tenolysen, Narbenkorrekturen, Muskelhernien u.s.w.).
- **Kontraindikationen:**
  - *Allgemein:* Erhöhtes Operationsrisiko (kardial, hohes Alter).
  - *Lokal:*
    - Tief gelegene Fremdkörper, deren Entfernung technisch aufwendig oder schwierig ist (z. B. Becken, Schulterpfanne).
    - Hohe Gefährdung von Begleitstrukturen (Nervenläsion am Humerusschaft).

Zeitpunkt der Implantatentfernung

- Frakturdurchbau im Röntgenbild bedeutet Tragfähigkeit unter Implantatschutz. Der mikroskopische Umbau geht aber über viele Monate weiter. Nach der Metallentfernung erfolgt beim Röhrenknochen ein erneuter Umbau des Havers-Systems bis zur Rückgewinnung der normalen Elastizität. Daher ist Sportkarenz nach Metallentfernung bei belasteten Schaftfrakturen für 4 Monate zu verordnen (Gefahr der Refraktur).
- Bei lokalem Reizzustand (Korrosion) können einzelne störende Schrauben unter Belassung der Platte frühzeitig entfernt werden.
- **Richtwerte bei normal verlaufender Frakturheilung** (*cave* bei verzögerter Knochenbruchheilung, Pseudarthrosenbildung, Frakturen mit lokalen Begleitverletzungen und Infektionen gelten andere, individuell festzusetzende Zeiträume!):

38.20 Technik der Metallentfernung

Tabelle 53 Zeitliche Richtwerte zur Metallentfernung bei normal verlaufender Frakturheilung

Lokalisation	Frist (Monate)
obere Extremität	12–18
Femur	18–24
Tibia	12–24
Sprunggelenk	8–12
Becken	strengste Indikationsstellung! Nur im Falle von Beschwerden und Komplikationen ab dem 10. Monat möglich

Vorgehen

- **Voraussetzungen:**
  - *Anamnese:* Beschwerden (in Ruhe oder Belastung?), Medikamente (z. B. ASS), soziale Situation.
  - *Klinische Untersuchung:* Infektionszeichen, Druckschmerz, Beweglichkeit angrenzender Gelenke im Seitenvergleich, Fehlstellung, Längendifferenzen?
  - *Röntgen:* Frakturheilung, Anzahl der Implantate, Implantatbruch/-wanderung/-lockerung?
- **Zugang:** Meist über vorgegebene Inzisionen unter Exzision des Narbengewebes.
- **Platten:**
  - Wiedereröffnung des alten Zugangs (erlaubt gleichzeitige Exzision oder Korrektur störender Narben). Darstellung der Implantate und Entfernung derselben unter Beachtung der Korrosion und der Vitalität des Plattenbetts (protokollieren). Nach Entfernung der Platte sparsames Débridement des Plattenlagers mit dem scharfen Löffel.
  - Bei V.a. Infektion im Implantatlager: Gewebe zur mikrobiologischen Untersuchung. Gründliche Spülung des Implantatlagers mit Ringer- oder Kochsalzlösung. Redon-Drainage mit extravulnärer Ausleitung.
  - Fasziennähte, Hautnaht, Kompressionsverband, Hochlagerung.
- **Marknagel:**
  - Inzision in der alten proximalen Narbe. Weichteilspaltung. Der Gewindeanteil des Marknagelkopfes ist ausgefüllt von z. T. verkalktem Granulationsgewebe, welches mit dem scharfen Löffel ausgekratzt wird. Umgebende Knochenneubildungen werden ausgemeißelt.
  - Einsetzen des passenden Gewindekonus, der ganz fest angezogen werden muss. Einschrauben von Einschlagstück und Führungsstange. Nach Beginn des Ausschlagens des Marknagels mit dem Schlaggewicht. Keine Redon-Drains unter Sog in die Markhöhle. Weichteilverschluss und Kompressionsverband.
- Doppelplatten bzw. multiple Implantate an verschiedenen Extremitäten ggf. in Etappen (Abstände 4–6 Monate) entfernen.

Nachbehandlung

- Aufstehen ohne Krücken nach 24 h, Entfernung der Hautnähte am 10. Tag.
- Mobilisation unter Hinweis auf die erhöhte Refrakturrate unmittelbar nach Materialentfernung insbesondere an der oberen Extremität (s.o.).
- Bei belasteten Schaftfrakturen Sportkarenz von 4 Monaten (s.o.).

38.21 Arthroskopische Eingriffe – Allgemeines

Grundlagen

- **Definition:** Wenig invasiver chirurgischer Eingriff durch Einführen einer Optik und chirurgischer Instrumente in die Gelenkhöhle.
- **Apparative Voraussetzungen:**
  - Arthroskope: 30°- und 70°-Optik, Nadeloptik 30°.
  - Monitor, Lichtquelle, Lichtleitkabel, Gas-Insufflation, Videoprinter.
  - Fasszangen, Biopsiezangen, Meniskotom, Shaver.
  - Duchleuchungsgerät.
- **Grundsätzliche Unterscheidung der arthroskopischen Operationen:**
  - *Resezierende Verfahren:*
    - Teilmeniskektomie.
    - Plikaresektionen.
    - Resektion von Kreuzbandstümpfen und Ganglien.
  - *Rekonstruktive, stabilisierende Verfahren:*
    - Ersatzplastiken für vorderes und hinteres Kreuzband.
    - Labrumrefixation.

Allgemeine vorbereitende Maßnahmen

- **Anästhesie:** In der Regel Regional- oder Allgemeinanästhesie, Lokalanästhesie nur in Ausnahmefällen.
- **Blutsperre:**
  - *Reine Diagnostik* (an Knie-, Sprung-, Ellbogen- und Handgelenk): Hier ist eine Blutsperrre nicht unbedingt notwendig.
  - *Arthroskopische Operationen* sollten dagegen immer mit Blutsperre durchgeführt werden.
- **Zugang zum Gelenk über Arthroskopie-Portal:**
  - Stichinzision durch die Haut.
  - Spitzer Trokar durch die fibröse Gelenkkapsel.
  - Stumpfer Trokar durch die synoviale Gelenkkapsel.

Arthroskopische Knorpelchirurgie – Shaving, Glättung

- **Definition:** Mechanische Abrasion von Knorpelgewebe (dadurch wird aber *kein* neuer Knorpel geschaffen!).
  - *Shaving:* Abtragung von erweichtem Knorpelgewebe bis zum subchondralen Knochen (Abrasionsarthroplastik).
  - *Glättung:* Nivellement von Stufenbildungen im Knorpel.
- **Indikationen:** Mechanische Hindernisse (z.B. Stufen, Exophyten).
- *Keine Indikation:* Knorpelerweichungen und Blisterbildungen!

Arthroskopie bei Osteochondrosis dissecans

- **Stadium I, II:** Anbohrung des OD-Herdes unter arthroskopischer Kontrolle von extra- oder intraartikulär.
- **Stadium III:** Arthroskopische Re-Fixation des Dissekates nach Anfrischen des Mausbettes.
- **Stadium IV, V:**
  - Entfernung des Dissekates, Anbohren des Mausbettes, Glättung des Randes.
  - Ausgiebige arthroskopische Lavage mit Ringerlösung (5–10 l).

38.21 Arthroskopische Eingriffe – Allgemeines

Tabelle 54 Stadieneinteilung der Osteochondrosis dissecans

Stadium	Kennzeichen
I	intakte, aber erweichte, oft sich vorwölbende Knorpeldecke
II	Knorpel sichtbar geschädigt, aber noch adhärent
III	partielle Lösung der Gelenkmaus
IV	freier Gelenkkörper

Arthroskopische Entfernung freier Gelenkkörper

- *Tipp:* Zum Aufsuchen und zur Darstellung freier Gelenkkörper eignet sich auch die Diaphanoskopie mit dem intraartikulär einliegenden Arthroskop als Lichtquelle.
- **Vorgehen, abhängig von der Größe des Gelenkkörpers:**
  - Kleinere Gelenkkörper (< 4mm) lassen sich durch den Arthroskopschaft herausspülen.
  - Größere Gelenkkörper (> 4mm) müssen mit der Fasszange entfernt werden.
  - Sehr große Gelenkkörper können fixiert mit einer Nadel durch Miniarthrotomie freigelegt und entfernt werden.

Arthroskopische Synovektomie

- **Indikationen:** Adhäsiolyse, chronischer Gelenkinfekt.
- **Durchführung:**
  - Meist zusätzliches Portal zur Gelenkspülung notwendig (z. B. supra-patellar, postero-medial oder postero-lateral).
  - Besser unter Spülung mit Flüssigkeit (nicht unter Gas-Milieu).
- **Nachbehandlung:** Die anschließende intensive Physiotherapie ist sehr wichtig.

Arthroskopische Arthrolyse

- **Indikation:** Trotz Ausschöpfung aller konservativen physiotherapeutischen Maßnahmen ist eine Besserung der Beweglichkeit nicht mehr zu erreichen (→ dringender Verdacht auf intraartikuläre Verwachsungen).
- **Durchführung:**
  - Durchtrennung der Verwachsungen idealerweise mit dem Hochfrequenzmesser (Vermeidung von Einblutungen).
  - Immer anschließende Mobilisation des Gelenkes in Narkose.
- **Nachbehandlung:** Postoperativ frühzeitig intensive Physiotherapie.

Arthroskopische Empyem-Therapie

- **Indikation:** Akuter Gelenkinfekt (z. B. postoperativ).
- **Durchführung:**
  - *Stadium I* (Synovialitis purulenta):
    - Gewinnung von Punktat und Synovialgewebe für Bakteriologie.
    - Gewebe für Histologie (Nachweis massenhaft-neutrophiler Granulozyten spricht auch bei negativer Bakteriologie für eine Infektion!).
    - Programmierte (alle 2–3 Tage), wiederholte arthroskopische Spülungen bis zur Infektfreiheit (ca. 5 l Spülflüssigkeit).

38.21 Arthroskopische Eingriffe – Allgemeines

- Zwischen den Spülungen intensive Physiotherapie mit Motorschiene und lokaler Kälte-Behandlung, keine Ruhigstellung, Antibiose (nach Antibiogramm oder Breitspektrum-Antibiotikum).
- *Stadium II* (Gelenkempyem): Vorgehen wie bei Stadium I, zusätzlich gründliche Säuberung von Fibrin-Belägen, lokale Antibiose.
- *Stadium III* (Periarthritis) *und IV* (chronische Infektarthritis): Arthroskopisch nicht zu sanieren! → Indikation zur Arthrotomie!

38.22 Arthroskopische Eingriffe – Spezielles

Kniegelenk

- ▶ **Vorbereitende Maßnahmen:**
  - *Anästhesie:* s. S. 563.
  - *Blutsperre:* Immer (außer bei reiner Diagnostik; s.o.).
  - *Lagerung* (mögliche äquivalente Alternativen):
    - Patient in Rückenlage, Lagerung des Knies in 40°-Beugung auf einer Rolle oder auf einem „Kniebänkchen".
    - Patient in Rückenlage, gestrecktes Knie auf dem ebenen Operationstisch.
    - Patient in Rückenlage, Untersuchung am hängenden Unterschenkel mit Kniebeugung.
  - *Zugang:*
    - *Normalfall:* Antero-lateral und antero-medial für Arthroskop und Instrument.
    - *Spezialfall:* Zusätzliche Zugänge über postero-mediales oder postero-laterales Portal (insbesondere bei der Entfernung freier Gelenkkörper aus dem hinteren Gelenk-Rezessus oder dem Recessus popliteus [„Schlammfänger"]).
- ▶ **Allgemeine arthroskopische Eingriffe:**
  - *Diagnostisch:*
    - Mit dem Taststab Beurteilung der Konsistenz des Gelenkknorpels und der Festigkeit von Menisken und Kreuzbändern.
    - Biopsie von Synovialis und Knorpel.
  - *Operativ-therapeutisch:*
    - Entfernung freier Gelenkkörper (S. 564).
    - Entfernung von Implantaten und Fremdkörpern.
    - Partielle Synovektomie (S. 564).
    - Arthrolyse und Narbendurchtrennung.
    - Empyem-Therapie und Gelenkspülung (S. 564).
    - Knorpelchirurgie (Shaving, Glättung; S. 563).
    - Therapie der Osteochondrosis dissecans (S. 563).
- ▶ **Spezielle arthroskopische Eingriffe:**
  - *Meniskus-Chirurgie:*
    - *Resektion, Meniskektomie:* Bei über 40jährigen Patienten der Regeleingriff.
    - ◘ *Hinweis:* Je weiter innen ein Meniskusriss lokalisiert ist, desto geringer werden die Chancen einer Einheilung nach Naht → deshalb Indikation zur Meniskektomie.
    - *Meniskus-Naht bzw. Refixation:* Je aktiver ein Patient unter 40 ist, desto eher ist die Indikation gegeben. Die Meniskus-Refixation ist nur erfolgversprechend bei intaktem vorderem Kreuzband oder bei gleichzeitigem vorderem Kreuzbandersatz. Die Naht kommt nur bei Längsrissen infrage (periphere Längsrisse können nach Anfrischen der Wundränder noch nach 6–8 Wochen erfolgreich genäht werden). Techniken: a) Einzelknopfnähte; b) Doppellumen-Nadeltechnik.
    - *Meniskustransplantation:* Ausnahme (klinisches Versuchsstadium)!
  - *Kreuzband-Chirurgie:* Naht, Plastik, Augmentation, tibiale Re-Fixation des hinteren Kreuzbandes.
  - *Retinakulumnaht* und *lateraler Release* (indiziert bei ausgedehnten Rupturen des medialen Retinakulums nach traumatischer Patellaluxation; sie sollte mit einem ebenfalls arthroskopischen lateralen Release kombiniert werden [der therapeutische Wert ist nach wie vor umstritten]).

38.22 Arthroskopische Eingriffe – Spezielles

- *Plika-Chirurgie und arthroskopische Arthrolyse:* Durchtrennung und Resektion der Plicae und von Verwachsungen.
- *Arthroskopisch gestützte Frakturenversorgung:* Mögliche Indikationen sind Frakturen von Patella, Tibiakopf, Femurkondylen, Eminentia intercondylaris.

Schultergelenk

➤ **Vorbereitende Maßnahmen:**
  - *Anästhesie:* s. S. 563.
  - *Lagerung:* Seitenlagerung des Patienten, gesunde Seite nach unten. Ggf. Extension des Schultergürtels mittels Schulterhalter. Beach-chair Lagerung.
  - *Zugang:*
    - *Normalfall:* Zugang über die dorsale Pforte, die in der Regel auch zur Inspektion der dorsalen Strukturen ausreichend ist.
    - *Sonderfall:* Zusätzliche ventrale Pforte.
➤ **Allgemeine arthroskopische Eingriffe:** Siehe S. 563.
➤ **Spezielle arthroskopische Eingriffe:**
  - Resektion des Ligamentum coraco-acromiale (Indikation: Impingement-Syndrom).
  - Akromioplastik (Indikation: Impingement-Syndrom).
  - Bursektomie der Bursa subacromialis.
  - Labrum-Resektion.
  - Labrum-Refixation oder -Naht.
  - Refixation des Ligamentum glenurohumorale inferius.
  - Plastik des Ligamentum glenurohumorale inferius.
  - Chirurgie der Rotatorenmanschetten-Läsionen.

Handgelenk

➤ **Anwendung, Indikation:** Synergistische Gelenkdiagnostik unter Verwendung der Arthrographie in Kombination mit der Arthroskopie.
➤ **Vorbereitende Maßnahmen:**
  - *Anästhesie:* s. S. 563.
  - *Blutsperre:* Immer (außer bei reiner Diagnostik; s. S. 525).
  - *Lagerung:* Unter Rückenlagerung des Patienten Hand entweder auf Beistelltisch lagern oder besser aufhängen unter Extensionsbedingungen.
  - *Zugang:* Mit der dorso-radialen Pforte für Arthroskop und der dorso-ulnaren Pforte für den Taststab sind grundsätzlich einsehbar (Triple-Punktion):
    - Proximales Handgelenk.
    - Metakarpal-Gelenk.
    - Distales Radio-ulnar-Gelenk.
➤ **Allgemeine arthroskopische Eingriffe:** Siehe S. 563.
➤ **Spezielle arthroskopische Eingriffe:**
  - Diskus-Resektion.
  - Refixation des Diskus.
  - Interkarpale Arthrodesen.

Ellbogengelenk

➤ **Vorbereitende Maßnahmen:**
  - *Anästhesie, Blutsperre:* s. S. 563.
  - *Lagerung:*
    - Rückenlage des Patienten (der zu untersuchende Arm liegt dabei in 90°-Beugestellung auf dem Brustkorb).

38.22 Arthroskopische Eingriffe – Spezielles

- Alternativ evtl. auch Bauchlage (mit um 90° abduziertem Oberarm und 90°-Beugung des Ellbogengelenkes).
- *Zugang:*
  - Dorso-radial: Ermöglicht Sicht in 2/3 des Gelenkes.
  - Ventro-radial (beugeseitig): Sicht in das restliche Gelenk.
- **Allgemeine arthroskopische Eingriffe:** Siehe S. 563.
- **Spezielle arthroskopische Eingriffe:**
  - Arthroskopisch gesteuerte Refixation des Processus coronoideus mit Zielgerät.
  - Arthroskopisch kontrollierte Spaltung der Ansatzsehnen der Extensoren am radialen Epicondylus (Indikation: „Tennis-Ellbogen").
- **Nachbehandlung:** Möglichst keine Ruhigstellung. Frühfunktionelle Nachbehandlung mit schrittweisem Belastungsaufbau.

Hüftgelenk

- **Vorbereitende Maßnahmen:**
  - *Anästhesie:* s. S. 563.
  - *Lagerung:*
    - Rückenlage des Patienten auf einem Extensions-Tisch.
    - Alternative Lagerung mit Traktionsvorrichtung nach Glick.
  - *Zugang:* Die Punktion sollte unter Bildwandlerkontrolle erfolgen (*cave* iatrogene Schäden!): Lateraler Zugang, anterolateraler Zugang.
- **Allgemeine arthroskopische Eingriffe:** Siehe S. 563.
- **Spezielle arthroskopische Eingriffe:**
  - Labrum-Resektionen.
  - Reposition des luxierten Hüftkopfes unter arthroskopischer Kontrolle.
  - Reposition einer luxierten Total-Endoprothese unter arthroskopischer Kontrolle.
- **Nachbehandlung:** Keine Ruhigstellung. Frühfunktionell-schmerzorientiert, evtl. kurzfristige Teilbelastung mit Gehstützen.

Sprunggelenk

- **Vorbereitende Maßnahmen:**
  - *Anästhesie, Blutsperre:* s. S. 563.
  - *Lagerung:* Rückenlage des Patienten. Das zu untersuchende Sprunggelenk ist auf einer gepolsterten Rolle und leicht erhöht gelagert.
  - *Zugang:* Anterolateral = Standardzugang. Zusätzliche Zugangsformen: Posterolateral, anterozentral, anteromedial, posteromedial.
- **Allgemeine arthroskopische Eingriffe:** Siehe S. 563.
- **Spezielle arthroskopische Eingriffe** (Indikationen zum rein arthroskopischen Vorgehen sind eher umstritten!):
  - Arthroskopisch gesteuerte Refixation des Ligamentum fibulotalare anterius mittels Stable-Implantation.
  - Arthroskopisch gesteuerte Arthrodese des Tibiotalar-Gelenkes.
- **Nachbehandlung:** Sehr unterschiedlich in Abhängigkeit vom jeweiligen Eingriff.

38.23 Thorakoskopische Eingriffe

Grundlagen

- **Indikationen:**
  - Thoraxtrauma.
  - Pleuraadhäsionen und gekammerte Ergussbildung.
  - Ventrale Rekonstruktion und Fusion bei Wirbelsäulenverletzungen.
- **Kontraindikationen:**
  - Vorbestehende Erkrankungen mit wesentlicher pulmokardialer Einschränkung.
  - Manifestes akutes posttraumatisches Lungenversagen.
  - Klinisch manifeste Gerinnungsstörung.
- **Technische Voraussetzungen:**
  - *Instrumente* für die Anlage und den Verschluss der Portzugänge: Skalpell, stumpfe Schere, Pinzette, Langenbeck-Haken, Nadelhalter.
  - *Bildübertragungseinheit:* 30°-Winkeloptik, hochauflösende Videokamera, lichtstarke (Xenon-)Kaltlichtquelle, Saug-/Spüleinheit.
  - *Endoskopische Instrumente für die Weichteilpräparation:* Präpariertupferzange; Overholt, Schere, Retraktur, Gefäßclip-Applikator, Nadelhalter.
  - *Bei Eingriffen an der Wirbelsäule:* Osteotomie, Rongeure, Küretten, Stanzen in extralanger Ausführung.

Durchführung

- Seitengetrennte Intubation mittels Doppellumentubus.
- Stabile Seitlagerung durch Vier-Punkt-Abstützung.
  - Bei diagnostischer Thorakoskopie und Adhäsiolyse: Lagerung auf die gesunde Seite.
  - Bei Eingriffen an der Wirbelsäule: Th3–Th8 Linksseitenlagerung, Th9–LWK 1 von links, individuell abhängig von der Lage der Aorta (CT).
- Anlage des 1. Portals in Minithorakotomie-Technik:
  - 1,5cm Hautinzision über einem Interkostalraum in der Axillarlinie.
  - Spreizen der Muskulatur in Längsfaserrichtung, Nachsetzen von Langenbeck-Haken.
  - Eröffnung der Pleura unter Sicht mit der stumpfen Schere.
  - Einführen des Trokars (10mm) und der Optik.
- Anlage weiterer Portale unter direkter videoskopischer Sicht.
- Vor Beendigung des Eingriffs gezielte Platzierung einer Thoraxdrainage unter videoskopischer Sicht.

Fehler und Gefahren

- „Blindes" Einführen von Trokaren und Instrumenten: Verletzung von Lunge, Herz, großer Gefäße.
- Perforation des Zwerchfells mit scharfen Instrumenten mit möglicher Verletzung von Leber, Milz, Niere.

38.24 Kallusdistraktion

Grundlagen

- **Definition:** Die Kallusdistraktion ist ein technisches Verfahren zur Gliedmaßen-Verlängerung oder zur Überbrückung langstreckiger Defekte an Röhrenknochen durch Segmenttransport.
- **Indikationen:**
  - Extremitätenverkürzung.
  - Achsenfehlstellung.
  - Ossäre Defekte.
- **Kontraindikationen:**
  - Ausgeprägte Osteoporose.
  - Alter des Patienten > 60 Jahre (relative Kontraindikation!)
- **Gliederung in vier Phasen:**
  - *Ruhephase:* Sie folgt unmittelbar der Osteotomie und sollte ca. 7 Tage dauern.
  - *Zugphase (Distraktion):* Die Dauer richtet sich nach der Größe des Defekts, die Zuggeschwindigkeit beträgt ca. 1mm/Tag.
  - *Neutralisationsphase (Mineralisationsphase):* Durch das Andock-Manöver ist der Segment-Transport abgeschlossen. Das Kallus-Regenerat ist aber noch gummiförmig weich, weshalb ein Implantat die gesamte auf den Knochen einwirkende Kraft neutralisieren muss. Dauer: Bis zu einem Jahr.
  - *Dynamisierungsphase:* Das Implantat wird kontrolliert dynamisiert. Das Kallus-Regenerat wird hierdurch dosiert belastet (als Ossifikationsstimulans → bessere knöcherne Durchbauung des Regenerates).
  - *Remodellierungsphase.*
- **Implantatsysteme** – (beide Systeme können durch unterschiedliche Implantat-Komponenten zur Ausführung kommen. Bei der reinen Verlängerung sind Fixations- und Transportsystem meist identisch):
  - *Fixationssystem:* Hält proximales und distales Segment des Knochens in Stellung und auf Distanz, z.B. Ringfixateur, monolateraler Fixateur, Marknagel.
  - *Transportsystem:* Übernimmt den eigentlichen Transport, entweder im Sinne einer Verlängerung oder im Sinne des Segmenttransportes.
  - *Beispiele zum Segmenttransport:*
    - Nagel (Fixation) + Fixateur externe (Transport).
    - Nagel (Fixation) + Seilzug (Transport).
    - Ringfixateur (Fixation) + Seilzug (Transport).
- **Behandlungsdauer** (Faustregel): Zugstrecke in mm × 3 = Gesamtbehandlungsdauer (1cm = ca. 1 Monat).

Abb. 265 Sanierung einer infizierten Defekt-Pseudarthrose des linken Unterschenkels:
a) Zustand bei Aufnahme nach auswärtiger Lappendeckung und Fibulatransfer,
b) Resektionspräparat der chronisch infizierten Fibula,
c) Fixateur-Montage zum Segmenttransport,
d) Ende des Segmenttransportes, die distale Platte zur Sicherung der „docking area",
e) nach Konsolidierung des Segmenttransportes,
f) klinisches Endresultat

38.24 Kallusdistraktion

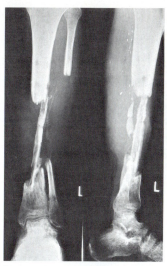
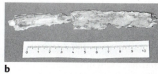
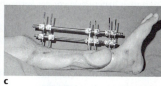
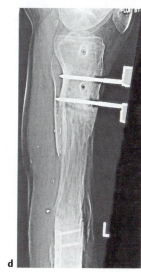
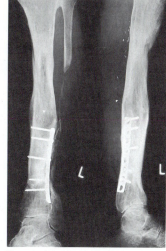
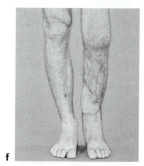

38.24 Kallusdistraktion

Vorbereitende Maßnahmen

- Röntgenaufnahmen des gesamten Knochenabschnittes zur besseren Planung der Operation (Lage der Kortikotomie und Position des Fixateurs), am besten mit cm-Raster im Röntgenbild.

Operationstechnik

- Fixateur in der Regel **vor** der Kortikotomie anlegen.
- **Kortikotomie des Röhrenknochens:** Unter maximaler Weichteilschonung (möglichst kleine Hautinzision) möglichst immer mit kleinen Meißeln oder durch handbetriebene Innenraumsäge am besten in der epimetaphysären Übergangszone.
  - *Cave:*
    - Wegen der Gefahr der Hitzenekrose an der Schnittstelle des Knochens keinen motorgetriebenen Schneidevorgang zulassen!
    - Auf möglichst kleine Zugänge achten, keine Drainagen im Osteotomiebereich (Grund: „Fraktur-Hämatom" ist für die Kallusinduktion wesentlich).
    - Bei Ringfixateuren Einbringungszone für Kirschner-Drähte berücksichtigen (*cave* Nervenläsionen!).

Nachbehandlung

- **Belastung:**
  - Ruhephase: Keine Belastung.
  - Zug- und Neutralisationsphase: Teilbelastung, Sohlenkontakt.
  - Dynamisierungsphase: Stufenweise Belastungssteigerung bis zur Vollbelastung.
  - Remodellierungsphase: Vollbelastung.
- **Röntgenkontrollen:** In der Zugphase alle 2 Wochen, in allen anderen Phasen alle 6–8 Wochen.
- **Begleitend Physiotherapie** und Muskeldehnungsübungen gegen Kontrakturen.
- **Fixateurpflege** durch den Patienten selbst. Von großer Bedeutung wegen der Gefahr durch Pin-Infekte.

Komplikationen und Probleme

- Andockproblem (→ Pseudarthrosenbildung): Nahezu 50% der Patienten benötigen eine zusätzliche operative Maßnahme an der Andockstelle (Platten-Osteosynthese, Zuggurtung, Spongiosaplastik).
- Reaktivierung von Infektionen, insbesondere durch Pin-Infekte beim monolateralen Fixateur externe und beim Ringfixateur, sowie Gefahr einer Markraumphlegmone bei Verwendung eines Marknagels.
- Kontrakturen, trophische Störungen.
- Nervenschäden (s. o.).
- Gefäßschäden.
- Spannungsgefühl und Schmerzen.
- Beinödeme.
- Dislokation der Knochenfragmente.
- Selten Ermüdungsbruch.

38.25 Allgemeine OP-Techniken am Magen-Darm-Trakt

Indikation
- Perforierende Verletzung des Magens und des Darms (extraperitoneale Rektumversorgung s. S. 202.
- Trophische Schädigung des Darms bei Mesenterialverletzung.

Prinzip
- Antibiose. Tetanusprophylaxe.
- Mediane Laparotomie als polyvalenter Zugang.
- Exploration des Abdomens: Luft, Blut, Darminhalt, Galle in der freien Bauchhöhle? Nach Feststellung augenfälliger Verletzungen folgt das systematische Absuchen: Magen (evtl. Bursa omentalis), Duodenum (absteigender Duodenalschenkel: retroperitoneale Perforation nicht übersehen!), Dünndarm und Dünndarmmesenterium, Kolon bis zum Douglas. Mehrfachläsionen?
- Trophik des Darms (livide bis bläuliche Verfärbung bei Ischämie), Abrissverletzungen, Mesenterialrisse.
- Erschöpfende Diagnostik anderer intraabdominaler Schäden.
- Die operativen Verfahren umfassen *Übernähung* von Lecks durch Direktnaht, die typischen *Resektionen*, die Vorlagerung mobiler Kolonabschnitte als *Kolostomie* (selten reine Vorlagerungen ohne Darmeröffnung) und die *endständige Ausleitung* eines oder beider Kolonschenkel.
- Die einzelnen Verfahren lassen sich kombinieren.

Besonderheiten
- Primärer Verschluss isolierter Lecks am Magen oder Darm setzt ungestörte Trophik des verletzten Darmabschnitts voraus. Beachte: Blutung aus der Mukosa ist ein günstiges, Blutverfärbung der Verletzungsränder ein ungünstiges Zeichen.
- Am Darm ist die Naht zur Vermeidung einer Stenose grundsätzlich in querer Richtung anzulegen. Am Magen, mit seinem bedeutend größeren Querschnitt ist man in dieser Hinsicht freier.
- Im Gegensatz zur Chirurgie des traumatisierten Kolons verhalten sich auch multiple Magen-/Dünndarmverletzungen biologisch gutartig, die Kontamination ist von geringerer Virulenz, und primäre Anastomosen sind weniger risikobehaftet.
- Retroperitoneale Perforationen im Bereich fixierter Darmabschnitte (Duodenum, Kolon) sind zu erkennen an gallig-hämorrhagischer Durchtränkung des Retroperitoneums, Gasblasen, Ödem.

1. Übernähung
- Die Übernähung wird „von Hand" oder mit Klammernahtgeräten vorgenommen.
- „Von Hand" ergibt sich eine einreihige einstülpende Primärnaht, mit Nahtapparaten wird die Schleimhaut evertiert.
- Anlegen von atraumatischen Haltefäden beidseits des Lecks, dieses in querer Richtung leicht anspannen.
- **Handnaht** (Abb. 266–268)
  1. Atraumatischer resorbierbarer Faden (z. B. Vicryl oder Dexon 3–0).
  2. Serosa und Muskularis werden in der Reihenfolge von außen nach innen und auf der gegenüberliegenden Seite von innen nach außen durchstochen. Wichtig: die Schleimhaut nur knapp (tangential) mitfassen.

38.25 Allgemeine OP-Techniken am Magen-Darm-Trakt

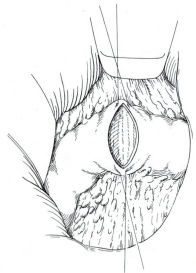

Abb. 266 Handnaht: Haltefäden in querer Richtung angespannt

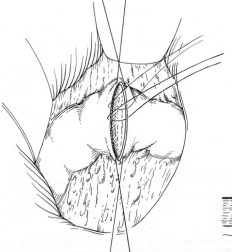

Abb. 267 Handnaht: Einzelstiche fassen voll die Seromuskularis, aber nur tangential die Mukosa

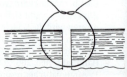

Abb. 268 Schematischer Querschnitt der Darmwand mit vorgelegtem Faden zur einreihigen Darmnaht

38.25 Allgemeine OP-Techniken am Magen-Darm-Trakt

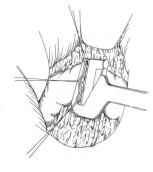

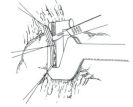

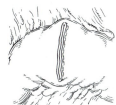

Abb. 269 Vor Auslösung der Klammernaht sicherstellen, dass sich alle Wandschichten im Instrument befinden

Abb. 270 Nach Klammerung wird das überschüssige Gewebe entlang dem Instrument reseziert und dieses anschließend geöffnet und entfernt

Abb. 271 Der Darm ist mit einer doppelten, versetzt angeordneten Klammerreihe verschlossen

➤ *Naht mit Klammergerät:*
  1. Die Darmwunde in querer Richtung mit Haltefäden anspannen, die Mitte des Lecks mit einem weiteren Faden oder Allis-Klemmen fassen und leicht anheben (Abb. 269).
  2. Das Klammergerät (TA 55) wird nun unterhalb der Haltefäden über die Wundränder geführt, wobei besonders zu beachten ist, dass alle Wandschichten evertierend vom Instrument erfasst werden (Abb. 269).
  3. Öffnungshebel schließen, Auslöser entriegeln und Klammerung durch Zusammendrücken der Handgriffe beenden.
  4. Überschüssiges Gewebe mit Skalpell dem Instrumentenrand entlang resezieren. Das Gerät öffnen und entfernen (Abb. 270 u. 271).

2. Darmresektion

➤ Indiziert bei ausgedehnter Lazeration des Darms, multiplen Lecks in einem begrenzten Abschnitt, gestörter Vaskularisierung und/oder Mesenterialabriss (Abb. 272).
➤ Standardresektionen sind: am Dünndarm die Segmentresektion, am Dickdarm die Hemikolektomie rechts mit Ileotransversostomie, Transversumresektion, Hemikolektomie links, Sigmaresektion.
➤ Zur Sicherung der Anastomose nach Resektionen in der linken Kolonhälfte ist das Anlegen einer proximalen Schutzkolostomie (doppelläufige Transversostomie, evtl. Zäkostomie) zu überlegen (s. S. 578).

38.25 Allgemeine OP-Techniken am Magen-Darm-Trakt

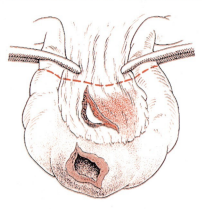

Abb. 272 Dünndarmruptur mit trophischer Störung infolge Zerreißung des Mesenteriums: Indikation zur Resektion. Absetzungslinie rot gestrichelt

▶ Nach ausgedehnten Linksresektionen am Kolon kann auf eine primäre Anastomosierung verzichtet werden. Der orale Darmschenkel wird dann endständig nach außen geleitet, der aborale Darmschenkel blind verschlossen (*Verfahren nach Hartmann*).
▶ Fixierte Kolonabschnitte (Flexuren, Sigma) wenn nötig von lateral mobilisieren.
▶ Absetzungslinie proximal und distal festlegen.
▶ Schrittweise Durchtrennung des Mesenteriums: Inzision der Serosa, Blutgefäße im durchscheinenden Licht mit Klemmen fassen.
▶ Absetzung des Darms und Anastomosierung erfolgen wiederum „von Hand" oder vollständig mit Klammernahtgeräten.
▶ *Manuelle Anastomose:*
  1. Anlegen von weichen Darmklemmen proximal und distal der Resektionslinie, Verschluss des Resektats mit harten Klemmen.
  2. Durchtrennung des Darms mit dem Elektromesser in leicht schräger Richtung (antimesenteriale Zirkumferenz etwas kürzer als am Mesenterialansatz). Zunächst wird nur die Seromuskularis inzidiert, dann der Mukosaschlauch angespannt und durchtrennt. Die Mukosa zieht sich dadurch zurück und überschüssige Schleimhautfalten lassen sich vermeiden.
  3. Anastomose einreihig. Zwischen gegenüberliegenden Haltefäden werden Einzelstiche mit resorbierbarem atraumatischem Faden angelegt. Die Stiche fassen Serosa und Muskularis voll, die Mukosa nur auf wenige Millimeter tangential (Abb. 273 u. 274).
  4. Variante: Anastomose einreihig-fortlaufend. Günstig ist ein doppelt armierter Faden (z. B. Maxon 4–0). Vorsicht: Eine zirkuläre fortlaufende Naht impliziert das Risiko der Stenosierung. Also: fortlaufende Naht nur an relativ weiten Lumina, z. B. Magen oder Kolon, *nicht aber am Dünndarm*, und Faden nur leicht anziehen!
  5. Nach Beendigung der Anastomose: Prüfung der Durchgängigkeit mit dem Finger, evtl. „Sicherungsnähte". Verschluss des Mesoschlitzes.
▶ *Klammernahtanastomose:*
  1. Mobilisierung, Resektion des lädierten Darmschnitts.
  2. Die Branchen des Klammergeräts GIA 50 (USSC) werden separat in die Lumina der beiden Darmschenkel eingeführt (Abb. 275). Adaptation des

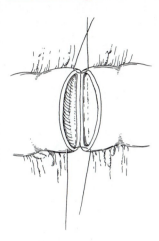

Abb. 273 „Handnaht": Eckfäden in querer Richtung spannen

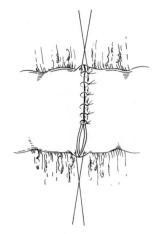

Abb. 274 „Handnaht": Vorderwandnaht mit Einzelstichen. Anschließend Darm umdrehen und analoge Hinterwandnaht

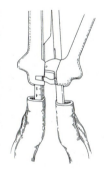

Abb. 275 Die Branchen des Klammernahtgeräts werden in jedes Lumen eingeführt, so tief wie möglich

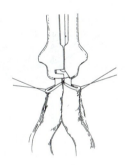

Abb. 276 Instrument wird nach gleichmäßiger Ausrichtung des Darms ausgelöst

Darms, Schließen des Geräts und Auslösen der Klammerung (Abb. 276). Nach Öffnung und Entfernung des Nahtgeräts vereinigen 2 doppelte, versetzt angeordnete Klammerreihen den Darm (Abb. 277); die zwischen den Klammerreihen angeordnete Klinge hat das Gewebe durchtrennt und das Stoma gebildet.

3. Evertierender Verschluss des Darmlumens mit dem Klammernahtgerät TA 55 (Abb. 278).
4. Evtl. Stabilisierung der Klammernähte mit seromuskulären Einzelknopfnähten (Abb. 279).

38.25 Allgemeine OP-Techniken am Magen-Darm-Trakt

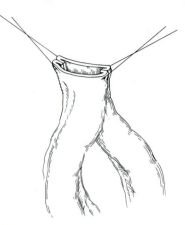

Abb. 277 Die beidseitigen Lumina sind vereinigt

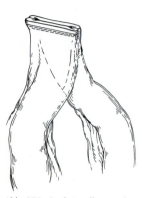

Abb. 279 Funktionell entsteht eine End-zu-End-Anastomose

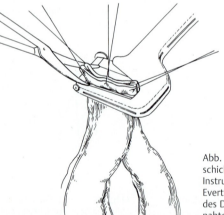

Abb. 278 Alle Gewebeschichten müssen sich im Instrument befinden. Evertierender Verschluss des Darms mit Klammernahtgerät TA 55

3. Kolostomie

Die mobilen Abschnitte des Dickdarms (Zäkum, Transversum, Sigma, Abb. 280) können temporär nach außen abgeleitet werden:
1. Doppelläufige Deviationskolostomie (Schutzkolostomie) oberhalb einer Anastomose oder Übernähung (s. Abb. 281 u. 282):

Anlegen einer Deviationskolostomie:
Kolon transversum oder Sigma soweit mobilisieren, dass eine doppelläufige Schlinge sich spannungsfrei vor die Bauchdecke bringen lässt. Unterfahren

38.25 Allgemeine OP-Techniken am Magen-Darm-Trakt

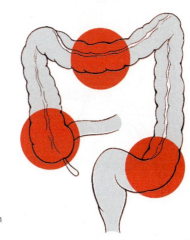

Abb. 280 Kolonabschnitte, die sich zur temporären Ableitung nach außen eignen: Zäkum, Colon transversum, Sigma

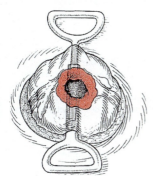

Abb. 281 Doppelläufige Kolostomie, Aufsicht

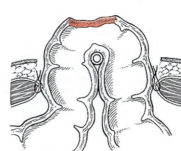

Abb. 282 Doppelläufige Kolostomie, Transversalschnitt

des Darms mit gebogener Klemme und Durchziehen eines Gummizügels. Separate Hautinzision und kreuzweises Eröffnen der Faszie. Mit 2–3 Fingern wird der Kanal in den Bauchdecken genügend aufgeweitet und die Darmschlinge nach außen durchgezogen. Schutz vor dem Zurückgleiten durch Unterlegen eines Plastikstabs (Abb. 281 u. 282) und lockere Fixation der Seromuskularis am Peritoneum und an der Faszie. Eröffnung der vorgelagerten Darmschlinge bei Peritonitis sofort zum Operationsende, ansonsten nach 24 Stunden. Entfernen des Unterlegestabs nach 48 Stunden.

2. Nach einer Diskontinuitätsresektion wird der orale Kolonschenkel endständig ausgeleitet. Für den aboralen Kolonschenkel bestehen 2 Möglichkeiten: Ein langer aboraler Darmschenkel wird vorzugsweise ebenfalls nach außen abgeleitet, worauf prograde regelmäßige Spülungen möglich sind. Für

38.25 Allgemeine OP-Techniken am Magen-Darm-Trakt

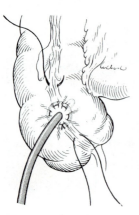
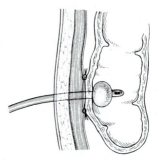

Abb. 283 Katheterzäkostomie: Stichinzision durch die freie Tänie. Abdichtung des Ballonkatheters mit Tabakbeutelnaht

Abb. 284 Katheterzäkostomie: Das mobilisierte Zäkum wird mit seromuskulären Einzelstichen am Peritoneum befestigt.

einen kurzen aboralen Kolonschenkel (tiefer als Sigmascheitel) empfiehlt sich der Blindverschluss nach Hartmann.
3. Die Katheterzäkostomie (Abb. 283 u. 284). Die Stuhlableitung erfolgt über einen Ballonkatheter mindestens Charrière 30. Die Katheterzäkostomie bringt einen deutlich geringeren protektiven Effekt als doppelläufige oder endständige Ausleitungen, denn die Stuhlpassage wird nicht völlig eliminiert. Ihr Vorteil ist, dass sie sich nach Entfernung des Katheters spontan verschließt.

Laparotomieverschluss

➤ Mechanische Reinigung der Bauchhöhle durch ausgiebiges Spülen und Absaugen. Drainage mit weichen Rundgummidrains: subphrenisch, subhepatisch, Abdominalflanken, evtl. Douglas-Raum.
➤ Laparotomieverschluss in üblicher Weise. Evtl. Sicherung der Bauchdeckennaht mit durchgreifenden Allschichtnähten.
➤ Bei starker Verschmutzung der Bauchhöle, bereits etablierter Peritonitis oder zweifelhaften Perfusionsverhältnissen ist ein temporärer Verschluss der Bauchdecken nach dem Reißverschlussprinzip (Ethizip) zu erwägen, verbunden mit der Einplanung einer Relaparotomie nach 48 Stunden zur Anastomosenkontrolle, Spülung und Entfernung von Nekrosen.

Nachbehandlung

➤ Übliches Laparotomieschema.
➤ Fortführung der präoperativ eingeleiteten Antibiose über 24–48 Stunden.
➤ Nach Abheilung der primären Unfallfolgen: Rückverlagerung, bzw. Verschluss einer Kolostomie als Wahleingriff.

39.1 Goniometrie (nach der Neutral-Null-Methode)

Grundlagen

- Nach der Neutral-Null-Methode werden die Bewegungen eines Gelenkes von einer definierten Neutralstellung (sogenannte 0-Stellung) aus gemessen. Der gemessene Winkelwert gibt das Ausmaß der Bewegung an.
- Die 0-Stellung der Gelenk bezieht sich auf die anatomische Normalstellung eines aufrecht stehenden Menschen mit hängenden Armen und mit nach ventral gerichteten Daumen.
- Die Normwerte entsprechen den durchschnittlichen Bewegungsbereichen gesunder Erwachsener.
- Gemessen werden in der Regel die aktiven und passiven Bewegungsausmaße der Gelenke; die passiven sind meistens größer.
- Jede Gelenkbewegung wird mit 3 Zahlen definiert: Die beiden entsprechenden Endausschläge und die 0-Stellung. Wird die 0-Stellung passiert, so steht die Null zwischen den beiden gemessenen Endstellungswerten.
- Notwendige Messinstrumente: Maßstab, Messband, Winkelmesser (Goniometer) und Holzbrettchen zum Ausgleich von Beinlängendifferenzen.
- Zusätzlich müssen Längen- und Umfangsmessungen der Extremitäten durchgeführt werden.

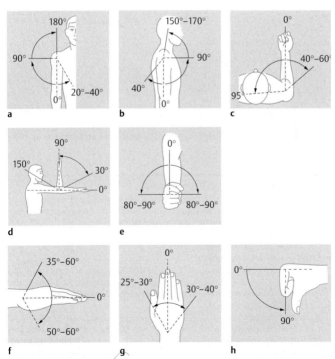

Abb. 285 Funktionsmaße für die Gelenke der **oberen Extremitäten** nach der Neutral-Null-Methode

39.1 Goniometrie (nach der Neutral-Null-Methode)

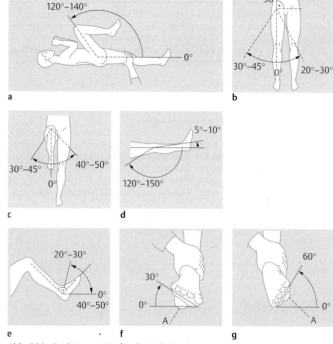

Abb. 286 Funktionsmaße für die Gelenke der **unteren Extremitäten** nach der Neutral-Null-Methode

Wirbelsäule

> **Grundlagen:**
> - *0-Stellung:* Aufrechte Haltung, Becken in der Frontalebene horizontal; ein eventuell vorhandener Beinlängenunterschied ist mit Holzbrettchen ausgeglichen. Kyphose in der BWS, Lordose in der LWS.
> - *Bezugspunkte:* Dornfortsätze, Sternum, Rippenbogen, Spinae iliacae posterior und anterior superior, Sakrum.

> **Lenden- und Brustwirbelsäule:**
> - *Flexion der Gesamtwirbelsäule* (Finger-Boden-Abstand): Bei maximaler Flexion der Gesamtwirbelsäule, Flexion in den Hüftgelenken und gestreckten Beinen (durchgedrückten Kniegelenken) Abstand zwischen Fingerspitzen und Boden messen.
> - *Schober-Zeichen:*
>   - *Lendenwirbelsäule:* Markierung von zwei Stellen: Erste Hautmarke über dem Processus spinosus S1, zweite Hautmarke in 0-Stellung 10 cm kranial davon. Bei maximaler Flexion Vergrößerung zwischen beiden Hautmarken; Norm: 5 cm.

39.1 Goniometrie (nach der Neutral-Null-Methode)

- *Brustwirbelsäule:* Erste Hautmarke über Processus spinosus C7, zweite Hautmarke 30 cm kaudal davon. Bei maximaler Flexion Vergrößerung zwischen den beiden Hautmarken; Norm 8cm.
- *Extension der Wirbelsäule:* 30°. Im Stehen oder in Bauchlage.
- *Lateralflexion der Wirbelsäule:* 30–40°. Im Stehen.
- *Rotation der Wirbelsäule:* 30°. Im Stehen.

➤ **Halswirbelsäule:**
- Flexion/Extension der Halswirbelsäule: Inklination/Reklination 35°–45°/0°/35°–45°.
- Lateralflexion der Halswirbelsäule nach links und nach rechts: 45°/0°/45°.
- Rotation der Halswirbelsäule: 60°–80°/0°/60°–80°.

Schultergelenk

➤ **Grundlagen:**
- *0-Stellung:* Stehend, Arm lateral am Rumpf hängend, Daumen nach ventral gerichtet.
- *Bezugspunkte:* Skelettachse des Oberarms, Benützung des Vorderarms als Zeiger bei Rotationsbewegungen, Akromion, Angulus superior et inferior scapulae, Spina scapulae und Klavikula.
- *Elevation:* Jede Bewegungsrichtung von kaudal nach kranial wird als Elevation bezeichnet. Als Standardmessungen erfolgen nur die Messungen der Vertikalbewegungen in den Hauptebenen des Körpers.

➤ **Flexion/Extension** (Anteversion/Retroversion): 170°/0°/40°.

➤ **Abduktion/Adduktion:** 180°/0°/40°.

➤ **Horizontalflexion/Horizontalextension:** 135°/0°/40°–50°. Ausgangsstellung sind 90°-Abduktion, die Bewegungen erfolgen in der Transversalebene um die frontosagittale Achse.

➤ **Außenrotation/Innenrotation:**
- 40°–60°/0°/95°. Hängender Arm, Flexion im Ellbogengelenk um 90° und ventrale Ausrichtung des Vorderarms. Bewegungen in der Transversalebene um die frontosagittale Achse. Messung der maximalen Außenrotation im Schultergelenk sowie maximalen Innenrotation (Hand hinter dem Rücken).
- Bei 90°-Abduktion: 70°/0°/70°.

➤ **Kombinationsbewegungen:**
- *Schürzengriff:* Hochführen der Hand auf dem Rücken vom Gesäß Richtung Skapula. Messung der Distanz zwischen Daumenspitze und Vertebra prominens oder Landmarke des Daumens, i.e. gluteal, lumbosacral, LWK 3, Th 12 und Th 6.
- *Nackengriff:* Senken der in den Nacken erhobenen Hand auf den Rücken. Normen: Bis zu den Ohren, Hände auf oder hinter den Kopf ohne und mit maximaler Abduktion.
- *Berührung des gegenüberliegenden Ohres:*
  - Mit der Hand auf dem Kopf.
  - Mit der Hand um das Kinn herum.

39.1 Goniometrie (nach der Neutral-Null-Methode)

Ellbogengelenk

➤ **Grundlagen:**
  - *0-Stellung:* Hängender Arm, Ober- und Unterarm in der Sagittalebene, Daumen nach ventral gerichtet.
  - *Bezugspunkte:* Skelettachse der Ulna und des Humerus, Epicondylus lateralis und medialis humeri und Olekranon.
➤ **Flexion/Extension:** 150°/0°/0°. Kinder und Frauen erreichen auch eine über 0° hinausreichende Extension.

Vorderarmgelenke

➤ **Grundlagen:**
  - *0-Stellung:* Aufrechte Körperhaltung, Ellbogen am Oberarm angelegt und 90° flektiert, Vorderarm horizontal nach ventral gerichtet, Handgelenk in 0-Stellung, Daumen zeigt nach kranial.
  - *Bezugspunkte:* Oberarmachse, Achse durch Processi styloidei radii und ulnae.
➤ **Pronation/Supination:** 80°–90°/0°/80°–90°. Drehung des Vorderarms um seine Längsachse.

Handgelenk

➤ **Grundlagen:**
  - *0-Stellung:* Hand und Achse des Vorderarms liegen in der Sagittalebene, Gerade zwischen Vorderarmachse und III. Metacarpalen. Vorderarm befindet sich in 0-Stellung bezüglich Pronation/Supination.
  - *Bezugspunkte:* Vorderarmachse, Os metacarpale III.
➤ **Flexion/Extension:** 50°–60°/0°/35°–40°.
➤ **Radialabduktion/Ulnarabduktion:** Radialdeviation/Ulnardeviation 20°–30°/0°/30°–40°.

Mittelhand- und Fingergelenke

➤ **Grundlagen:**
  - *0-Stellung:* Längsachsen der Ossa metacarpalia I–IV und der Phalangen verlaufen parallel, Gerade zwischen Vorderarmachse und Längsachse des Mittelfingers. Daumen ist an den Zeigefinger angelegt.
  - *Bezugspunkte:* Metakarpalia, Phalanges, Fingergelenke und -kuppen, Handfurchen, Thenar und Hypothenar.
➤ **Daumengelenke:** Komplexe Bewegungsmuster. Die wichtigsten Bewegungen erfolgen im Karpometakarpalgelenk (KM) und werden mit Bewegungen im Metakarpophalangealgelenk (MP) und Interphalangealgelenk (IP) kombiniert.
  - *Radialabduktion/Radialadduktion:* 70°/0°/0°. Hand flach abgelegt, Untersuchung in der Ebene der Handfläche.
  - *Palmare Abduktion/palmare Adduktion:* 70°/0°/0°. Bewegung senkrecht zur Palmarebene nach palmar.
  - *Zirkumduktion des Daumens:* 0°/0°/120°. Ausgehend von der Neutral-0-Stellung: maximale Radialabduktion.
  - *Extension/Flexion im MP-Gelenk:* 0°/–10°/0°/50°.
  - *Extension/Flexion im IP-Gelenk:* 0°/–20°/0°/80°.
  - *Extension/Flexion-Adduktion:* Anlegen des Daumens an die Handfläche durch maximale transpalmare Adduktion mit Beugung in allen Daumengelenken.

39.1 Goniometrie (nach der Neutral-Null-Methode)

- *Weitere kombinierte Bewegungen:* Opposition des Daumens bei Streckung und Beugung des Daumens, Retroposition des Daumens.
▶ **Fingergelenke:**
  - *Flexion/Extension der MP-Gelenke:* 90°/0°/0°–30°.
  - *Flexion/Extension der proximalen Interphalangeal-Gelenken:* 100°/0°/0°.
  - *Flexion/Extension der distalen Interphalangeal-Gelenken:* 90°/0°/0°.
  - *Kombinierte Bewegungen:* Fingerkuppen-Hohlhand-Abstand und Abduktion/Adduktion der Finger II–V.

Hüftgelenk

▶ **Grundlagen:**
  - *0-Stellung:* Liegend (Rücken oder Seitenlage), Becken um 12° nach ventral geneigt, Oberschenkllängsachse in Frontalebene und Patella nach ventral gerichtet.
  - *Bezugspunkte:* Beckenkamm, Spinae iliacae anterior und posterior superior, Trochanter major, Femurkondylen und Femurlängsachse.
▶ **Flexion/Extension:** 130°/0°/10°. Messung der Flexion bei gebeugtem Knie (Entspannung der ischiokuralen Muskulatur), Messung der Extension bei gestrecktem Knie (Entspannung des M. quadriceps femoris).
▶ **Abduktion/Adduktion:**
  - 30°–45°/0°/20°–30°.
  - Bei 90°-Flexion: 80°/0°/20°.
▶ **Außenrotation/Innenrotation:**
  - 40°–50°/0°/30°–40°. Messung in Bauchlage und mit 90°-flektiertem Kniegelenk, der Unterschenkel dient als Zeiger für die Messung.
  - Bei 90° Flexion: 40°–50°/0°/30°–45°. Messung in Rückenlage, Hüfte und Knie je in 90° Flexionsstellung.

Kniegelenk

▶ **Grundlagen:**
  - *0-Stellung:* Oberschenkel- und Unterschenkelachse liegen in der Frontalebene und bilden nach lateral einen Winkel von 160° (physiologische Valgusstellung).
  - *Bezugspunkte:* Oberschenkel- und Unterschenkellängsachse, Condylus femoris medialis und lateralis, medialer und lateraler Gelenkspalt, Tuberositas tibiae, Fibulaköpfchen, oberer und unterer Patellapol.
▶ **Flexion/Extension:** 120°–150°/0°/5°–10°.
▶ **Außenrotation/Innenrotation bei 90° Flexion:** 40°/0°/10°–30°.
▶ **Abduktion/Adduktion:** Aktiv nicht möglich.

Oberes Sprunggelenk

▶ **Grundlagen:**
  - *0-Stellung:* Fußlängsachse rechtwinklig zur Unterschenkellängsachse.
  - *Bezugspunkte:* Malleolus medialis und lateralis, ventrale Tibiakante, Kalkaneusachse, lateraler Fußrand, Metatarsale V, Taluskopf, Os naviculare.
  - *Besonderheiten:* Scharniergelenk. In Plantarflexionsstellung sind geringe Seitenverschiebungen und Rotationsbewegungen möglich, in Dorsalextension wird der Talus in der Malleolargabel vollständig fixiert. Messung der Funktion bei leicht flektiertem Knie zur vollständigen Entspannung der Achillessehne.

39.1 Goniometrie (nach der Neutral-Null-Methode)

➤ **Plantarflexion/Dorsalextension:** 40°–50°/0°/20°–30°. Messung am frei hängenden Fuß oder bei Fixierung des Fußes auf Unterlage und aktive dorsale bzw. ventrale Neigung. Exakte Bewegung lässt sich nur an der Kalkaneusachse messen.

Tarsalgelenke

➤ **Grundlagen:**
- *0-Stellung:* Fußlängsachse rechtwinklig zur Unterschenkellängsachse.
- *Bezugspunkte:* Malleolus medialis und lateralis, ventrale Tibiakante, Kalkaneusachse, lateraler Fußrand, Metatarsale V, Taluskopf, Os naviculare.
- *Besonderheiten:* Meistens komplexe Bewegungsabläufe im unteren Sprunggelenk, Chopart- und Lisfranc-Gelenk.

➤ **Unteres Sprunggelenk** – *Eversion/Inversion:* 30°/0°/60°. Fixation des Unterschenkels mit der Hand, Drehung des ganzen Fußes um die schräg stehende Achse des USG. Exakte Messung nur mit speziellen Messinstrumenten möglich.

➤ **Vorfußgelenke** – *Pronation/Supination:* 15°/0°/35°. Verdrehung des Vorfußes gegenüber dem Rückfuß, Bewegungsachse längs durch den Kalkaneus und den Digitus III.

Zehengelenke

➤ **Grundlagen:**
- *0-Stellung:* Längsachsen der Metatarsalia I–V und der Phalangen verlaufen parallel.
- *Bezugspunkte:* Metatarsalia, Phalanges.

➤ **Großzehengelenke:**
- Flexion/Extension der MP-Gelenk: 45°/0°/70°.
- Flexion/Extension der proximalen Interphalangeal-Gelenken: 80°/0°/0°.

➤ **Gelenke der II–V Zehe:**
- Flexion/Extension der MP-Gelenk: 40°/0°/80°.
- Flexion/Extension der proximalen Interphalangeal-Gelenken: 35°/0°/0°.
- Flexion/Extension der distalen Interphalangeal-Gelenken: 60°/0°/30°.

39.2 Umfangmessungen

Kopf und Hals

- **Kopfumfang:** Messung horizontal.
- **Halsumfang:** Messung horizontal, ventral auf Höhe des Schildknorpels, dorsal auf Höhe der maximalen Lordose.

Thorax

- **Brustumfang:**
  - Messung kaudal der Axilla bei hängenden Armen. Bei Frauen kranial des Brustansatzes, bei Männers kranial der Mamillen.
  - Drei Messungen: in Atemmittellage, bei max. Inspiration und Exspiration.

Arm

- **Oberarmumfang:** Leichte Abduktionsstellung. Messung auf Höhe des Ansatzes des M. deltoideus bei 45° flektiertem Ellbogen.
- **Bizepsumfang:** Messung 15 cm kranial des Epicondylus humeri lateralis. Ellbogen in 0-Stellung.
- **Epikondylenumfang:** Messung direkt kranial der beiden Epikondylen bei Ellbogen in 0-Stellung.
- **Ellbogenumfang:** Messung auf Höhe des Olekranons bei Ellbogen in 0-Stellung.
- **Unterarmumfang:** 10 cm und 20 cm distal des Epicondylus humeri lateralis.
- **Handgelenkumfang:** Direkt distal der Processi styloidei radii und ulnae.
- **Mittelhandumfang:** Messung über den Köpfchen Metakarpale II-V.
- **Fingerumfang:** Messung in der Mitte der Grund-, Mittel- und Endphalanx.
- **Fingergelenkumfang:** Messung des proximalen und distalen Interphalangealgelenkes.

Beinumfang

- **Oberschenkelumfang:** 15, 20 oder 25 cm kranial des medialen Kniegelenksspaltes bei Erwachsenen, bei Kindern 6 und 10 cm kranial des medialen Kniegelenksspaltes. Alternativ kranial der Patella.
- **Unterschenkelumfang:** 15 und 20 cm kaudal des medialen Kniegelenksspaltes. Alternativen: Messung des maximalen und minimalen Umfanges (i.d.R. Wade und über Achillessehne).
- **Fußumfang:**
  - *Fersenmaß:* Messung über Ferse und Rist.
  - *Ristmaß:* Quere Messung über das Os naviculare.
  - *Ballenmaß:* Quere Messung über Großzehenballen.

39.3 Längenmessungen

Wirbelsäule, Rumpf

- **Sitzhöhe:** 50% der Körperlänge bei Erwachsenen und Kindern älter als 10 Jahre.
- **Brusttiefe:** Sagittotransversaler Durchmesser auf Höhe des kaudalen Sternumendes bis Processus spinosus des Wirbels auf der entsprechenden Höhe. Messung bei maximaler In- und Exspiration.

Schultergürtel

- **Schulterbreite:** Distanz zwischen Akromionspitzen.

Arm/Hand

- **Gesamte Armlänge:** Am hängenden Arm im Stehen, Distanz zwischen Akromionspitze und Processus styloideus radii.
- **Oberarmlänge:** Distanz zwischen Akromionspitze und Epicondylus humeri lateralis.
- **Unterarmlänge:** Distanz zwischen Epicondylus humeri lateralis und Processus styloideus radii in maximaler Supination.
- **Ellenlänge:** Distanz zwischen Olekranonspitze und Processus styloideus ulnae.
- **Handlänge:** Distanz zwischen Verbindungslinie der Processi styloidei radii und ulnae und Spitze des längsten Fingers.
- **Fingerlänge:** Distanz zwischen Fingergrundgelenk und Fingerspitze. Messung auf der Dorsalseite bei flektiertem Grundgelenk.

Becken

- **Beckenkammbreite:** Größte frontotransversale Distanz des Beckenkamms.
- **Trochanterbreite:** Distanz zwischen den Trochanteres majores.

Bein

- **Beinlänge:** Distanz zwischen Spina ilica anterior superior und der Spitze des Malleolus lateralis.
- **Oberschenkellänge:** Distanz zwischen Spitze des Trochanter major und lateralem Kniegelenkspalt.
- **Unterschenkellänge:** Distanz zwischen lateralem Kniegelenkspalt und Spitze des Malleolus lateralis.
- **Fußlänge:** Distanz zwischen der hintersten Kontur des Fußes im Stehen und der Spitze der längsten Zehe.

40.1 Anhang II – Zentrale Adressen

Zentren für Schwerbrandverletzte

- **Deutschland:** Zentrale Anlaufstelle für die Vermittlung von Betten für Schwerbrandverletzte.
  - *Vermittlung über* Feuerwehr-Einsatzzentrale/Rettungsleitstelle der Hamburger Feuerwehr (seit Ende Dezember 1999).
    - **Telefon 040/428 51-3998 *oder* -3999**
    - Fax: 040/428 51-4269.
    - E-mail: leitstelle@feuerwehr.hamburg.de
  - *Informationen:*
    - 24-h-Auskunft über die Aufnahmekapazität anderer Verbrennungszentren und deren (aktuelle!) Telefonnummer mit Ansprechpartner. Die Einzelheiten des Transports und der Aufnahme sind dann zwischen den beteiligten Ärzten/Krankenhäusern eigenverantwortlich zu regeln.
    - Die Krankenhäuser, die am Vermittlungsverfahren beteiligt sind, melden der ZA-Schwerbrandverletzte umgehend alle Veränderungen der Belegungssituation.
- **Schweiz:** Siehe Tab. 55.

Tabelle 55

Ort	Institution	Telefon, Fax, E-mail
Lausanne	*Centre des Brulés*, CHUV, CH-1011 Lausanne	Tel. +41-(0)21-314 11 11
Zürich	*Zentrum für brandverletzte Kinder*, Chirurgische Klinik Universitätskinderspital, Steinwiesstr. 75, CH-8032 Zürich	Tel. +41-(0)1-266 71 11
Zürich	*Zentrum für Brandverletzte*, Klinik für Wiederherstellungschirurgie, Rämistr. 100, CH-8091 Zürich	Tel. +41-(0)1-255 35 21

- **Österreich:** Siehe Tab. 56.

Tabelle 56

Ort	Institution	Telefon, Fax, E-mail
Innsbruck	*Landeskrankenhaus Universitätsklinik Innsbruck*, Plastische und Wiederherstellungschirurgie, A-6020 Innsbruck	Tel. +43-(0)512)-504 27 30
Wien	*Allg. Krankenhaus-Universitätsklinikum*, 9. Bezirk, Währinger Gürtel 18–20, A-1090 Wien	Tel. +43-(0)1-404 000

Zentren für hyperbare Oxigenierung

- Siehe S. 492.

40.1 Anhang II – Zentrale Adressen

Zentren für Querschnittgelähmte

➤ **Deutschland:** Siehe Tab. 57.

Tabelle 57 Anschriftenliste der Zentren zur Behandlung von Querschnittgelähmten in Deutschland

Ort	Klinik	Telefon, Fax
Bad Berka	*Zentralklinik Bad Berka GmbH, Klinik für Orthopädie, Wirbelsäulenchirurgie und Querschnittgelähmte* Robert-Koch-Allee 9 99437 Bad Berka	036458/5-0
Bad Wildungen-Reinhardshausen	*Werner-Wicker-Klinik,* *Zentrum für Rückenmarkverletzte* Am Kreuzfeld 4 34537 Bad Wildungen	05621/803-0
Bayreuth	*Krankenhaus Hohe Warte,* *Reha-Klinik für Querschnittgelähmte* Hohe Warte 8 95445 Bayreuth	0921/280-0
Beelitz	*Gesundheitspark Beelitz GmbH,* *Neurologische Reha-Klinik* Paracelsusring 6b 14547 Beelitz	033204/201-0
Berlin (BK)	*Krankenhaus Zehlendorf* *Bereich Behring,* *Sonderstation für Querschnittgelähmte* Gimpelsteig 3–5 14165 Berlin	030/8102-0
Berlin	*Unfallkrankenhaus Berlin,* *Behandlungszentrum für Rückenmarkverletzte* Rapsweg 55 12683 Berlin	030/5681-0
Bochum	*Chir. Univ. Klinik und Poliklinik der* *BG-Krankenanstalten, Abt. für Rückenmarkverletzte* „Bergmannsheil Bochum" Hunscheidtstr. 1 44789 Bochum	0234/302-0
Duisburg	*BG-Unfallklinik,* *Spezialabt. für Rückenmarkverletzte* Großenbaumer Allee 250 47249 Duisburg	0203/7688-1
Frankfurt	*BG-Unfallklinik,* *Abteilung für Rückenmarkverletzte* Friedberger Landstr. 430 60389 Frankfurt	069/475-0
Greifswald	*Neurologisches Rehabilitationszentrum* *Greifswald gGmbH* Karl-Liebknecht-Ring 26a 17491 Greifswald	03834/871-0

40.1 Anhang II – Zentrale Adressen

Tabelle 57 (Fortsetzung)

Ort	Klinik	Telefon, Fax
Gyhum	Reha-Zentrum Gyhum, Abteilung für Querschnittgelähmte Dammersmoorweg 17 27404 Gyhum	04286/89-0
Halle	BG-Kliniken Stadt Halle, Zentrum für Rückenmarkverletzte Merseburger Str. 165 06112 Halle	0345/1326-0
Hamburg	BG-Unfallkrankenhaus, Querschnittgelähmten-Zentrum Bergdorfer Str. 10 21033 Hamburg	040/7306-0
Heidelberg	Stift. Orthop. Univ. Klinik, Abt. f. Orthopädie II Zentrum für Querschnittgelähmte Ludwig-Guttmann-Haus Schlierbacher Landstr. 200a 69118 Heidelberg	06221/96-5
Herdecke	Gemeinnütziges Gemeinschafts-Krankenhaus Herdecke, Klinikum der Uni Witten, chirurgische Abteilung Beckweg 4 58313 Herdecke	02330/62-0
Hessisch-Lichtenau	„Lichtenau e.V." Klinik für Wirbelsäulenchirurgie und -orthopädie, Abt. für Querschnittlähmungen Am Mühlenberg 37235 Hessisch Lichtenau	05602/83-0
Karlsbad-Langensteinbach	Reha-Krankenhaus, paraplegiologische Abteilung Guttmannstr. 1 76307 Karlsbad	07202/61-0
Koblenz	Krankenhaus Ev. Stift St. Martin, BG-Sonderstation für Schwerunfallverletzte Johannes-Müller-Str. 7 56068 Koblenz	0261/137-0
Kreischa	Klinik Bavaria, Querschnittgelähmtenzentrum An der Wolfsschlucht 1–2 01731 Kreischa	035206/6-0
Ludwigshafen	BG-Unfallklinik, Abteilung für Querschnittgelähmte Ludwig-Guttmann-Str. 13 67071 Ludwigshafen	0621/6810-0
Markgröningen	Klinik Markgröningen, orthop. Reha-Krankenhaus Abteilung für Querschnittgelähmte Nähere Hurst 20 71706 Markgröningen	07145/91-0
Murnau	BG-Unfallkrankenhaus, Abteilung für Querschnittgelähmte Prof.-Küntscher-Str. 8 82418 Murnau	08841/48-0

40.1 Anhang II – Zentrale Adressen

Tabelle 57 (Fortsetzung)

Ort	Klinik	Telefon, Fax
Tübingen	*BG-Unfallklinik,* *Abteilung für Querschnittgelähmte* Schnarrenbergstr. 95 72076 Tübingen	07071/606-0
Ulm	*Reha-Krankenhaus Ulm,* *akadem. Krankenhaus der Uni Ulm,* *Abteilung für Querschnittlähmungen* Oberer Eselsberg 45 89081 Ulm	0731/177-0

➤ **Schweiz:** Siehe Tab. 58.

Tabelle 58 Anschriftenliste der Zentren zur Behandlung von Querschnittgelähmten in der Schweiz

Ort	Institution	Telefon, Fax, E-mail
Basel	*REHAB Basel,* *Zentrum für Querschnittgelähmte* Im Burgfelderhof 40 CH-4056 Basel	Tel. +42-(0)61-326 7777
Zürich	*Schweizer Paraplegikerzentrum* CH-6207 Nottwil	Tel. +41-(0)41-939 5454
Zürich	*Paraplegikerzentrum Balgrist* Forchstr. 340 CH-8008 Zürich	Tel. +41-(0)1-386 1111

➤ **Österreich:** Siehe Tab. 59.

Tabelle 59 Anschriftenliste der Zentren zur Behandlung von Querschnittgelähmten in Österreich

Ort	Institution	Telefon, Fax, E-mail
Bad Häring	*Rehabilitationszentrum der Allgemeinen* *Unfallversicherungsanstalt* Schönau 150 A-6323 Bad Häring	Tel. +43-(0)5332-7900
Klosterneuburg	*Rehabilitationszentrum der Allgemeinen* *Unfallversicherungsanstalt* Weisser Hof A-3400 Klosterneuburg	Tel. +43-(0)2243-241500

40.1 Anhang II – Zentrale Adressen

Strahlenunfallzentren (Deutschland)

Tabelle 60

Ort	Institution	Telefon, Fax, E-mail
Jülich	*Heinrich-Heine-Universität Düsseldorf, nuklearmed. Klinik auf dem Gelände des Forschungszentrums Jülich GmbH* 52426 Jülich	Tel. 02461/61-5763, -5222 Fax 02461/61-2820
Karlsruhe	*Kernforschungszentrum Karlsruhe, medizinische Abteilung* Hermann-von-Helmholtz-Platz 1 76344 Eggenstein/Leopoldshausen	Tel. 07247/82-2070 Fax 07247/82-2154
Oberschleißheim	*GSF Forschungszentrum für Umwelt und Gesundheit GmbH Neuherberg, Institut für Strahlenschutz* Postfach 1129 85758 Oberschleißheim	Tel. 089/3187-333 Fax 089/3187-3374

41.1 Anhang III – Laborwert-Normalbereiche

Parameter		Normwerte		
		konventionell	x Faktor	= SI-Einheiten
B = Vollblut, C = Citratblut, E = EDTA-Blut, P = Plasma, S = Serum, St = Stuhl, U = Urin				
ACTH	S	9–52 ng/l	0,2202	2–11 pmol/l
Albumin	S	3,5–5,5 g/dl	10	35–55 g/l
α-Amylase	P/S U	< 140 U/l < 600 U/l		
α$_1$-Fetoprotein (AFP)	S	< 10 ng/ml		
Alkalische Phosphatase (AP)	P/S	65–220 U/l		
Ammoniak	P/S	m: 19–80 µg/dl w: 25–94 µg/dl	0,59	m: 11–48 µmol/l w: 15–55 µmol/l
Antistreptolysintiter	S	< 200 IU/ml		
Antithrombin (AT III)	S	75–120 %		

Bilirubin gesamt
   direkt
   indirekt
	P/S
	P/S
	P/S
		0,2–1,1 mg/dl
		0,05–0,3 mg/dl
		< 0,8 mg/dl
			17,1	3,4–18,8 mol/l
				0,9–5,1 µmol/l
				< 13,7 µmol/l

Blutgase (arteriell) pH
   pCO$_2$
   pO$_2$
   BE
   Standard-Bikarbonat
   O$_2$-Sättigung
		7,36–7,44
		35–45 mmHg
		90–100 mg
		–2 bis +2 mmol/l
		22–26 mmol/l
		92–96 %
			
			0,133
			0,133
			
			0,01
				
				4,67–6,00 kPa
				12–13,3 kPa
				
				0,92–0,96

Blutungszeit		< 2–8 min		
BSG (BKS)	C	m: 3–10 mm (1 h) w: 6–20 mm (1 h)		
Calcium	S U	2,3–2,6 mmol/l 4,0–5 mmol/l		
Carcinoembryonales Antigen (CEA)	S			< 3 µg/l
Chlorid	P/S U	98–112 mmol/l 160–178 mmol/24 h		

Cholesterin gesamt
   DL
   LDL
	P/S
	P/S
	P/S
		120–240 mg/dl
		> 50 mg/dl
		< 150 mg/dl
			0,026	3,1–6,2 mmol/l
				> 1,3 mmol/l
				< 3,87 mmol/l

Cholinesterase (CHE)	S	3000–8000 U/l		
Coeruloplasmin	S	20–60 mg/dl	0,063	1,26–3,7 µmol/l
C-Peptid	S	0,37–1,2 nmol/l	2,97	1,1–3,6 µg/l
C-reaktives Protein (CRP)	P/S	< 5 mg/l		
Creatinkinase (CK)	P/S	< 80 U/l		
Creatinkinase-Isoenzym MB (CK-MB)	P/S	< 6 % der CK		
Differenzialblutbild: – stabkernige neutrophile Granulozyten – segmentkernige neutrophile Granulozyten – eosinophile Granulozyten – basophile Granulozyten – Monozyten – Lymphozyten	E	 0–5 % 50–70 % (1800–7000/µl) 0–5 % (< 450/µl) 0–2 % (< 200/µl) 2–6 % (< 800/µl) 25–45 % (< 1000–4800/µl)		

41.1 Anhang III – Laborwert-Normalbereiche

Parameter		Normwerte		
		konventionell	x Faktor	= SI-Einheiten
B = Vollblut, C = Citratblut, E = EDTA-Blut, P = Plasma, S = Serum, St = Stuhl, U = Urin				
Digoxin	S	0,8–2,0 ng/ml	1	0,8–2,0 µg/l
Digitoxin	S	15–25 ng/ml	1	15–25 µg/l
Eisen	S	m: 80–150 µg/dl w: 60–140 µg/dl	0,179	m: 14–27 µmol/l w: 11–25 µmol/l
Eiweiße – Albumin – α_1-Globulin – α_2-Globulin – β-Globulin – γ-Globulin	S	(Elektrophorese) 3,6–5,0 g/dl (45–65 %) 0,1–0,4 g/dl (2–5 %) 0,5–0,9 g/dl (7–10 %) 0,6–1,1 g/dl (9–12 %) 0,8–1,5 g/dl (12–20 %)	 10 10 10 10 10	 36–50 g/l 1–4 g/l 5–9 g/l 6–11 g/l 8–15 g/l
Elastase-1	St	> 200 µg/g Stuhl		
Erythrozyten	E	m: 4,5–5,9 Mio./µl w: 4,0–5,2 Mio./µl		
Ferritin	S	30–200 µg/l		
Fibrinogen	P	200–400 mg/dl	0,03	5,9–11,8 µmol/l
Folsäure	P	3–15 ng/ml		
Gastrin	S	< 100 pg/ml		< 100 ng/l
Gesamteiweiß	S	6–8,4 g/dl	10	60–84 g/l
Glukose nüchtern	B/S	55–110 mg/dl	0,0555	3,05–6,1 mmol/l
γGT	S	m: 6–28 U/l w: 4–18 U/l		
GOT (AST)	S	m: < 18 U/l w: < 15 U/l		
GPT (ALT)	S	m: < 22 U/l w: < 17 U/l		
HbA$_{1C}$	E	< 6 % des Hb		
Hämatokrit	E	m: 41–50 % w: 37–46 %		
Hämoglobin	E	m: 14–18 g/dl w: 12–16 g/dl	0,62	8,7–11,2 mmol/l 7,5–9,9 mmol/l
Haptoglobin	S	20–204 mg/dl	0,01	0,2–2,04 g/l
Harnsäure	S	2,6–6,4 mg/dl	60	155–384 µmol/l
Harnstoff	S	10–55 mg/dl	0,17	1,7–9,3 mmol/l
α-HBDH	S	55–140 U/l		
Immunglobulin G	S	0,8–1,8 g/dl	10	8–18 g/l
Immunglobulin A	S	0,09–0,45 g/dl	10	0,9–4,5 g/l
Immunglobulin M	S	0,06–0,26 g/dl	10	0,6–2,6 g/l
Kalium	S U	3,5–5 mmol/l 30–100 mmol/24 h		

41.1 Anhang III – Laborwert-Normalbereiche

Parameter		Normwerte		
		konventionell	x Faktor	= SI-Einheiten
B = Vollblut, C = Citratblut, E = EDTA-Blut, P = Plasma, S = Serum, St = Stuhl, U = Urin				
Kalzium	S	2,3–2,6 mmol/l		
	U	4,0–5 mmol/l		
Kortisol	S		27,59	
– 8.00 Uhr		5–25 µg/dl		140–690 nmol/l
– 16.00 Uhr		3–12 µg/dl		80–330 nmol/l
Kortisol	U	20–100 µg/24 h	2,759	55–275 nmol/24 h
Kreatinin	S	0,5–1,2 mg/dl	88,4	44–106 µmol/l
Kreatinin-Clearance (alters- und geschlechtsabhängig)		80–160 ml/min		
Kupfer	S	m: 70–140 µg/dl	0,157	m: 11–22 µmol/l
		w: 85–155 µg/dl		w: 13–24 µmol/l
Laktat	S	9–16 mg/dl	0,111	1–1,8 mmol/l
LDH	S	120–240 U/l		
LAP	S	16–32 U/l		
Leukozyten	E	4000–10 000/µl		
Lipase	S	30–180 U/l		
Lipoprotein (a)	S	< 30 mg/dl	10	< 300 mg/l
Magnesium	S	1,75–4 mg/dl	0,41	0,7–1,6 mmol/l
MCH (mittlerer Hb-Gehalt des Erythrozyten)	E	27–34 pg		
MCHC (mittlere Hb-Konzentration der Erythrozyten)	E	30–36 g/dl		
MCV (mittlere Erythrozytenvolumen)	E	85–98 fl		
Natrium	S	135–150 mmol/l		
	U	120–220 mmol/24 h		
Osmolalität	S	280–300 mosm/kg		
	U	800–1400 mosm/kg		
Partielle Theromboplastinzeit (PTT)	C	20–38 sec		
Prolaktin	S	m: < 11 ng/l	1	m: < 11 µg/ml
		w: < 15 ng/l		w: < 15 µg/ml
Phosphat	S	0,77–1,55 mmol/l		
Prostataspez. Antigen (PSA)	S	< 3 ng/ml	1	< 3 µg/l
Quick	C	siehe Thromboplastinzeit		
Renin (8.00 Uhr, im Liegen)	P	1–2,5 µg/l/h		
Retikulozytens	E	4–15 ‰ (20 000–75 000/µl)		
Rheumafaktor	S	< 20 IU/ml		
Spezifisches Uringewicht	U	1,002–1,035		
STH (GH)	S	< 5 ng/l	1	< 5 µg/ml
Stuhlfett	St	< 7 g/24 h		

41.1 Anhang III – Laborwert-Normalbereiche

Parameter		Normwerte		
		konventionell	x Faktor	= SI-Einheiten
B = Vollblut, C = Citratblut, E = EDTA-Blut, P = Plasma, S = Serum, St = Stuhl, U = Urin				
Theophyllin	S	10–20 µg/ml	1	10–20 mg/l
Thrombinzeit (TZ)	C	14–20 sec		
Thromboplastinzeit (Quick)	C	70–100%		
Thrombozyten	E	150 000–350 000/µl		
TSH basal – 30 min nach Injektion von 200 mg TRH	S	0,3–4,0 mU/l Anstieg > 2 mU/l		
freies Thyroxin (fT$_4$)	S	0,5–2,3 ng/dl	14	7–30 pmol/l
freies Trijodthyronin (fT$_3$)	S	3,0–6,0 pg/ml	1,53	4,6–9,2 pmol/l
TBG	S	12–30 µg/ml		
Thyreoglobulin	S	< 50 ng/ml		
Transferrin	S	200–400 mg/dl	0,01	2,0–4,0 g/l
Triglyzeride	S	75–200 mg/dl	0,0112	0,83–2,3 mmol/l
Vitamn A	S	20–80 µg/dl	0,035	0,7–2,8 µmol/l
Vitamin B$_{12}$	S	310–1100 pg/ml	0,739	229–812 pmol/l
Vitamin D – 1,25 Dihydrocholcalciferol – 25-Hydroxycholecalciferol – 25-Hydroxycholecalciferol	S	 20–50 ng/ml Sommer: 15–95 ng/ml Winter: 12–62 ng/ml	2,496	 50–125 nmol/l 37–237 nmol/l 30–155 nmol/l
Vitamin E	S	5–20 µg/ml	2,4	12–48 µmol/l

42.1 Anhang IV – ASIA-Schema

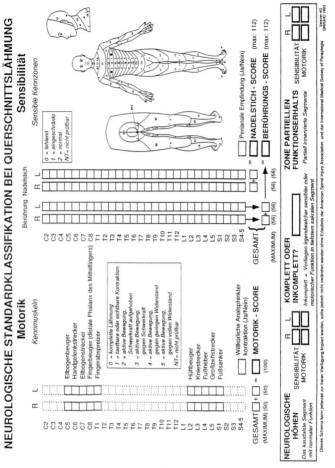

Abb. 287 ASIA-Schema

Sachverzeichnis

A

A. brachialis
- Punktion 30
- Verletzung 115

A. femoralis
- Punktion 30
- Verletzung 115

A. poplitea, Verletzung 115

A. radialis
- Punktion 29
- Verletzung 115

A. subclavia, Verletzung 115

Abbindung 116
Abbreviated Injury Scale 63
ABCDE-Schema, präklinische Versorgung 11
Abdomensonographie 201
Abdominaltrauma 200
Abduktionsschmerz 349
Abrissfrakturen 449
Abstützplatte 556
Abszessabstrich 34
Acetylsalicylsäure
- Replantation 453
- Schmerztherapie 73
- Thromboseprophylaxe 217, 492

Achillessehnenreflex 165
Achillessehnenriss 308
Acylureidopenicillin 515
Adduktorenreflex 165
Adrenalin 99
AHB = Anschlussheilbehandlung
AIS = Abbreviated Injury Scale
Aitken-Einteilung 438
Ajmalin 99
Akrinor, bei Verbrennung 461
Akromioklavikularluxation 337
Akromioplastik 350
Aktinische Verletzungen 467
Ala-Aufnahme 232
Algodystrophie 495
Allen-Test 29
Allergien 6
Allgemeinanästhesie 56
Amaurose 146
Aminoglykosid 515

Halbfett = Haupttextstelle

Aminomix, zentralvenöse Ernährung 69
Aminopenicillin 515
Aminosäuren 68
Amiodaron 99
Amnesie 122
AMPLE-History 6
Amputat
- Kühlung 387
- Transport 451

Amputation 398, **453**
- Hand 385

Amputationshöhe 453
Amputationslinie 452
Analgesie, patientenkontrollierte 72
Analgetikatherapie 71
Analreflex 165
Anamnese, im Schockraum 6
Anaphylaxie, bei Transfusionen 89
Anästhesietechniken 56
Anastomose 119
Angiographie 20
- allgemeine Indikationen 37
- arterielle 37
- secondary survey 20

Anosmie 146
Anschlussheilbehandlung 85
Antiarrhythmika 99
antigenic load 1
Antimykotikum 516
Antiphlogistika, nichtsteroidale 71
Antipyretika 71
Antra, Ulkusprophylaxe 208
Aortaverletzung 193
Aortenruptur 16
- abdominal 218
- radiologische Zeichen 14

APACHE III = Acute Physiology and Chronic Health Evaluation 64
Apallisches Syndrom 127
Apley-Zeichen 290
Apophysenausriss 437, 449
Äquatoriale Zerklage 277
Arbeitsunfall 67
Arlt-Reposition 345
Arteriennaht 119
Arterienpunktion
- Arteria brachialis 30
- Arteria femoralis 30

- Arteria radialis 29
- versehentlich 28

Arterienrekonstruktion 118
Arterienthrombose 30
Arterienverletzung 114
Arterienverschluss, akuter traumatischer 114
Arthritis, infektiöse 513
Arthrolyse, arthroskopische 564
Arthroosteomyelitis 513
Arthroskopie
- Ellbogengelenk 567
- Handgelenk 567
- Hüftgelenk 568
- Kniegelenk 566
- Schultergelenk 567
- Sprunggelenk 568

Arthroskopische Eingriffe 563
Arthroskopische Therapie 564
ASIA-Schema 598
ASS = Acetylsalicylsäure
Atemgymnastik 209
Atemstillstand 94
Atemwege, obere 13
Atemwegsmanagement
- Erstbeurteilung 11
- Intubation 14
- Sicherung der Atemwege 13

ATLS = Advanced Trauma Life Support
ATLS®-Protokoll 11
Atmung, paradoxe 177
Atropin 99
Außenknöchel, Zugangswege 313
Aufklappbarkeit (Sprunggelenk) 316
Ausscheidungsurographie 201
Autotransfusion 88
AVPU 15
Axonotmesis 110
Azetabulum, Beurteilung 233
Azetabulumfraktur 238
- ventraler ilioinguinaler Zugang 241

B

Bactrim forte 146
Banana-flap 395
Bänderrisse der Hand 415
Bänderzerrung 444

Sachverzeichnis

Bandnaht 541
- transossäre 318

Bankart-Läsion 342
Barotrauma 491
basic imaging 14
Basismonitoring 13
Bateman-Klassifikation 349
battle's sign 124
Bauchhautreflex 165
Bauchspeicheldrüse 207
Bauchtrauma
- penetrierendes 204
- stumpfes 200

Baxter-Formel 461
Beatmung 97
- bei Lungenverletzung 185
- bei Reanimation 97
- bei Rippenserienfraktur 178
- bei schwerem SHT 132

Beck-Trias 91
Beckenfraktur
- bei Kindern 443
- Blutverlust 16

Beckenringverletzung 231
Beckenschaufel 546
Beckenübersicht 232
Beckenverletzungen 231
- innere 243

Beckenzwinge 234
Bedside-Test 86
Bennett-Fraktur 420
Berstungsbruch 124
Berufshilfemaßnahmen 67
Berufskrankheit 67
Beugereflexsynergien 167
Beugesehnen-Kernnaht 434
Beugesehnenverletzungen 431
Beugetonus, aufgehobener 432
Bewegungslehre, nach Klein-Vogelbach 80
Bewegungsschienen 51
Biegungsbruch 124
Bier-Regionalanästhesie 57
Bikarbonat 99
Bindenverband 47
Bisacodyl rektal 208
Bissverletzungen 478
Bizepssehnenabriss 355
Bizepssehnenreflex 165
Blasenfunktionsstörungen, Differenzialdiagnose 166

Halbfett = Haupttextstelle

Blasenkatheter
- suprapubischer 40
- transurethraler 39

Blasenverletzungen 225
Blast-lung 180
Blitztrauma 465
Blount-Schlinge 366
Blutgruppenbestimmung 86
Blutkultur 35
Blutsperren 525
Blutstillung, Techniken 520
Bluttransfusion 86
Blutung
- arterielle 116
- aus Drainage 172
- innere 16

Blutverlust 16
Bobath-Therapie 80
Böhler-Aufrichtung 160
Böhler-Radiusgelenkwinkel 382
Böhler-Reposition 247
Böhler-Zeichen (Meniskusläsion) 290
Bohrloch-Trepanation 143
Bone bruise 251
Bragard-Zeichen 290
Brillenhämatom 124
Bronchialverletzung 187
Bronchusruptur 188
Brown-Séquard-Syndrom 168
Bruchheilung, Störungen 549
Bruchspaltanästhesie 57
Brusttiefe 588
Brustwirbelsäulenverletzung 157
Budesonid, bei Rauchgasinhalation 461
Bülau-Drainage 42
Bulbokavernosusreflex 165
Bündelnagelung 261
Bunnel-Operation (Bizepssehne) 356
Bupivacain 62
- Regionalanästhesie 57

C

Caisson-Krankheit 491
Calciparin 74
Carbapenem 515
Carbostesin, Regionalanästhesie 57

Cauda-equina-Syndrom 168
Cefaclor 104
Cell-Saver 88
Cephalosporin 515
Chassaignac-Luxation 369
Chin-lift-Manöver 13
Chirurgischer Knoten 518
Cholestase-Parameter 17
Chopart-Gelenklinie 327
Chylothorax 183
Classic-Nagel 260
Clindamycin 515
Clont 509
Clostridium perfringens 505
Clostridium-Infektion 507
Colles-Fraktur (distaler Radius) 380
Coma vigile 127
Commotio cerebri 125
Compressio cerebri 126
Computertomographie 37
Conjucain-EDO 500
Contusio
- cerebri 125
- cordis 189

Cordarex 99
Cotrimoxazol 146
Coup und Contrecoup 124
CPM 79
Criss-Cross-Naht 309
Crixivan, HIV-Exposition 501
Cross-Finger-Lappenplastik 397
CRPS = komplexes regionales Schmerzsyndrom
Crutchfield-Zange 153
CT = Computertomographie

D

D-Arzt 67
Damage control 21
Danis-und-Weber-Klassifikation 311
Darmatonie 208
Darmfunktion, nach Abdominalchirurgie 208
Darmnaht 520, **573**
Darmresektion 575
Dashboard injury 3
Day-1-surgery 23
DCS = Dekompressionssyndrom

Sachverzeichnis

Femurfrakturen, distale

DCS = dynamische Kondylenschraube
DCS-Plattenosteosynthese 260, 271
Débridement 524
Defibrillation 99
Dekompression 477
Dekompressionssyndrom 491
Dekubitusprophylaxe 82, 169
Dermatom 533
Dermatomgrenzen 163
Desinfektions-Kategorien 521
Detonisierung 81
Deviationskolostomie 578
Dezerebration 127
DHS = dynamische Hüftschraube
Diadynamische Ströme 83
Diaphragmaruptur 198
Diaphysenfraktur 437
Diazepam, bei Verbrennung 461
Dickdarmverletzung 212
Diclofenac 317, 444
Direktnaht 541
Dislokation
– atlanto-axial 154
– atlanto-okzipital 154
Dissoziation, skapho-lunäre 417
Distale tibiofibulare Linie 312
Distorsion 444
Distraktionsverletzungen 157
Donati-Naht 519
Dopamin, bei Verbrennung 461
DPL = diagnostische Peritoneallavage 15, **46**
Drahtnaht, intraossäre 526
Drainagen 78, 522
Drei-in-Eins-Block 60
Drop-arm-sign 349
Druckkammeranlagen 493
Druckmessung 474
Druckmonitoring, intrakranielles 147
Druckpunkt bei Herzdruckmassage 98
Drucksonden, Implantation 147
Druckverband 116
Dulcolax 208

Dünndarmverletzung 210
Duodenumverletzung 207
Durahochnaht 138
Duraverschluss 138
Durchflechtungsnaht 309
Durchgangssyndrom 122
Durchzugsoperation (bei Urethraruptur) 228
Dynamische Hüftschraube 259
Dynamische Schiene (Kleinert) 435
Dynamische Schienen 51

E

Echtermeyer-Checkliste (bei Kompartmentsyndrom) 473
Eigenblutspende 88
Eigenreflexe 165
Einflussstauung
– Herzbeuteltamponade 174
– Spannungspneumothorax 173
Einhelfer-Methode 98
Einklemmungssyndrome 126
Einschichtennaht, extramuköse 520
Einzelknopfnaht 519
Einzelschraubenosteosynthese 526
Elektrolytbedarf 68
Elektrotherapie 83
Elektrounfall 463
Ellbogen, periphere Nervenblockaden 58
Ellbogengelenk
– arthroskopische Eingriffe 567
– Neutral-Null-Methode 584
– Punktion 32
– Reposition 371
Ellbogenluxation 369
Ellbogenverletzungen 365
Empyem-Therapie, arthroskopische 564
Enders-Bündelnagelung 261
Endoprothese (Hüftgelenk) 261
Endphalanxfraktur 390
Entlastungssystem
– proximales 539
– transfixierendes 540

Epicondylitis humeri 446
Epiduralanästhesie 61
Epiduralhämatom 137
Epilepsie, posttraumatische 129
Epineurale Naht 111
Epiperineurale Naht 111
Epiphysenfraktur 438
Epiphysenverletzungen 438
Epiphyseolyse 438
Epitenon, Feinadaption 539
Epivir, HIV-Exposition 501
Erfrierung 456
Ergotherapie 85
Ermüdungsfrakturen 448
Ernährungsschemata 69
Ernährung
– Kostaufbau nach Abdominalchirurgie 209
– parenterale 68
Ersatz-Plastik 543
– Kreuzband 287
Erstbeurteilung 11
Erstmaßnahmen 11
Erysipel 503
Erythromycin 515
Escharotomie 462
Esmarch-Handgriff 95
Ethizip 205
Etomidate, bei Verbrennung 461
Eurotransplant 107
Eventeration 198
Explorative Laparotomie 202
Explosionsverletzungen 400, 487
Exponentialstrom 83
Extension 53
– Kirschnerdraht 54
– Steinmann-Nagel 53

F

Fadenentfernung 520
Fadenmaterial 517
Faraday-Strom 83
Fascia-lata-Transplantat 141
Faszikuläre Naht 113
Faszilation, propriozeptive neuromuskuläre 80
Fasziotomie 462
Feldblock 57
Femurfrakturen
– bei Kindern 441
– distale 269

Sachverzeichnis

Femurkopffraktur 250
Femurkopfnekrose 252
Femurkopfprothese 255
Femurmetaphyse, distale 54
Femurnagel
– distaler 271
– proximaler 260
Femurschaftfraktur 262
– bei Kindern 441
– Blutverlust 16
Fenoterol, bei Rauchgasinhalation 461
Fentanyl
– bei Verbrennung 461
– Schmerzbehandlung 492
Fersenbeinfraktur
s. Kalkaneusfraktur 323
Fersenschmerz, plantarer 446
Fett 68
FFP-Gabe 87
Fibulafraktur, distale 312
Fingeramputation, traumatische 392
Fingerfrakturen 423
Fingerkuppendefekte 392
Fingerluxation 415
Fixateur externe 235, 302, **526**, 559
– Humerusschaftfraktur 364
– Pilonfraktur 305
– Technik 559
Fixateur interne 236
Floating shoulder 333
Flucloxacillin 503
Flüssigkeitsbedarf 68
Folgeeingriffe, geplante 23
Foramen-obturatum-Aufnahme 233
Fracture Scale 64
Fragmin 74
Frakturbehandlung 548
Frakturen
– bei Kindern 437
– offene 109
Frakturheilung 548
Fraxiparin 74
Freedox 152
Fremdbluteinsparung 88
Fremdkörperentfernung, an der Hand 529
Fremdreflexe 165

Halbfett = Haupttextstelle

Fresh frozen plasma = FFP 87
Frik-Tunnelaufnahme 284
Frontalhirnsyndrom 146
Frontobasaltrauma 145
Fußblock 61
Fußverletzungen 308
Führungsschienen 51
Funktionelle Nachbehandlung 78
Funktionsanalyse, nach Brügger 81
Furunkel 503

G

Galeazzi-Fraktur 376
Gallenblasenverletzung 214
Gallengängeverletzung 214
Gallium-Szintigraphie 103
Galvanischer Strom 83
Gamma-Nagel 260
Gangschule 82
Gardner-Wells-Zange 153
Gasbrand 507
Gastrografineinlauf 234
GCS = Glasgow Coma Scale
Gefäßpunktion 25
Gefäßverletzungen
– intraabdominell 218
– intrathorakal 114
Gegenirritationsverfahren 72
Gehaltene Aufnahmen 316
Gelenkempyem **513**, 565
Gelenkflüssigkeit 34
Gelenkinfektion 513
Gelenkkörper, arthroskopische Entfernung 564
Gelenkläsionen, bei Kindern 438
Gelenkpunktion 31
Genitalverletzungen 230
Gentamicin 503
Geplante Folgeeingriffe 23
Gerinnungsparameter 17
Gewebekleber 520
Gifttiere 481
Gilurytmal 99
Glasgow Coma Scale 122
Glasgow Outcome Scale 129
golden hour 1
Goniometrie 581
GOS = Glasgow Outcome Scale
Granulozyten-Szintigraphie 102

Griffelschachtel-Plastik 309
Grundknoten 518
Grünholzfraktur 437
Guedeltubus 97
Gustilo-Anderson-Klassifikation 469
Gyrasehemmer 515

H

Halo-Orthese 153
Halsted-Naht 519
Halswirbelsäulenverletzungen 149
– bei Kindern 443
Hämatokrit, Schwellenwert 86
Hämatome
– intrakranielle 134
– subunguale 389
Hämatothorax 180
Hämodilution
– normovolämische 88
– präoperative 88
Hämoglobin, Schwellenwert 86
Hämolyse, bei Transfusionen 89
Hämoperikard 192
Handblock 59
handchirurgische Techniken 525
Handgelenk
– arthroskopische Eingriffe 567
– Neutral-Null-Methode 584
– Punktion 32
Handinfektionen 402
Handnaht (Darm) 573
Handverletzungen 385
– allgemeine chirurgische Techniken 526
– Amputationsverletzung 385
– Bänderrisse 415
– Beugesehnenverletzungen 431
– Erstversorgung 385
– Fingerfrakturen 423
– Fingerkuppendefekte 392
– Fingerluxation 415
– Infektionen 402
– Kahnbeinfraktur 411
– Lunatumluxation 408
– Luxationen 415
– Nagelverletzung 388

Sachverzeichnis

Ischämiezeit, warme

- Strecksehnenverletzungen 426
- Handwurzel, periphere Nervenblockaden 59
- Handwurzelknochen, Röntgenanatomie 408
- Hannoveraner Fracture Scale 64
- Hannoveraner Polytraumaschlüssel 64
- Harnblasenkatheterisierung 39
- Harnblasenverletzungen 225
- Harnleiterverletzung 223
- Harnröhrenverletzung 227
- Hartmann-Stumpf 212, **576**
- Haut, Weichteilschaden 109
- Hautdesinfektion, Kategorien 521
- Hautemphysem 187
- Hautnaht 518, 522
- HBO = hyperbare Oxigenierung
- HDCV = Humane-Diploide-Cell-Vaccine 480
- Hebe-Senk-Einlauf 208
- Hebeltechnik 50
- Helpap-Linie 317
- Hemikolektomie 575
- Hemipelvektomie 236
- Heparin 74
  - akuter traumatischer Arterienverschluss 115
  - Replantation 453
  - Thromboseprophylaxe **169**, 317
- Hepatitis 499
- Herbert-Schraube 412
- Herzbeutelpunktion 44
- Herzbeuteltamponade 192
- Herzdruckmassage 97
- Herzklappenverletzung 189
- Herzmuskelverletzung 189
- Heterotope Ossifikationen 252
- High-dose-Heparinisierung 74
- Hill-Sachs-Läsion 342
- Hintere Schublade 284
- Hippokrates-Reposition 345
- Hirndrucktherapie 132
- Hirnödem 126

- Hirnschädigung
  - primäre 124
  - sekundäre 125
- Hirnstammkontusion 125
- Hirntoddiagnostik 105
- HIV-Kontamination 499
- Hochdruckinjektionsverletzungen 401
- Hochfrequenzstrom 83
- Hochrasanzgeschosse 482
- Hohlhandphlegmone 407
- HRIG = Humanes-Rabies-Immunglobulin
- Hüftgelenk
  - arthroskopische Eingriffe 568
  - Luxation 245
  - Neutral-Null-Methode 585
  - Punktion 32
  - Verletzung 245
- Hüftschraube, dynamische 259
- Hüftschraubenosteosynthese, intramedulläre 260
- Humane-Diploide-Cell-Vaccine 480
- Humanes-Rabies-Immunglobulin 480
- Humerusfraktur, distale 365
  - bei Kindern 440
- Humerusfraktur, proximal, bei Kindern 440
- Humerusnagel, unaufgebohrter 363
- Humerusschaftfraktur 360
  - Blutverlust 16
- HWS = Halswirbelsäule
- HWS-Funktionsdiagnostik 36
- HWS-Protektion 14
- Hybridfixateur 307
- Hydrokolloid-Verband 48
- Hydrotherapie 84
- Hydrozephalus, posttraumatischer 128
- Hyperbare Oxigenierung 493
- Hypopharynxverletzung 197

I

- i.v.-Urographie 37
- ICP-Sonde 138, **147**
- IDV = Indinavir 501
- Ileotransversostomie 575
- Immobilisationsschienen 52
- Impfungen
  - Haemophilus influenzae 217
  - Meningokokken 217
  - Pneumokokken 217
  - Tetanus 70
  - Tollwut 480
- Impingement 349
- Implantatentfernung, Zeitpunkt 561
- Implantation
  - aufgebohrte 557
  - unaufgebohrte 557
- Impressionsfraktur 124
- Impressionstrümmerfraktur 139
- Indinavir, HIV-Exposition 501
- Infektarthritis, chronische 565
- Infektionen
  - bakterielle, allgemein 102
  - Gelenke 513
  - Hand 402
  - Sehnenscheiden 404
- Infektionsmanagement 102
- Infiltrationsanästhesie 57
- Infusionstherapie 68
- Ingestion, ätzender Substanzen 488
- Injektion
  - intraarterielle 30
  - intraartikuläre 31
- Injektionstechniken 25
- Injury Severity Score 63
- Inletaufnahme 232
- Innenbandruptur 286
- Innenknöchel, Zugangswege 313
- INR = International Normalized Ratio
- INR-Werte 76
- Insektenstich 481, 491
- Insellappen, neurovaskulärer 397
- Insertionsendopathien 446
- Interferenzstrom 83
- Intraarterielle Injektion 30
- Intrakranieller Druck, Monitoring 147
- Intubation, endotracheale 14, **95**
- Iontophorese 83
- Ischämie-Syndrom 114
- Ischämiezeit, warme 385

Ischiadikusblockade 60
Isopressionsphase 491
ISS = Injury Severity Score 63

J

Jäger-und-Breitner-Klassifikation 333
Jaw-thrust-Manöver 13
Jobe-Test 349
Jolly-Howell-Körperchen 217

K

Kahnbeinfraktur 411
Kahnbeingips 412
Kahnbeinpseudarthrosensanierung 413
Kalkaneus
– Extension 54
– Fraktur 323
– Platzierung Steinmann-Nagel 55
Kallusdistraktion 570
Kälteapplikation 72
Kaltwasserbehandlung 461
Kalzitonin, Schmerztherapie 497
Kamillosan-Lösung 208
Kantendreieck, hinteres mediales, Zugangswege 313
Kanülierung, arterielle 29
Kapnometrie 14
Kapselphlegmone 513
Kapselzerrung 444
Karbunkel 503
Kardiogener Schock 90
Katheterinfektion 28
Katzenbiss 481
Kauda-Syndrom 168
Kausalgie 495
Kavitation 482
Keimzahlreduktion 103
Kennmuskeln 164
Kenreflexe 165
Kernnaht 539
Kernspintomographie 38
Ketamin, bei Verbrennung 461
Kindliche Frakturen 437
Kirschnerdraht 53
– Arthrodese 429
– Extension 54
– Fixierung 526

Halbfett = Haupttextstelle

Klammergerät (Darmnaht) 575
Klapp'sches Kriechen 81
Klaviertastenphänomen 337
Klavikulafraktur 333
– bei Kindern 440
Kleinert-Schiene 435
Klostridienmyonekrose 505
Klostridienzellulitis 504
Kniebandapparat
– Stabilitätsprüfung 283
– Verletzungen 282
Kniegelenk
– arthroskopische Eingriffe 566
– Neutral-Null-Methode 585
– Punktion 31
– Verletzungen 274
Kniestreckapparatsverletzungen 279
Knochentransplantatentnahme 546
Knochenwachstum, bei Kindern 437
Knorpelchirurgie, arthroskopische 563
Knotenarten 518
Knotentechnik 518
Koagulationsnekrose 490
Koarktationssyndrom 193
Kocher-Langenbeck-Zugang 240
Kocher-Manöver 219
Kocher-Reposition 346
Kohlenhydrate 68
Kolliquationsnekrose 490
Kolostomie 578
Koma 122
Kombitubus 95
Kompartmentdruckmessung 474
Kompartmentsyndrom 472
Kompression, interfragmentäre 551
Kompressionsphase 491
Kompressionsplatte 556
Kompressionsverband 531
Kondylenschraube, dynamische 260, 271
Koniotomie 96
Kontrakturprophylaxe 82
Kontrastmittel-Untersuchungen 37
Konus-Syndrom 168

Kopfschwartenverletzungen 124
Korbhenkelriss 290
Körperoberfläche, verbrannte 458
Kostaufbau 209
Kraftgrade 164
Kraniotomie, osteoplastische 136
Krankenversicherung 66
Kreislaufstillstand 94
Kremasterreflex 165
Kreuzband-Chirurgie 566
Kreuzbandverletzungen 286
Kreuzprobe 17, 86
Krömer-Zeichen 290
Krönlein-Schema 142
Kryosonden 72
Kryotherapie 84
Kumarinderivate 75
Kussmaul-Zeichen 91

L

Labordiagnostik 33
– allgemein 33
– initial bei Schwerverletzten 17
– mikrobiologische Untersuchungen 34
– Transfusionstherapie 86
Laborwerte 594
Lachman-Test 283
Lactamasehemmer 515
Lagenkontrolle, Tubus 14
Laminektomie, dekompressive 161
Lamivudin, HIV-Exposition 501
Längenmessungen 588
Langfingergelenke, Luxationen 415
Längsarteriotomie 118
Laparoskopie, diagnostische 205
Laparotomie 45, 205
– explorative 202
– Indikation 22
Laparotomieverschluss 580
Larrey-Punkt 44
Lauge-Hansen 312
Laugenverletzungen 488
Leberverletzung 214
Leberwerte 17
Leichenschau 106
Lembert-Naht 520
Lendenwirbelsäulenverletzung 157

Sachverzeichnis

Nahtmaterial

- bei Kindern 443
- Lengemann-Ausziehdraht 429
- Lengemann-Ausziehdrahtnaht 429
- Lidocain 99
- – Regionalanästhesie 57
- Ligamentum-patellae-Drittel 287
- Liquemin 74
- – bei arterieller Blutung 120
- Lisfranc-Gelenklinie 327
- Livores 105
- Logendruckmessung 474
- Lokalanästhetika 57
- Low-dose-Heparinisierung 74
- Luftembolie 28
- Lunatumluxation 408
- Lung injury scale 184
- Lungenkontusion 184
- Lungenlazeration 185
- Lungenvenen 194
- Lungenverletzung 184
- Luxatio erecta 342
- Luxationsfraktur, perilunäre 410
- Lyssavac 480

M

- M. flexor digitorum profundus 432
- M. flexor digitorum superficialis 432
- Mädchenfänger 381
- Magen-Darm-Passage 37
- Magen-Darm-Trakt, OP-Techniken 573
- Magensonde 41
- Magenverletzung 206
- Magnetresonanztomographie 38
- Maisonneuve-Fraktur 312
- Malleolarfraktur 311
- Mangled Extremity Severity Score 64, **484**
- Mannitol 20 % 132
- Manuelle Therapie 82
- Marcumar 75
- Marknagel-Osteosynthese 300, **557**
- Marschfraktur 330, 448
- Maskenbeatmung 97
- Massage 84
- Massiv-Transfusion 87
- Matta-Bogen 239
- McLaughlin-Schlinge 280

- McMurray-Zeichen 290
- Medianusdekompression 527
- Mediastinalemphysem 187
- Mediastinalflattern 180
- Mediastinalverbreitung 175
- Mediastinitis 197
- Medizinische Trainingstherapie 81
- Meißelfraktur 374
- Meningitis, posttraumatische 128
- Meniskus
- – Arthroskopie 566
- – Chirurgie 566
- – Läsion 290
- – Refixation 292
- – Resektion 292
- Menschenbiss 480
- Mepivacain, Regionalanästhesie 57
- Mérieux 480
- Mesh-Vorgang 533
- MESS = Mangled Extremity Severity Score
- Metallentfernung 553
- – Technik 561
- Metamizol, Schmerztherapie **71**, 497
- Metaphysenfraktur 437
- Metatarsalfrakturen 330
- Methylprednisolon
- – Halswirbelsäulenverletzungen 152
- – Kolliquationsnekrose 490
- Metoclopramid, Darmstimulation 208
- Metronidazol 509
- – Sepsis 516
- Midazolam, bei Verbrennung 461
- Mikulicz-Naht 520
- Milzverletzung 216
- Mineralisationsphase 566, 570
- Minimalosteosynthese 325
- Minithorakotomie 42, 178
- Mittelfußfraktur 330
- Mittelhand
- – Frakturen 419
- – Infektionen 402
- Mittelzügeldurchtrennung 429
- Mobilisation 79
- Mobilisationstechniken 82

- MOF = Multiple Organ Failure
- MOF-Score 64
- Monaldi-Drainage 42
- Mondbeinluxation s. Lunatumluxation 408
- Mono Embolex 74
- Monokelhämatom 124
- Monteggia-Verletzung **369**, 376
- Moore-Klassifikation 294
- Morphin 62
- – bei Verbrennung 461
- – Erfrierung 456
- Morrison pouch 15
- MRT = Magnetresonanztomographie 38
- Multibionta, zentralvenöse Ernährung 69
- Mund-zu-Mund-Beatmung 95
- Muskel-Sehnen, Weichteilschaden 109
- Muskeldehnung 81
- Muskeleigenreflexe 165
- Muskelfaserriss 445
- Muskellappen 537
- Muskelriss 445
- Muskelteilrupturen 445
- Muskeltonus 164
- Myelographie 37
- Myokardverletzung 189
- Myokutane Lappen 537

N

- N. medianus, Dekompression 528
- Nachamputation 398
- Nachbehandlung 78
- Nackengriff 583
- Nadelmaterial 517
- Nagelbett
- – Rekonstruktion 389
- – Transplantat 391
- – Verletzung 391
- Nagelluxation 390
- Nagelnaht 389
- Nagelreplantation 389
- Nageltrepanation 388
- Nagelung, anterograde 363
- Nagelverletzung 388
- Nagelverlust, traumatischer 391
- Nagelwallinfektion 404
- Nährstoffbedarf 68
- Naht, intrakutane 519
- Nahtmaterial 517

Sachverzeichnis

N

Nahttechnik 517
NASCIS-III-Schema 152
Natriumbikarbonat 99
Neglected trauma 226
Nekrotisierende Fasziitis 504
Nekrotisierende Zellulitis 504
Nephrektomie 222
Nerven-Gefäße, Weichteilschaden 109
Nervenblockaden, periphere
– der oberen Extremität 58
– der unteren Extremität 60
Nerveninterponat 112
Nervennaht 111
Nervenstumpf, Anfrischung 112
Nerventransplantatentnahme 544
Nerventransplantation 113
Nervenverletzungen, periphere 110
Nervus cutaneus antebrachii medialis, Entnahmetechnik 544
Nervus ischiadicus 246
– Funktionsprüfung 246
Nervus medianus 528
– Blockade 59
Nervus peronaeus
– Blockade 60
– Funktionsprüfung 246
– periphere Nervenblockade 60
Nervus saphenus
– Blockade 61
– periphere Nervenblockade 61
Nervus suralis, Entnahmetechnik 545
Nervus tibialis
– Blockade 60
– Funktionsprüfung 246
– periphere Nervenblockade 60
Nervus-ischiadicus-Blockade 60
Nervus-radialis-Blockade 59
Nervus-ulnaris-Blockade 58
Neunerregel 458
Neurapraxie 110
Neurodystrophie 495
Neurogener Schock 90

Neuromonitoring 132
Neurotmesis 110
Neurovaskulärer Insellappen 397
Neutral-Null-Methode 581
Neutralisationsphase 570
Neutralisationsplatte 556
Nichtopioid-Analgetika 71
Nierenresektion, partielle 222
Nierenverletzungen 220
Non-Klostridienzellulitis 505
Notfall-Beckenzwinge 234
Notfall-Transfusion 87
Novalgin, Analgesie 208
NSAR = Antiphlogistika, nichtsteroidale 71
Nunn-Freeman-Formel 16

O

Oberarm
– distaler 440
– proximaler 440
Oberarmkopf-Frakturen 357
Oberarmverletzungen 333
Oberschenkelextension 242
Oberschenkelverletzungen 257
Oberst-Leitungsanästhesie 59
Obturatoraufnahme 232
Offene Frakturen 109, **469**
Olekranonfraktur 372
– bei Kindern 440
Omeprazol, Ulkusprophylaxe 208
Open-book-Verletzung 231
Operationsphasen 21
Opioide 71
Opisthotonus 508
OPSI-Syndrom 217
Organperfusion 90
Organspende 106
Os scaphoideum, Fraktur s. Kahnbeinfraktur 411
Ösophagusverletzung 196
Ösphagusendoprothese 197
Ossifikationen, heterotrope 252
Osteitis
– akute 510
– chronische 512
Osteochondrosis dissecans
– Arthroskopie 563

– Stadieneinteilung 564
Osteosynthesetechniken 525
Outletaufnahme 232

P

Paketknoten 518
Panaritium
– articulare 406
– cutaneum 404
– ossale 406
– subcutaneum 404
Panarthritis 513
Pankreasverletzung 207
Panoral 104
Panorama-Aufnahme 338
Papillarmuskelverletzung 189
Papillenerweiterung 208
Paracetamol 72
Paracodin 176
Paradoxe Atmung 177
Paraplegie, neurologisches Kontrolldreieck 163
Paraplegikerzentren 590
parenteralen Ernährung 68
Paresegrade 164
Parkland-Formel 461
Paronychie 404
Paspertin, Darmstimulation 208
Patellafraktur 274
Patellaluxation 279
Patellarsehnenreflex 165
Patellarsehnenruptur 280
Patellaspitzensyndrom 446
Patellektomie 277
Patientenbeurteilung 64
Patte-Klassifikation 349
Payr-Zeichen 291
PCA = patientenkontrollierte Analgesie 72
PEA = pulslose elektrische Aktivität 91
Penicillin 503
Periarthritis 565
Perikardpunktion 44
Perikardtamponade 91, **192**
Perilunäre Luxationsfraktur 408
Perineumverletzungen 230
Perineurale Naht 111
Peristant vegetative state 127
Peritoneallavage 15, 45
Peronaeus-brevis-Plastik 309

Halbfett = Haupttextstelle

Sachverzeichnis

Pertrochantäre Frakturen 257
Phantomschmerzen 455
Phenprocoumon 75
Phlebographie 37
Phlegmone 503
Physiotherapie 80
Pilonfraktur 303
Pintrack-Infektion 560
Pipkin-Frakturen 250
Piritramid, Schmerztherapie 73
Pivot-shift-Phänomen 282
Plattenfixation 235
Plattenosteosynthese **556**
– Anwendung 302
– Femurschaftfraktur 265
– Humerusschaftfraktur 361
Pleurasaugdrainage 178
Plexus-brachialis-Blockade 58
Plexusaffektion bei Katheteranlage 28
Pneumatozephalus 124
Pneumonieprophylaxe 82
Pneumothorax 180
– bei Katheteranlage 28
– offener 12
PNF = propriozeptive neuromuskuläre Fazilitation 80
Polfrakturen, proximale 414
Polytrauma 1
Polytraumaschlüssel 64
Posterior-sag-sign 284
Postexpositionsprophylaxe, nach HIV-Exposition 500
Präklinische Versorgung 3
Pratt-Kriterien 114
Prednisolon
– bei Transfusion 88
– Schmerztherapie 497
Prednison, chronisches Subduralhämatom 143
Prilocain, Regionalanästhesie 57
Primärnaht 433
Primäroperationen, verzögerte 22
Primary survey 11
Primperan, Darmstimulation 208
Pringle-Manöver 214
Procain, Papillenerweiterung 208

Profundussehne, Reimplantation 436
Pronatio dolorosa 369
Prophylaxe-Maßnahmen, bei bettlägerigen Patienten 82
Prostigmin, Darmstimulation 208
Protaminchlorid 75
Protaminsulfat 75
Prothesenversorgung 455
Pseudarthrose 549
Pseudoanurie 227
Pseudomonas-aeruginosa-Infektion 503
Pseudoparalyse 349
Psychosyndrom, organisches 146
Pull-out-Naht 436
pulled elbow 369
Punktion
– Arterien 29
– Gelenke 31
– Venen 25
Punktionstechniken 25
Pupillenerweiterung 134
Purpura, posttransfusionelle 89
Pyrazolonderivate, Schmerztherapie 71

Q

Quadrizepssehnenruptur 280
Qualitätssicherung, in der Unfallchirurgie 65
Quengelschienen 52
Quenu/Küss-Klassifikation 328
Querfriktion 81
Querschnittlähmung 163
– komplette 167
Querschnittzentren 590
Quetschverletzungen 400
Quick-Wert 76

R

Rabies 480
Radiusfraktur, distale 380
Radiusgelenkwinkel, nach Böhler 382
Radiusköpfchenfraktur 374
– bei Kindern 440
Ranitidin, Ulkusprophylaxe 208
rapid sequence intubation 14

Rauchgasvergiftung 457, 461
Reanimation 94
Recessus hepatorenalis 15
Red Cross War Wounds Classification 483
Redressionsschienen 52
Reflexdystrophie, sympathische 495
Regionalanästhesie 56
Rehabilitation 80
– nach Fraktur 553
Rehabilitation **553**
Rehabilitationsmaßnahmen 85
Reinsertion, am Knochen 541
Reithosenanästhesie 168
Rektumverletzung 213
Renorrhaphie 222
Rente 67
Replantation 450
– Indikationen 386
Replantation 386
Reposition 49
– Schulterluxation 345
Reposition 550
Repositionsbedingungen 49
Repositionstechniken 50
Respiratorbehandlung 178
Respiratorische Insuffizienz, transfusions-assoziierte 89
Respiratorunterstützung 185
Retention 550
Retentionsbedingungen 50
Retinakulum
– mediales 281
– Spaltung 528
Retrovir, HIV-Exposition 501
Revaskularisation 450
Reversed-Hill-Sachs-Läsion 342
Revision, an der Hand 530
Rippenfraktur, solitäre 176
Rippenserienfrakturen 177
Risus sardonicus 508
Rolando-Fraktur 420
Röntgenuntersuchungen
– konventionelle 14
– mit Kontrastmittel 37
Rotationsstörung 437
Rotationsverletzungen 157
Rotatorenmanschettenruptur 348
Rückenmarksyndrome 167

Sachverzeichnis

Rückenmarkverletzungen 150, **163**
- inkomplette 167

Rückenschule 81
Rucksackverband 335
Rückstichnaht 522
- nach Allgöwer 519
- nach Donati 519

S

Sägeverletzungen 400
Salbengesicht 127
Salter-Einteilung 438
Sandoparin 74
Sarmiento-Brace 361
Sattelgelenkverletzung 428
Saugdrainage 522
Säureverletzungen 488
Scandicain, Regionalanästhesie 57
Schädel-Hirn-Trauma 122
- leichtes 130
- mittelschweres 131
- schweres 132
Schädelbasisfraktur 124
Schädeldachplastik 141
Schädelfraktur 124
Schädelfrakturen 124
Schaftfrakturen, kindliche 437
Schanz-Kragen 13
Schenkelhalsfraktur 253
Schienenverbände 78
Schienung 551
Schienungstechniken 51
Schifferknoten 518
Schildkrötenverband 48
Schlangenbiss 481
Schleimhautnaht 520
Schlingentisch 81
Schlüsselbeinfraktur 333
Schlüssellochplastik 356
Schmerzsyndrom, komplexes regionales 495
Schmerztherapie 71
Schnittverletzungen 400
Schober-Zeichen 582
Schock 12
- Erstmaßnahme bei Schwerverletzten 15
- hypovolämischer **90**, 457
- kardiogener 90
- neurogener 90
- septischer 90
- spinaler 90, 166

Halbfett = Haupttextstelle

Schockbehandlung 15
Schockindex 91
Schockraum-Management 1
Schrauben-Osteosynthese 276, **555**
Schraubenfixation 236
Schublade, hintere 284
Schultergelenk
- arthroskopische Eingriffe 567
- Neutral-Null-Methode 583
- Punktion 32
Schultergürtelverletzungen 333
Schulterluxation 342
- Reposition nach Arlt 345
- Reposition nach Hippokrates 345
- Reposition nach Kocher 346
Schürfung, oberflächliche 522
Schürzengriff 583
Schussverletzungen 482
Schutzkolostomie 578
Schwangerschaft 6, 502
Schwerbrandverletzte, Zentren 589
Schwerkrafttest 284
SCIWORA-Verletzung 154, 443
Scoring-Systeme 63
second-hit-Phänomen 23
Secondary survey 19–20
Segmentresektion 575
Segmenttransport 570
Sehnennaht 539
Sehnenrupturen, des Kniestreckapparates 279
Sehnenscheideninfektionen 404
Seitenbandriss 316
Seitenbandruptur, ulnare, des Daumens 416
Seitenbandverletzungen 288
Seldinger-Technik 25
Sepsis 515
Septischer Schock 90
Septumdefekt 189
SHT = Schädel-Hirn-Trauma 122
Sigmaresektion 575
Single-shot-Anästhesie 62
Sitzhöhe 588
Skapula-Y-Aufnahme 344

Skapulafraktur 353
Skelett-Szintigraphie 102
Skin splits 475
Smith-Fraktur (distaler Radius) 380
Sofortoperationen, lebensrettende 21
Sofortreaktionen, hämolytische 88
Somnolenz 122
Sonographie 36
- Abdomen 15, 201
Sopor 122
Spalthauttransplantation 532
- an der Hand 394
Spannungspneumothorax 12, 91, **180**
Spickdraht-Osteosynthese 324
Spickdrahtfixation 554
Spinalanästhesie 61
Spinaler Schock 90
Spiral-CT 37
Spitzfußprophylaxe 82
Splenektomie 217
Spontanatmung 178
Sportverletzungen 444
Sprunggelenk
- arthroskopische Eingriffe 568
- Bänderriss 316
- Frakturen 314
- Neutral-Null-Methode 585
- Punktion 32
- Verletzungen 308
Spurenelemente 68
Stacksche Schiene 416
Starkstromverletzungen 463
Steinmann-Nagel, Extension 53
Steinmann-Zeichen 290
Stellschraube 555
Stemmführung 81
Steri-strips 520
Sternoklavikularluxation 340
Stichverletzungen 478
Stieda-Pellegrini-Schatten 284
Stoßwellentherapie, extrakorporale 446
Stoller-Klassifikation (Meniskusläsion) 291
Straddle-Verletzung 227

Sachverzeichnis

Unterarmfraktur bei Kindern

Strahlenunfall 467
Strahlenunfallzentren 593
Strecksehnendurchtrennung 428
Strecksehnenverletzung (Hand) 426
Strecksehnenverletzungen 426
Streptokokkengangrän 504
Streptokokkenmyositis 505
Stromunfall 463
STSS = streptococcal toxic shock syndrome 505
Stumpfdeckung 399
Stumpfschmerzen 455
Stütznaht 539
Subduralhämatom 137
- akutes 134
- chronisches 128, 143
Subskapularistest 350
Succinylcholin, bei Intubation 14
Sudeck, Morbus 495
Sudeck-Syndrom 495
Supinationsstress 316
Supinationstrauma 316
Suprapubischer Katheter 40
Suprarenin 99
Supraspinatustest 349
Suturensprengung 124
Sympathische Reflexdystrophie 495
Symphysenrupturen 236
Syndesmosenband 311, 316
Synovektomie, arthroskopische 564
Synovialitis 513
- purulenta 564
Szintigraphie, bei bakteriellen Infektionen 102

T

T-Fraktur 421
Tabatière-Druckschmerz 411
Talusfrakturen 320
Talusvorschub 316
Tamponade 236
Tape-Verband 48
Tauchunfall 491
TEE = transösophageale Echokardiographie 19
Tendinopathie
- extrinsisch 348
- intrinsisch 348

Tendinosis calcarea 446
TENS = transkutane elektrische Nervenstimulation 72, 83
3TC = Lamivudin 501
Tetagam 70
Tetanol 70
Tetanus 508
Tetanusprophylaxe 70, 480
Tetraplegie, neurologisches Kontrolldreieck 163
Theophyllin, bei Rauchgasinhalation 461
Thermotherapie 84
Thompson-Operation (Bizepssehne) 356
Thompson-Test 308
Thorakoskopische Eingriffe 569
Thorakotomie 22, 182, 186
- Indikationen 22
Thoraxdrainage 42
Thoraxtrauma 176
- Aortenruptur 175
- breites Mediastinum 175
- obere Einflussstauung 173-174
Thoraxtraumata, offene Thoraxwunde 171
Thoraxwunde, offene 171
Thromboembolieprophylaxe 74
Thromboplastinzeit 76
Thromboseprophylaxe 169
Thrombozyten-Transfusion 87
Thrombozytenaggregationshemmer 76
Tibiafraktur
- bei Kindern 442
- distale 303
Tibiakopf
- Extension 54
- Fraktur 294
- Platzierung Steinmann-Nagel 55
Tibiaschaftfraktur, Blutverlust 16
Tibiaschaftfrakturen 298
- bei Kindern 442
Tibiofibulare Linie 312
Tirilazad Mesylate 152
Todesbescheinigung 106
Todeszeichen 105
Tollwutprophylaxe 480

Tossy-Klassifikation 337
Totenflecke 105
Totenstarre 105
Toxic-shock-Syndrom 505
Trachealruptur 188
Tracheobronchialverletzung 187
Trainingstherapie 81
Tramadol, Schmerztherapie **73**, 497
Tranquilli-Leali-Plastik 393
Transfusion, Komplikationen 88
Transfusionstherapie 86
Transplantation 107
Transpositionslappen 537
Transurethraler Katheter 39
Transversumresektion 575
Trauma 1
- Schweregradbeurteilung 64
trauma load 1
Trauma 502
Traumaweste 334
Trepanation, bei infratentoriellem Hämatom 144
Triage 1
Triage Decision Scheme 5
Trismus 508
Trizepssehnenreflex 165
Trochanterflip n. Mercati 241
Truncus brachiocephalicus 194
Tubus, Lagenkontrolle 14
Tunnelaufnahme 284
Tuoly-Kanüle 62

U

Überbrückungsplatte 556
Übergangsfraktur 438
Übergangsgeld 67
Überlastungssyndrome 446
Überlebensrevaskularisation 450
Übernähung, bei Darmverletzungen 573
UHN = unaufgebohrter Humerusnagel
Ulkusprophylaxe 208
Ultraschall 83
Umfangmessungen 587
Umkipp-Pastik 309
Unfallmechanismus 3
Unfallversicherung 66
Unterarmfraktur
bei Kindern 441

Sachverzeichnis

Unterarmschaftfrakturen 376
- bei Kindern 441

Unterarmverletzungen 380

Unterschenkelschaftfraktur s. Tibiaschaftfrakturen 298

Unterschenkelverletzungen 294

Untersuchung
- bakteriologische 34
- neurologische 15

Urbason, Halswirbelsäulenverletzungen 152

Ureterenverletzungen 223

Urethraverletzungen 227

Urethrographie 234
- Technik 20

Urinstatus 18, 34

Urogenitaltraktverletzungen 220

Urographie 201

Urtikaria, bei Transfusionen 89

UTN = unaufgebohrter Tibia-Marknagel 301

V

V-Y-Lappenplastik 393

V.-cava-Verletzung 194

Vakuumversiegelung 48

Vancomycin
- Erysipel 503
- Phlegmone 503
- Sepsis 515

Vasodilatatoren, Schmerztherapie 497

Vasogenes Ödem 126

Vena basilica
- cephalica, Punktion 27
- Punktion 27

Vena cephalica, Punktion 27

Vena jugularis interna, Punktion 27

Vena subclavia, Punktion 27

Veneninterponat, autologes 121

Venenkatheter 25

Venenverletzung, periphere 121

Ventrikelkatheter, Kontraindikationen 147

Verätzungen 488

Verbandswechsel 78

Verbandtechniken 47

Halbfett = Haupttextstelle

Verbesserungsrevaskularisation 450

Verbrennung 457

Verbrennungen, Zentren 589

Verbrennungszentren 589

Verkohlung 457

Verlegung
- nach Erstversorgung 24
- zur definitiven Behandlung 24

Verletztengeld 67

Verletztenrente 67

Verletzungsartenverfahren 67

Verletzungsmuster 3

Verriegelungsmarknagelung 264

Verschiebelappen 393

Versicherungen 66

Versorgung
- des Unfallverletzten 3
- klinische 10
- präklinische 3

Versorgungsalgorithmus 10
- Schockraum 10
- Unfallort 4

Vertical-shear-Verletzung 231

Verzögerte Primäroperationen 22

Vigilanzstörung 122

Vitalfunktionen 11
- Primary survey 11

Vitamine 68

Vojta-Therapie 80

Volet mobile 177

Volkmann-Fraktur 311

Vollhauttransplantat 395
- an der Hand 395

Vollhauttransplantation 535

W

Wallace-Neuner-Regel 458

Watson-Jones-Zugang 248

Wattekompressionsverband 78

Weber-Klassifikation 311

Weichteilinfektionen 503

Weichteilschaden
- Klassifikation bei Frakturen 109
- Schweregradbeurteilung 64

Weichteilverletzungen 108
- Versorgung 314

Whipple-Schraube 414

Widerlagerdrahtnaht 520

Wilhelm-Operation (Bizepssehne) 356

Wilson-Klassifikation (Lisfranc-Verletzung) 327

window of opportunity 23

Winkelplatte 260

Winterstein-Fraktur 420

Wirbelkörperkompressionsfrakturen 157

Wirbelsäule, Neutral-Null-Methode 582

Wirbelsäulenfrakturen, instabile 160

Wirbelsäulenverletzungen 149
- bei Kindern 442

Wulstbrüche, metaphysäre 441

Wundabstrich 34

Wunde
- oberflächliche, glattrandige 522
- tiefe 523

Wundnaht, an der Hand 530

Wundnähte 522

Wundverband 47
- im OP 78

Wundverschluss 524

Wundversorgung
- primäre 522
- sekundäre 524
- Vorbereitung 521

X

X-Prep 208

Xylocain 99
- Regionalanästhesie 57

Xylonest
- Kniegelenkkapsel 291
- Regionalanästhesie 57

Y

Y-Fraktur 421

Z

Z-Plastik 536

Zäkostomie 575

Zantic, Ulkusprophylaxe 208

Zehenfrakturen 332

Zellulitis, nekrotisierende 504

Zerklage, äquatoriale 277

Zerrung 444

Zidovudin 501
- HIV-Exposition 501

Sachverzeichnis — Zytotoxisches Ödem

Zuggurtungs-Osteosynthese 275, 527, **554**
Zuggurtungsplatte 556
Zweihelfer-Methode 98
Zwerchfellruptur 198
Zwipp-Klassifikation (Chopart-Verletzung) 327
Zystographie 37
– Durchführung 37, 234
– secondary survey 20
– Technik 20
Zytotoxisches Ödem 126

Bildnachweis

aus **Härter R et al, Checkliste Gipstechnik, Fixationsverbände.** 3. Aufl. Stuttgart: Georg Thieme; 1998: Abb. **70** = Abb. 15; Abb. **126** = Abb. 103; Abb. **131** = Abb. 113; Abb. **119** = Abb. 126; Abb. **116** = Abb. 127; Abb. **219** = Abb. 144; Abb. **204** = Abb. 157; Abb. **91**a-c = Abb. 166; Abb. **83** = Abb. 170; Abb. **78** = Abb. 192; Abb. **81** = Abb. 196; Abb. **80** = Abb. 198; Abb. **79** = Abb. 199; Abb. **73** = Abb. 205; Abb. **74** = Abb. 206; Abb. **76** = Abb. 211; Abb. **180** = Abb. 221; Abb. **181** = Abb. 222

aus **Hahn JM, Checkliste Innere Medizin.** 3. Aufl. Stuttgart: Georg Thieme; 2000: Abb. **30** = Abb. 5; Abb. **32** = Abb. 6; Abb. **33** = Abb. 7; Abb. **35** = Abb. 8; Abb. **45** = Abb. 9; Abb. **37** = Abb. 11; Abb. **99** = Abb. 16; Abb. **100** = Abb. 17; Abb. **101** = Abb. 18; Abb. **102** = Abb. 19; Abb. **103** = Abb. 20; Abb. **104** = Abb. 21; Abb. **105** = Abb. 22; Abb. **106** = Abb. 23

aus **Hauri D, Jaeger P, Checkliste Urologie.** 4. Aufl. Stuttgart: Georg Thieme; 2000: Abb. **65** = Abb. 69

nach **Hoffmann R, Checkliste Handchirurgie.** 2. Aufl. Stuttgart: Georg Thieme; 1999: Abb. **252** = Abb. 188a; Abb. **253** = Abb. 188b; Abb. **278** = Abb. 200; Abb. **54 = Abb.** 212; Abb. **63** = Abb. 216; Abb. **64** = Abb. 217

aus/nach **Mutschler W, Haas N: Praxis der Unfallchirurgie.** Stuttgart: Georg Thieme; 1999: Abb. **23.2** = Abb. 26; Abb. **13.11** = Abb. 72; Abb. **13.26** = Abb. 73; Abb. **13.27** = Abb. 78; Abb. **14.5** = Abb. 82; Abb. **14.1** = Abb. 84; Abb. **14.11** = Abb. 85; Abb. **14.10** = Abb. 86; Abb. **41.21** = Abb. 87; Abb. **16.14** = Abb. 107; Abb. **16.21** = Abb. 108; Abb. **16.19** = Abb. 109; Abb. **16.29** = Abb. 114; Abb. **16.2** = Abb. 115; Abb. **17.17** = Abb. 122; Abb. **17.18** = Abb. 123; Abb. **17.24** = Abb. 128; Abb. **17.25a** = Abb. 129; Abb. **17.26** = Abb. 130; Abb. **117a/b** = Abb. 131; Abb. **17.39** = Abb. 138; Abb. **18.11** = Abb. 140; Abb. **18.16** = Abb. 141; Abb. **18.18** = Abb. 142; Abb. **20.8** = Abb. 145; Abb. **20.13** = Abb. 146; Abb. **22.9** = Abb. 182; Abb. **22.14** = Abb. 187; Abb. **22.56** = Abb. 189; Abb. **22.57** = Abb. 190; Abb. **22.58** = Abb. 191; Abb. **22.60** = Abb. 193; Abb. **22.63** = Abb. 194; Abb. **22.36** = Abb. 197; Abb. **22.50** = Abb. 202; Abb. **22.47** = Abb. 210; Abb. **22.48** = Abb. 213; Abb. **22.51** = Abb. 214; Abb. **22.38** = Abb. 215a; Abb. **22.39** = Abb. 215b; Abb. **22.41** = Abb. 218; Abb. **22.42** = Abb. 220; Abb. **81.1** = Abb. 239; Abb. **26.5** = Abb. 255; Abb. **23.3** = Abb. 264;

aus **Schmidt KL, Checkliste Rheumatologie.** 2. Aufl. Stuttgart: Georg Thieme; 2000: Abbildungen auf dem Vorsatzpapier

aus **Ziegenfuß T, Checkliste Notfallmedizin.** 2. Aufl. Stuttgart: Georg Thieme; 2000: Abb. **58** = Abb. 10; Abb. **130** = Abb. 27; Abb. **128** = Abb. 28; Abb. **136** = Abb. 225; Abb. **137** = Abb. 226

Hinweise zum Gebrauch des ICD-10-Schlüssels

- **Minimalstandard:** Zur Verschlüsselung ambulant im hausärztlichen Bereich, Notdienst oder durch Fachärzte außerhalb des eigenen Gebietes. Diagnosen des Minimalstandards sind an farbiger oder grauer Unterlegung im Schlüssel erkennbar. 3-stellige Nummern müssen ggf. mit Bindestrich (z. B. G40.-) angegeben werden. Diese Strichnummern sind im Krankenhaus nie ausreichend.
- **Die Hauptdiagnose** wird an erster Stelle genannt (derzeit wird nur diese an Kassen weitergegeben) und ist definiert als die Krankheit, die hauptsächlich die Liegedauer und Kosten beeinflusst hat. Weitere Diagnosen sollten erfasst werden, sofern sie für die aktuelle Behandlung relevant sind.
- **Zusammensetzung des ICD-10-Codes:**
  - 3 Stellen (z. B. F09), meist noch aus Punkt und einer weiteren Zahl (z. B. G40.0).
  - *Seitenlokalisation* (Pflicht bei paarigen Körperteilen, empfehlenswert beim Gehirn) mit R (rechts), L (links), B (beidseits).
  - Evtl. *Diagnosezusatz*, z. B. V (Verdacht auf), A (Ausschluss von [nie bei Aufnahmediagnosen!]), Z (Zustand nach, symptomloser Zustand).
- **Weitere Zeichen** (als Benutzerinformation, sie werden nicht in die Kodierung übernommen):
  - * *Organmanifestation* (Ziffer nur als Zusatzdiagnose erlaubt, gesetzlich nicht relevant).
  - † *Ätiologie der Erkankung*.
- **ICD-10 im Internet:** www.dimdi.de (unter „Klassifikationen"; Download möglich).

ICD-10-Nummern häufiger Diagnosen aus einer unfallchirurgischen Abteilung mit traumatologischem und rekonstruktions-operativem Schwerpunkt

Weichteilverletzungen

Oberflächliche Verletzung Kopfhaut	S00.0	
Offene Verletzung des Kopfes	S01.x	0=Kopfhaut; 1=Augenlid, 3=Nase; 4=Ohren, 5=Lippe; 9=nicht näher bezeichnet
Hüfte: Prellung	S70.0	
Knie: Prellung	S80.0	
Knie: offene Wunde	S81.0	
Unterschenkel: offene Wunde	S81.7	
Schulter, Oberarm: Prellung	S40.0	
Oberarm: offene Wunde	S41.1	
Ellenbogen: Prellung	S50.0	
Ellenbogen: offene Wunde	S51.0	
Unterarm: offene Wunde	S51.7	
Thorax: Prellung	S20.2	
Becken und lumbosakral: Prellung	S30.0	
Offene Handverletzungen	S61.x	0=ohne Nagelschaden, 1=mit Nagelverletzung, 7=multiple

Schädel-Hirn-Trauma (SHT)

Commotio cerebri	S06.0	
Traumatisches Hirnödem	S06.1	
Contusio cerebri	S06.2	
Compressio cerebri	S06.2	
Epidurales Hämatom	S06.4	
Traumatisches Subduralhämatom	S06.5	8=sonstige intrakranielle Verletzung
Schädelfrakturen	S02.x	1=Schädelbasisfraktur, 2=Nasenbein, 3=Orbita, 4=Jochbein, 6=Unterkiefer, 7=multiple

Wirbelsäulenverletzungen, Läsionen des Rückenmarkes

Halswirbelsäule, Zerrung	S13.4	
Brustwirbelsäule, Zerrung	S23.3	
Lendenwirbelsäule, Zerrung	S33.5	
Halswirbel, Luxation	S13.x	1=eines Halswirbels, 3=multiple
Brustwirbel, Luxation	S23.1	
Lendenwirbel, Luxation	S33.1	
Fraktur eines Halswirbels	S12.x	0=Atlasfraktur, 1=Fraktur 2. Halswirbels, 7=multiple, 2=nicht näher bezeichnet
Fraktur eines Brustwirbels	S22.x	0=eines Brustwirbels, 1=multiple
Fraktur eines Lendenwirbels	S32.x	0=eines Lendenwirbels, 1=Os sacrum, 7=multiple
Kontusion, Ödem des zervikalen Rückenmarkes	S14.0	1=Verletzung zervikales Rückenmark nicht näher bezeichnet
Kontusion, Ödem des thorakalen Rückenmarkes	S24.0	1=Verletzung thorakales Rückenmark nicht näher bezeichnet
Kontusion, Ödem des lumbalen Rückenmarkes	S34.0	1=Verletzung lumbales Rückenmark nicht näher bezeichnet

Thoraxtrauma

Solitäre Rippenfraktur	S22.3	
Rippenserienfraktur	S22.4	
Hämatopneumothorax	S27.2	0=Pneumothorax, 1=Hämatothorax
Lungenkontusion	S27.3	4=Bronchusverletzung, 5=Tracheaverletzung, 7=multiple
Myokardverletzung	S26.8	8=sonstige Verletzungen, 0=mit Hämoperikard
Verletzung großer thorakaler Gefäße	S25.x	0=Aorta, 2=V.cava sup., 5=Interkostalgefäß, 8=sonstige
Ösophagusverletzungen, Zwerchfellruptur	S27.8	

Abdominaltrauma

Stumpfes Bauchtrauma, Organbeteiligung	S39.6	
Penetrierendes Bauchtrauma	S31.x	1=Bauchdecke, 7=multiple
Magenverletzung	S36.3	7=Verletzung mehrerer intraabdomineller Organe
Verletzung von Pankreas und Duodenum	S36.2	4=Duodenum
Dünndarmverletzung	S36.4	5=Dickdarmverletzung, 6= Rektumverletzung
Verletzung Leber, Gallenblase, Gallengänge	S36.1	
Milzverletzung	S36.0	
Verletzung abdomineller Gefäße	S35.7	Mehrere Gefäße Abdomen, lumbosakral, Becken

Verletzungen des Urogenitaltraktes

Nierenverletzung	S37.0
Ureteren	S37.1
Harnblase	S37.2
Urethra	S37.3
Genitale und Perineum	S37.8

Becken

Beckenringverletzungen	S32.x	3=Os ilium, .5=Os pubis, .7 multiple, .8=sonstige
Azetabulumfraktur	S32.4	
Innere Beckenverletzungen	S37.9	
Traumatische Symphysensprengung	S33.4	

Verletzungen der unteren Extremitäten

Hüftgelenk

Hüftgelenksluxationen	S73.0	1=Zerrung
Femurkopffraktur	S72.8	8=Fraktur sonstiger Teile des Femurs
Schenkelhalsfraktur	S72.0	
Koxarthrose, traumatisch	M16.4	1=sonstige primäre

Oberschenkel

Pertrochantäre Fraktur	S72.1
Subtrochantäre Fraktur	S72.2
Femurschaftfraktur	S72.3
Distale Femurfraktur	S72.4

Kniegelenk

Patellafraktur	S82.0	
Patellaluxation	S83.0	M22.0=habituell
Patellofemorallager Erkrankung	M22.2	4=Chondromalacia patellae
Kniegelenksluxation	S83.1	
Verletzungen Kniestreckapparat	S83.x	6=Lig. patellae, .7=mehrere Strukturen
Verletzungen Kniebandapparat	S83.x	4=Beteiligung des fibulären/tibialen Seitenbandes, 5=Kreuzbänder, 7= mehrere Strukturen
Meniskusläsion akut	S83.2	
Freier Gelenkkörper im Kniegelenk	M23.4	
Chron. Instabilität des Kniegelenkes	M23.5	
Posttraumatische Gonarthrose	M17.3	

Unterschenkel

Tibiakopffraktur	S82.1
Unterschenkelschaftfraktur	S82.2
Distale Tibiafraktur (Pilonfraktur)	S82.3

Sprunggelenk und Fuß

Achillessehnenriss	S86.0	
Malleolarfraktur	S82.x	5=Innerknöchel, 6=Außenknöchel, 8=Bimalleolar-und Trimalleolarfraktur
Zerrung des oberen Sprunggelenkes	S93.4	
Bänderriss am oberen Sprunggelenk	S93.2	
Fersenbeinfraktur	S92.0	
Talusfraktur	S92.1	